肿瘤诊疗要点与病例集萃

ZHONGLIU ZHENLIAO YAODIAN YU BINGLI JICUI

主编　邢　浩　等

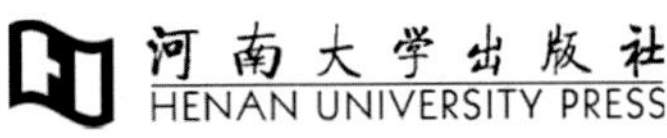

·郑州·

图书在版编目（CIP）数据

肿瘤诊疗要点与病例集萃 / 邢浩等主编 . -- 郑州 : 河南大学出版社 , 2022.9
ISBN 978-7-5649-5316-4

Ⅰ . ①肿… Ⅱ . ①邢… Ⅲ . ①肿瘤 – 诊疗 – 病案 Ⅳ . ① R73

中国版本图书馆 CIP 数据核字 (2022) 第 170666 号

责任编辑： 聂会佳
责任校对： 林方丽
封面设计： 河南树青文化

出版发行： 河南大学出版社
地址：郑州市郑东新区商务外环中华大厦 2401 号
邮编：450046
电话：0371-86059750（高等教育与职业教育出版分社）
0371-86059701（营销部）
网址：hupress.henu.edu.cn
印　　刷： 广东虎彩云印刷有限公司
版　　次： 2022 年 9 月第 1 版
印　　次： 2022 年 9 月第 1 次印刷
开　　本： 787 mm × 1092 mm　1/16
印　　张： 27.25
字　　数： 612 千字
定　　价： 128.00 元

编委会

主　编

邢　浩　泰安市中心医院

胡　丹　梅州市人民医院

李海峰　郑州大学第二附属医院

胡　争　江汉大学附属湖北省第三人民医院

马进华　江汉大学附属湖北省第三人民医院

副主编

张　伟　石河子大学医学院第一附属医院

张晓彤　三门峡市中心医院

付　莉　郑州大学第三附属医院

吴健松　孝感市中心医院（武汉科技大学附属孝感医院）

胡　婕　孝感市中心医院（武汉科技大学附属孝感医院）

高永楷　濮阳市人民医院

主编简介

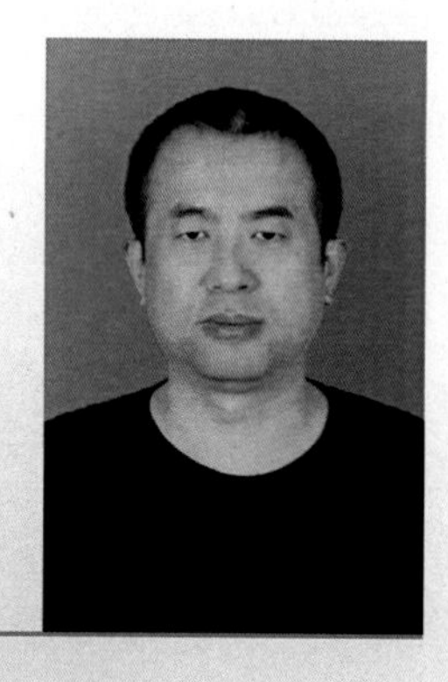

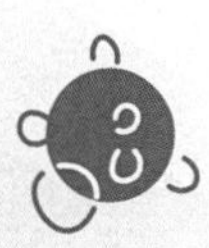

邢　浩　泰安市中心医院

邢浩，男，1976 年 6 月出生，山东济南人，毕业于青岛大学医学院，获临床医学学士学位，2010 年 12 月获得青岛大学外科学硕士学位，现工作于泰安市中心医院，副主任医师，中共党员，外科学硕士，擅长甲状腺腺瘤、结节性甲状腺肿、甲状腺癌和甲状旁腺肿瘤诊断，主要研究方向：普外科，甲状腺外科专业，从事普外科工作多年，尤其在甲状腺外科专业具有相当丰富的理论与实践经验（山东省老年医学学会甲状腺专业委员会委员）。参与市级科研课题 4 项。工作以来，发表论文 5 篇，参编著作 3 部。

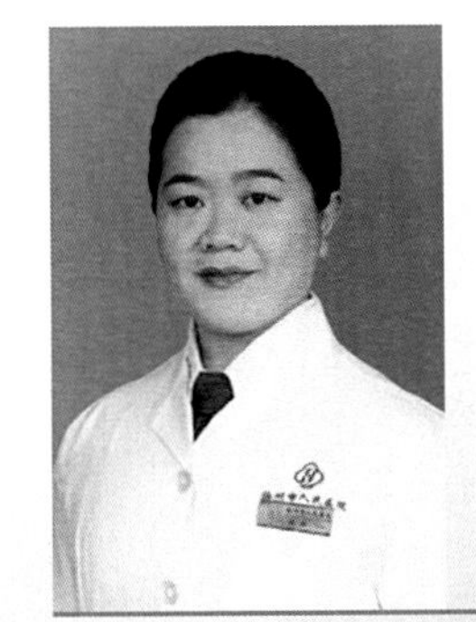

梅州市人民医院　胡　丹

胡丹，女，1982 年 12 月出生，广东梅州人，毕业于中山大学临床医学七年制班，获得中山大学肿瘤学硕士学位。

2007 年至 2009 年于中山大学肿瘤防治中心进行肿瘤放射治疗住院医师规范化培训，2009 年至今工作于梅州市人民医院，放疗科副主任医师，担任教学主任，先后担任广东省医师协会放射治疗医师分会委员、广东省基层医药学会放射肿瘤专业委员会常务委员、广东省抗癌协会肿瘤放射治疗专业委员会青年委员、广东省临床医药学会鼻咽癌精准治疗专业委员会委员、广东省女医师协会放射肿瘤学专业委员会委员。

从事肿瘤放射治疗工作 15 年，一直从事头颈恶性肿瘤的诊治工作，熟练掌握头颈恶性肿瘤特别是鼻咽癌的诊断、综合治疗、调强放疗、影像引导调强放疗、容积调强放疗等技术，熟练掌握电子鼻咽喉镜下活检、冲洗等操作。

发表各类论文 7 篇，主持各类课题 2 项，参与各类课题 3 项。

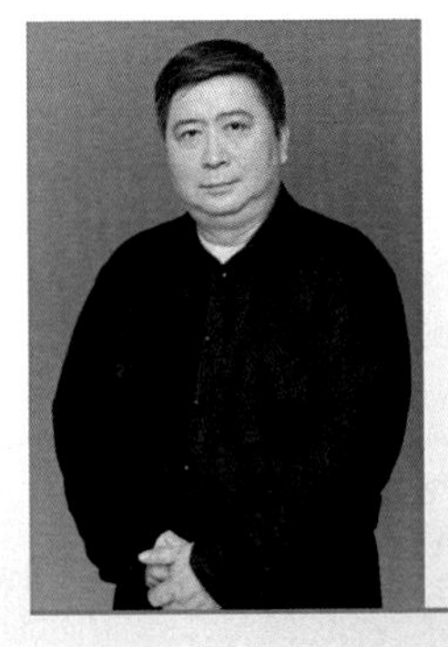

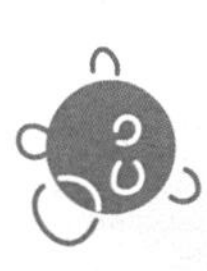

郑州大学第二附属医院　李海峰

李海峰，男，1967 年 9 月出生，河南南阳人，毕业于河南医科大学，医学硕士。1997 年至今工作于郑州大学第二附属医院肿瘤科，从事肿瘤内科治疗工作，主治医师，讲师，中国临床肿瘤学会会员，河南省抗癌协会会员，河南省呼吸与重症协会会员。从事肿瘤内科治疗工作 25 年，擅长于肺癌及消化道肿瘤、淋巴瘤等肿瘤的诊治。在国内核心期刊发表文章数篇，获河南省科技成果一等奖 1 次，参与出版专著 2 部。

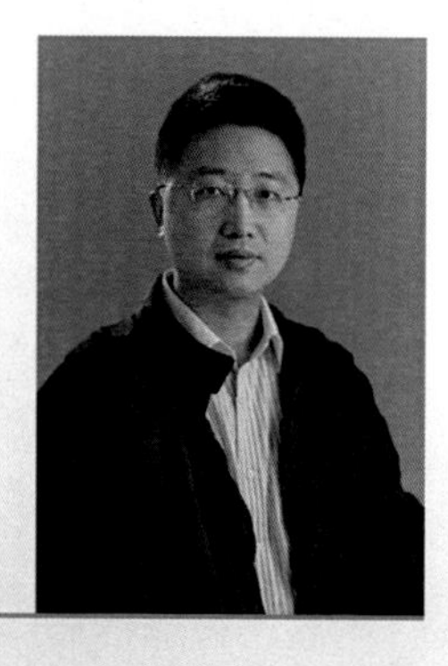

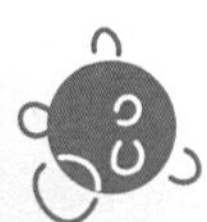

胡　争　江汉大学附属湖北省第三人民医院

胡争，男，1980 年 4 月出生，湖北监利人，先后毕业于华中科技大学同济医学院，贵州医科大学，获得贵州医科大学研究生学历、医学硕士学位。

现工作于江汉大学附属湖北省第三人民医院，主治医师，教学秘书。先后担任中国中西医结合协会男科专业委员青年学术委员会委员，武汉医师协会泌尿外科医师分会委员。在华中科技大学同济医学院附属同济医院进修学习。从事泌尿外科工作近 20 年，独立完成手术 9000 余例。熟悉掌握泌尿外科常见病、多发病的治疗，尤其对肾细胞癌、前列腺癌、膀胱癌、阴茎癌、睾丸癌有一定造诣。擅长泌尿外科的微创手术治疗，如经皮肾镜碎石、输尿管软镜、腹腔镜、经尿道前列腺电切、前列腺剜除术等治疗。近年来积极开展多项新技术、新业务，发表多篇核心期刊论文，参编专著 1 部。

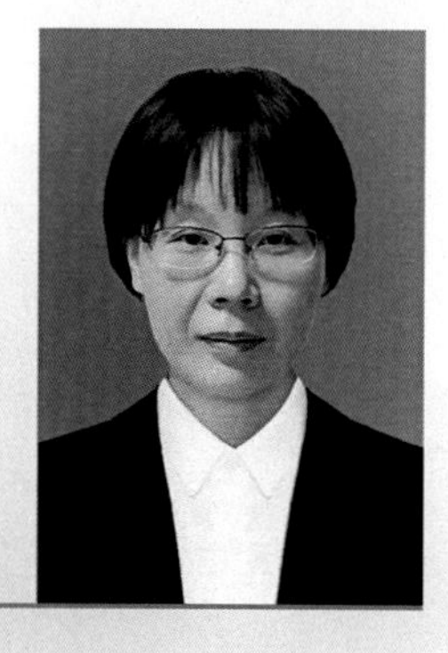

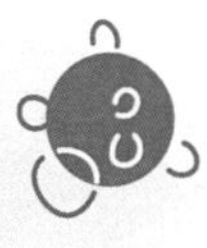

马进华　江汉大学附属湖北省第三人民医院

马进华，女，1979 年 10 月出生，湖北天门人。毕业于武汉大学临床医学院，现工作于江汉大学附属湖北省第三人民医院泌尿外科，主治医生。擅长泌尿外科恶性肿瘤的综合治疗及尿控、排尿功能障碍，微创治疗泌尿系结石。第一届湖北省免疫学会生殖免疫专业委员会委员。参与湖北省卫健委科研项目 1 项，发表 SCI 及核心期刊论文 6 篇。

前言

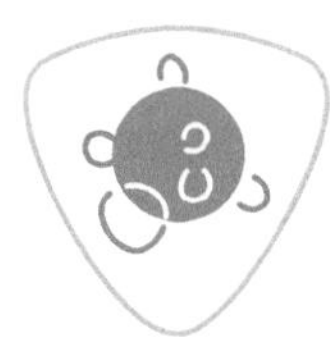

医疗技术的突飞猛进和交叉融合给健康带来了福音，大数据和人工智能的开发利用把医疗技术推向一个以往难以企及，但如今却可能成为现实的时代。随着这些新理念、新技术的落地，医疗健康日益受到人们的重视。各种新技术、新方法将更广泛、更深入地应用于医学，不断地提高医疗技术水平，改善人民健康，延长人类寿命。然而恶性肿瘤是当今威胁我国人民健康的、仅次于心血管疾病的第二大顽疾，一代又一代的科学工作者为攻克癌症付出了艰辛的努力，取得了许多成果。循证医学证明开展综合防治与护理是目前肿瘤治疗最有效的方法，肿瘤的早期发现、早期诊断、早期治疗是患者获得长期生存的最主要的途径，所以对从事肿瘤相关的临床医务工作人员来说，肿瘤的研究机遇与挑战并存。

本书内容包括神经胶质细胞瘤、鼻咽癌、口咽癌、甲状腺癌、乳腺癌、食管癌等疾病的病因、诊断及鉴别诊断和诊疗方法。全书内容全面，知识新颖，科学实用。书中加入临床真实病例，将实际工作场景真实地予以再现，从中可以看到专业理论、医疗技术、临床思维有机结合的精彩画面。从疾病的主诉入手，利用现有的和可以进一步检查得到的资料，由浅入深，由此及彼，最终获得规律性的素材，据此抽丝剥茧，通过逻辑推断，获得正确的认识和结论，即临床诊断；接下来进行相关的个性化治疗，为广大患者造福。

随着诊疗技术的发展和对疾病诊疗精准化的要求越来越高，专业的划分也越来越细，因此，一本书中难以包罗万象。希望此书的出版将为实现人人健康、全民健康做出微薄的贡献。

编　者

目 录

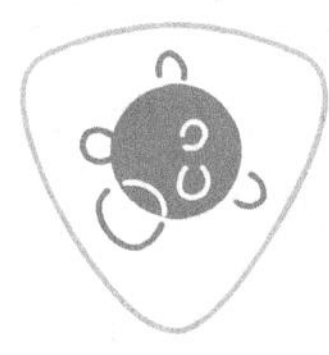

疾病篇

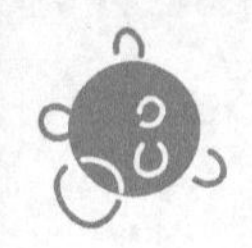

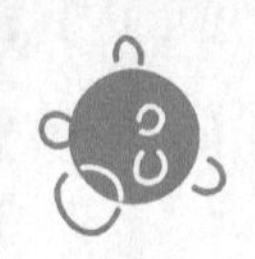

病例篇

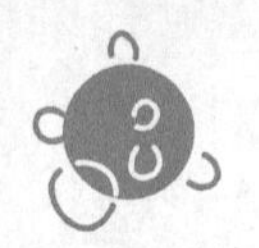

疾病篇

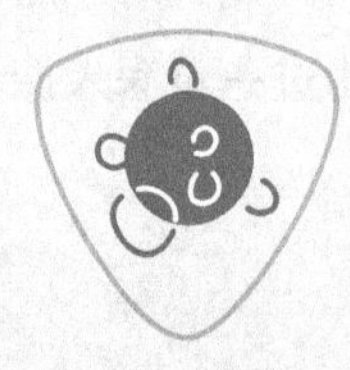

第一章　神经胶质细胞瘤

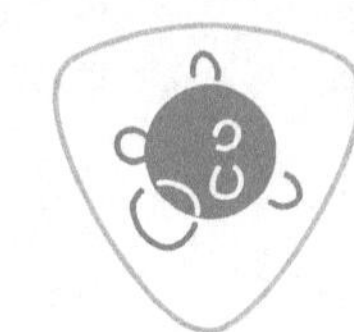

神经胶质瘤是一种最常见的中枢神经肿瘤，约占脑肿瘤半数以上。资料表明，神经胶质瘤发病年龄有两个相对高峰期，分别是 11 ~ 20 岁和 31 ~ 40 岁，第二个高峰期后随着年龄的增大发病率明显下降。肿瘤多呈浸润性生长，手术不易全切，治疗效果差。在全身肿瘤中，恶性胶质瘤 5 年病死率仅次于胰腺癌和肺癌，居第 3 位，5 年生存率不足 5%。近 20 年来，胶质瘤的疗效及预后无明显改善，故寻求有效的治疗措施刻不容缓，但实现该目标之前必须解决的关键问题是阐明胶质瘤的发病机制。已知胶质瘤发生、发展的根本原因是无限增生和凋亡抑制，对细胞增生及凋亡调控紊乱的不断深入研究是近 10 年来胶质瘤的重要进展之一，为进一步深入探讨胶质瘤发病的分子机制提供了重要启示。

第一节　病理

神经胶质瘤预后与病理分级有密切关系，对高度恶性胶质瘤，即使采取了各种治疗手段，其生存期还是以周为单位计算。低度恶性胶质瘤在病理上近于良性，侵袭性（aggressive behavior）较小。即便如此 50% 的患者存活期不超过 5 年，肿瘤将从恶性程度较低的胶质瘤发展到恶性程度较高的胶质瘤，最后患者几乎均死于肿瘤复发（recurrence），局部扩散（local extension）、局部侵袭（local invasion）。尽管目前在临床上可以采用手术切除（surgery）、放射治疗（radiotherapy）、化学治疗（chemotherapy）等成熟技术及正在进行临床研究的基因治疗（gene therapy）、免疫治疗（immunotherapy）等，但总的治疗效果并不理想，没有达到预期的治疗目的。本节对胶质瘤的治疗进行回顾分析，探讨几十年来尤其是近几年来各种新的诊断与治疗方法，以及胶质瘤的未来治疗方向。

中枢神经系统的胶质由起源于外胚层（ectoderm）的星形胶质细胞（astrocyte）、少突胶质细胞（oligodendrocyte）、室管膜细胞（ependymocyte）和起源于中胚层（mesoderm）的小胶质细胞（microglia）组成。严格来讲，神经小胶质细胞因起源于中胚层，并不是真正的胶质。胶质在中枢神经系统起支持、营养、传导、代谢等作用。胶质细胞也是构成血 - 脑屏障（blood-brain barrier）的重要组成部分。神经胶质始祖细胞分化为星形细胞、少突细

胞、室管膜细胞，这些细胞终生保留着分裂能力。

神经膜（雪旺）细胞（Schwann cell）是周围神经系统的少突细胞，在脑内部分合成髓磷脂，这也是前庭神经发生胶质瘤的病理学基础。

室管膜细胞位于脑室系统（cerebral ventricles），构成脑室系统的内壁和脉络丛（choroid plexus）的表层，这也是为什么把脉络丛肿瘤（choroid plexus tumor）包括在内的原因。室管膜细胞位于脑室、脊髓中央管的内表面，调节脑脊液进入脑室与中央管周围的组织。起源于这些细胞的肿瘤称为室管膜瘤（ependymoma）或室管膜下瘤（subependymoma）。

少突胶质细胞参与构成神经元轴突的髓鞘，提高神经信号传导效率。少突胶质细胞瘤主要起源于少突胶质细胞，但也有一部分少突胶质细胞瘤起源于其他细胞，如星形细胞，这种起源的少突胶质细胞瘤预后差。在临床上经常遇到一部分少突胶质细胞瘤患者预后好，另一部分预后差，可能与肿瘤起源有关。在神经病理上预后较差的少突胶质细胞瘤的特征是细胞分裂及增生活跃，有大片坏死区域。

星形细胞在中枢神经系统胶质细胞中占大多数，是神经元与神经元周围组织的营养维护细胞。星形细胞与微血管的基底膜相互交错，构成了血－脑屏障。星形细胞瘤可以沿着中枢神经系统支持结构的组织侵袭发展。如发生于额叶的胶质瘤可以沿白质的长束纤维侵袭到顶叶，或者从一侧半球沿交叉纤维跨过胼胝体（corpus callosum）扩散或侵袭到对侧大脑半球。

胶质瘤的起源目前还不十分清楚，但一般认为起源于神经胶质细胞（glial cell）或其始祖细胞（precursor）。胶质瘤最重要的特征是瘤细胞无限增生、没有明确边界、具有高度的侵袭性，近年来，神经影像技术发展迅速，在术前就可以很好地评估肿瘤的精确位置，完美的神经外科技术、定位更加精确的放疗系统、高效的化疗药物，但是这些传统的治疗方法并不能从根本上提高胶质瘤患者的存活期。这些传统治疗方法一是不能全切除胶质瘤：二是无法消除胶质瘤细胞对化学药物与放射治疗的抵抗作用。侵袭性是胶质瘤最重要的临床特征之一，也是胶质瘤患者预后差的原因。一般情况下多形性胶质母细胞瘤患者从确诊到死亡如不进行治疗，平均存活期为 17 周，如进行手术与放、化疗则平均存活 30 周。

颅内原发性胶质细胞瘤中，有一小部分预后较好，我们称其为具有“良性”（benign）特征的胶质瘤，如毛细胞性星形细胞瘤（pilocytic astrocytoma）、脉络丛乳头状肿瘤（choroid plexus papilloma）等。但是总体研究表明颅内超过 2/3 的胶质瘤起源于原发性星形细胞，这其中有超过一半的病例是多形性成胶质细胞瘤和多形性胶质母细胞瘤。目前，临床上还没有很好的方法控制后两种肿瘤的侵袭性进展及恶性预后。

近年来随着分子遗传学的研究进展，对胶质瘤研究的不断深入，总的认为胶质瘤细胞是由多个恶性转化步骤的积累，即基因突变、缺失、变异等过程的积累所导致。胶质瘤的形成是致癌基因被激活、抑癌基因失活的过程。目前已明确了胶质瘤形成过程的许多步骤。

（胡　丹）

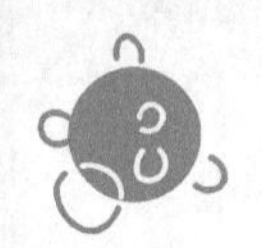

第二节 分类

神经胶质细胞瘤，亦称神经外胚层肿瘤或神经上皮肿瘤。肿瘤起源于神经胶质细胞，即神经胶质、室管膜、脉络丛上皮和神经实质细胞。以其主要细胞来源划定病理类型，并根据其组织发生来源和生物学特征，胶质细胞瘤可分为以下若干类型。

一、星形细胞瘤

星形细胞瘤是神经胶质瘤中最多见的一种，约占脑胶质瘤总数的一半。3/4 位于幕上，1/4 位于幕下。成人的星形细胞瘤多见于大脑半球；儿童则多见于小脑。成人病例的平均年龄为 30 岁，儿童病例平均年龄为 10 岁。根据肿瘤的生长特性又可分为弥漫性的与局限性的两大类。属于前者的有良性星形细胞瘤（又可分为纤维型、原浆型及肥胖细胞型三亚类），间变型（恶性）星形细胞瘤及胶质母细胞瘤。属于后者的有毛细胞型星形细胞瘤，多形性黄色星形细胞瘤及室管膜下巨细胞性星形细胞瘤。现将各类做一简单介绍。

（一）良性星形细胞瘤

1．纤维型星形细胞瘤

纤维型星形细胞瘤多见于儿童的小脑、脑干及成人的大脑半球，细胞分化良好，生长缓慢。瘤组织含有神经胶质纤维，质地较坚实，血供稀少，切面呈白色，与脑白质不易分清，少数可有钙化。位于小脑部位者常有囊肿形成，肿瘤实体成为囊壁上的一个结节。切除此结节可以获得根治。

2．原浆型星形细胞瘤

较少，主要见于成人的大脑半球。肿瘤质软，瘤细胞较大，胞质多，无胶质纤维。胞核圆形，大小一致，分裂象少见或不见。弥漫性生长，常有变性形成，瘤内小的囊肿。彻底切除可获根治。

3．肥胖细胞型星形细胞瘤

较少，主要见于大脑半球，瘤呈灰红色，质软，呈浸润性生长，瘤细胞体大，呈多边形，胞质丰富并有较多胶质纤维分布于细胞的周围。肥胖细胞是一种反应性星形细胞，对损伤有较大反应。瘤细胞亦有此特性。此瘤亦常有囊变，切除完全可获根治。

（二）间变型（恶性）星形细胞瘤

间变型（恶性）星形细胞瘤是星形细胞瘤中的恶性类型。约有 30% 有 P53 肿瘤抑制基因的点突变，伴或不伴染色体 17 短臂的缺失，部分病例还有染色体 13 和染色体 22 的部分缺失。瘤呈浸润性生长多为实质性，质软易碎，血供较丰富。瘤细胞分化不良，胞体圆形或锥形，多而密集。胞核圆或椭圆，染色较深，可见核分裂象。瘤生长迅速，临床症状亦较严重，以头痛，颅内压增高及局灶性神经功能障碍为主。治疗用手术切除辅以放射治疗、化学治疗及其他辅助治疗。术后复发率高，平均寿命 1.5 ~ 2 年。

（三）胶质母细胞瘤

胶质母细胞瘤为星形细胞瘤中最恶性的类型。P53 基因的点突变率为 29%～36%，约有 40%以上有染色体 17q 的缺失，70%有染色体 10 的丢失，1/3 有表皮生长因子受体（EGF–R）的扩增。多数生长于幕上大脑半球的各处。呈浸润性生长，病程发展迅速。肿瘤有可见的边界，但实际上瘤细胞已早浸润至界外较远距离。较大的胶质母细胞瘤常可穿越脑皮质并可与硬脑膜黏着，有时可被误认为是脑膜瘤。肿瘤为实质性，呈球状，质地坚韧或脆软混杂存在。切面上亦色泽多样，有灰白色的鱼肉样区，褐红色的出血区，黄灰色的坏死区及大小不等的囊变区。血供丰富，间质内毛细血管内皮增生。细胞大小不一，密集成堆，时有假栅栏状排列，有多核巨细胞可见，胞核形状及大小不一，染色较深，核分裂多见。邻近脑表面的胶质母细胞瘤常可有瘤细胞脱落随脑脊液被带至脑室壁或蛛网膜下隙形成种植性转移。临床表现起病常较突然，病情进展快，以神经功能障碍为最早症状，以后相继出现头痛及颅内压增高症状。约 1/3 的患者有癫痫发作，20%有明显智力减退，表情淡漠，反应迟钝认知障碍及记忆衰退。CT 脑扫描可见边界不很清楚的混杂密度肿块，伴有广泛的瘤周水肿，同侧－侧脑室受压变形，中线结构向对侧移位，注射对比剂后可见病变边缘有增强。磁共振扫描可见病变信号强弱不匀，伴有周围广泛的水肿带。手术切除肿瘤是最基本的治疗，应力争多切除肿瘤，术后加用放射治疗、化学治疗及免疫治疗。术后极易复发，复发时间常在 2 个月至 1 年之间。患者平均寿命约为 1 年，个别可存活 3 年以上。

（四）毛细胞型星形细胞瘤

毛细胞型星形细胞瘤可发生在所有神经轴，好发部位包括：①视神经（视神经胶质瘤）；②视交叉 / 下丘脑；③丘脑和基底节；④大脑半球；⑤小脑（小脑星形细胞瘤）；⑥脑干（背外脑干胶质瘤）。脊髓的毛细胞型星形细胞瘤不太多见。下丘脑、丘脑和脑干大的病变突入脑室内，所以很难确定它们的原发部位。

（五）多形性黄色星形细胞瘤

为 1979 年 J.Kepes 等人所首先描述的一种新型星形细胞瘤。此后曾有多篇报道，是一种位于脑表浅的坚实型肿瘤。瘤细胞中等量，由梭形细胞和多形细胞混合组成，有巨细胞含有怪异的多核，细胞质内有丰富的脂肪颗粒，使瘤呈黄色瘤样改变。间质内网织素丰富，血管周围有淋巴细胞及浆细胞浸润。大小不等的囊到处可见。细胞核分裂象少见或不见。此瘤无血管增生或坏死。瘤细胞 GFAP 染色阳性，表明其来源于星形胶质细胞。电镜检查及免疫组化染色显示瘤细胞有形成基底层的证据，故认为此瘤亦来源于软脑膜下星形细胞。本瘤多见于青少年及儿童，在文献报道的病例中只有 2 名年龄稍大，1 例 46 岁，1 例 62 岁，病程长，预后好。本瘤开始被认为是低级别肿瘤，但近年来发现亦有向恶性间变的倾向。手术应尽量做全切除，有的病例术后 18 年仍良好存活，没有复发。

（六）室管膜下巨细胞性星形细胞瘤

多与结节硬化症伴同。瘤结节位于脑室壁上，有时可阻塞 CSF 通道，造成脑积水。瘤由

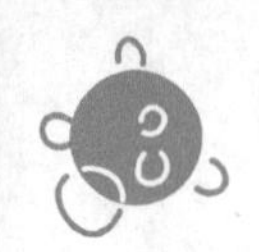

巨大怪异的星形细胞组成。胞核不规则深染，血供丰富，常有钙化，但没有坏死。生物学特性良性，无侵犯性。治疗可做手术切除或CSF分流术。切除后一般不复发，预后良好。

二、少支胶质瘤

少支胶质瘤可分为两个级别：少支胶质瘤及间变型（恶性）少支胶质瘤。合计约占胶质瘤总数的6%，男多于女，平均年龄约40岁。瘤大多发生于脑半球的白质内。少支胶质瘤为低恶肿瘤，呈浸润性生长，但发展较慢，常有可见的界线，有利于手术切除。瘤组织为实质性，色灰红，质地脆软或坚韧不等，有钙化斑块为其特征，可在颅脑X线片中或CT中显示。少数有囊变，内含黏稠样液体。瘤细胞丰富，大小及形态均匀一致。胞核圆形，染色较深。胞质少，染浅伊红色。细胞排列成片状或条索状。瘤间质内血管较多，有内膜增生及结缔组织增生。间变型少支胶质的瘤细胞较不规则，胞核大而多变，染色更深，有核分裂象。本瘤生长较慢，病程长除颅内压增高症状外，常有继发性癫痫发作。治疗以手术切除肿瘤为主，并配合放射治疗、化学治疗及其他辅助性治疗。一般预后尚好，复发时可再次切除，仍可获得较好的疗效。

三、室管膜瘤及间变型（恶性）室管膜瘤

为由室管膜上皮长出的肿瘤，占脑胶质瘤总数的4%～6%，可发生于各种年龄，男稍多于女，平均年龄20岁。分化良好的室管膜瘤有三个亚型：①细胞型；②乳头型；③透明细胞型。间变性（恶性）室管膜瘤有黏液乳头型与室管膜下肿瘤两个亚型。此类肿瘤以发生于第四脑室者为最多，侧脑室次之，第三脑室较少。肿瘤自脑室壁呈蕈样生长，很快填满整个脑室腔，使肿瘤呈“浇铸状”。在第四脑室者瘤可从正中孔或侧孔长出，呈舌状覆盖于延脑的表面，甚至可伸入椎管覆盖于上颈髓的表面。瘤色泽灰红，表面光滑，质软易碎，容易吸除。瘤细胞主要为多边形的室管膜细胞，聚集成堆，有的排列于血管壁的周围，形成典型的假花朵样。位于第三脑室者最常引起脑室积水。侧脑室的室管膜瘤可引起邻近脑功能障碍及颅内压增高症状。位于第四脑室者亦以颅内压增高症状为主要表现。治疗以手术切除肿瘤为主，务必使脑脊液通路恢复畅通，术后辅以放射治疗、化疗及其他辅助性综合措施。

黏液乳头型室管膜瘤是组织学上独立的一种亚型，最多见于脊髓的终丝。脑内极为罕见，由长形或星状细胞组成，有明显的黏液状间质。室管膜下瘤确切的组织来源不明，多数认为是起源于室管膜下胶质，最多见于脑室壁，偶发生于颅后窝。细胞核的形态介于星形细胞与室管膜细胞之间。钙化很常见。此瘤生长较慢，病程较长。治疗为手术切除。

四、混合性胶质瘤

有一种胶质瘤包含有两种胶质细胞成分，例如，少支胶质瘤与星形细胞瘤混合在一起，或少支胶质瘤与室管膜瘤混合在一起，被称为混合性胶质瘤。

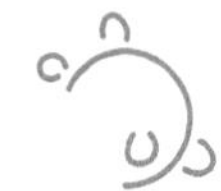

五、脉络丛瘤

有脉络丛乳头瘤与脉络丛癌两类。

脉络丛乳头瘤起源于脑室内的脉络丛组织。多见于儿童，分布于侧脑室者最多。成人患此瘤者较少，部位则以第四脑室居多。瘤细胞分化良好，形成乳头状结构，生长缓慢。可手术切除，预后良好。瘤细胞容易脱落造成种植性转移。

脉络丛癌与脉络丛乳突状不同，呈片状或块状生长，界线不清，切除较难。瘤细胞的S-100蛋白阳性，尤以分化较好的瘤为明显。癌胚抗原则在较恶性的瘤中可呈阳性。乳头状瘤细胞的GFAP亦为阳性。这些免疫组化测定有助于确定肿瘤。

六、来源不肯定的神经上皮瘤

包括三种病变：①星形母细胞瘤；②极性胶质母细胞瘤；③大脑胶质瘤病。

（一）星形母细胞瘤

过去都将此瘤归入星形细胞的肿瘤内。自1989年Bominine及Rubinstein提出异议以来多数学者都倾向于认为此瘤的组织来源尚不肯定。很多方面瘤细胞有室管膜细胞的特性，具有较宽的突起，细胞排列常呈假花朵状，GFAP呈强阳性，但没有胞质微丝可见。电镜下也很像室管膜瘤细胞。在间变型星形细胞瘤及胶质母细胞瘤中，常可见有这类细胞，但数量较少。因此认为胶质瘤中出现小灶性的星形母细胞不能就命名为星形母细胞瘤。

本瘤多见于青年，瘤的界线清楚。多数发生于大脑半球的脑室周围。治疗以手术治疗为主，辅以放疗及化疗。

（二）极性胶质母细胞瘤

极性胶质母细胞瘤为儿童及青少年的少见肿瘤。为单极及双极胶质细胞所组成。瘤细胞核呈梭形，平行如典型的栅栏状排列。此瘤多见于脑干及第三脑室附近。常有颅内种植性转移。有人对此瘤的组织来源存有疑问，认为真正的极性胶质母细胞瘤并不存在，但此观点尚有争议，有待继续研究确定。WHO 1993年脑肿瘤的新分类方案中主张仍将此瘤暂放于来源不肯定的神经上皮肿瘤中。

（三）大脑胶质瘤病

大脑胶质瘤病约占浸润性胶质瘤的1%。为弥漫的分化不良的星形胶质细胞增生，波及整个中枢神经系统，使整个脑体积增大，脑回增宽，脑室受压缩小。神经组织的正常结构仍保存，但病变区与正常区则不易分清。本病发病率无性别差异。瘤细胞高度丰富，以分化不良的星形细胞居多数，细胞聚居于血管、神经元周围及软脑膜下，神经元被增生的胶质组织所分开，形成神经元稀少的假象。临床表现以脑功能的全面衰退较局灶症状更为突出。患者有智力及人格改变，颅内压增高及部分运动感觉障碍，少数有癫痫发作。脑CT仅示广泛的密度减低，对比剂增强后亦不易显示病变区，因此较难诊断。磁共振成像（MRI）的变化较CT为敏感，可见弥漫的异常信号。本瘤易被误诊为假脑瘤，脑炎、弥漫

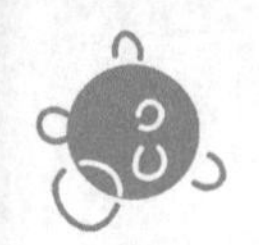

性脱髓鞘病等。由于病变弥漫广泛，排除了手术切除的可能。活检证实后可试做放射治疗、化学治疗及其他辅助性治疗。预后不良，平均寿命仅为1年。

七、神经元及神经元神经胶质混合瘤

神经元及神经元神经胶质混合瘤包括：①神经节细胞瘤；②神经节神经胶质瘤；③促结缔组织性婴儿神经节胶质瘤（简称DIG）；④胚胎发育不良性神经上皮瘤（简称DNT）；⑤中央神经细胞瘤。这组肿瘤大多为低恶性或良性，预后良好，经手术切除可予根治。故予一一介绍，以引起特殊关注。

（一）神经节细胞瘤（gangliocytoma）及神经节神经胶质瘤（ganglioglioma）

由神经元或神经元与神经胶质细胞混合组成。神经节细胞瘤是由分化较好的神经元组成，混有不等数量的成熟的星形胶质细胞。瘤生长缓慢，不易区别是否为错构瘤。神经节神经胶质瘤则与之不同，含有较多的胶质瘤细胞。两者可发生于任何年龄，但最多见于10 ~ 30岁的青年及儿童。好发部位为大脑半球，第三脑室底、脑底部、脑干及小脑。位于小脑者又可称为Lhermitte-Duclos病。肿瘤质地坚韧，色泽灰黄，分叶状，与周围组织分界清楚，常含有钙化及囊变，囊壁上可有小结节。神经节细胞瘤分化良好，生长缓慢。瘤细胞的形态及大小差别显著，含有巨大的双核，核仁明显。胞质内有尼氏（Nissl）颗粒。银染色可显示神经元纤维。基质由各种类型的胶质细胞组成，其中星形细胞比少支胶质细胞为多。如胶质细胞多且有新生性的表现就称之为神经节神经胶质瘤。本瘤的间变主要决定于它的胶质细胞瘤成分。临床表现取决于瘤所在的部位，癫痫发作比较多见。位于鞍上区者可有下丘脑综合征、内分泌失调、性早熟、多食、嗜睡、尿崩症，甚至肢端肥大症。Lhermitte-Duclos病则有头围增大、脑积水、颅内压增高、小脑体征等，病程较长。钙化及囊变各见于1/3的病例。MRI示边界清楚的含有囊变的肿块，T_1W呈低信号，T_2W为高信号。治疗以手术切除为主，常可做到全切除而得以根治。即使未能全切除也不需做放射治疗，除非瘤已有间变。本瘤预后良好，术后常可长期存活。

（二）促结缔组织性婴儿神经节胶质瘤（DIG）

为最近新认识的肿瘤，发生于婴儿，多为1岁左右的婴儿，仅偶见于较大的儿童。瘤位于大脑的浅表部位，常伴有囊肿。组织学上可呈多种形态，最突出的是神经元及胶质细胞稀少，结缔组织很多。但细胞的GFAP试验呈阳性。本瘤常需与另一种婴儿的脑肿瘤——促结缔组织性大脑星形细胞瘤相鉴别。后者为星形细胞瘤，不含有神经元成分。两种瘤都属良性。单纯切除即可根治，稍有残留亦很少复发。

（三）胚胎发育不良性神经上皮瘤（DNT）

胚胎发育不良性神经上皮瘤是由Daumos-Duport首先描述的一种神经节细胞瘤。常见于有典型的部分复杂性癫痫发作的病例。临床上除癫痫反复发作外没有明显的神经功能缺陷，也不伴有斑痣瘤症或智力障碍。发病常在20岁以前。瘤主要侵犯颞额叶的皮质下，顶叶及枕叶均较少见。脑CT示边界清楚的肿块，少数有钙化及囊肿，不伴有瘤周围水肿。

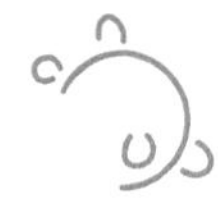

MRI 示瘤呈结节状。组成细胞主要为少支胶质细胞，其次为星形细胞，其中杂有少数神经元。瘤基质为黏液状。此瘤呈良性特征。治疗以手术切除为主，不论切除是否完全长期随访很少有复发。

（四）中央神经细胞瘤（central neurocytoma）

为 1982 年 Hassoun 所确认，为一种独立的病变。1993 年被 WHO 列入新的脑肿瘤分类中。患者大多为中青年人。瘤多位于幕上，钙化很常见。在组织学方面，细胞中等，圆形，形态相当均匀一致，具有向神经元分化的倾向。临床需与少支胶质瘤、室管瘤及大脑神经母细胞瘤相区别。手术切除效果好，但术后有复发。

八、松果体实质的肿瘤

可分为：①松果体细胞瘤及松果体母细胞瘤；②混合 / 过渡型松果体细胞瘤，两者均较少见。

松果体细胞瘤可发生于任何年龄。其组成细胞来源于松果体间质细胞。瘤色泽红灰，质软，与周围分界清楚。肿瘤的钙化较该区的生殖细胞瘤及胶质瘤为多见。嗜银染色可见瘤细胞有形成花朵样小体的倾向。临床主要表现为四叠体受压征，包括瞳孔光反应迟钝，两眼上举不能及因中脑导水管受压引起的脑积水和颅内压增高。头颅 CT 示松果体钙化增大，肿瘤呈高密度，边界清楚。MRI 可见肿瘤在 T_2WI 图像中为低或等信号，在 T_2WI 图像中为高信号。治疗包括：①定向活检；②脑脊液分流；③放射治疗。

松果体母细胞瘤的临床表现与治疗与松果体细胞瘤相同，只是它的组成细胞分化较差，细胞较多而密集，嗜银染色性较弱及其花朵样排列较少，常有出血、坏死及囊变，局部侵犯性较明显。预后较差。

九、胚胎性脑肿瘤

在 WHO 新的脑肿瘤分类方案中属胚胎性脑肿瘤的有：①髓上皮瘤；②神经母细胞瘤；③室管膜母细胞瘤；④原始神经外胚层瘤（PNET）；⑤髓母细胞瘤。现分别简介于下。

（一）髓上皮瘤

髓上皮瘤为罕见肿瘤，发生于儿童的大脑半球上。瘤细胞在少量毛细血管及结缔组织的支持下构成假复层柱状上皮覆盖的弯曲的管状结构，类似胚胎期的原始神经管。此瘤极为恶性，除能随脑脊液循环向颅脊腔内转移外，还可向颅外转移。病程发展迅速。放射治疗不敏感，预后极差。

（二）神经母细胞瘤

很少见，大多发生于青少年，男性多于女性，约为 5 ∶ 1。几乎都发生于幕上，部分可位于脑室内。有两种亚型：①小圆细胞型，由小圆细胞组成。胞核小而深染，胞质稀少，核分裂象多。Homer-Wright 花朵样排列多见。部分细胞可分化为成熟的神经节细胞。②大细胞型，由大而不规则的细胞组成，胞核较疏松，有向神经元分化的趋势。Homer-Wright

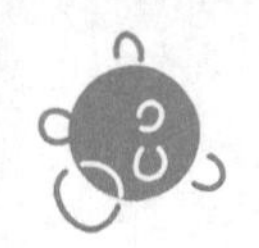

花朵样排列少见。本瘤为恶性，发展迅速，病程短。除能引起颅脊腔内广泛性种植性转移外，少数尚可向颅外转移。颅内 CT 可见密度不定的块状占位病灶。周围水肿及瘤内钙化均较普遍。对比剂增强明显。MRI 示瘤区 T_1W 为低信号，T_2W 为高信号。脑脊液内可查到脱落的瘤细胞，并含有瘤细胞所分泌的儿茶酚胺递质。治疗应尽可能切除肿瘤，随以广泛的放射治疗及其他辅助性治疗。术后复发率高，预后不良。

（三）髓母细胞瘤

髓母细胞瘤约占全部颅内肿瘤的 4%，神经上皮组织肿瘤的 8%。多见于儿童，约有 30%发生于 16 岁以上的少年及成人。男性多于女性约为 2 ∶ 1。瘤好发于小脑蚓部，组织来源是神经上皮基质层内的外颗粒层细胞。此瘤质软易碎，色泽灰红至紫红，血供中等，很少有坏死及囊变。瘤多数起源于第四脑室的后髓帆，可向下充满第四脑室并阻塞导水管，引起阻塞性脑积水。少数可自第四脑室侧孔伸入桥小脑角。瘤与周围组织分界尚清，但向下可侵入第四脑室之底，并可伸入小脑延髓池。种植性转移较多见。颅外转移只见于约 5%的病例，以骨骼的转移占多数，淋巴结转移次之，肝的转移又次之。进行 V–P 分流者有时可发生腹腔的转移。瘤细胞分化不良，细胞小而密集，核多形而色深，胞质稀少，核分裂象多。Homer–Wright 神经母细胞花朵状排列可见于约 1/3 的病例。有时此瘤可杂有平滑肌、横纹肌、复层鳞状表皮、软骨或骨骼组织。间质毛细血管有内皮增生。15% ~ 20%的肿瘤有明显的结缔组织增生，特别当瘤很接近于脑软膜时。

本瘤的发展较快，病程短。常以头痛呕吐起病，随以走态不稳，闭目难立，小儿的颅缝增宽，头围扩大。下肢的小脑共济失调症较上肢更为明显。头颅 C_2 显示小脑蚓部有密度较高的肿块，有可见的边界，四周有低密度水肿带，双侧脑室呈对称性扩大。注射对比剂后，肿瘤密度增强明显。MRI 示肿瘤在 T_1WI 图像中信号偏低，T_2WI 图像中信号较高，伴有广泛的水肿带。脑脊液中约有 75%的病例蛋白含量增高，20%可查到脱落的瘤细胞。及早手术切除，并尽可能使导水管与第四脑室畅通，术后辅以放射治疗及神经轴的全面放射。化疗可用甲基 –CCNU、长春新碱的联合应用。由于治疗措施采取得及时，本瘤的疗效已较 20 世纪 50 ~ 60 年代时大为提高。近年来报道，1 年治愈率可达 80%，2 年治愈率达 60%，5 年治愈率为 40%，10 年治愈率 20%。

（四）原始神经外胚层瘤（PNET）

许多病理学家曾观察到在大脑半球上也有像髓母细胞瘤样的肿瘤。1973 年 Hart 指出这是一种胚胎性肿瘤，应命名为原始神经外胚层肿瘤。1983 年，Roker 提出此瘤应包括一大组其他来自胚胎性组织的肿瘤，如小脑以外的髓母细胞瘤、室管膜母细胞瘤、神经母细胞瘤、松果体母细胞瘤、肌母细胞瘤等。1993 年，WHO 新版脑瘤的分类方案中已将上述一些肿瘤归并在 PNET 之中，但说明这是一种暂定的举措，尚待各界在实践中继续探讨研究。

（胡　丹）

第三节　临床表现

主要表现为慢性颅内压增高和脑局部压迫症状和体征。其病程长短与病理类型及肿瘤部位有关，可数周至数月不等，有的可达数年。较良性或“静区”肿瘤的病史较长，而恶性或中线及后颅窝肿瘤因阻塞脑室系统，病程进展很快。肿瘤有出血或囊性变时可呈急性发病，类似脑卒中的表现。

一般颅内压增高主要表现为头痛、呕吐及视神经盘水肿，亦可同时有视力减退、复视、癫痫和精神障碍等症状。

头痛主要为颅内压增高所致。常为跳痛、胀痛、常位于额颞部或枕部。脑膜肿瘤患者可明确诉说患侧头痛，但不能定位，开始头痛常为间歇性，清晨起床时发作，随肿瘤生长头痛逐渐加重且呈持续性。少数患者无明显头痛而以头晕为主诉，故对不明原因的头晕患者应考虑脑瘤的可能。

呕吐呈喷射性，常在头痛剧烈时发生，儿童因颅缝分离缓冲颅内压的升高而头痛不重，但儿童脑瘤多为后颅窝肿瘤。可压迫刺激延髓呕吐中枢和迷走神经而致频繁呕吐。

视神经盘水肿可致视神经继发萎缩，视力下降。但应注意肿瘤压迫视神经可致原发萎缩而无视盘水肿，故无视神经盘水肿的患者并不能排除脑瘤。

部分患者有癫痫症状，而且可能为早期症状，对于“症状性癫痫”患者，应积极进行辅助检查，因这类患者大多为脑瘤所致。脑瘤邻近皮层者，尤其位于运动区和颞叶的肿瘤多发生癫痫。局限性癫痫往往有定位意义。局部症状往往出现在颅内压增高之前，对早期诊断有其重要意义。如运动区肿瘤可致单瘫或偏瘫；位于第三脑室周围的肿瘤早期可出现尿崩、肥胖、生殖无能等；额叶肿瘤可表现为精神症状如性格改变、淡漠、不洁行为和注意力不集中等。

（胡　丹）

第四节　诊断及鉴别诊断

一、诊断

在神经胶质细胞瘤的诊断过程中应注意：①有无脑瘤；②肿瘤的部位；③胶质细胞瘤性质和病理类型。

凡有颅内压增高症状和局灶性症状，特别是有“症状性癫痫”的患者都应进一步检查。辅助检查方法较多，如X线平片、脑室造影、脑血管造影、放射性核素扫描等，目前电子计算机断层扫描（CT）和核磁共振（MRI）已有替代上述方法的趋势。

CT可显示肿瘤的部位、范围、形状及脑组织反应和脑室受压移位等情况，特别对胶质瘤和其他类型肿瘤的鉴别诊断有较大意义，为肿瘤的早期诊断提供了可能性。

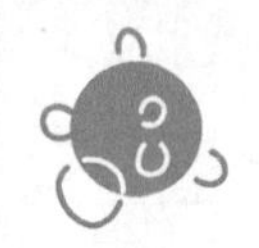

大脑胶质细胞瘤常表现为脑内低密度病灶，边界不清，增强扫描时，强化不明显或有不规则环状强化，少数强化环内有强化结节，外围多有明显水肿带；少数表现为密度较高病灶，边界清楚，且有均匀强化，但其 CT 值较低，应与脑膜瘤鉴别。胶质瘤定性诊断率为 50% ~ 60%，但判断组织类型较困难，大脑病灶中有条状钙化，可考虑为少枝胶质细胞瘤，侧脑室三角区出现具有钙化和囊变的肿块，实体部分有强化可考虑室管膜瘤。小脑髓母细胞瘤表现为小脑幕下中线区边界清楚，光滑圆形密度较高的病灶，均一强化，外周水肿。小脑星形细胞瘤多为低密度的囊性病灶，少数边界不清的低、高或混杂密度灶，周围有水肿，壁或实性部分可强化。

丘脑和脑干肿瘤大部分为胶质细胞瘤，多表现边界不清，低或等密度或混杂密度，可囊变，可有均匀斑片环状强化。

胶质细胞瘤主要应与脑膜瘤和转移瘤鉴别。后两者在 CT 扫描中有其特征性改变。对脑寄生虫病、炎症、脑脓肿和脑血管病等亦均应予以鉴别。

MRI 较 CT 图像更清楚，可发现 CT 所不能显示的微小肿瘤，尤其是在脑干部位更具优点。

脑血管造影仅用于了解胶质瘤血供情况或主要血管受挤压或包绕情况，以便于手术中引起注意。

脑室造影对某些脑室内肿瘤或脑室系统梗阻患者有较高价值。

有的学者报道，^{131}I 标记胶质细胞瘤单克隆抗体 SZ39 在胶质瘤内分布量很高，可清晰显示肿瘤图像，而非胶质细胞瘤性颅内占位未见影像，故认为 SZ39 可应用于临床的导向诊断。用于恶性胶质细胞瘤与其他占位病变的鉴别诊断。

二、鉴别诊断

应与髓母细胞瘤、室管膜瘤、血管网状细胞瘤、转移瘤、脑梗死等相鉴别。

（胡　丹）

第五节　治疗

由于胶质细胞瘤呈浸润性生长，边界不清，大多难以彻底切除，并且常影响神经功能，恶性程度高的肿瘤，术后短期内可复发，故常采用以手术为主的综合疗法。

一、手术治疗

手术治疗的原则是：①降低颅内压，解除局部功能区的压迫；②尽可能地切除肿瘤；③尽可能保存神经功能；④明确病理类型，为术后治疗提供参考。

（一）脑胶质瘤切除术

一般情况下，较小的肿瘤或位于非功能区的表浅肿瘤应予以全部切除，可将肿瘤自正

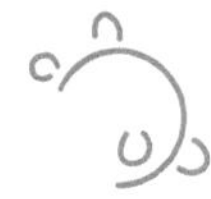

常脑组织中分离，而不应紧靠肿瘤切除。额叶、颞叶前部和小脑半球的星形细胞瘤和少枝胶质细胞瘤切除后可获满意疗效，甚至痊愈。颞叶、额叶前部或枕叶较大的肿瘤可做脑叶切除，但应注意额叶皮层切口应在中央前回前方 2 cm 以前，优势半球保存运动性语言中枢（Broca 区），颞叶皮层切口后缘应位于下吻合静脉（Labbe 静脉）以前或颞叶后方 7 cm 之内。优势半球应保留颞上回后部，以免引起感觉性失语和命名性失语。不能完全切除的脑胶质瘤可行次全切除或部分切除及活检术，增强术后综合性治疗的效果。

（二）内减压术

当肿瘤不能切除时，可做肿瘤周围的非功能区脑组织大块切除，以达到降低颅内压的目的。内减压或脑叶切除时应注意：①脑组织切除应限制于非功能区，如额极、颞极和枕极及小脑外 1/3；②切除部位应在肿瘤周围；③应达到充分减压。

（三）外减压术

去除颅骨、切开硬脑膜以降低颅内压力，常与内减压同时应用。用于肿瘤位于运动区、语言中枢而无偏瘫失语，或位于丘脑、脑干等重要功能区，或肿瘤恶性程度较高、只能适当切除部分肿瘤以免严重影响神经功能，常用颞肌下减压，枕肌下减压及大骨瓣减压术，颞肌下减压应尽量咬除颞骨达颧弓水平。后颅窝胶质瘤术后特别是偏恶性肿瘤术后应常规采用枕肌下减压。额部骨瓣影响美观而不宜采用。

（四）脑脊液分流术

为解除脑脊液循环的梗阻，可应用脑脊液分流术。常用以下几种分流方法：①侧脑室枕大池分流术，多用于第三脑室松果体区肿瘤，导水管周围脑干肿瘤，四脑室内肿瘤等，如室间孔梗阻应做双侧分流术；②侧脑室心耳或腹腔分流术，以上各种肿瘤亦均适于做此分流术，目前较常采用侧脑室腹腔分流术。某些肿瘤引起脑积水病情危重之时，可先行脑室外引流术，待病情稳定后再进一步检查治疗。

二、放射治疗

因胶质瘤大多不能做到完全切除，术后放疗可延缓肿瘤的复发，延长患者的生存期。对放疗敏感的胶质瘤如髓母细胞瘤可仅做活检，明确诊断后完全依赖放射治疗。因此，某些胶质瘤患者采用放疗已替代了手术疗法。

不同类型的胶质瘤对放疗敏感性不同，一般认为分化差的肿瘤对放疗较敏感，以髓母细胞瘤最敏感，其次为室管膜母细胞瘤。多形性胶质母细胞瘤中度敏感，星形细胞瘤、少枝胶质细胞瘤、松果体瘤较差。一般认为各类肿瘤 I 级切除较彻底者可不做放疗，级别高的切除不彻底者，应予放疗。

放疗可以分为颅外照射和颅内照射两种方法。颅外照射一般在伤口愈合后一周进行，其照射剂量为 50 ~ 60 Gy，颅内照射即将放射性核素置于肿瘤内或其周围进行照射，可最大限度地减少对正常脑组织的放射损伤。近年来，国内外采用 CT 引导下的立体定向放疗技术治疗脑肿瘤，特别适用于中线结构、运动区和语言中枢部位的恶性肿瘤。

三、化学药物治疗

高脂溶性化学药物能通过血－脑脊液屏障，适宜于脑胶质瘤。以亚硝基脲类药物为首选，如卡莫司汀（BCNU）、洛莫司汀（HECNU）等，其他有顺铂、丙卡巴肼（PCZ）、长春新碱（VCR）、阿霉素（ADM）、氨甲蝶呤等。目前趋向于采用序列化疗，以期减轻不良反应，增强疗效，延长化疗时间。

给药途径：①全身给药，包括口服、肌内注射、静脉注射等方法；②局部给药，包括动脉给药，通过颈动脉或股动脉导管插入颈内动脉达眼动脉水平以上，将药物集中注入肿瘤的供血动脉，可最大限度提高局部药物浓度，减少全身反应；③鞘内给药；④亦可在肿瘤内置缓释贮液囊，内放化疗药物，达到较长时间的化疗作用。有的学者研究利用单克隆抗体携带阿霉素做体内导向到达胶质瘤内获得成功，明显延长患者的生存期。

（胡　丹）

第二章　鼻咽癌

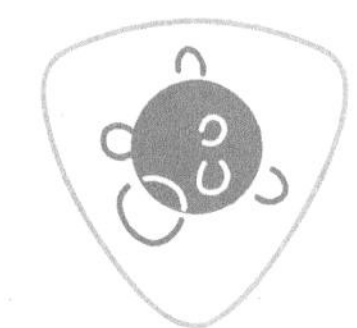

第一节　病因学

鼻咽癌（NPC）是指起源于鼻咽部黏膜被覆上皮的恶性肿瘤。鼻咽癌具有明显的种族差异和地域聚集性，好发于黄种人，欧美国家的发病率较低，我国南部及东南亚地区多见，也是我国最常见的恶性肿瘤之一，死亡率占我国全部恶性肿瘤的2.81%。根据《中国2010年肿瘤年鉴》，我国NPC的总发病率为60.6/10万，其中男性43.4/10万，女性17.3/10万。发病年龄高峰为40 ~ 60岁，在青少年及儿童中少见。男性患病率较女性明显增高，男女患病比例为（2 ~ 3）：1。

鼻咽癌是由多种因素综合作用的结果，其确切发病原因并不明确。目前认为，Epstein-Barr病毒（EB病毒）感染、化学致癌物和遗传因素等是鼻咽癌发病的重要因素。

一、EB病毒感染

EB病毒感染与鼻咽癌密切相关。在不同组织类型的鼻咽癌中均可检测到EB病毒基因及相关的表达产物；鼻咽癌患者血清中EB病毒的特异性抗体水平较正常人和其他肿瘤患者明显升高，且会随着疾病的变化而变化；EB病毒与促癌物质协同作用，可以诱发人鼻咽未分化型癌。EB病毒抗体滴度的动态变化被认为是鼻咽癌临床诊断、预后评估和随访监控的重要指标。然而，在我国，发现人群普遍感染EB病毒（无明显地区差异），鼻咽癌的发生却具有明显的地域性，说明EB病毒感染并不是鼻咽癌唯一的致病因素。鼻咽癌的发生可能是EB病毒、环境与遗传因素共同作用的结果。

二、化学致癌物

多种化学致癌物与鼻咽癌的发生和发展密切相关。鼻咽癌好发于我国东南沿海地区，这一地区有经常食用咸鱼、鱼干、腊味的饮食习惯，这些食品所包含的致癌物亚硝胺类化合物是发生鼻咽癌的危险因子。但这无法解释已移居海外且无食用咸鱼习惯的移民及其后代仍有较高的鼻咽癌罹患率，且由外地移入东南沿海而有食用咸鱼习惯者的鼻咽癌发病率

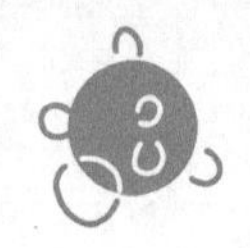

并无升高。因此，现在认为遗传因素也是鼻咽癌重要的致病因子。此外，长期吸入、接触刺激性物质，如工业石棉、铬、镍等也是鼻咽癌不可忽视的危险因素。

三、遗传因素

鼻咽癌的发生与遗传因素关系密切。鼻咽癌患者多有家族聚集现象，家族中若有人罹患鼻咽癌，其一等亲直系亲属的罹病概率也明显增加。分子流行病学研究发现鼻咽癌肿瘤细胞存在多条染色体的变化，多染色体杂合性缺失区（1p、3p、4p、9p、9q、11q、13q、14q 和 16q），提示鼻咽癌进展过程中存在多个肿瘤抑癌基因的变异。其中，针对广东家族性鼻咽癌的研究已把其易感基因定位于 4p15.1–q12 区域，而湖南家族性鼻咽癌的遗传易感区定位于 3p21.31 ~ 21.2 区域。

因此，目前关于鼻咽癌的病因学假说认为，遗传因素和机体免疫功能减低是鼻咽癌发生的基础。EB 病毒感染在鼻咽癌中起病因作用，并与亚硝胺类化合物等多种化合物起协同作用。

（胡　丹）

第二节　应用解剖

鼻咽部的解剖较为简单，但毗邻结构较为重要且复杂。鼻咽是位于第 1 ~ 2 颈椎椎体前方、蝶骨体前下方的不规则立方体结构（图 2–1、图 2–2），由前、顶、后、底及左、右侧 6 个壁组成。前壁为后鼻孔及鼻中隔后缘，与鼻腔相连；顶壁紧贴颅底部，距颅底破裂孔仅 1 cm，故鼻咽癌通常循此径侵及颅内；顶后壁为蝶窦底、斜坡；后壁在相当于第 1 ~ 2 颈椎与口咽部后壁相连续，统称为咽后壁；底壁为软腭，连接口咽部；左、右侧壁为对称性的咽鼓管隆突和咽隐窝。鼻咽的左、右两侧下鼻甲后端约 1 cm 处有对称的漏斗状开口，称为咽鼓管咽口。此口的前、上、后缘由咽鼓管软骨末端形成的唇状隆起，称为咽鼓管隆突（或咽鼓管圆枕）。在咽鼓管隆突后上方有一深窝，称为咽隐窝，为鼻咽癌的好发部位之一。在进展期鼻咽癌，其肿瘤可通过咽鼓管侵袭中耳结构。鼻咽的顶壁与后壁交界处的淋巴组织称为增生体或咽扁桃体、腺样体，咽鼓管咽口周围有丰富的淋巴组织称为咽鼓管扁桃体。咽扁桃体与咽鼓管扁桃体均为韦氏环的一部分。

鼻咽癌向前可侵犯鼻腔（87%）、破坏翼状板结构（27%），少数病例中也可以侵袭筛窦、上颌窦。鼻咽癌向上进展，可直接侵犯颅底结构、蝶窦和斜坡（41%），甚至通过破裂孔侵犯海绵窦（16%）和中颅窝，并导致Ⅲ ~ Ⅵ脑神经受累。此外，卵圆孔也是肿瘤侵犯中颅窝、颞骨岩部（19%）及海绵窦的途径。鼻咽癌向后侵犯较为少见，主要包括椎前肌（19%）和下咽（21%）。

当肿瘤向两侧进展时，常累及咽旁间隙（68%），可引起Ⅸ ~ Ⅻ脑神经受损。咽旁间隙为上自颅底下至舌骨小角的倒锥形、前窄后宽的脂肪间隙，内侧围绕咽部筋膜，外侧是

翼肌及腮腺深叶。以咽部筋膜、茎突及其附着肌肉为界，咽旁间隙可划分为咽腔外侧的咽侧间隙和咽腔后方的咽后间隙，前者以茎突为界又分为茎突前间隙和茎突后间隙。茎突前间隙内上方与咽隐窝相邻，顶端为中颅窝底、蝶骨大翼、卵圆孔及破裂孔前外侧，三叉神经下颌支自卵圆孔出颅后即在此间隙内穿行。茎突后间隙内侧与咽后间隙相邻，自内而外有颈内动脉、Ⅸ～Ⅻ脑神经、交感神经节、颈内静脉及颈静脉淋巴结。咽后间隙位于咽腔后壁正中，颊咽筋膜和椎前筋膜之间以体中线分为左、右两侧，上自颅底下止于气管分叉平面，Rouviere 淋巴结位于此间隙。

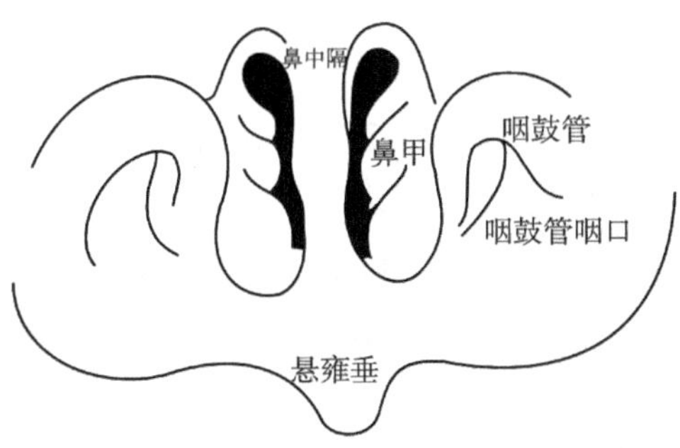

图 2-1　鼻咽解剖（冠状位观）

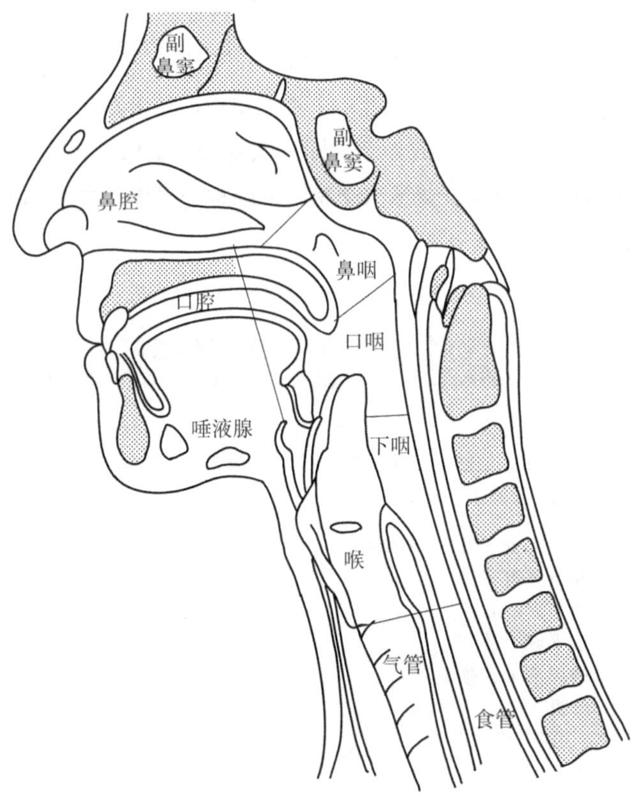

图 2-2　鼻咽解剖（矢状位观）

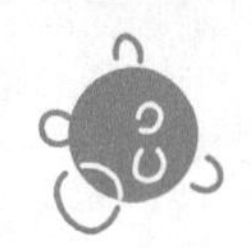

鼻咽腔的淋巴管丰富，淋巴引流大致经3条途径：①引流至咽旁间隙的咽后淋巴结，位置最上的淋巴结称为Rouviere淋巴结（距寰椎水平体中线两侧约1.5 cm），再引流至颈深上淋巴结；②直接引流至颈深上淋巴结；③引流至脊副链淋巴结。咽后淋巴结与颈深上淋巴结是鼻咽淋巴引流的第一站淋巴结，通常被认为是前哨淋巴结。咽后淋巴结位于咽后间隙内，分为咽后外侧组淋巴结和咽后内侧组淋巴结。咽后外侧组淋巴结（Rouviere淋巴结）位于鼻咽后外侧，上至颅底，下至口咽后外侧壁的第1 ~ 3颈椎水平，这些淋巴结在儿童中几乎均可见到，而在成人中可能出现于一侧。在儿童期其直径一般为10 ~ 15 mm，而在青年时期直径为5 ~ 8 mm，年长者一般直径为3 ~ 5 mm。咽后内侧组淋巴结位于外侧组的下方。

鼻咽癌颈部淋巴结转移的发生率约85%，双侧淋巴结转移近50%。2003年南欧洲放射肿瘤协会（FSTRO）和肿瘤放射治疗协助组（RTOG）等多个协作小组发布了《颈部淋巴结分区指南》，于2013年进行了更新，在原来Robbins划分的6个亚区的基础上，演变为10个分区（表2–1）。该分区指南与AJCC/UICC分期系统（TNM分期）的颈部淋巴结分区略有不同（表2–2、图2–3）。

鼻咽癌最易发生Ⅱ区淋巴结转，Ⅰ A区淋巴结阳性率极低，Ⅰ ~ Ⅴ区颈淋巴结转移阳性率分别达17%、94%、85%、19%、46%。此外，咽后淋巴结的转移概率也很高，鼻咽癌多发生外侧组淋巴结转移，很少出现内侧组淋巴结转移。

淋巴结包膜外侵犯是头颈部鳞癌的重要预后不良因素，是基于手术后的组织病理学特征，而鼻咽癌颈部淋巴结转移并不需要进行手术。最近的第8版AJCC/UICC分期对淋巴结包膜外侵犯的临床诊断做出了明确的界定，即皮肤受侵、临床检查发现肌肉浸润或与邻近结构固定，伴功能障碍的脑神经、臂丛、交感干或膈神经受侵。在鼻咽癌TNM分期中，淋巴结包膜外侵犯的预后不良因素并未纳入。

表2–1 颈部淋巴结分区的解剖学边界

分区	上界（头）	下界（脚）	前界	后界	外界	内界
Ⅰ						
Ⅰ A	下颌舌骨肌	颈阔肌（二腹肌前腹下缘）	下颌联合	舌骨体、下颌舌骨肌	二腹肌前腹内缘	无
Ⅰ B	颌下腺上缘、下颌舌骨肌	通过舌骨下缘和下颌骨下缘的平面或颌下腺下缘（最下的层面）、颈阔肌	下颌联合	颌下腺后缘（上）、二腹肌后腹（下）	下颌骨内侧、颈阔肌(下)、翼内肌（后）	二腹肌前腹外侧（下）、二腹肌后腹（上）

（续　表）

分区	上界（头）	下界（脚）	前界	后界	外界	内界
Ⅱ						
ⅡA	第1颈椎横突下缘	舌骨体下缘	下颌下腺后缘、二腹肌后腹后缘	颈内静脉后缘	胸锁乳突肌内面、颈阔肌、腮腺、二腹肌后腹	颈内动脉内缘、斜角肌
ⅡB	第1颈椎横突下缘	舌骨体下缘	颈内静脉后缘	胸锁乳突肌后缘	胸锁乳突肌内面、颈阔肌、腮腺、二腹肌后腹	颈内动脉内缘、斜角肌
Ⅲ	舌骨体下缘	环状软骨下缘	胸锁乳突肌前缘、甲状舌骨肌后1/3	胸锁乳突肌后缘	胸锁乳突肌内面	颈总动脉内缘、斜角肌
Ⅳ						
ⅣA	环状软骨下缘	胸骨柄上缘上2 cm	胸锁乳突肌前缘（上）、胸锁乳突肌肉（下）	胸锁乳突肌后缘（上）、中斜角肌（下）	胸锁乳突肌内面（上）、胸锁乳突肌外缘（下）	颈总动脉内缘、甲状腺外侧缘、中斜角肌（上）、胸锁乳突肌内侧（下）
ⅣB	胸骨柄上缘上2 cm	胸骨柄上缘	胸锁乳突肌内面、锁骨内面	中斜角肌前缘（上）、肺尖、头臂静脉、头臂干（右侧）、左颈总动脉、左锁骨下动脉（下）	斜角肌外侧	Ⅴ区外侧界（气管前部分）、颈总动脉内侧缘
Ⅴ						
ⅤA	舌骨体上缘	环状软骨下缘	胸锁乳突肌后缘	斜方肌前缘	颈阔肌、皮肤	肩胛提肌、斜角肌（下）
ⅤB	环状软骨下缘	颈横血管下缘平面	胸锁乳突肌后缘	斜方肌前缘	颈阔肌、皮肤	肩胛提肌、斜角肌（下）
ⅤC	颈横血管下缘平面	胸骨柄上缘上2 cm	皮肤	斜方肌前缘（上）、前锯肌前1 cm（下）	斜方肌（上）、锁骨（下）	斜角肌、胸锁乳突肌外侧、ⅣA区外侧
Ⅵ						
ⅥA	舌骨下缘或颌下腺下缘（以最靠下的层面为准）	胸骨柄上缘	皮肤、颈阔肌	甲状下肌群前缘	双侧胸锁乳突肌前缘	无

（续 表）

分区	上界（头）	下界（脚）	前界	后界	外界	内界
ⅥB	甲状软骨下缘*	胸骨柄上缘	喉表面、甲状腺和气管（喉前和气管前淋巴结）、椎前肌（右侧）/食管（左侧）	双侧颈总动脉	气管、食管（下）侧面	
Ⅶ						
ⅦA	第1颈椎上缘、硬腭	舌骨体上缘	上、中咽缩肌后缘	头长肌、颈长肌	颈内动脉内侧	头长肌外侧平行线
ⅦB	颅底（颈静脉孔）	第1颈椎横突下缘（Ⅱ区上界）	茎突前咽旁间隙后缘	第1颈椎椎体、颅底	茎突、腮腺深叶	颈内动脉内缘
Ⅷ	颧弓、外耳道	下颌角	下颌骨升支后缘、咀嚼肌后缘（外）、二腹肌后腹（内）	胸锁乳突肌前缘（外）、二腹肌后腹（内）	皮下组织的面部浅表肌肉腱膜系统**	茎突、茎突肌
Ⅸ	眼眶下缘	下颌骨下缘	皮下组织的面部浅表肌肉腱膜系统	咀嚼肌前缘、颊质体（Bichat 脂肪垫）	皮下组织的面部浅表肌肉腱膜系统	颊肌
Ⅹ						
ⅩA	外耳道上缘	乳突末端	乳突前缘（下）、外耳道后缘（上）	枕淋巴结前缘即胸锁乳突肌后缘	皮下组织	头颊肌（下）、颞骨（头）
ⅩB	枕外隆突	Ⅴ区上界	胸锁乳突肌后缘	斜方肌前外侧缘	皮下组织	头颊肌

注：* 对于口底前部、舌缘和下唇的肿瘤，上界位于舌骨体下缘；** 面部浅表肌肉腱膜系统（SMAS）位于皮肤深层，由肌肉、腱膜和脂肪等构成。

表 2-2　AJCC/UICC 分期系统颈部淋巴结分区

分区	上界	下界	前界（内侧）	后界（外侧）
ⅠA	下颌联合	舌骨体	对侧二腹肌前腹	同侧二腹肌前腹
ⅠB	下颌骨体	二腹肌后腹	二腹肌前腹	茎突舌骨肌
ⅡA	颅底	舌骨体下缘	茎突舌骨肌	脊副神经垂直平面
ⅡB	颅底	舌骨体下缘	脊副神经垂直平面	胸锁乳突肌外侧缘
Ⅲ	舌骨体下缘	环状软骨下缘	胸骨舌骨肌外侧缘	胸锁乳突肌或颈丛感觉支外侧缘
Ⅳ	环状软骨下缘	锁骨	胸骨舌骨肌外侧	胸锁乳突肌或颈丛感觉支外侧缘

（续　表）

分区	上界	下界	前界（内侧）	后界（外侧）
ⅤA	胸锁乳突肌与斜方肌汇聚的尖部	环状软骨下缘水平	胸锁乳突肌后缘或颈丛感觉支	斜方肌前缘
ⅤB	环状软骨下缘水平	锁骨	胸锁乳突肌后缘	斜方肌前缘
Ⅵ	舌骨	胸骨上切迹	颈总动脉	颈总动脉
Ⅶ	胸骨上切迹	无名动脉	胸骨	气管、食管和椎前筋膜

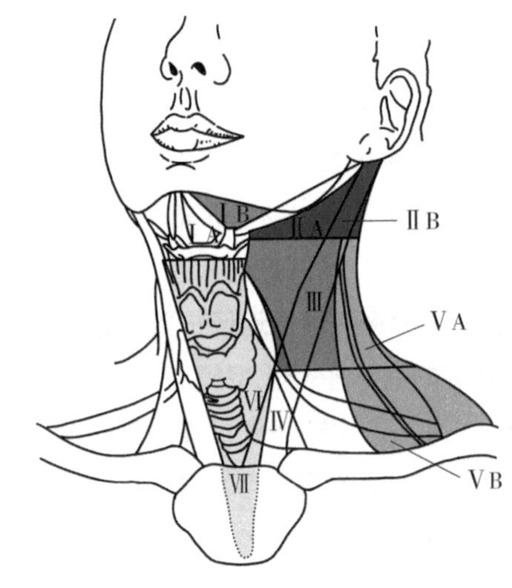

图 2-3　AJCC/UICC 建议的颈部淋巴结分区

（胡　丹）

第三节　病理学分型及生物学特性

鼻咽癌是指发生在鼻咽黏膜上皮的恶性肿瘤，在光镜和超微结构中被证实具有鳞状上皮分化，包括鳞状细胞癌（简称“鳞癌”）、非角化性鳞癌（分化型或未分化型）和基底样鳞癌。以往也称为淋巴上皮样癌、间变癌、未分化癌、移行细胞癌、泡状核细胞癌、鳞癌、非角化性癌等，不包括腺癌和涎腺来源的恶性肿瘤。

一、大体分型

在鼻咽镜下，鼻咽肿瘤通常较平滑地突出于黏膜表面，呈菜花状、结节状，表面可有或无溃疡形成，或有一个明显浸润的真菌状肿物，或表现为肉眼无明显异常改变的平坦浸润性外观。一般分为以下 4 种类型。

1．结节肿块型

鼻咽部结节状新生物隆起，表面高低不平，或弥漫性，容易看出。此型最多见。

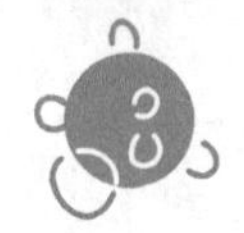

2. 菜花型

肿块较大，表面不平，像花菜一样，血管丰富，触之易出血。

3. 溃疡型

肿瘤边缘隆起，中间凹陷坏死。临床少见。

4. 黏膜下型

肿瘤向腔内突起，左右不对称，肿块表面覆盖正常黏膜组织。临床往往咬不到肿瘤组织，采用细针穿刺可明确诊断。

二、镜下分型

（一）WHO 病理分型

2003 年 WHO 将鼻咽癌的病理类型分为 3 型：角化性鳞癌（约占 20%，曾称 WHO Ⅰ型）、非角化性癌（包括分化型癌和未分化型癌）和基底样鳞癌。其中非角化性分化型癌（即 1978 年分类中的Ⅱ型）占 30% ~ 40%，非角化性未分化型癌（既往被称为淋巴上皮样癌或 WHO Ⅲ型）占 40% ~ 50%。鼻咽癌的病理分型随地域不同而分布不一样，美国等非多发区主要为角化性鳞癌，而亚洲等高发地区主要为非角化性癌。

经典鳞癌相当于其他器官的高 - 中分化型鳞癌，常见于老年人，且有研究证实可能与 EB 病毒感染无关。有研究认为，角化性鳞癌可能是非角化性鼻咽癌放疗数年后出现，与放疗有关的癌。与非角化性癌相比，角化性鳞癌表现出较高比例的局灶性浸润（76%对比 50%）和较低的淋巴结转移率（29%对比 70%）。此亚型对放疗的敏感性差，且预后比非角化性癌差。

非角化性癌光镜下呈巢状或梭状，无明显鳞状分化，癌巢和不同数量的淋巴细胞和浆细胞混在一起。非角化性癌可进一步区分为未分化型和分化型，这是随机性的，因为这种细分在临床或预后方面并无显著性差异，并且同一肿瘤的不同区域或同一患者不同时期的不同活检标本可表现为一种或其他多种亚型。未分化型更为常见，肿瘤细胞呈大的合体细胞样，细胞界限不清，核呈圆形或椭圆形泡状，大核仁位于中央，癌细胞常排列密集甚至重叠。分化型的癌细胞呈复层和铺路石状排列，常呈丛状生长，与膀胱的移行上皮癌相似。在我国鼻咽癌病理类型中，90%以上的鼻咽癌患者属于第Ⅱ ~ Ⅲ型，由于此两型鼻咽癌的临床预后类似，且均与 EB 病毒感染有关，故多年来基本将鼻咽癌诊断为低分化型癌或未分化型癌。

基底样鳞癌外观上常表现为中央溃疡性肿块，伴有黏膜下广泛的硬结；主要由基底细胞样细胞和鳞状细胞组成，多见粉刺样坏死。其特点是含有 PAS 和阿尔辛蓝阳性物质的小囊状空隙，间质透明样变。基底样鳞癌是一种侵袭性生长迅速的肿瘤，通常预后不良。

（二）国内分型

国内鼻咽癌病理分型为原位癌和浸润癌。其中，浸润癌有：①分化好的癌，包括分化好的鳞癌和腺癌。②分化差的癌，包括分化差的鳞癌和腺癌、泡状核细胞癌、未分化癌和其他少见癌，如黏液表皮样癌、基底细胞癌、恶性混合瘤。

目前，鼻咽癌的分期主要采用 WHO 病理分型标准，但仍有少数地区使用国内标准。建议统一使用 WHO 病理分型标准，以利于临床工作和研究。

（胡　丹）

第四节　临床表现

鼻咽癌具有向周围浸润性生长、易发生颈部淋巴结转移的特性，初诊时远处转移通常 $< 10\%$。故鼻咽癌的临床表现主要有以下几种情况：鼻咽原发肿瘤及其周围侵犯，颈部淋巴结肿大，肿瘤（原发肿瘤或颈部淋巴结）压迫或侵犯脑神经，远处转移等。

一、临床症状

（一）早期症状

鼻咽癌早期通常无症状，仅在体检或普查时发现或表现为不典型的症状。

1. 鼻塞

鼻咽腔内肿瘤组织增大时堵塞内鼻孔，出现单个或双侧鼻堵塞症状，与肿瘤的大小、部位和类型有较大关系。

2. 回缩性鼻涕

回缩性鼻涕为鼻咽癌典型表现，多出现在早晨起床后，由肿瘤血管破裂出血所致。偶尔由于肿瘤生长迅速，出现肿瘤组织大块坏死脱落或深大溃疡，可有口鼻较大量出血。

3. 耳鸣、听力下降

肿瘤组织压迫或阻塞咽鼓管周围组织，或直接向咽鼓管内浸润，或引起咽鼓管周围组织水肿，造成咽鼓管通气及内耳淋巴结循环障碍，鼓室负压，出现同侧耳鸣、听力下降，部分患者甚至可以出现分泌性中耳炎。

4. 头痛

70%的鼻咽癌患者可有头痛病史，早期多为间歇性闷痛，可能系神经血管反射性疼痛。

（二）晚期症状

鼻咽肿瘤向周围组织浸润性生长，出现颈部淋巴结转移，可引发一系列症状而导致患者就诊，故初诊鼻咽癌大多为局部晚期。

1. 颈部淋巴结肿大

鼻咽癌具有淋巴结转移早、转移率高的特点，颈部淋巴结肿大是肿瘤转移至颈部淋巴结所致。肿大的淋巴结多无疼痛、质硬，活动度常较差，病情晚期时淋巴结转移可至锁骨上，甚至腋窝、纵隔等。

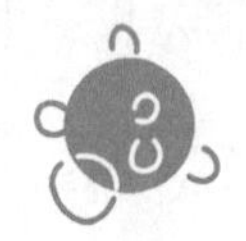

2．头痛

肿瘤晚期时可破坏颅底骨或侵犯脑神经，或者发生肿瘤感染，颈部淋巴结肿大压迫血管与神经，可出现头痛，且多表现为持续性疼痛。另外，鼻咽癌患者放疗后出现的头痛，多与肿瘤复发或放疗后感染相关。

3．眼眶综合征

肿瘤转移或侵犯至眼眶、眼球的相关神经，可出现视力下降、视野缺损，甚至失明，也可出现复视、眼球突出和活动受限、神经麻痹性角膜炎等。眼底检查可发现视神经萎缩等。

4．脑神经受损

局部晚期鼻咽癌可导致多组脑神经损伤，但前组脑神经受损较后组脑神经更为多见。鼻咽癌可沿颅底筋膜至岩蝶裂区周围的蝶骨大翼、破裂孔、岩骨等，破坏Ⅱ、Ⅲ、Ⅳ、Ⅴ、Ⅵ对脑神经，尤其是Ⅴ、Ⅵ脑神经；肿瘤压迫或侵犯三叉神经（第Ⅴ对脑神经）导致面部麻木，多表现为额面部蚁爬感，也可表现为触觉过敏或麻木。肿瘤压迫或侵犯展神经（第Ⅵ对脑神经）导致眼球向外活动障碍，表现为复视。值得注意的是，病变发生在海绵窦者，其突眼症状并不多见；肿瘤向上可侵入蝶窦、垂体、视神经等，导致视力障碍、停经等症状。鼻咽癌脑神经侵犯所致症状详见表 2–3。

表 2–3　脑神经出颅部位及鼻咽癌侵犯时的表现

脑神经	出颅部位	症状和体征
Ⅰ	筛孔	嗅觉减退或消失
Ⅱ	视神经孔	视力下降或失明
Ⅲ	眶上裂	眼裂下垂，瞳孔扩大，向外斜射，上下内运动障碍
Ⅳ	眶上裂	眼球向下运动障碍
Ⅴ 1 支	眶上裂	上睑、额部皮肤、前鼻腔、眼球黏膜感觉减退或消失
Ⅴ 2 支	卵圆孔	眶下、上唇皮肤、上颌齿龈感觉减退或消失
Ⅴ 3 支	卵圆孔	下唇、颏部、耳前皮肤、舌前 2/3、下齿龈感觉减退或消失
Ⅵ	眶上裂	眼球向内斜视，向外看复视
Ⅶ	内耳门	面肌瘫痪，兔眼，鼻唇沟变浅
Ⅷ	内耳门	神经性耳聋
Ⅸ	颈内静脉孔	软腭弓下陷，舌后 1/3 感觉消失，吞咽障碍
Ⅹ	颈内静脉孔	声带麻痹，耳道、耳屏皮肤感觉障碍
Ⅺ	颈内静脉孔	斜方肌、胸锁乳突肌萎缩，耸肩无力
Ⅻ	舌下神经孔	单侧舌肌萎缩，伸舌偏向患侧
颈交感	交感神经丛	瞳孔缩小，眼球内陷，眼裂缩小，同侧面部无汗

5．Horner 综合征

肿大淋巴结或肿瘤侵犯或压迫颈交感神经节，可出现 Horner 综合征，表现为同侧瞳孔缩小、眼球内陷、眼裂缩小及同侧面部无汗等。

二、体格检查

对怀疑为鼻咽癌的患者均应做全面的体格检查和专科检查，以明确诊断和了解病变范围。

1．全面体格检查

包括一般情况评估（KPS 或 ECOG）、身高、体重、生命体征及各个系统检查。

2．专科检查

对无症状的初诊患者，仔细的专科检查是发现早期肿瘤的重要方法；对已有明显肿瘤的患者，专科检查可以帮助了解肿瘤的侵犯范围，补充影像学检查的不足，如黏膜表面的肿瘤范围；对治疗中的患者，专科检查可以提示肿瘤对治疗的效果，为调整治疗方案提供依据；对治疗后随访患者，专科检查对早期发现肿瘤复发至关重要。

（1）鼻咽原发性肿瘤相关专科检查。

1）间接鼻咽镜或纤维鼻咽镜：重点观察鼻咽部黏膜色泽改变，是否有新生物，是否隆起或变形，两侧结构（尤其咽隐窝）是否对称，注意咽隐窝有无浅窄或消失，隆突有无变形增大，咽鼓管开口是否变形或消失，后鼻孔是否被掩盖或堵塞，还要注意口咽后壁、侧壁有无肿物或黏膜下隆起，软腭有无塌陷、肿胀或局限性隆起。还需注意检查鼻腔、眼部、口腔等。

2）经口腔间接鼻咽镜检查：简单、易行且经济，是最基本的检查方法。可观察鼻咽腔内有无肿块及鼻咽黏膜有无糜烂、溃疡、出血、坏死等异常改变，并可在后鼻镜明示下钳取病变处组织送病理检查。

3）经鼻腔纤维鼻咽镜检查：可以清楚观察到鼻腔及鼻咽腔内病变。与间接鼻咽镜相比，纤维鼻咽镜具有下述优点。①不受患者张口大小及咽反射制约；②能更好地发现黏膜表面细微病变，尤其是深藏于隐窝顶、咽鼓管咽口处的小病灶，可以查出并可直接钳取活检；③对侵犯后鼻孔、鼻腔的检出率高于间接鼻咽镜和后鼻镜，也高于 CT 和 MRI 检查；④光导纤维镜，在直视下令患者做吞咽动作时的动态检查，易鉴别放疗中或放疗后黏膜下是否有残存肿瘤。在双侧鼻道狭窄或堵塞时，可于口腔、口咽部表面麻醉后，经软腭缘置入纤维鼻咽腔同样能取得上述效果。

4）鼻镜检查：可观察鼻道有无肿块、出血、坏死物等，如发现肿瘤，可行鼻腔鼻咽肿物活检。

5）其他检查：包括观察两眼是否对称、有无突眼、视力、视野缺陷等；检查外耳道有无分泌物或肿物，鼓膜有无内陷、充血、穿孔，有条件的要测听力；观察鼻外形有否异常等；检查口咽侧壁和后壁有无隆起或肿瘤情况。

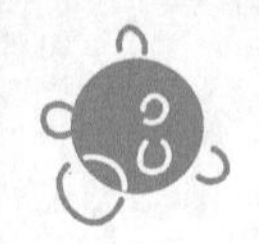

（2）颈部淋巴结检查：鼻咽癌发生颈部淋巴结转移的概率甚高，可达85%左右。最常见的颈部淋巴结转移部位为颈深上淋巴结，其次为颈后淋巴结和咽后淋巴结。而颏下、颌下淋巴结发生转移较少见（＜5%）。如果既往有颈部淋巴结活检、颈部手术史，或曾进行过头颈部放疗，则出现颌下、颏下，甚至耳前淋巴结转移的概率增加。

在行颈部检查时，检查者应站在患者的后方，手法不宜过重，自上而下或自下而上顺序进行，以免遗漏。首先要明确颈部有无肿大的淋巴结；如发现颈部肿大淋巴结，应注意其部位、大小、质地、活动度、是否有皮肤侵犯等。推荐采用WHO的肿瘤测量方法（肿瘤最大径 × 最大径的垂直径 × 厚度）来描述淋巴结的大小，采用颈部影像学分区描述淋巴结的部位。若下颈、锁骨上发现有肿大淋巴结，还应常规检查腋窝淋巴区有无肿大淋巴结。

（3）脑神经的检查：鼻咽癌容易侵犯颅底、咽旁间隙（颈动脉鞘区）和颈部淋巴结转移，导致肿瘤直接侵犯或压迫脑神经而引起的相关脑神经麻痹。因此，在鼻咽癌的体格检查中，特别强调脑神经的检查。脑神经受侵是晚期病例的临床表现，可表现为多对脑神经的相继或同时受累，其中以三叉神经、展神经、舌咽神经及舌神经的受累多见，而嗅神经、面神经、听神经则少见。脑神经是否受侵不但是T分期的重要标准，也可作为治疗中和治疗后随访的重要观察指标。

三、鼻咽癌的扩散

鼻咽癌的扩散有其规律性，具有浸润性和外生性生长的特点，可向鼻腔内突出，容易沿黏膜下进展，并向邻近的窦腔、间隙和颅底直接扩散。

1．直接蔓延

向前可侵犯鼻腔、筛窦，甚至通过筛板达上颌窦或前颅窝；向后穿过鼻咽后壁侵犯颈椎骨及颈段脊髓；向上侵犯眼眶引起一系列眼部症状，或侵犯颅底破坏蝶骨体及斜坡，并沿蝶窦到蝶鞍区、浸润垂体，或通过破裂孔、颈静脉孔侵入颅内损伤脑神经；向下侵犯口咽内的相关结构，如软腭、扁桃体、舌根，甚至蔓延至会厌部及下咽部；向两侧侵犯咽鼓管、内耳、中耳；向外侧侵犯咽旁间隙、茎突前后区、颞下窝、后组脑神经。

2．淋巴结转移

鼻咽部引流淋巴管丰富，所以肿瘤可较早经淋巴管转移。颈部淋巴结是最早、最经常发生转移的区域，一般是从上至下受累，肿瘤淋巴结转移的发展顺序是肿瘤侵犯咽后淋巴结，之后转移到颈深上淋巴结及其余淋巴结。部分晚期转移淋巴结可达腋下、纵隔后、腹膜后，甚至腹股沟淋巴结。

3．远处转移

鼻咽癌远处转移与T分期和N分期有关，尤其是N分期，发生锁骨上淋巴结转移及伴多个颈淋巴结转移者易发生远处转移。初诊鼻咽癌的远处转移率约10%，但30%的中晚期鼻咽癌患者最终死于远处转移。常见的远处转移部位为骨、肺、肝，而骨转移中又以脊柱、骨盆、四肢为多见。另外，肾脏、胰腺等腹膜后组织器官也是鼻咽癌远处转移的部位。其中以肺转移的预后相对较好，中位生存期近4年。鼻咽癌发生脑转移较为少见，颅内病灶通常因肿瘤直接向上侵犯或经破裂孔、卵圆孔直接侵犯颅内，而非远处转移所致。

（胡　丹）

第五节　诊断及鉴别诊断

一、鼻咽癌的诊断

根据患者的病史、体征、影像学检查、组织病理学和（或）细胞学等检查可以对鼻咽癌做出诊断。组织病理学和（或）细胞学诊断是诊断鼻咽癌的金标准。其他诊断方法可帮助判断肿瘤的侵犯范围，确定临床分期。

（一）影像学检查

鼻咽癌的影像学检查有两大作用：一是明确初诊患者的原发肿瘤及颈部淋巴结的侵犯范围，以及排查是否存在远处转移；二是治疗中和治疗后的随访，评估疗效并监测是否出现肿瘤复发或远处转移。以往用于观察鼻咽病灶的鼻咽X线平片已被鼻咽MRI和CT所取代，骨X线平片被骨ECT所取代，胸部正侧位片也基本被胸部CT所取代。

1. 鼻咽和颈部CT

通常需行平扫加增强扫描。CT检查是目前鼻咽癌靶区勾画和设计的基础影像学检查。CT能较好地显示鼻咽占位性病灶及颈部淋巴结肿大，但在判断颅底骨质是否侵犯及区分咽后淋巴结与鼻咽原发灶方面存在不足。CT扫描上界应包括海绵窦，下界包括锁骨头下方。鼻咽癌常见的CT表现如下。

（1）鼻咽部肿块：表现为鼻咽腔变形、左右不对称，以及向腔内突出的软组织影，咽隐窝变钝、变形、闭塞、消失；咽缩肌肿胀；肿瘤浸润腭帆提肌，表现为软组织肿块，并可向腔内突出。

（2）肿瘤深部组织浸润：肿瘤向黏膜下浸润，引起鼻咽腔变形、移位、受压等。有70%～80%的患者出现咽旁间隙侵犯，肿瘤继续向外扩展可侵及翼内肌、翼外肌而进入颞下窝、翼腭窝、上颌窦。向后外侵及茎突前后区及颈动脉鞘区，临床上可有后组脑神经（第Ⅸ～Ⅻ对）受损的症状和体征；向前侵及鼻腔、筛窦、眼眶；向上侵及蝶窦、蝶鞍；向后下侵及鼻咽后壁黏膜及口咽。

（3）颅底骨质侵犯：表现为骨溶解性破坏或骨增生硬化。常见的部位有蝶窦底、蝶骨大翼、翼板、岩尖、破裂孔、卵圆孔及枕骨斜坡的骨质破坏。

（4）颅内侵犯：肿瘤侵犯海绵窦表现为海绵窦增宽，脑桥小脑角的侵犯。

（5）颈部淋巴结肿大：在CT图像上可以较为清楚地看到咽后淋巴结，以及胸锁乳突肌深面的肿大淋巴结。注射对比剂后，很容易与血管区别开来。

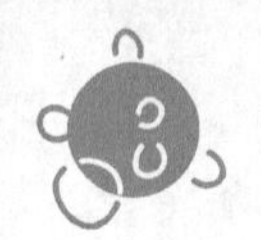

（6）放疗后的改变：鼻咽癌放疗后几乎每个患者均会出现程度不等的鼻腔及鼻旁窦内分泌物增加，易误认为是肿瘤复发；长期生存者可出现吞咽肌、咀嚼肌萎缩；颅底骨稀疏，局部骨质硬化；颞叶底部脑组织手指状分布低密度水肿，甚至有脑坏死。

2．鼻咽和颈部 MRI 检查

颅底 + 鼻咽 + 颈部 MRI 平扫 + 增强扫描是目前鼻咽癌诊断的标准影像学检查方法。大量临床研究已经证明在确定鼻咽原发肿瘤位置和向周围组织（如肌肉、间隙、筋膜、窦腔、骨结构、颅内）侵犯范围及咽后淋巴结的诊断等方面，MRI 检查明显优于 CT。MRI 弥散灌注成像参数与鼻咽癌的分期相关。故 2010 年《鼻咽癌调强放疗靶区及剂量设计指引专家共识》要求在无 MRI 检查禁忌证的前提下，鼻咽癌靶区的勾画必须以 MRI 检查作为基本影像学依据。

（1）MRI 检查的主要优点：①肿瘤分期更准确；②鉴别肿瘤复发与纤维化；③观察疗效；④评估颅内病变，特别是放射性脑病、脊髓病变，可以多轴面（横断面、冠状面和矢状面），多序列（T_1 加权和 T_2 加权）更清楚地显示软组织、神经通道及脑和脊髓的病变。

（2）MRI 表现：同 CT 检查，但软组织显示更清晰。骨质破坏时主要显示骨髓被肿瘤组织所取代。但对骨皮质的影像比 CT 检查差一些。在放疗刚结束时，尽管鼻咽部及其周围组织的放射反应尚未完全消退，局部软组织肿胀，不能准确反映鼻咽癌的治疗效果。但仍建议进行 MRI 或 CT 检查，以了解肿瘤是否残留，是否需要增加放疗剂量。放疗后 3 个月进行 MRI、CT 复查，可以客观地反映治疗效果。

3．胸部 CT 检查

鼻咽癌较常出现肺转移，因胸部 X 线检查发现肺转移的概率较低，为早期发现肺转移，建议行胸部 CT 检查，筛查肺转移的可能。

4．腹部超声、CT、MRI 检查

主要针对肝、脾、腹膜后淋巴结等检查。检查腹部（尤其是肝脏）是否有肿瘤转移。若已有转移，则不适合行根治性放疗，而以化疗为主。超声因操作方便、费用低且无辐射，被临床广泛使用。也可行腹部 CT 及 MRI 检查，排除转移的可能。

5．放射性核素骨扫描

局部晚期鼻咽癌易发生骨转移，故建议中晚期鼻咽癌患者，若无禁忌证，常规行放射性核素骨扫描检查，排查骨转移。与骨扫描检查提示骨可疑转移时，应对可疑部位进行 MRI 检查。由于鼻咽癌的骨转移发生率较高，尤其是有淋巴结转移的患者，故对于双侧颈部淋巴结转移及淋巴结位置低（N_2 期以上）者应进行放射性核素骨扫描，了解骨骼是否有肿瘤转移。

6．PET-CT 检查

恶性肿瘤细胞糖代谢异常增加，应用 ^{18}F-FDG 作为示踪剂进行 PET 显像，可从分子代谢水平显示原发性肿瘤和转移病灶的影像性质，具有比 CT 和 MRI 灵敏度高、特异性好等优势。^{18}F-FDG PET-CT 比常规的分期检查更加敏感（70% ~ 80%对比 30%）和精确

（＞90% 对比 83% ~ 88%），与骨扫描相比，在评估骨转移方面的特异性更加敏感。

目前，PET 在鼻咽癌的主要应用包括：肿瘤良恶性的鉴别，明确临床分期，尤其是对转移淋巴结及远处器官转移（M 分期）的判断；放化疗疗效的动态观察和评估；鉴别放疗后纤维化和肿瘤复发；应用不同的示踪剂显像来分析鼻咽肿瘤的组分，如肿瘤乏氧区、增生区等，并进一步开展生物适形性放疗。

（二）鼻咽部活检

鼻咽癌的诊断必须有病理学诊断。根据鼻咽癌的临床症状、体格检查和影像学检查，仅能做出临床诊断，确诊还需要病理学证实。鼻咽部取活组织的方法有多种，包括间接鼻咽镜活检、直接鼻咽镜活检、鼻咽细针穿刺及经鼻腔盲穿活检。

1．间接鼻咽镜活检

这是最常用的一种方法，简单、方便、经济、实用，比较容易操作。首先进行口咽部表面麻醉（常用 2% 丁卡因），然后在间接鼻咽镜直视下，将活检钳从口腔向上到鼻咽部，对准肿瘤组织，钳下小块肿瘤组织进行检查。

2．直接鼻咽镜检查

部分患者因咽反射敏感，或者鼻咽腔太小，或者是鼻咽癌放疗后张口困难而无法进行鼻咽部检查，可以行直接鼻咽镜检查并活检。

3．鼻咽细针穿刺

部分患者因为肿瘤生长在黏膜下，表面不容易取得肿瘤组织，即鼻咽腔内虽然看到隆起，但表面光滑，不像外生性肿瘤活检容易取得，其病理检查大多是阴性结果。此种情况可以通过鼻咽部细针穿刺来取得组织。根据 CT 或 MRI 检查来决定鼻咽部病灶的部位，然后使用穿刺针头经软腭或口咽向上穿刺至肿瘤区域，亦可以在超声引导下进行穿刺。

4．其他方法

还有一些其他的方法如鼻咽部脱落细胞学检查、鼻咽部印片检查。但鼻咽部细胞学诊断的敏感性有限（70% ~ 90%），现在均较少应用。此外，行颈部淋巴结的活检或穿刺，对确定转移性鼻咽癌，尤其对黏膜下型鼻咽癌的协助诊断及分期有一定作用。

（三）血清学检查

1．VCA–IgA 检测

鼻咽癌患者 90% 以上呈阳性，且其滴度较高，大多在 1 ∶ 40 以上。若患者仅有颈部淋巴结肿大，而原发灶不明显时，可行 VCA–IgA 检测。若其滴度很高，则应再次检查鼻咽部，对可疑的部位进行活检，以确定诊断。对于滴度很高的患者，即使找不到原发灶，亦需要定期随访，部分患者可以在颈部治疗数年后出现原发灶。近年来，EB 病毒的外膜蛋白 1（LMP1）被认为是高发地区有价值的筛查工具，具有 87% 的敏感性和 98% 的特异性，有望取代 VCA–IgA 检测，成为新的筛查手段及监测 EBV 阳性患者是否复发。

2．EB 病毒 –DNA 检测

采用 PCR 方法检测 EB 病毒的 DNA，有 96% 左右鼻咽癌患者可检测到 EB 病毒 –DNA

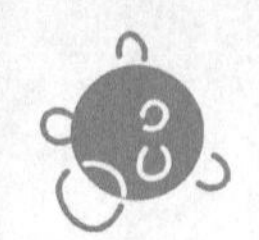

表达。在早期诊断方面，可以减少 IgA 检测的假阳性并提高 IgA 检测的敏感性和特异性。此外，检测 EB 病毒 -DNA 可用于提示肿瘤负荷、判断鼻咽癌对治疗的敏感性、协助制订治疗方案、协助个体化分期、判断预后和治疗失败的可能性及疗效监测。

二、鉴别诊断

1．非肿瘤性疾病

（1）鼻咽增生性结节：表现为鼻咽顶前壁孤立性结节或者多个结节，结节直径一般＜1 cm，表明覆盖淡红色黏膜，好发年龄为 40 ~ 60 岁，病理检查为鼻咽淋巴组织增生。

（2）鼻咽腺样体增生：表现为鼻咽顶前壁有几条成纵行的脊状隆起，表明光滑，正常色泽，好发于中年人。

（3）鼻咽结核：检查可见鼻咽顶部黏膜糜烂，伴有肉芽肿样隆起，与癌很难区分，鼻咽活检可明确诊断。

2．良性肿瘤

（1）鼻咽血管纤维瘤：常见于青少年，主要症状有鼻塞和反复鼻出血。检查病变主要位于鼻咽顶部和后鼻孔，肿块呈圆形或椭圆形，表面光滑，淡红色或深红色，常侵犯邻近结构，无淋巴结转移。鼻咽镜活检应慎重，动脉血管造影对于诊断有帮助。

（2）异位垂体腺瘤：可因相应临床症状易与鼻咽癌相混淆，鼻咽腔内检查与 CT、MRI 检查可明确诊断。

3．交界性肿瘤

鼻咽癌可因相应临床症状易与颅咽管瘤相混淆，鼻咽腔内检查与 CT-MRI 检查可明确诊断。

4．恶性肿瘤

容易与鼻咽癌相混淆的恶性肿瘤有鼻咽淋巴瘤、鼻咽部乳头状腺癌、鼻咽涎腺型癌、鼻咽或颅底脊索瘤等。这些恶性肿瘤有其各自的临床特点，病理检查可明确诊断。

5．颈部肿块的鉴别

存在颈部淋巴结转移的鼻咽癌应行颈部肿块的鉴别诊断，如颈部淋巴结结核、淋巴瘤、颈部淋巴结慢性炎症、颈部淋巴结非鼻咽癌来源的转移癌等。

（胡　丹）

第六节　鼻咽癌分期及各期治疗原则

恶性肿瘤的 TNM 分期系统提出至今已有半一个多世纪，经过不断修订、补充与完善，已被广泛接受。准确的分期可以很好地指导治疗方案的制订、判断预后、促进科研交流。

一、鼻咽癌分期的基本检查

鼻咽癌分期的基本检查项目包括：①体格检查。②颅底＋鼻咽＋颈部 MRI 平扫＋增强扫描，或鼻咽＋颈部 CT 检查＋增强扫描，以了解鼻咽及颈部肿瘤侵犯范围。③局部晚期患者，需常规行骨扫描。当骨扫描检查提示骨可疑转移时，可对椎体可疑部位行 MRI 检查，肋骨等行 CT 检查。④胸部 CT 平扫，可用胸部低剂量 CT 筛查。若发现肺及纵隔淋巴结可疑，追加胸部 CT 平扫＋增强扫描。⑤腹部超声、CT、MRI 检查，排除是否肝转移或者腹腔其他器官转移。⑥鼻咽内镜检查，可选择间接鼻咽镜或电子鼻咽纤维镜检查，对内镜下或影像学鼻咽可疑部位行活检。⑦病理学或细胞学检查。⑧ EB 病毒 –DNA、VCA–IgA、EA–IgA（可选项）。⑨有条件的可酌情行 PET–CT 检查。有学者建议在 TNM 分期为Ⅱ、Ⅳ A 或Ⅳ B 鼻咽癌者或者 EB 病毒 –DNA 拷贝数≥ 4000/mL 者优先采用 MRI 和 PET 分期模式。

目前鼻咽癌的分期系统，国际上尚无完全统一标准。其中，中国大陆推荐使用我国 2008 年鼻咽癌分期（表 2–4）。中国香港、台湾地区及其他国家采用 AJCC/UICC 的鼻咽癌分期（表 2–5、表 2–6）。

表 2–4　中国鼻咽癌 TNM 分期

分期	各期定义
T_1	局限于鼻咽腔内
T_2	侵犯鼻腔、口咽、咽旁间隙
T_3	侵犯颅底、翼内肌
T_4	侵犯脑神经、鼻窦、翼外肌，以及咀嚼肌间隙、颅内（海绵窦、脑膜等）
N_0	影像学及体检无淋巴结转移证据
N_{1a}	咽后淋巴结转移
N_{1b}	单侧Ⅰ B、Ⅱ、Ⅲ、Ⅴ A 区淋巴结转移，且直径≤ 3 cm
N_2	双侧Ⅰ B、Ⅱ、Ⅲ、Ⅴ A 区淋巴结转移，或直径＞ 3 cm，或淋巴结包膜外侵犯
N_3	Ⅳ、Ⅴ B 区淋巴结转移
M_0	无远处转移
M_1	有远处转移（包括颈部以下淋巴结转移）
Ⅰ	$T_1N_0M_0$
Ⅱ	$T_1N_1M_0$；$T_2N_{0\sim1}M_0$
Ⅲ	$T_3N_{0\sim2}M_0$；$T_{1\sim2}N_2M_0$
Ⅳ A	$T_4N_{0\sim3}M_0$；$T_{1\sim3}N_3M_0$
Ⅳ B	任何 T 任何 N，M

表 2–5　AJCC/UICC 鼻咽癌分期系统

分期	各期定义
T_1	肿瘤局限于鼻咽腔，或肿瘤侵犯口咽和（或）鼻腔，且不伴咽旁间隙侵犯
T_2	侵犯咽旁间隙
T_3	侵犯颅底和（或）鼻旁窦
T_4	侵犯颅内和（或）脑神经、颞下窝、下咽、眼眶或咀嚼肌间隙
N_0	影像学及体检无淋巴结转移证据
N_1	颈部单侧淋巴结转移，直径≤ 6 cm，锁骨上窝以上区域淋巴结转移，咽后淋巴结转移（无论侧数）
N_2	颈部双侧淋巴结转移，直径≥ 6 cm，锁骨上窝以上区域淋巴结转移
N_{3a}	淋巴结转移直径＞ 6 cm
N_{3b}	锁骨上窝淋巴结转移
M_0	无远处转移
M_1	有远处转移
Ⅰ	$T_1N_0M_0$
Ⅱ	$T_1N_1M_0$；$T_2N_{0\sim1}M_0$
Ⅲ	$T_3N_{0\sim2}M_0$；$T_{1\sim2}N_2M_0$
ⅣA	$T_4N_{0\sim2}M_0$
ⅣB	任何 TN_3M_0
ⅣC	任何 T 任何 NM

表 2–6　AJCC/CICC 鼻咽癌分期系统

分期	各期定义
T_1	鼻咽、口咽、鼻腔
T_2	咽旁间隙侵犯，邻近软组织侵犯（翼内肌、翼外肌、椎前肌）
T_3	颅底骨质（颅底、颈椎）、鼻旁窦
T_4	颅内侵犯、脑神经、下咽、眼眶、广泛的软组织侵犯（超过翼外肌的外侧缘）
N_0	颈部淋巴结阴性
N_1	咽后淋巴结转移（无论侧数），颈部单侧淋巴结转移，直径≤ 6 cm，环状软骨尾侧缘以上区域淋巴结转移
N_2	颈部双侧淋巴结转移，直径≤ 6 cm，环状软骨尾侧缘以上区域淋巴结转移
N_3	淋巴结转移直径＞ 6 cm 和（或）环状软骨尾侧缘以下区域淋巴结转移（无论侧数）

（续　表）

分期	各期定义
M_0	无远处转移
M_1	有远处转移
Ⅰ	$T_1N_0M_0$
Ⅱ	$T_1N_1M_0$；$T_2N_{0\sim1}M_0$
Ⅲ	$T_3N_{0\sim2}M_0$；$T_{1\sim2}N_2M_0$
ⅣA	T_4 或 N_3M_0
ⅣB	任何 T 任何 NM

中国 2008 年鼻咽癌分期及第 7 版 AJCC/UICC 鼻咽癌分期存在的几个问题：①咀嚼肌间隙侵犯对预后的作用存在争议；②椎前肌侵犯对预后的意义不明确；③以影像解剖学颈部淋巴结分区替代锁骨上窝淋巴结是否可行；④标准不够简化，存在不确定的亚组；⑤国际分期方法不统一，缺乏分期的临床实践性和全球适用性。

福建省肿瘤医院潘建基团队及中国香港大学深圳医院 Anne WM Lee 团队，回顾性分析中国香港和国内 2 个肿瘤中心收治的 1609 例接受调强放疗的首诊无转移鼻咽癌患者的临床资料，结合近期的文献报道，对 AJCC/UICC 鼻咽癌分期系统提出了修订建议。如第 8 版 AJCC/UICC 鼻咽癌分期应在第 7 版 AJCC/UICC 分期的基础上，将翼内肌 / 翼外肌从 T_4 降到 T_2 期；增加椎前肌为 T_2 期；采用颈部以下淋巴结转移取代锁骨上窝淋巴结转移，将淋巴结最大直径＞ 6 cm 合并归为 N_3 期；将 T_4 至 N_3 期统一归为ⅣA 期。经 AJCC/UICC 分期筹备委员会审阅后，接受了其提出的分期建议。

随着目前 EB 病毒 –DNA 等研究的深入，新的统计方法如列线图（nomogram）的运用，提示鼻咽癌的预后及疗效不仅与 TNM 分期相关，还应综合考虑 EB 病毒 DNA 等因素，制订更个体化的分期，以便更精确地制订治疗方案及后续随访监测。

二、鼻咽癌各期的治疗原则

无远处转移鼻咽癌的治疗原则都是以放疗为主，调强放疗是标准放射技术。在二维放疗年代，外放射联合腔内后装放射对早期表浅的鼻咽病灶具有较好的疗效和更低的后期不良反应。但在调强放射年代，腔内后装放射应用越来越少。治疗目的是有效提高鼻咽原发灶和颈部淋巴结转移灶控制率，减少局部肿瘤的复发率和降低远处转移率，最终提高总生存率及患者的生存质量。

目前，对早期鼻咽癌（Ⅰ期，$T_1N_0M_0$）采用单纯放疗即可获得很好的疗效，5 年总生存率为 90% 以上；局部中晚期鼻咽癌（Ⅱ ~ ⅣA 期，$T_{2\sim4}N_0M_0$，$T_{1\sim4}N_{1\sim3}M_0$）则需采用放疗联合全身化疗的治疗策略，5 年总生存率为 80% 以上。一旦出现远处转移（ⅣB 期，

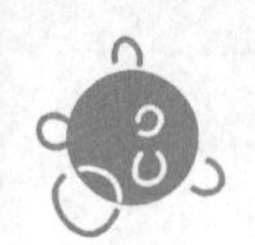

$T_{1\sim4}N_{1\sim3}M_1$），则疗效明显下降，治疗以全身化疗为主，局部放疗可以使患者获益，中位总生存期约 18 个月。

（胡 丹）

第七节 放射治疗

一、适应证

1．根治性放疗适应证

①一般情况较好，KPS 评分≥ 70；②肿瘤无锁骨以下的转移；③无远处转移的证据；④肺、肝、肾、心脏功能无严重损伤。

2．姑息性放疗适应证

①一般情况较好，KPS 评分≥ 60；②疼痛剧烈，鼻咽有中量以上出血者；③有单个远处转移或颈部淋巴结转移巨大。经过姑息性放疗如患者一般情况改善，症状减轻或者消失，远处转移灶能够控制者可改为根治性放疗。

二、放疗前准备

1．诊断要明确

没有特殊的情况下，一定要从鼻咽原发灶取得组织进行病理诊断，以免误诊。临床研究发现，由颈部淋巴结获得的恶性肿瘤诊断，原发灶并非来自鼻咽部，虽然鼻咽部原发灶占了很大的比例。

2．明确肿瘤侵犯的范围

这对治疗计划的设计具有很大的帮助。同时要检查有无肝、骨、肺等部位的转移。若已有远处转移，则不宜做根治性放疗，而改为姑息性放疗为主。

3．实验室检查

包括血常规、肝肾功能等。血清 VCA-IgA 检测主要是协助诊断。若有颈部淋巴结转移，鼻咽部病灶不明显，但 VCA-IgA 阳性，则要在鼻咽部寻找原发灶。

4．口腔准备

放疗后唾液分泌减少，口腔清洁作用减弱，极易发生龋齿及感染，容易造成骨髓炎，且较难愈合。故在放疗前需检查牙齿，是否有残根及龋齿。有残根者应给予拔除，龋齿需进行修补，不能修补者应尽量拔除。

5．合并疾病的治疗

活动性结核病、糖尿病和肝炎患者应先积极治疗。放疗的总疗程约 2 个月，在治疗过程中，患者的抵抗力下降，进食较少，加上放疗的不良反应，会使结核病、糖尿病加重。故在治疗前，应尽量控制这些基础疾病。另外，值得一提的是，鼻咽癌患者有时伴有结核，需要抗结核和抗肿瘤治疗同时进行。若有活动性肝炎则不宜立即放疗，放疗有可能加重病情。

6. 早期妊娠终止

鼻咽癌合并妊娠可以加速鼻咽癌的发展，增加患者的负担。同时，合并妊娠的患者对放疗的耐受性降低，普通患者所应用的照射剂量，可能不会造成严重的后遗症，但对合并妊娠患者，并发症的危险性增加，故应尽量终止妊娠。

三、放射线的选择

鼻咽部原发病灶及颈部转移淋巴结，目前采用调强放疗或三维适形放疗方法，选用 4 ~ 6 MV 加速器 X 线治疗。少数单位仍然使用二维放疗，鼻咽部病灶可以采用 ^{60}Co 伽马线或 4 ~ 6 MV X 线，但颈部淋巴结通常需要联合 6 ~ 15 MeV 电子线照射。

四、体位和定位固定技术

无论采取二维放疗或三维适形放疗（包括调强放疗），均需进行体位固定。患者敢仰卧位，选用 B 形枕或 C 形枕，C 形枕适于二维放射时的颈部切线野。鼻咽癌较常用的固定装置为热塑体模固定装置，一般采用高分子塑料，在加热（70 ~ 80℃）时塑料变软，根据患者头面部和颈部轮廓进行塑型，因此每个患者使用个体化的塑料面膜。应用该固定装置后，无须在患者面部画野，从而减轻了患者的心理和精神负担。

常用的有头颈肩和普通面罩两种，经过测定，头颈肩面罩的固定效果优于普通面罩，移动范围在 3 mm 之内。二维放疗的患者在常规模拟机下进行照射野的设定。三维适形放疗需做定位 CT 扫描并勾画靶区和正常组织，然后应用计算机治疗计划系统制订放疗计划。

五、常规二维放疗技术

随着加速器的普及，常规二维放疗将被调强放疗所取代。因调强放疗无论对物理师、技术员，还是医师具有较高的要求，需要严格的质量控制才能使疗效得到保障。所以，二维放射技术在一定时期内，仍可能在某些医院使用。

（一）常用的放射野

常用的放射野包括面颈联合野、小面颈联合野、耳前野、鼻前野、颅底野，以及下颈部锁骨上野、全颈锁骨上野、颈部电子线野。具体范围详见表 2–7。

表 2–7　鼻咽癌常用的照射野

照射野	照射靶区	射野边界设置
面颈联合野	鼻咽原发肿瘤、鼻咽亚临床灶和上半颈部淋巴结引流区	上界：前床突（若肿瘤向颅内侵犯，上界相应提高） 下界：第 5 颈椎上缘 前界：包括上颌窦后 1/3 或 1/2 后界：第 2 颈椎棘突后 1 cm 或包括最靠后的颈部淋巴结

（续 表）

照射野	照射靶区	射野边界设置
小面颈联合野	鼻咽原发肿瘤、鼻咽亚临床灶和部分上半颈部淋巴结引流区	上界：同面颈联合野 下界：同面颈联合野 前界：同面颈联合野 后界：第 2 颈椎椎体后缘，避开脊髓
耳前野	鼻咽原发肿瘤、鼻咽亚临床灶	上界：同面颈联合野 下界：第 2 颈椎水平 前界：同面颈联合野 后界：第 2 颈椎椎体后缘，避开脊髓
鼻前野	鼻咽原发肿瘤、鼻咽亚临床灶	上界：同面颈联合野 下界：第 2 颈椎水平 左右界：包括咽旁间隙
颈前野	颈部淋巴结引流区	上界：与面颈联合野或耳前野相接 下界：锁骨头下缘 左右界：肱骨头内侧缘

（二）照射野的设置与照射方法

（1）颈部淋巴结阴性者，第一阶段面颈联合野放射 36 ~ 40 Gy 后，第二阶段改为耳前野 + 辅助野 + 上半颈前野（切线野）照射至总量。

（2）颈部淋巴结阳性者，第一阶段面颈联合野放射 36 ~ 40 Gy 后，第二阶段改为耳前野 + 辅助野 + 全颈前野（切线野）照射至总量。

（3）若肿瘤侵犯口咽者，第一阶段面颈联合野放射 36 ~ 40 Gy 后口咽肿瘤仍未消退者，则第二阶段仍用小面颈联合野照射至总量，但后界必须避开脊髓。颈后区用电子线照射，下颈区用前野（切线野）照射。

（4）对于鼻腔、颅底和颈动脉鞘区受侵犯者，可分别选用鼻前野、颅底野和耳后野作为辅助野。

（三）照射剂量、时间和分割方法

1. 照射剂量

（1）鼻咽原发灶根治的剂量：$T_{1\sim2}$ 者 66 ~ 70 Gy/6 ~ 7 周；$T_{3\sim4}$ 者 70 ~ 76 Gy/7 ~ 7.5 周。

（2）颈部淋巴结转移灶：60 ~ 70 Gy/6 ~ 7 周。

（3）颈部淋巴结阴性及预防性照射区域：50 ~ 56 Gy/5 ~ 5.5 周。

2. 分割照射方法

（1）常规分割：每次 1.8 ~ 2 Gy，每天 1 次，每周 5 天。

（2）非常规分割：有很多种类和变化，如超分割、加速超分割等，可以根据病情选择使用。

六、三维适形放疗与调强放疗技术

（一）体位固定和定位 CT

单纯固定头部的面罩并不能很好地固定颈部和肩部，因此，强烈建议使用头颈肩面罩，以保证调强放疗时每天摆位的准确性。定位 CT 扫描一般需包括头顶至锁骨头下缘＞ 2 cm 的区域，可以使用或不使用对比剂。定位 CT 扫描用以确定靶区和正常组织，需放疗的区域均应包括在扫描范围内。建议放疗区域内扫描厚度为每层 3 mm，治疗区域外为每层 5 mm。

（二）靶区与正常组织勾画

1．GTV

GTV 是指临床检查和各种影像学技术能够发现的肿瘤，包括原发灶和转移淋巴结（及远处转移灶），是一个临床解剖学概念。在临床上，不同医疗机构的命名略有不同，一般采用下标来定义原发灶和转移淋巴。

鼻咽癌的 GTV 包括鼻咽原发肿瘤、咽后淋巴结和所有的颈部转移淋巴结。转移淋巴结的定义是根据临床检查和影像学检查的证据确定的。以下情况可以帮助判断淋巴结转移：①在鼻咽癌的淋巴引流区的淋巴结肿大，经细胞学或病理学证实，或在颈静脉链转移淋巴结＞ 8 mm，咽后外侧组淋巴结最小径≥ 4 mm，咽后内侧组淋巴结只要发现即可诊断为转移淋巴结；②淋巴结伴有坏死；③在淋巴引流区≥ 3 个相邻的淋巴结，即使每个淋巴结的最小径为 5 ～ 8 mm，也应警惕有转移淋巴结的可能；④淋巴结的包膜外侵犯或融合淋巴结均为判定鼻咽癌颈淋巴结转移的依据。

GTV 的勾画相对较易，且争议较少。目前 GTV 的勾画多数基于 CT 影像学基础。由于 CT 影像学技术本身的软组织密度的分辨率、扫描时相、窗宽窗位、对比剂的使用情况等常常会影响到靶区勾画的准确性，勾画病灶时一般使用软组织窗。但勾画颅底病变时，应在骨窗下进行，以便能够更好地显示病变。由于 MRI 图像的优越性，鼻咽癌的分期诊断必须有 MRI 检查，勾画 GTV 也最好能做定位 MRI 扫描，许将 MRI 导入计划系统，帮助勾画 GTV。有条件者，也可行 PET-CT 检查，并进行多种图像融合，目的是尽量提高靶区勾画的准确性。

2．CTV

根据 GTV 的范围及肿瘤的生物学行为确定，包括 GTV 及亚临床病灶。鼻咽癌的 GTV 包括的亚临床病灶是指 GTV 周围区域及淋巴引流区。确定 CTV 的范围主要基于鼻咽癌侵犯、转移规律和治疗失败形式，并结合传统放疗的经验。然而，目前对靶区的勾画尚未达成共识，国内外各肿瘤治疗中心界定的 CTV 范围大同小异。

RTOG 制定了一个应用于多中心临床研究的靶区勾画指南，将 CTV 分为高危 CTV 和低危 CTV。高危 CTV 包括 GTV 外加一定边界、整个鼻咽腔、斜坡前 1/3 ～ 2/3（斜坡受侵犯时，需包括整个斜坡）、颅底、翼板、咽旁间隙、蝶窦下部（$T_{3～4}$ 期病例需包括整个蝶窦）、鼻腔和上颌窦的后 1/4 ～ 1/3，以确保包括翼腭窝。$T_{3～4}$ 期及鼻咽顶壁肿瘤需

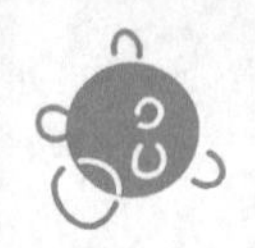

包括筛窦及上颈部淋巴结引流区（咽后淋巴结、Ⅱ区、Ⅲ区、ⅤA区），Ⅱ区淋巴结转移时ⅠB区为高危区，Ⅲ区淋巴结转移时Ⅳ区和锁骨上为高危区。任何转移性淋巴结的淋巴引流区均为高危CTV。高危CTV建议放射剂量为59.4 Gy（$CTV_{59.4}$），$CTV_{59.4}$距离GTV需＞10 mm。低危CTV是指N_0期或单纯Ⅱ区淋巴结转移时的未受累及的下颈部淋巴结引流区。CTV_{70}，是指GTV（GTV_P和GTV_N）外放＞5 mm的安全边界。在肿瘤邻近重要正常组织时（如脑干），该边界可减少至1 mm。

鼻咽癌的GTV及CTV勾画推荐范围见表2-8和表2-9。越来越多的证据表明，鼻咽癌淋巴结转移有其规律性。咽后淋巴结和颈部Ⅱ区最常受累，跳跃性转移并不常见。回顾性和前瞻性研究显示，选择性照射颈部Ⅱ、Ⅲ和ⅤA区淋巴结是安全的，并不影响淋巴结控制和生存。减少下颈及ⅠB区淋巴结照射能够避免颌下腺被照射，而减少口干的发生。

表2-8　肿瘤靶区勾画推荐范围

靶区	靶区勾画范围
GTV_{70}	原发灶：体格检查和影像学检查所显示的可见肿瘤病灶 淋巴结：所有短径≥1 cm或者坏死、FDG-PET阳性淋巴结，高度可疑淋巴结也应作为GTV范围
CTV_{70}	通常与GTV_{70}相同（不需要外扩）；如果大体肿瘤病灶范围不肯定，可以将GTV_{70}外扩5 mm作为CTV_{70}。大体肿瘤临近脑干和脊髓时，为了保护重要正常组织，在勾画时可外扩1 mm。如果肿瘤累及一侧视神经，放疗可能导致患者失明，应在放疗前签署知情同意书，并且限制视交叉的剂量来保护对侧视路。小的阳性淋巴结（如1 cm左右），可以考虑给予66 Gy照射，但咽后淋巴结应给予70 Gy照射
PTV_{70}	即CTV_{70}外扩3～5 mm，取决于患者的摆位误差；靠近脑干和脊髓的地方，可以只外扩1 mm

表2-9　高危亚临床靶区勾画推荐范围

靶区	靶区勾画范围
$CTV_{59.4}$	$CTV_{59.4}$应该包括整个GTV_{70} 原发灶：包括整个鼻咽、软腭、斜坡、颅底（确保三叉神经第3支通过的卵圆孔在靶区内）、翼腭窝、咽旁间隙、蝶窦、上颌窦后1/3（确保三叉神经第2支通过的翼腭窝在靶区内）、鼻腔后1/3，必要时包括后组筛窦（如邻近GTV，防止剂量跌落太快），$T_{3\sim4}$期病灶需包括海绵窦和Meckel' s腔。勾画靶区应结合骨窗图像，以免遗漏颅底孔道 颈部：包括咽后淋巴结，ⅤB～Ⅴ区淋巴结；N_0期的患者可以不包括ⅠB区淋巴结
$PTV_{59.4}$	即$CTV_{59.4}$外扩3～5 mm，取决于患者的摆位误差；如靠近重要正常组织，可以只外扩1 mm

3. PTV

由于日常放疗过程中存在器官运动、靶区或靶器官的形状或位置变化、摆位误差及系统误差等，为保证靶区获得规定的照射剂量，在CTV的基础上均匀地外放一定的安全边界所得到的靶区。对不同的放射设备和治疗计划系统，不同单位的系统误差和摆位误差不尽相同。因此，在开展调强放疗前，应对治疗设备、治疗计划系统和摆位误差进行精确测量和了解，以确定本单位的安全边界。头颈部肿瘤治疗过程中靶器官运动相对较小，通常外放3～5 mm的安全边界即可。

4．正常组织的勾画

头颈部肿瘤，尤其是鼻咽癌，适于采用 IMRT 技术的重要原因是 IMRT 能保护重要正常组织免受高剂量照射。与其他头颈部肿瘤不同的是，鼻咽癌需照射的区域上界更高，高达颞颌关节、脑、垂体、视交叉等。另外，还需照射下至锁骨上的全颈部淋巴结引流区域。其照射范围内的正常组织包括双侧颞叶、视神经、视交叉、眼球、垂体、脑干、腮腺、颞颌关节、中耳、内耳、口腔、下颌骨、喉、臂丛、食管（包括环后区）、靶区内皮肤均需逐一勾画。

CT 检查的窗宽窗位对于危及器官的勾画体积差异很大。一般中耳、内耳、颞颌关节采用骨窗勾画（1400 ~ 1600 Hu/400 ~ 600 Hu 或 3000 ~ 4500 Hu/600 ~ 800 Hu），颞叶（外侧用软组织窗）、脑干用脑窗勾画（80 ~ 100 Hu/35 ~ 50 Hu），其他器官用软组织窗勾画（300 ~ 400 Hu/20 ~ 120 Hu）。表 2–10 详细描述了主要危及器官的勾画界限。

表 2–10　危及器官的勾画界限

器官	上界	下界	前界	后界	外界	内界
颞下颌关节	关节腔消失	下颌头出现，下颌颈呈 C 形弯曲的上一层面	颞骨关节结节前缘，咀嚼肌后缘（包括下颌骨髁突）	包括颞骨的关节窝表面	下颌骨髁突外侧关节窝的表面	
脑干	视束，大脑后动脉	枕骨大孔	桥前池或基底动脉后缘	中脑水管或第 4 脑室前缘	大脑后动脉，小脑下前动脉，小脑脚	
视交叉	向上 1 ~ 2 层	垂体或鞍上池	视神经孔	漏斗	颈内动脉或大脑中动脉	
舌	硬腭下缘或软腭	二腹肌前腹	下颌骨后缘或游离	软腭，口咽，扁桃体，舌骨	下颌骨或下牙槽内侧	
喉	会厌上缘	环状软骨下缘	甲状软骨或环状软骨前缘	包括杓状软骨、甲状软骨上下角和咽缩肌后缘	舌骨内侧，甲状软骨或环状软骨外侧，颈部血管、神经和甲状腺侧叶	
上咽缩肌	翼板下缘	舌骨上缘	鼻咽或口咽或下咽或舌根	头长肌，颈长肌或颈椎椎体	颈动脉鞘	
中咽缩肌	舌骨上缘	舌骨下缘	舌骨	同上	舌骨	
下咽缩肌	舌骨下缘	环状软骨下缘	下咽，环状软骨	同上	甲状软骨和甲状腺	
气管	环状软骨下缘	锁骨头下缘 2 cm	甲状腺或峡部后缘	食管前缘	甲状腺侧叶	

（续 表）

器官	上界	下界	前界	后界	外界	内界
颌下腺	翼内肌下缘或第3颈椎水平	下颌下三角（下颌下三角：由下颌体下缘及二腹肌前后缘所围成），脂肪间隙出现的层面	下颌舌骨肌和舌骨舌肌的外侧	咽旁间隙，颈部血管和二腹肌前腹，胸锁乳突肌	下颌支，皮下脂肪或颈阔肌	颈部血管，上中咽缩肌，舌骨，二腹肌前腹，下颌舌骨肌，舌骨舌肌
食管	环状软骨下缘	锁骨头下缘2 cm	气管	椎体或颈长肌	脂肪间隙或甲状腺	
甲状腺	梨状窝下缘或甲状软骨的中点	第5～7颈椎椎体	胸骨舌骨肌或胸锁乳突肌	颈部血管或颈长肌	颈部血管或胸锁乳突肌	甲状软骨或环状软骨或食管或咽缩肌
视神经	下、上直肌以下	上、下直肌以上	眼球中心的后缘	视神经管		
颞叶	大脑外侧裂的上缘	中颅窝底	颞骨和大脑外侧裂，蝶骨大翼	颞骨岩部和小脑幕，枕前切迹（自枕叶后端向前约4 cm处）	颞骨	海绵窦，蝶窦，蝶鞍，大脑外侧裂（包括海马旁回、海马和钩）
腮腺	外耳道，乳突	下颌下间隙后缘出现的层面	咬肌,下颌骨后缘，翼内肌	胸锁乳突肌前腹，二腹肌后腹外侧，乳突	下颌间隙，颈阔肌	二腹肌后腹，茎突，咽旁间隙，胸锁乳突肌
臂丛	第4颈椎椎体下缘，第5颈神经根	神经出椎体的下界是第1胸椎，前中斜角肌间隙（神经束），锁骨头下1～2层	前斜角肌	中斜角肌	脂肪间隙	脊髓
脊髓	枕骨孔或小脑消失的一层	锁骨头下2 cm	不包括蛛网膜下隙			
内耳	分别勾画耳蜗和IAC					
中耳	分别勾画鼓室ET骨部					
眼	确保视网膜被全勾画					
晶状体	晶状体和周围璃体的边界清晰					
下颌骨	下颌骨应该作为一个OAR，不应分为左右					
垂体	垂体、蝶鞍确保勾画完全，在以3 mm为层厚的CT扫描上可见1～2层					

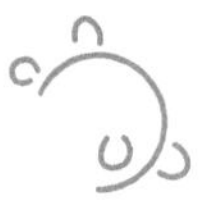

ICRU 62 号报告建议，在正常组织周围均匀地外放一定的安全边界可得到计划危险体积（planning risk volumes，PRV），尤其当这些重要的正常组织（脊髓、脑干、视路）靠近肿瘤靶区且位于剂量突变区时。将脊髓外放 5 mm 作为脊髓的 PRV，视神经和视交叉外放至少 1 mm。

5．剂量限制参考标准

在制订放疗计划时应考虑正常组织耐受剂量，确保某些重要组织的剂量不超过限量。需要优先考虑的危及器官包括脑干、脊髓、视神经、视交叉和脑组织。正常组织的剂量限制见表 2–11。

表 2–11　危及器官的剂量限量

正常组织	正常组织的放射限量	PRV 限量
脑干	D_{max} 54 Gy	V60 ≤ 1%
脊髓	D_{max} 45 Gy	V50 ≤ 1%
视交叉、视神经	D_{max}50 Gy	D_{max}54 Gy
下颌骨、颞颌关节	D_{max}70 Gy；或 V75 ≤ 1 cm^3	
臂丛神经	D_{max} 66 Gy	
口腔（PTV 以外）	D_{mean} ≤ 40 Gy	
耳蜗	V55 ≤ 5%	
眼	D_{max} 50 Gy	
晶状体	D_{max} 25 Gy	
食管、咽、喉	D_{mean} ≤ 45 Gy	
腮腺	D_{mean} ≤ 26 Gy，或 V20 > 20 cm^3，或 V30 > 50%	
颌下腺、舌下腺	剂量尽量低	

与外放射相对应的是近距离放疗，由于调强放疗的普及，近距离放疗的使用趋于减少。鼻咽癌近距离放疗多采用高剂量率的 ^{192}Ir 源，并采用计算机治疗计划系统设计治疗计划，实现剂量优化和治疗的个体化，高精度计算机控制的步进马达驱动能使放射源精确到位，从而达到既定的治疗目的。

鼻咽癌近距离放疗包括鼻咽腔内近距离照射和咽旁间隙插植近距离照射。由于近距离放疗的剂量衰减是依据距离平方反比定律迅速递减，故在鼻咽癌的治疗中，腔内近距离照射仅适用于局限在鼻咽部的浅表肿瘤。

鼻咽癌近距离放疗适应证：①初程根治性放疗 $T_{1\sim2}$ 期的早期病变，可计划性外照射 50 ~ 60 Gy 后加腔内照射；②初程根治性放疗后鼻咽病灶残留；③根治性放疗后局部复发的表浅病灶，可外放射 50 ~ 60 Gy 联合腔内近距离照射。咽旁间隙插植近距离照射适用于咽旁肿瘤残留的患者。但因操作复杂，推广使用有较大难度。

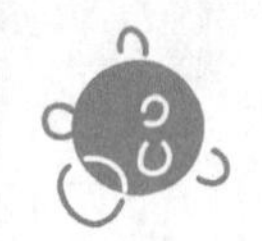

近距离照射的剂量分割方法主要有两种：大分割法，每周 1 ~ 2 次，每次 4 ~ 8 Gy，共 2 ~ 4 次；超分割法，每天 2 次，每次 3 Gy，间隔 6 ~ 8 小时，共 4 ~ 5 次。

施行高剂量率近距离后装治疗鼻咽癌，应注意其剂量衰减的特点，单次照射剂量不宜过高，以免导致严重的后遗症发生。尤其要注意控制鼻腔及软腭处的剂量，以免造成鼻中隔或软腭黏膜坏死或穿孔。

（胡　丹）

第八节　放化疗综合治疗和分子靶向治疗

鼻咽癌初诊时至少一半的患者为进展期，这些患者单纯放疗的 5 年生存期 < 50%，因而在过去的几十年中，Ⅲ ~ ⅣB 期鼻咽癌是临床研究的重点。鼻咽癌对化疗和放疗均具有较高的敏感性。经典的化疗方案为铂类和 5-Fu，客观反应率为 38% ~ 100%，含铂三药或多药的客观有效率为 41% ~ 86%，第二代含铂两药化疗方案的客观有效率为 54% ~ 85%。

对局部晚期鼻咽癌，化疗与放疗综合治疗较单纯放疗可提高疗效；对远处转移性鼻咽癌或无法局部治疗的复发性鼻咽癌，全身化疗是主要的治疗手段。分子靶向治疗，尤其抗 FGFR 单抗在局部晚期鼻咽癌中正在进行大样本的随机临床研究，尚无明确的结果。

局部晚期鼻咽癌的治疗仍以放疗为主，联合化疗提高了疗效。至今为止，至少 10 个临床试验证实了同期放、化疗较单独放疗可提高生存率，主要是 $T_{3 \sim 4}$ 期患者。在Ⅲ ~ ⅣB 期鼻咽癌中，联合化疗者绝对总生存率 5 年提高了 6%，10 年提高了 8%（HR = 0.79，95% CI = 0.72 ~ 0.86）。

根据化疗使用的时机不同，放疗与化疗的联合方式分为诱导化疗（放疗前）、同期化疗（放疗中）、辅助化疗（放疗后），以及不同时机的结合使用（如诱导化疗联合同期放化疗、同期放化疗联合辅助化疗）。鼻咽癌化疗研究首先尝试了诱导化疗和辅助化疗的作用。

一、诱导化疗

诱导化疗在 20 世纪 90 年代发表的Ⅱ期临床试验显示了良好的疗效，但在Ⅲ期临床试验中尚未证实诱导化疗 + 放疗较单纯放疗提高了局部晚期鼻咽癌患者的生存率。荟萃分析显示，化疗可明显降低局部区域性复发和远处转移风险。由于降低了局部区域性复发和远处转移，诱导化疗明显提高了 5 年无复发生存率（50.9% 对比 42.7%，P = 0.014）和疾病相关生存率（63.5% 对比 58.1%，P = 0.029）。但总生存率无提高，两组 7 年生存率分别为 57.2% 和 48%。在新的调强放射技术年代、更新的化疗方案的使用，以及与同期放化疗联合使用，诱导化疗提高了局部晚期鼻咽癌的总生存期。

二、同期放化疗

临床研究结果显示，单纯诱导化疗和辅助化疗均未能提高生存率。然而，报道Ⅲ期随机临床试验结果（INT 0099）显示，同期放化疗较单纯放疗提高了局部晚期鼻咽癌的疗

效。该项临床试验共有 147 例鼻咽癌患者随机给予单纯放疗（对照组）或同期放化疗加辅助化疗（研究组）。两组病例给予相同的放疗剂量（70 Gy）。研究组在放疗的第 1、22、43 天给予顺铂（100 mg/mL）单药同期化疗，放疗结束后再给予 3 个周期的 PF 方案（顺铂 80 mg/m^2，第 1 天；5-Fu 1000 mg/m^2，第 1 ~ 4 天）化疗，每 4 周为一个周期。这项临床试验由于在期中分析中即获得了明显的生存率获益而提前结束，研究组和对照组的 3 年总生存率分别为 76% 和 46%，5 年随访结果仍有生存率获益（67% 和 37%）。亚洲的 5 项临床试验进一步验证了同期放化疗加或不加辅助化疗均优于单纯放疗。马骏等，开展了一项多中心Ⅲ期临床研究，入组了 508 例Ⅲ期和Ⅳ AB 期（$T_{3\sim4}N_0$ 期除外）鼻咽癌，对照组（251 例）为根治性放疗和每周顺铂同期化疗，研究组（257 例）采用相同的同期放化疗联合 3 个疗程的 PF 方案辅助化疗。该研究首要的观察终点 2 年无失败生存率分别为 84% 和 86%，说明加辅助化疗并没有明显降低风险，风险对比为 0.74（95% CI = 0.49 ~ 1.10，P = 0.13）。2004 年，Langendijk 等发表了一项放疗联合化疗治疗鼻咽癌的荟萃分析结果，包括了 10 项以单纯放疗作为对照组的Ⅲ期临床试验，共计 2450 例鼻咽癌患者，联合应用化疗较单纯放疗降低了肿瘤的局部区域性复发风险（HR = 0.68，95% CI = 0.58 ~ 0.73）和远处转移风险（HR = 0.72，95% CI = 0.62 ~ 0.84），从而降低了死亡风险（HR = 0.82，95% CI = 0.71 ~ 0.95）。3 种联合方式中，以同期化疗的效应最大。进一步分析显示，只有同期放化疗降低了死亡风险（HR = 0.48，95% CI = 0.32 ~ 0.72），5 年后的总生存率较单纯放疗提高 20%。

鉴于上述临床试验结果，同期放化疗加或不加辅助化疗已成为局部晚期鼻咽癌的标准治疗方案。但同期放化疗后是否加辅助化疗，以及辅助化疗是否疗效更好尚未明确。

三、诱导化疗联合同期放化疗

诱导化疗仍然是控制亚临床转移性病灶的有效方式，对低 T 分期、高 N 分期肿瘤，尤其是淋巴结转移位于Ⅳ区，治疗后的远处转移风险远大于局部区域性复发。局部区域性复发通常可通过局部挽救性治疗控制，且鼻咽癌对化疗敏感，因此很有必要增加全身化疗。对局部的大肿块肿瘤或肿瘤紧贴重要正常组织（如脑干），直接进行放疗通常具有较大难度，给予肿瘤足量的放疗常受到周围正常组织的制约。若在放疗前给予诱导化疗使肿瘤缩小，将有利于放疗计划的设计。在Ⅲ期临床试验中已经证实，诱导化疗具有降低局部区域性复发和远处转移的风险，但未能转化为总生存率的获益，其中的原因可能是化疗药物的强度和效应不够或局部治疗的强度不够。

以顺铂为主的诱导化疗方案仍是目前应用的主要方案，其中以 PF 方案最为常用。然而，在其他头颈部肿瘤中，多项Ⅲ期临床试验已经证实，作为诱导化疗的 TPF（紫杉醇类 + PF）方案优于 PF 方案。因此，改用紫杉醇类为主的诱导化疗方案或与同期放化疗联合有可能改进疗效。

鼻咽癌Ⅱ期临床试验研究显示诱导化疗联合同期放化疗均获得了令人鼓舞结果，3 年

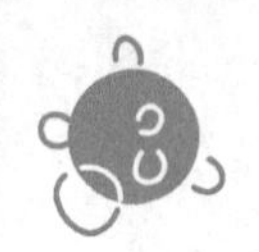

总生存率达70%以上。来自中国香港的一项随机Ⅱ期临床研究比较了诱导化疗（TP方案）联合同期放化疗与单纯同期放化疗，3年总生存率分别为94.1%和65%（$P < 0.05$）。诱导化疗联合同期放化疗，并采用调强放疗技术，可以使局部晚期鼻咽癌的长期生存率提高至85%以上。复旦大学附属肿瘤医院孔琳等于2007年启动了TPF方案诱导化疗联合同期放化疗局部区域晚期鼻咽癌的Ⅱ期临床研究，共入组了52例Ⅲ期和64例Ⅳ AB期鼻咽癌。该研究的诱导化疗方案为TPF方案：多西他赛75 mg/m^2，第1天；顺铂75 mg/m^2，第1天；5-Fu 500 mg/m^2。完成3个周期诱导化疗后进行同期放化疗。同期化疗在放疗的第1天同时开始，每周给予顺铂40 mg/m^2，共7次，几乎所有的患者均采用调强放疗技术（GTV 70 Gy/30次），均完成了至少了2个疗程的诱导化疗，约90%的患者完成了3个疗程，2/3的患者完成了200 mg/m^{2}剂量强度的同期化疗。最常见的不良反应是重度骨髓抑制，发生率为55.2%。该研究的最新随访结果显示，5年总生存率（OS）、无进展生存率（PFS）、无局部复发生存率（LPFS）和无远处转移生存率（DMFS）分别为87.0%、74.4%、89.8%和92.9%。

Ⅲ期临床研究验证了诱导化疗联合同期放化疗的优势。有2项广州中山大学肿瘤防治中心牵头的多中心Ⅲ期随机对照研究均证实，在同期放化疗的基础上加用诱导化疗较同期放化疗提高了疗效。其中1项研究采用TPF方案诱导化疗联合同期顺铂放化疗对比同期放化疗，自2011年3月至2013年8月共纳入了480例病理确诊为非角化型鼻咽癌的$T_{3\sim4}N_1M_0/T_xN_{2\sim3}M_0$患者。TPF诱导化疗联合同期放化疗将3年无瘤生存率从72%提高至80%（$P = 0.034$），3年总生存率从86%提高至92%（$P = 0.029$），3年无远处转移生存率从83%提高至90%（$P = 0.031$）。

四、辅助化疗

单纯放疗后继以辅助化疗与单纯放疗对局部区域性晚期鼻咽癌的疗效至少进行了2项大样本的临床研究，结果均显示单纯放疗后加用辅助化疗对患者的总生存率及无复发生存率未有显著提高。荟萃分析结果同样显示，辅助化疗对局部区域性中晚期鼻咽癌患者的生存率无显著疗效。然而，目前对同期联合放化疗后是否应加用辅助化疗尚未明朗。来自广州中山大学肿瘤防治中心牵头的多中心临床研究结果显示，在同期放化疗的基础上再加用辅助化疗较同期放化疗未能进一步提高疗效，但同期放化疗后辅助化疗的作用还需进一步临床研究证实。有可能辅助化疗并非对所有的局部晚期患者有获益，目前研究的重点在于区别哪些亚组的患者能够从辅助化疗中获益。

五、Ⅱ期鼻咽化疗是否必要

化疗对于Ⅱ期鼻咽癌的作用可用的资料有限。在二维放疗时代，Chen等对于230例Ⅱ期鼻咽癌患者进行随机分组研究，Ⅱ期者占87%，Ⅲ期者占13%，随机分组为单独放疗和放化疗，5年总生存率为95%对比86%。但是，在IMRT治疗时代，Ⅰ期和Ⅱ期鼻咽癌5年疾病特异性生存率有望达到94%～97%。Sun等报道，198例Ⅰ期和Ⅱ期鼻咽癌的IMRT

治疗结果，T_2N_0、T_1N_1 和 T_2N_1 亚组的 5 年无转移生存率分别达到 98.8%、100% 和 93.8%。由于 IMRT 具有如此好的治疗结果，而化疗有不良反应，常规化疗在此类患者中的使用争议较大。将来的研究可能在于确定高危的Ⅱ期（N_1/ 咽旁肿瘤侵犯，或者血浆 EBV-DNA 水平高者）患者是否能从化疗中获益。

分子靶向药物在大肠癌、肺癌、乳腺癌、头颈部鳞癌等肿瘤中均进行了大量的研究，但在鼻咽癌中的研究不多。有限的研究结果针对表皮生长因子靶点和血管内皮生长因子靶点，至今尚无大样本的Ⅲ期临床研究结果用于指导临床使用分子靶向药物。

EGFR 在头颈部鳞癌和鼻咽癌中均高表达，并与预后相关。在头颈部鳞癌中，抗 EGFR 单克隆抗体西妥昔单抗、帕尼单抗的研究结果显示，放疗联合西妥昔单抗、帕尼单抗均较单纯放疗提高了疗效，与同期放化疗的疗效相当。但在同期放化疗的基础上加用 EGFR 单抗均未进一步提高疗效。在局部晚期鼻咽癌中，还缺乏足够的临床证据指导临床使用抗 EGFR 单抗。

2008 年，广州中山大学肿瘤防治中心牵头的一项单臂前瞻性Ⅱ期临床研究，探讨在同期放化疗的基础上加用西妥昔单抗的近期疗效和安全性。入组 100 例局部晚期鼻咽癌患者，采用调强放疗技术，鼻咽肿瘤的剂量为 66.0 ~ 70.9 Gy，同期化疗方案为顺铂 80 mg/m^2，每 3 周 1 次。西妥昔单抗在放疗前 1 周开始至放疗结束，每周 1 次，首剂量为 400 mg/m^2，其后为 250 mg/m^2。结果显示，患者的耐受性良好，治疗期间主要不良反应为痤疮样皮疹、口腔黏膜炎及放射性皮炎。重度口腔黏膜炎的发生率为 51%，2 级及以上痤疮样皮疹的发生率为 64%。有学者从 3257 例采用同期放化疗的鼻咽癌数据库中，采用意向评分配对方法，同期放化疗和同期放化疗联合西妥昔单抗病例配对成功各 96 例。联合治疗组较同期放化疗组提高了无远处转移生存率（94.1%对比 87.3%，$P = 0.045$），但总生存率（89.3%对比 87.2%，$P = 0.920$）、无病生存率（83.4%对比 80.5%，$P = 0.839$）、局部区域无进展生存率（92.5%对比 93.2%，$P = 0.318$）均无统计学差异。亚组分析显示，主要是 $N_{2\sim3}$ 期高危转移患者获益于同期放化疗联合西妥昔单抗。

与西妥昔单抗相比，尼妥珠单抗的皮肤和黏膜反应更轻。来自全国 7 个肿瘤中心的Ⅱ期临床随机研究结果显示，尼妥珠单抗联合放疗治疗晚期鼻咽癌的 3 年生存率达 84.3%，尼妥珠单抗联合放疗治疗晚期鼻咽癌的 3 年生存率达 84.3%，较单纯放疗组的 77.61% 明显提高（$P < 0.05$），但不良反应无明显增加。由福建省肿瘤医院牵头的多中心Ⅲ期随机对照研究比较了尼妥珠单抗联合同期放化疗对比同期放化疗治疗局部晚期鼻咽癌，该研究已完成入组，结果尚未报道。2016 年，在 ASCO 年会上孔琳等报道了一项前瞻性Ⅲ期临床研究的中期结果，该研究比较了诱导化疗（TPF 方案：多西他赛、CDDP、5-Fu）后放疗（IMRT 70 Gy/35 次）并同期化疗（顺铂，每周 40 mg/m^2）与尼妥珠单抗（每周 200 mg，共 8 周）治疗Ⅲ ~ ⅣB 期鼻咽癌的不良反应和疗效。主要和次要研究终点为重度急性黏膜皮肤毒性反应的发生率、总生存率、无进展生存率。中期分析显示，尼妥珠单抗组和同期化疗组的皮肤黏膜炎的发生率分别为 28.8% 和 40.2%（$P = 0.13$），尼妥珠单抗组 3 ~ 4

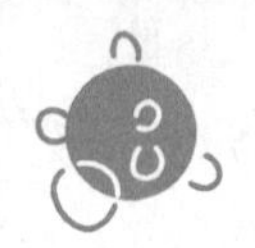

级消化道毒性反应发生率（4.2%对比 33.7%），以及 2 级及以上血液毒性反应（9.7%对比 59.0%）远低于顺铂化疗组。两组病例的 3 年总生存期（93.5%和 94.8%）和无进展、生存期（79.8%和 83.5%）相近。因此，在强有力的新辅助化疗和 IMRT 技术的支持下，以毒性反应更低的尼妥珠单抗代替顺铂同期化疗，其疗效相仿。

（胡　丹）

第九节　鼻咽癌复发和转移的治疗

20 世纪 90 年代以来，放化疗联合治疗策略的应用、影像学诊断技术的提高和调强放疗技术的开展，鼻咽癌的疗效不断提高，但仍有 10% ~ 15%的患者在治疗结束后肿瘤未控制或者复发转移。

转移性鼻咽癌需采用以全身化疗为主的治疗策略；对颈部淋巴结复发，手术是首选的治疗手段，无法手术者可以尝试放疗；对局部复发性鼻咽癌，局部治疗（手术或放疗）是患者获得长期生存的唯一机会。对无法局部治疗或颈部淋巴结区域性复发患者可以姑息性化疗，以延长生存期。

一、鼻咽癌复发和转移的诊断

根据患者的症状、体征，以及影像学检查可以诊断鼻咽癌复发或转移，最好获得病理诊断，但并非所有的患者都需要病理诊断的支持。

二、颈部淋巴结

对治疗后颈部淋巴结复发的患者，一般首选手术治疗。鼻咽癌放疗后颈部挽救性治疗的手术方式尚有争议。根据转移淋巴结的临床病理学特征和患者的全身情况，通常可选择经典根治性清扫、改良性清扫、择区性清扫术或局部切除。鉴于鼻咽癌放疗后颈部淋巴结病变的恶性度高、侵袭性强，易于侵犯至淋巴结包膜外的组织结构的特点，以往通常建议行根治性颈淋巴结清扫术，以达到根治肿瘤。但由于切除了副神经和颈内静脉，导致肩颈综合征和颜面颈部水肿，可能严重影响患者的生活质量。改良性颈淋巴结清扫术是在完全清除颈部淋巴组织的同时，保留了颈内静脉、副神经和（或）胸锁乳突肌，减少了手术并发症，改善患者生活质量。Lo 等报道 45 例患者中有 17 例行根治性颈淋巴结清扫术，28 例行改良性颈淋巴结清扫术，认为两者均可用于鼻咽癌放疗后的颈部挽救性手术。前者可提高局部控制率，但并不延长生存期。陈杰等认为对临床所见Ⅳ区和ⅤB 区很少有淋巴结转移者，单个淋巴结残留者仅行局部扩大切除（包括切除受侵的肌肉和神经，甚至切除颈内静脉）；对多个淋巴结残留复发者，则根据肿瘤所处的部位，主要清扫Ⅱ、Ⅲ、ⅤA 区，一般不清扫Ⅳ区和ⅤB 区。目前，能被多数学者接受的观点是：孤立淋巴结、活动度好、肿瘤小的复发淋巴结适用手术治疗。

（胡　丹）

第三章　口咽癌

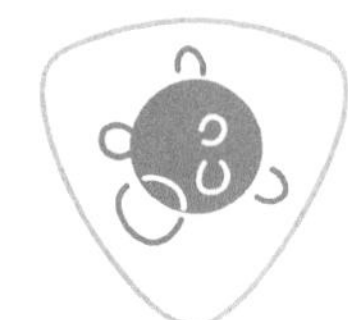

第一节　概述

口咽位于软腭及舌骨两个平面之间，上接鼻咽、下连下咽，前方由舌轮廓乳头及舌腭弓与口腔分界。口咽包括软腭、腭扁桃体、舌根、舌会厌谷、咽壁。口咽侧壁及后壁由咽缩肌包裹，此部位肿瘤易发生茎突后间隙、咽后间隙淋巴结转移（图 3–1，图 3–2）。

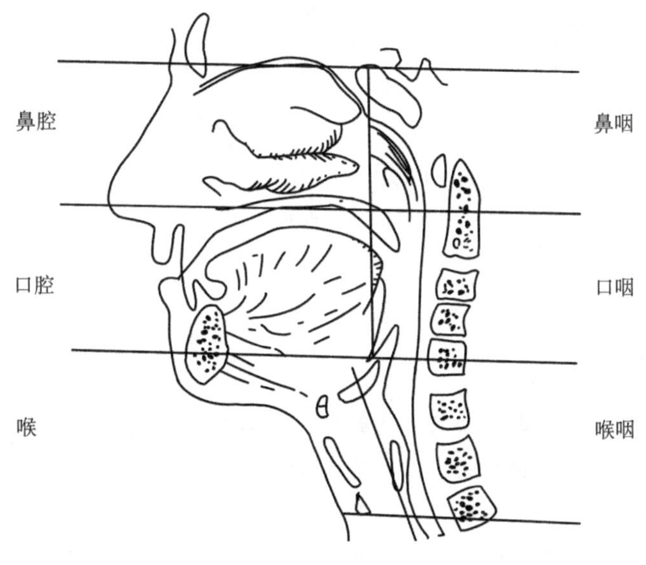

图 3–1　咽分区示意图

口咽癌的病因目前仍不明确，但与口腔癌的致病因素基本相似，如吸烟、酗酒、口腔卫生差、黏膜白斑等。

口咽癌的病理类型以上皮来源的癌及恶性淋巴瘤最多，其他病理类型如肉瘤等少见。从发病部位上讲，扁桃体区恶性肿瘤最常见。约占口腔恶性肿瘤的 60%，其次为舌根（约 25%）、软腭（约 15%）。根据发生部位的不同，病理类型亦各有异：腭扁桃体多见恶性

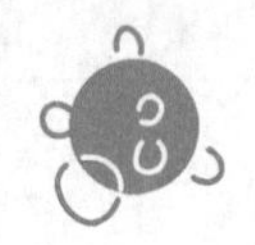

淋巴瘤、低分化癌，软腭多见分化较好的癌，舌根分化程度较差者稍多见，且亦好发恶性淋巴瘤。

口咽淋巴引流常交叉引流到对侧。口咽肿瘤的淋巴结转移率与原发部位、T 分期、偏离中线程度等因素有关。原发于软腭、舌根等部位的肿瘤，淋巴结转移的风险较大，且多有对侧转移。发生在扁桃体区的肿瘤淋巴结转移率与 T 分期、分化程度有关，也容易转移到对侧。口咽部的淋巴引流主要到Ⅱ区和Ⅲ区淋巴结，此为常见淋巴转移位置。初诊时颈部淋巴结转移的阳性率为 60%以上，若原发肿瘤已越过中线，则对侧淋巴结发生转移的风险为 25%左右。

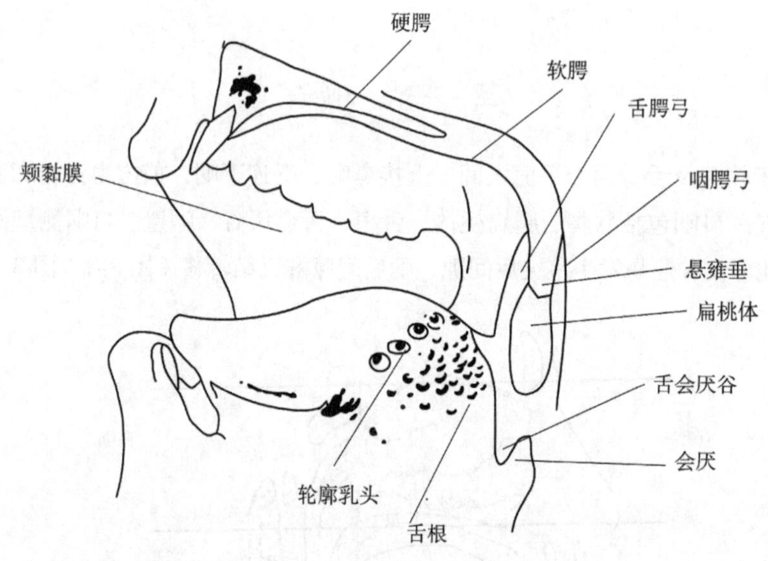

图 3-2　口咽解剖示意图

一、位置与毗邻

整个咽部由上至下被软腭、舌骨分为鼻咽、口咽和喉咽。其中口咽介于软腭和舌骨之间，是口腔向后的延续，包括软腭、舌根部、扁桃体窝、咽柱，以及鼻咽与喉咽之间的咽侧壁及后壁。口咽上借软腭与鼻咽为界，下借舌会厌谷与喉咽相毗邻，前方借舌腭弓与舌轮廓乳头及口腔为界。口咽的前壁包括舌的后 1/3 和舌会厌谷，舌根后正中有黏膜皱襞连至会厌，称为舌会厌正中襞，其两侧凹陷称为舌会厌谷。后壁为一层软组织覆盖于颈椎椎体前缘，侧壁从前向后依次为舌腭弓、扁桃体和咽腭弓；舌腭弓与咽腭弓之间是扁桃体窝，容纳扁桃体。

二、淋巴引流

口咽淋巴组织丰富，淋巴引流常交互到对侧。口咽部第一站淋巴引流常至颈部Ⅱ、Ⅲ

和Ⅳ区淋巴结：①口咽侧壁与后壁由咽缩肌包裹，与茎突后间隙和咽后间隙相毗邻，该处发生的肿瘤易发生茎突后间隙和咽后间隙淋巴结转移；②前壁淋巴引流主要由侧壁向下，颈静脉二腹肌淋巴结为最常受累的Ⅱ区淋巴结，继而引流至Ⅲ和Ⅳ区淋巴结；③扁桃体淋巴引流多通过咽侧壁至Ⅱ区淋巴结，而咽腭弓淋巴引流多至Ⅴ区；④顶壁软腭淋巴多引流至Ⅱ区和咽后淋巴结。

（胡　丹）

第二节　流行病学与病因

据美国资料统计显示，口咽癌发病率约1.6/10万，占全身恶性肿瘤的0.5%。国内资料统计口咽恶性肿瘤约占全身恶性肿瘤的0.17%～1.2%，占头颈肿瘤的7.4%。口咽肿瘤以上皮来源的癌和恶性淋巴瘤最多见。病理类型以鳞癌最常见，占90%以上，因此是本章讨论的重点。其他常见病理类型为淋巴瘤、小涎腺癌、肉瘤及恶性黑色素瘤。从部位上讲，扁桃体区恶性肿瘤最常见，约占口咽部恶性肿瘤的60%；舌根和软腭次之，约占25%和15%。

吸烟、饮酒和人类乳头状瘤病毒（HPV）感染是口咽癌最主要的危险因素。据报道，有30%～70%的口咽和口腔癌死亡患者有吸烟史，而饮酒患者为14%～33%。吸烟和饮酒对口咽癌致病具有协同作用。近年来，HPV阳性口咽癌发病率呈升高趋势，因此受到学者的关注。据统计，1988—2004年间，美国HPV阳性口咽癌患者发病率增长了22.5%，而同期HPV阴性患者降低了50%。因此，有学者预计到2020年，HPV阳性口咽癌患者数量将超过宫颈癌患者数量。HPV阳性口咽癌患者具有与阴性患者截然不同的临床特征，其生存率较HPV阴性患者好，好发于年轻（患者年龄＜60岁）男性。HPV-16是主要致病亚型，其次是HPV-18、32和33。

（胡　丹）

第三节　蔓延及扩散

局部蔓延及区域淋巴结侵犯是口咽癌的主要扩散方式。

口咽不同部位肿瘤蔓延范围不同。咽柱肿瘤一般分化较好，易侵犯齿龈和颊黏膜、舌及舌腭沟，也常累及扁桃体或软腭；晚期可侵犯翼内肌、咬肌和下颌骨。扁桃体鳞癌多分化差。软腭恶性肿瘤沿咽弓扩散，可蔓延至扁桃体、舌、臼后三角区或颊黏膜，深部可浸润翼内肌或咬肌。舌根癌向深部侵犯舌肌，向后下侵犯会厌谷及咽会厌襞，向两侧侵犯舌咽沟和扁桃体。咽后壁肿瘤向上蔓延至鼻咽，向下侵犯喉咽，向两侧侵入咽旁间隙，易损伤脑神经（Ⅸ、Ⅹ、Ⅺ、Ⅻ组脑神经及颈交感干）。

口咽癌的淋巴结转移具有按顺序和可预测性，最常累及的淋巴结为咽后和Ⅱ～Ⅳ区。口咽癌淋巴结转移率约为50%。舌根、扁桃体窝的肿瘤因富含淋巴组织而淋巴结转移率

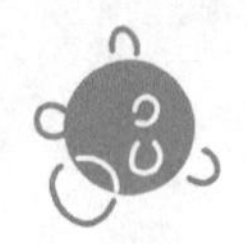

较高，舌根、扁桃体、软腭、前腭弓和咽后壁淋巴结转移比例分别为78%、76%、44%、45%和37%。以下情况易发生双颈淋巴结转移：舌根与软腭肿瘤、高的T或N分期、肿瘤接近或侵犯中线、曾接受过手术或放疗的口咽癌。

约20%的口咽癌患者可发生血行远处转移，部位以肺最为多见，其次是骨和肝转移。当口咽癌发现有肺部病灶时，应积极排除肺第二原发肿瘤的可能。

（胡　丹）

第四节　临床表现

一、症状

早期口咽癌无明显症状，因此极少被发现。扁桃体癌首发症状常为咽喉疼痛、咽下困难、同侧颈部肿块，严重者疼痛可放射至耳部，进食和饮水时加重；当肿瘤侵犯翼内外肌时还可导致张口困难。舌根部缺少痛觉神经纤维，因此舌根癌发病隐匿不易被发现，诊断时已是晚期。本症的临床表现为，无症状的颈部肿物、咽部异物感、神经牵涉性耳痛、咽下困难，以及由于舌固定引起的发音变化。口咽后壁肿瘤主要表现为咽下困难、咽喉疼痛。软腭癌常以咽喉疼痛及不适为主要症状。

二、体征

局部详细检查口咽部，注意舌及软腭活动，以手自下颌角向口咽部推动，观察口咽部软组织活动，以鉴别有无咽旁浸润。舌根部肿瘤需做间接喉镜检查，必要时在表面麻醉下用手指触摸肿瘤范围及质地。对于颈部淋巴结，应根据分区做全面触诊。常见的阳性体征有：外突型或浸润性生长的肿物，侵犯翼内外肌或下颌骨可出现张口困难。另外，应仔细检查双侧颈部各组淋巴结有无肿大，注意肿大的淋巴结的数目、大小、质地、硬度、边界及活动度。

（胡　丹）

第五节　诊断、鉴别诊断与临床分期

对口咽癌的诊断和治疗应遵循正确的临床思维原则。治疗前对患者进行全面评估，收集患者一般状况、疾病诊断、临床分期、治疗史等资料，进行详细的体格检查及辅助检查，明确诊断和临床分期。

一、诊断

1．病史采集和体检

详细询问病史，了解患者的首发症状。首发症状的持续时间和进展速度对原发灶具有

提示作用。询问有无肿瘤相关家族史及肿瘤相关的不良生活习惯，如抽烟、喝酒等。了解既往的诊治经过，对患者预后有决定性的影响，以及有无并发症也是影响治疗决策制订的因素。重要的阳性和阴性体征往往提示肿瘤侵犯的程度和对功能的影响程度，对临床分期和治疗具有重要意义。在全身检查的基础上应重点检查头颈部，包括应用手指触诊、间接喉镜、鼻咽镜、纤维光导显微、鼻咽喉镜等手段明确原发肿瘤的部位及侵犯范围。此外，详细的颈部淋巴结引流检查也十分重要。值得注意的是，约15%的口腔癌和口咽癌同时合并有上消化道或肺的第二原发癌，在诊断时应注意这些部位的检查。

2．影像学诊断

X线片对原发灶范围、骨质破坏具有一定的价值，但不能分辨早期骨质破坏。CT检查不仅能清楚显示解剖结构，还可显示临床上未触及的淋巴结，有利于发现隐性淋巴结转移。MRI检查具有较高的软组织分辨率，显示肿瘤的侵犯范围较CT扫描清楚，可辅助放疗靶区的勾画。PET-CT检查有助于确定肿瘤的侵犯范围、远处转移及监测放疗后的复发情况。乏氧显像可以显示肿瘤乏氧区，有利于生物靶区的确定，对肿瘤乏氧区域进行加量放疗。

3．病理学诊断

病理学诊断是口咽癌开始放疗的前提条件。资料显示，相当多的患者是以颈部肿物为首发症状，细胞学或淋巴结活检证实为淋巴结转移癌。在这种情况下，应进行详细的体检结合影像学检查，寻找原发病灶，获得原发灶的病理学诊断。

二、鉴别诊断

1．扁桃体炎

典型的扁桃体炎呈双侧性，腺窝常有脓栓，伴有体温升高、咽痛。初诊检查发现扁桃体质软或韧，表明光滑，腺窝明显。必要时做扁桃体切除，明确病理学诊断。

2．舌根淋巴组织增生

通常为双侧性，呈结节状，有异物感，触诊质地柔软。

3．咽喉脓肿

成年人大多为结核性脓肿，在咽后壁黏膜下。X线颈椎片可见骨质破坏，穿刺检查可明确诊断。

4．乳头状瘤

生长于咽弓或软腭处，常为1～2 mm大小，有蒂。

5．咽旁间隙肿瘤

最常见的为腮腺深层中叶，其次为发生于交感或迷走神经的神经鞘瘤。黏膜常正常，触诊表面光滑。

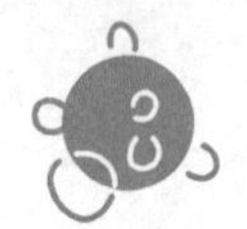

三、临床分期

最新分期为 2010 年 UICC/AJCC 的 TNM 分期标准（第 7 版）。

1．原发肿瘤（T）

T_x：原发肿瘤不能评估。

T_0：无原发肿瘤证据。

T_{is}：原位癌。

T_1：肿瘤最大径≤ 2 cm。

T_2：2 cm <肿瘤最大径≤ 4 cm。

T_3：肿瘤最大径> 4 cm。

T_{4a}：中晚期局部疾病，肿瘤侵犯喉、舌的外部肌肉，以及翼内肌、硬腭或下颌骨*。

T_{4b}：非常晚期局部疾病，肿瘤侵犯翼外肌、翼板、鼻咽侧壁或颅底或包绕颈动脉。

*：舌根或会厌谷的原发肿瘤侵犯至会厌舌面并不意味着侵犯喉。

2．区域淋巴结（N）

N_x：区域淋巴结不能评估。

N_0：无区域淋巴结转移。

N_1：同侧单个淋巴结转移，最大径≤ 3 cm。

N_2：同侧单个淋巴结转移，3 cm <最大径≤ 6 cm；或同侧多个淋巴结转移，最大径≤ 6 cm；或双侧或对侧淋巴结转移，无最大径> 6 cm 者。

N_{2a}：同侧单个淋巴结转移，3 cm <最大径≤ 6 cm。

N_{2b}：同侧多个淋巴结转移，最大径≤ 6 cm。

N_{2c}：双侧或对侧淋巴结转移，最大径≤ 6 cm。

N_3：转移淋巴结最大径> 6 cm。

3．远处转移（M）

M_0：无远处转移。

M_1：有远处转移。

4．口咽癌的 TNM 临床分期

见表 3-1。

表 3-1　口咽癌的 TNM 临床分期

分期	T	N	M
0	T_{is}	N_0	M_0
Ⅰ	T_1	N_0	M_0
Ⅱ	T_2	N_0	M_0
Ⅲ	T_3	$N_{0\sim1}$	M_0

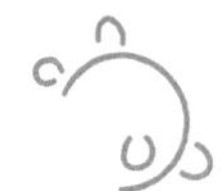

（续 表）

分期	T	N	M
	$T_{1\sim2}$	N_1	M_0
ⅣA	$T_{1\sim3}$	N_2	M_0
	T_{4a}	$N_{0\sim2}$	M_0
ⅣB	T_{4b}	任何 N	M_0
	任何 T	N_3	M_0
ⅣC	任何 T	任何 N	M_1

（胡 丹）

第六节 治疗

口咽连接鼻腔、口咽和下咽，是上呼吸道和消化道的共同通道，具有呼吸、进食、语言等重要功能。因此，在决定治疗手段时，不仅要考虑到生存期的长短，还要尽量保存口咽部的功能，提高患者生活质量。

一、原发灶处理

1．早期病例（$T_{1\sim2}$）

无论是单纯手术或是放疗，局部控制率与总生存率均相仿，因此治疗手段的选择应侧重功能的保留。手术与放疗疗效相同的情况下，多倾向于放疗。早期患者采用放疗，不仅可取得治愈性的效果，而且能有效地保留器官解剖结构的完整性。

2．晚期口咽癌（Ⅲ～Ⅳ期）

单纯手术或放疗的效果均不理想，采用放疗和手术的综合治疗可提高手术切除率，降低手术局部复发率，改进生存率。因此，晚期口咽癌患者的治疗以手术和放疗的综合治疗为主。

关于手术与放疗的顺序，目前国外主要推荐术后放疗。RTOG 73–03 的研究结果显示，局部控制率术前与术后组差异具有统计学意义。回顾性分析 1358 例患者亦得出术后放疗优于术前的结论。这两项研究奠定了推荐术后放疗的基础。RTOG 9001 与 EORTC 22931 的研究结果使得术后同步放、化疗成为局部晚期头颈部肿瘤的标准治疗方案。标准治疗方案为顺铂 100 mg/m^2，第 1、22、43 天给药，放疗方案为 60 ～ 66 Gy/30 ～ 33 次 /6 ～ 6.6 周完成。

Bonner 等Ⅲ期临床试验结果表明，局部晚期头颈部鳞癌包括口咽癌，EGFR 单克隆抗体西妥昔单抗联合放疗可显著改善患者总生存。RTOG 0231 进一步探讨了西妥昔单抗联合同期放化疗的疗效，结果表明，西妥昔单抗联合多西他赛疗效要优于其与顺铂的联合。

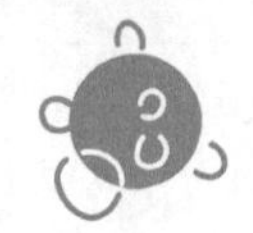

2016年《NCCN指南》中，西妥昔单抗联合同期放疗作为一类证据用于头颈部鳞癌包括口咽癌的综合治疗。

二、颈部淋巴结的处理

1. 颈部淋巴结清扫

Mendenhall等报道在$N_{2/3}$期患者中，颈部淋巴结清扫术能使局部控制率由60%显著提高到76%。

2. 同步放、化疗中颈部淋巴结清扫术的作用

研究了Ⅲ～Ⅳ期口咽癌对于可手术头颈部鳞癌患者实施同步放化疗后颈部淋巴结清扫的作用，N_1期患者如治疗后CR，不行颈部淋巴结清扫未提高复发率；3例未行颈部淋巴结清扫的PR患者均出现复发；$N_{2\sim3}$期患者行颈部淋巴结清扫后的复发率明显低于未行颈部淋巴结清扫者，发现$N_{2a/b}$、N_3期患者2年局部控制率明显降低。因此，对于淋巴结未完全消退的N_1期患者或$N_{2\sim3}$期患者，《NCCN指南》推荐行计划性颈部淋巴结清扫术。

（胡　丹）

第七节　放疗

一、放疗适应证

1. 根治性放疗适应证

①Ⅰ～Ⅱ期病灶；②不能手术或拒绝手术的Ⅲ～ⅣB期患者。

2. 术前放疗适应证

①肿瘤体积大，手术难以完全切除；②肿瘤侵及周围骨质，预计手术损伤过大者。

3. 术后放疗适应证

①肿瘤肉眼残留或病理切缘阳性；②手术切缘阳性或安全边界不够（阳性边缘＜1cm）；③肿瘤侵犯骨质及神经；④肿瘤体积较大（$T_{3\sim4}$）或肿瘤分化差。

4. 颈部淋巴结阳性者术后放疗

①单纯淋巴结切除术后；②淋巴结包膜外受侵犯；③淋巴结体积较大（＞N_2期）；④淋巴结清扫范围不够（包括阳性淋巴结1～2站）；⑤转移淋巴结数目较多。

5. 放疗相对禁忌证

①肿瘤或肿瘤周围组织明显水肿者；②肿瘤或肿瘤周围有广泛的坏死或严重感染者；③肿瘤严重阻塞气道，造成严重呼吸困难者。

放疗前准备包括向患者交代放疗的必要性和放疗的急性、晚期并发症，并签署知情同意书。常规就诊口腔科，了解患者有无龋齿。如有龋齿，应予拔除。

口咽癌放疗一般采用仰卧位，头、肩部垫合适角度的头枕、肩枕，并给予热塑面罩固定。一般要求患者后脑枕部与枕头凹陷部位相吻合，不留空隙。头颈肩罩固定时可在 CT 扫描显像的介质上做好标记，并作为定位参考点。行 CT 影像学检查，一般层厚为 3 mm，常规行增强扫描。扫描图像传输至治疗计划系统。

二、三维适形放疗和调强放疗照射靶区

靶区的设计是根据国际辐射单位和计量委员会（ICRU）相关文件规定，分为以下几个区域进行勾画。

1. 肿瘤靶区（GTV）

通过临床检查和影像学检查可见的肿瘤包括原发肿瘤和转移淋巴结。对于术后放疗者，将原发肿瘤及转移淋巴结定义为肿瘤瘤床，命名为 GTVtb。

术前放疗者，应参考多种影像技术合理勾画，MRI 检查对明确肿瘤侵犯范围比 CT 检查有优势。因此，口咽癌患者放疗前应行头颈部 MRI 检查，有条件的中心可采用 CT-MRI 融合来勾画 GTV。术后放疗者，应根据术前影像学检查显示的肿瘤侵犯范围、术中所见、术后病理结果综合考虑来勾画肿瘤瘤床。

2. 临床靶区（CTV）

即 GTV 加上潜在的肿瘤浸润组织或亚临床病灶。可根据危险程度的不同而设计多个临床靶区，有关具体设计国内、外不同肿瘤治疗中心尚无统一标准。一般而言，高危临床靶区（CTV1）包括潜在的原发肿瘤及转移淋巴结可能侵犯的区域；低危临床靶区（CTV2）是需要预防照射的区域。

3. 计划靶区（PTV）

由 CTV+ 摆位误差和患者位置的变动所增加的外放边界。在 CTV 基础上外放 3 ~ 5 mm 形成 PTV；对于活动度较大的方向，如向上向前，PTV 可相应扩大为 5 ~ 10 mm；颈部近皮肤处的 PTV 不应超过相应皮肤。

4. 口咽癌靶区设计与勾画的基本原则

（1）GTV 勾画需要依据体格检查和影像学资料。对于视诊可见，但由于肿瘤太小或受金属伪影影响而不能准确显示的病变范围，MRI 检查能清楚地显示软组织侵犯及咽后淋巴结受累情况，建议 MRI 融合后再勾画靶区。

（2）口咽部的淋巴引流区虽然较广，但有规律性。最常累及的淋巴结为咽后和Ⅱ ~ Ⅳ区。虽然ⅠB 区较少累及，但若肿瘤向前侵犯，ⅠB 区也应包括在亚临床靶区内。淋巴结阳性患者勾画Ⅴ区淋巴结，除了早期未达中线、软腭和舌根的扁桃体癌外，都应勾画两侧淋巴引流区。

（3）在治疗时应考虑 HPV 对患者预后的影响，对于低危 HPV 阳性患者考虑采用低强度的治疗方案。

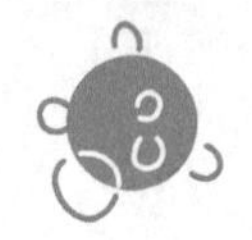

5．靶区勾画建议

（1）GTV_{70}。

1）原发灶：体格检查（包括内镜）和影像学检查可见肿瘤病灶。

2）淋巴结：所有可疑（> 1 cm 或多个小淋巴结）但不能确诊阳性的淋巴结应至少接受中等剂量（66 Gy/33 次）的照射。

（2）$CTV_{59.4}$。

1）扁桃体癌和软腭癌：包括同侧软腭 / 硬腭直至中线位置、舌腭弓或磨牙后三角前缘、舌腭弓后界、同侧舌根；同侧咽旁间隙包括可能的局部浸润病灶和咽后 / 咽旁淋巴结；局部进展的肿瘤靶区，原发灶应包括翼突间隙和双侧咽后淋巴结。

2）舌根癌：对于局限一侧的原发肿瘤，应包括舌腭弓、舌根黏膜外至少 1 cm。对于局部进展期原发灶，应再向前外扩 1 ~ 1.5 cm，GTV 向下外扩 1 ~ 1.5 cm 至会厌前间隙，咽后壁各个方向外扩至少 1.5 cm。

3）颈部：高危淋巴结引流区，包括咽后淋巴结、Ⅰ B ~ Ⅴ区淋巴结；病灶向前侵犯舌或口腔应包括所有Ⅰ A/B 区淋巴结；单侧淋巴结转移可不照射对侧Ⅰ B 区，以降低口腔剂量。T_1 期和局限于一侧较小的 T_2 期扁桃体癌（不包括软腭原发）、N_0（淋巴结较小的 N_1）且轻度侵犯或未侵犯软腭或舌根，只包括同侧颈部淋巴结。

三、危及器官及勾画及剂量限制

1．勾画危及器官

包括脑干、脊髓、下颌骨、颞颌关节、中耳、内耳、口腔、腮腺、颌下腺、咽缩肌、喉、气管、食管、口腔、甲状腺等。

2．正常组织限量

①脊髓最大剂量≤ 45 Gy；②脑干最大剂量≤ 54 Gy，外扩的计划危及器官体积（PRV）的 D1 ≤ 60 Gy；③腮腺平均剂量 < 26 Gy，30 Gy 照射的腮腺体积应 < 50%；④视神经、视交叉最大剂量≤ 54 Gy，外扩 PRV 的 D1 ≤ 60 Gy；⑤下颌下腺平均剂量 < 35 Gy；⑥甲状腺平均剂量 < 45 Gy；⑦下颌骨、颞颌关节最大剂量 < 70 Gy，外扩 PRV 的 D1 < 75 Gy；⑧咽缩肌平均剂量 < 50 Gy；⑨口腔平均剂量 < 40 Gy；⑩气管、食管平均剂量 < 40 Gy；⑪耳蜗平均剂量 < 45 Gy。

四、处方剂量给予

预防性放疗剂量 50 Gy；术前放疗剂量 40 ~ 50 Gy；术后放疗剂量 50 Gy（若术后有残留，应根据肿瘤情况加量至 65 ~ 70 Gy）；单纯根治放疗剂量为 65 ~ 70 Gy。

五、放疗的实施

勾画好靶区并设计治疗计划，计划评估通过后，治疗前需拍摄验证片，与模拟定位片进行比较，如果误差较大，需重新摆位。现在多数肿瘤治疗中心都配有电子射野影像系统（EPID），可以实时地观察射野情况，验证比较快捷方便。一般在放疗前、放疗中和放疗结束都需要验证射野，剂量验证由物理师完成。完成以上步骤后，技师根据治疗单的医嘱，在治疗室内完成患者的摆位及体位固定并进行放疗。

六、传统二维照射定位技术

1. 常规放疗定位

采用等中心照射技术，以 4 ~ 6 MeV 高能 X 线或 ^{60}Co 为首选，后颈部及颈部淋巴结的补量可选择 9 ~ 12 MeV 的电子线或深部 X 线。

2. 设野原则

常规设野主要采用双侧对穿照射野 + 下颈部锁骨上垂直照射野。双侧对穿照射野包括原发病灶及上颈部淋巴引流区，通常包括Ⅰb、Ⅱ区及舌骨水平以上Ⅴ区淋巴结，上界包括颈内静脉出颅处的淋巴结，后界包括脊副神经链淋巴结，前界应充分包括原发灶及其亚临床病灶区。另设前野照射下颈部及锁骨上淋巴结区，中间给予 2.5 ~ 3 cm 宽铅块以保护脊髓。当照射至 36 ~ 40 Gy 时应注意缩野保护脊髓。当剂量至 50 Gy 时，下颈部及锁骨上预防性照射区可以结束，原发灶及上颈部淋巴引流区继续照射至 60 Gy。此后再次缩野，仅包括病变区加量至 65 ~ 70 Gy，达根治剂量。

对于非浸润生长的舌根癌，高剂量率近距离后装组织间插植是一种较有效的手段。常在外照射达 45 ~ 50 Gy 时，休息 2 周再行插植，$T_{1\sim2}$ 期病变为 20 ~ 25 Gy，$T_{3\sim4}$ 期病变为 30 ~ 40 Gy。

七、放疗并发症

1. 急性反应

（1）口咽部急性黏膜炎：表现为程度不一的充血、水肿、糜烂或溃疡，是口咽癌放疗中最常见的急性反应，常伴中至重度吞咽疼痛和吞咽困难。出现时间多为放疗开始后 2 周，随着剂量增加逐渐加重，第 5 ~ 6 周后恢复。急性黏膜炎会导致患者进食困难而引起营养不良，绝大多数患者在治疗过程中体重会减轻 10% 以上。针对急性反应，放疗前应给予口腔护理，拔出残根和修补龋齿。放疗中保持口腔卫生清洁，进食后用漱口水漱口。必要时根据咽拭子培养结果予以含有抗生素、碳酸氢钠或表面麻醉剂的漱口液漱口。严重时可予以抗生素及短期激素治疗，减轻疼痛和急性反应。对于急性黏膜反应导致的营养不良，通常需要给患者放置鼻饲管或行胃造瘘输注营养液。

（2）唾液腺：首次放疗后 4 ~ 6 小时即可出现照射后腮腺肿胀、疼痛，可给予冷敷，加强含漱。无须其他特殊处理。如症状持续不退，应考虑有感染，予以抗感染治疗。随之出现口干，原因是唾液腺受损，导致口腔感染，龋齿发生率明显增高，应嘱患者注意口腔卫生。

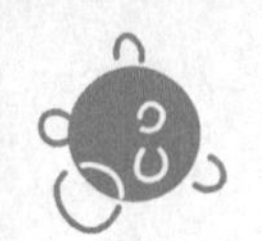

（3）味觉改变：放疗后 3 天即可发生，放疗后 6 个月逐渐恢复。

（4）皮肤反应：表现为色素沉着、毛囊扩张、皮肤瘙痒、干性和湿性脱皮。对症处理包括保持皮肤干燥清洁，口含维生素 B_{12} 的喷剂（局部使用）。

2．晚期放射性损伤

喉软骨坏死为放射的远期并发症，只有在剂量很大（大于 85 Gy）时才可能出现。在软骨本身受侵的患者中，放疗后发生软骨坏死的机会相对增多。颈部皮肤纤维化发生率约为 11%。

（胡　丹）

第四章　甲状腺癌

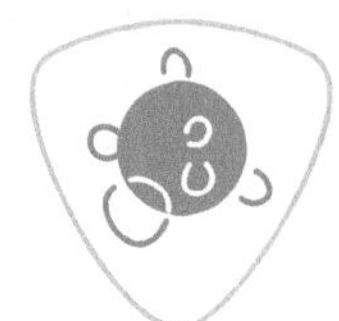

第一节　病因学

甲状腺是人体最大的内分泌腺，通过甲状腺素调控着人体的新陈代谢。甲状腺癌是最常见内分泌恶性肿瘤之一。最近几十年，甲状腺癌的发病率持续增高。超过95%的甲状腺癌来源于滤泡细胞，余下的占3%的髓样癌则来源于C细胞。目前髓样癌的发病原因，研究得比较彻底。而滤泡细胞来源（主要是乳头状癌和滤泡样癌）的甲状腺癌的病因研究仍在不断进展中。基于组织学和临床指标，滤泡细胞来源的癌症广义分为高分化型、低分化型和不分化型3种。高分化型主要包括乳头状癌和滤泡状癌。尽管组织分型开始阶段是基于组织结构来分型，但是目前的诊断标准更加注重的是细胞核的特性和局部淋巴结转移的倾向。对于细胞核形态学特征的认识逐步加深，乳头状癌的诊断逐年增加。与之对应的，以血行播散为主的滤泡状癌的诊断不断下降。

与之对比，未分化甲状腺癌的侵袭性和致命性表现得更为突出。这类肿瘤表现的是迅速增大并向周围组织侵袭的颈部肿物。目前没有有效的治疗方法，绝大多数患者在确诊后1年内死亡。低分化甲状腺癌在形态学和行为学上都介于高分化和未分化甲状腺癌之间。

一、碘与甲状腺癌

碘是甲状腺激素合成的必备物质，而碘缺乏导致甲状腺增生，形成甲状腺肿，从而代偿碘缺乏造成的合成原料不足。流行病学调查也显示在碘缺乏地区的滤泡状癌的发病率高于碘富集地区。与之相对的是，在碘富集地区乳头状癌的发病率是最高的。有趣的是，在动物模型中，碘的摄入可以促使甲状腺癌在形态上从滤泡状癌转成乳头状癌。这说明碘主要调节甲状腺癌形态学上的变化，而不是引发癌症本身。尽管以上的大量研究，碘在甲状腺癌的发生发展中的作用仍不明确。碘是人体必需的微量元素，碘缺乏导致甲状腺激素合成减少，促甲状腺激素（TSH）水平增高，刺激甲状腺滤泡增生肥大，发生甲状腺肿大，

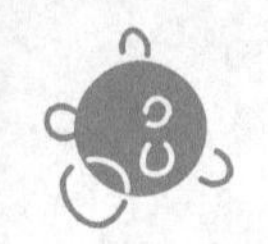

使甲状腺癌发病率增加，但目前意见尚不一致。而高碘饮食可能增加甲状腺乳头状癌的发生率。

二、放射线与甲状腺癌

日本广岛、长崎的原子弹爆炸，马绍尔群岛和美国内华达州的核试验，以及苏联切尔诺贝利核泄漏事件都证实了放射线和甲状腺乳头状癌的紧密联系。切尔诺贝利事件后，儿童成了最大的受害者，至于原因不外乎儿童期甲状腺组织相对脆弱和摄入更多污染的牛奶进而增加了他们对放射性碘的暴露。儿童时期用于治疗头颈部良性肿物的柱状外放射也可以增加甲状腺乳头状癌的患病风险。放射性损伤的机制可能与基因内点突变造成染色质的重置从而引起异常基因的激活有关。此外，用 X 线照射实验鼠的甲状腺，能促使动物发生甲状腺癌，细胞核变形，甲状腺素的合成大为减少，导致癌变；另外，使甲状腺破坏而不能产生内分泌激素，由此引起的 TSH 大量分泌也能促发甲状腺细胞癌变。

三、促甲状腺激素慢性刺激与甲状腺癌

促甲状腺激素（TSH）是促进甲状腺细胞生长的主要因子，目前很多动物实验支持 TSH 在促进甲状腺癌发展中的作用。在高危患者中，抑制 TSH 可以明显减少死亡。而 TSH 在人类甲状腺癌的发展中是否起作用仍然不确定。一些基于血清 TSH 水平和甲状腺癌相互关系的研究发现两者确实有较为明确的相关性，并可以在一定程度上预测甲状腺癌的发生。最近大量的综述和 Meta 分析也支持以上观点，甚至正常水平或者低于正常水平的 TSH 表达也有这种趋势。有实验证明，与没有 TSH 相比，如果 TSH 水平达到 4 mU/L，甲状腺癌的发生率就会增加 3 倍，而这一倍数与甲状腺癌发病的男女比例相似。尽管如此，必须意识到单靠 TSH 的水平不能作为诊断甲状腺癌的标准，血清 TSH 水平也不能作为独立的诊断标准。目前的这些发现主要应用于慢性 TSH 升高患者甲状腺癌发病的筛查。

目前研究不能说明 TSH 在诱发甲状腺癌中的具体作用，而且其他的临床因素也影响了 TSH 作用的判定。TSH 水平的升高与甲状腺癌的预后有明确的相关性，但是肿瘤大小和分期与 TSH 水平的相互关系仍需要进一步的研究，而且 TSH 水平与甲状腺癌的转移没有明确的关系。

甲状腺滤泡高度分化，有聚碘和合成甲状腺球蛋白的功能，TSH 还通过 cAMP 介导的信号传导途径调节甲状腺滤泡细胞的生长，可能发生甲状腺癌。血清 TSH 水平增高，诱导出结节性甲状腺肿，给予诱变剂和 TSH 刺激后可诱导出甲状腺滤泡状癌。而且临床研究表明，TSH 抑制治疗在分化型甲状腺癌手术后的治疗过程中发挥重要的作用，但 TSH 刺激是否是甲状腺癌发生的致病因素仍有待证实。

四、性激素的作用与甲状腺癌

绝大多数高分化甲状腺癌患者的年龄位于 20 ~ 50 岁，而且该疾病在女性中的发病率

是男性的 2 ~ 4 倍。这些性别与年龄的分布都指向女性激素可能调节甲状腺癌的发生发展。实际上，滤泡细胞是表达雌激素受体的，雌激素也可以促进这些细胞的增生。然而甲状腺癌与怀孕，以及外用性激素之间的联系并不明朗。由于在分化良好的甲状腺癌患者中，女性明显多于男性，因而性激素与甲状腺癌的关系受到重视。临床上比较分化良好的甲状腺癌的肿瘤大小时发现，通常青年人的肿瘤较成人大，青年人发生甲状腺癌的颈淋巴结转移或远处转移也比成人早，但预后却好于成人。10 岁后女性的发生率明显增加，有可能雌激素分泌增加与青年人甲状腺癌的发生有关，故有人研究甲状腺癌组织中的性激素受体，并发现甲状腺组织中存在性激素受体如雌激素受体（ER）和孕激素受体（PR），但性激素对甲状腺癌的影响至今尚无定论。

五、生甲状腺肿物质与甲状腺癌

动物实验证实，长时间服用生甲状腺肿物质可诱导出甲状腺癌，也可阻碍甲状腺激素的合成，使 TSH 分泌增多，刺激甲状腺滤泡增生，可能产生甲状腺的新生物，并伴有甲状腺的弥漫性肿大，而引起甲状腺肿瘤。但目前这一病因的研究也受限于 TSH 促进甲状腺癌发病的机制不够明确，所以这一方面的研究还有待深入。

六、其他甲状腺疾病与甲状腺癌

1. 结节性甲状腺肿

结节性甲状腺肿发生甲状腺癌一直受到重视，是甲状腺癌发病相关的危险因素。甲状腺癌在结节性甲状腺肿中的发生率可高达 4% ~ 17%，但结节性甲状腺肿与甲状腺癌的相互关系也一直存在争议，从良性结节向分化良好癌进展的关系不清楚。

2. 甲状腺增生

甲状腺增生与甲状腺癌的关系尚不明确，有报道发现先天性增生性甲状腺肿长期得不到适当的治疗，最终发生甲状腺癌，因而及时发现先天性增生性甲状腺肿，并予甲状腺激素替代治疗，消除 TSH 的长期刺激非常重要。

3. 甲状腺腺瘤

多数人认为甲状腺癌是继发于单发性甲状腺腺瘤，如果甲状腺癌继发于甲状腺腺瘤，甲状腺癌的类型应该以滤泡状癌为主，但事实是甲状腺乳头状癌占绝大多数，甲状腺滤泡状癌的患者常有以前存在腺瘤的历史，但要证实两者的关系却相当困难，即使采用组织学观察也难以证实它们之间的关系。

4. 慢性淋巴细胞性甲状腺炎

淋巴浸润经常见于甲状腺乳头状癌，这就提示免疫因素有可能卷入该肿瘤的进程中。最新分子研究表明，慢性淋巴细胞性甲状腺炎存在潜在的恶性征象。近年来，在桥本甲状腺炎（HT）中发现甲状腺癌的报道越来越多，发生率 4.3% ~ 24%，差异较大，而且由于 HT 多不需要手术治疗，实际的发病情况较难于估计，HT 与甲状腺癌可以是两种无关联的

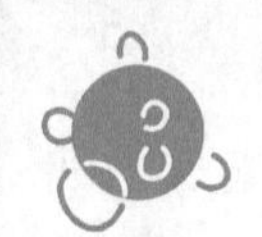

疾病而同时共存于甲状腺的腺体中。另外，局灶性的 HT 也可能是机体对甲状腺癌的免疫反应，HT 可能导致甲状腺滤泡细胞破坏，甲状腺功能减退，甲状腺激素分泌减少，反馈性引起 TSH 增高，TSH 持续刺激甲状腺滤泡细胞，甲状腺滤泡细胞过度增生而癌变；也可能 TSH 作为促进因素，在甲状腺致癌基因过度表达的同时发生癌变；还有人认为 HT 与甲状腺癌有着共同的自身免疫异常的背景。

5．甲状腺功能亢进症

由于甲状腺功能亢进患者的血清 TSH 呈低水平，既往认为在甲状腺功能亢进患者中不发生甲状腺癌，或甲状腺癌的发病率在甲状腺功能亢进患者和普通人群中（0.6% ~ 1.6%）一致，甲状腺癌发生率为 2.5% ~ 9.6%，而在甲状腺癌中，甲状腺功能亢进的发生率可达 3.3% ~ 19%，而手术治疗的甲状腺功能亢进患者或是因甲状腺较大，或是因为已存在甲状腺结节，故实际的发病率不清楚，且大多数采用药物治疗，因此应重视甲状腺功能亢进合并甲状腺癌的临床情况，更应警惕甲状腺癌的存在。

七、家族因素与甲状腺癌

甲状腺滤泡细胞派生的癌症也具有一定的遗传因素，如果一个家族中的父母或者子女发病，那么家族发病风险会增加 3.2 和 6.2 倍。特发性的家族性甲状腺非髓样癌占甲状腺病患总数的 3.5% ~ 6.2%。甲状腺癌同时和很多肿瘤综合征密切相关，而这些综合征都与决定性别的基因上的突变有关，例如家族性结肠息肉病（与 APC 基因突变有关），考登病（与 PTEN 基因突变有关），还有沃纳综合征（与 WRN 基因的突变有关）。目前几种有可能引发乳头状癌的易感位点已经在其他家族性肿瘤中得到证实，例如乳头状肾细胞癌的（1q21）位点，透明细胞肾细胞癌的（3；8）（p14.2；q24.1）位点，以及多发结节性甲状腺肿的（19p13.2）位点。但是在更多散发的常见肿瘤中，这些位点的突变并不存在。甲状腺癌较少作为独立的家族性综合征，但可作为家族性综合征或遗传性疾病的一部分，少数家族有患多灶性分化良好的甲状腺癌的倾向。甲状腺癌与家族性结肠息肉病（如 Gardner 综合征），包括结肠腺瘤性息肉合并软组织，以纤维瘤病最为多，合并纤维肉瘤，是常染色体显性遗传病，由位于染色体 5q21 ~ q22 的 APC 基因突变所致。后者是参与细胞增殖调控的信号蛋白，在 TSH 刺激下，少数人可发生癌变，导致甲状腺癌。

八、甲状腺癌发病的分子生物学机制

以上甲状腺癌的病因，最终都要归结于细胞分子层面的通路改变，从而诱发甲状腺癌，而目前对于这一层面的研究也是当今研究的热点。

与别的癌症相似，甲状腺癌也是由各种遗传和表观遗传变化逐渐积累引起的，包括体细胞突变的激活和抑制、基因表达谱的变化、miRNA 的失调和异常基因的甲基化。这些变化中体细胞突变是最终的结果，很多发生在正常组织向癌症转化的早期阶段。甲状腺癌发生最典型的两个分子机制是点突变和染色质重置。前者是 DNA 链上单个核苷酸的变化，后

者是大范围的基因断裂重组的异常。而大量研究表明这两者都与甲状腺癌的发生密切相关。

1. 体细胞突变

甲状腺癌中绝大多数突变都涉及 MAPK 和 PI3K-AKT 通路。MAPK 的激活对于肿瘤的发生至关重要。突变的基因影响这些通路进而影响细胞膜上的酪氨酸激酶受体 RET 和 NTRKI，以及细胞内的信号处理基因 BRAF 和 RAS。这类变化见于 70%的甲状腺乳头状癌患者中，并且与肿瘤的临床、组织病理和生物学特点相关。

在滤泡状甲状腺癌中，除了 RAS 的突变，另一种基因 PAX8/PPARγ 的重置也很常见。在甲状腺癌的进展和去分化阶段，许多的突变影响着 PI3K-AKT 通路和别的细胞信号通路。

甲状腺滤泡细胞呈递 TSH 的细胞表面受体，这些受体是拥有 7 个跨膜结构的 G 蛋白偶联受体。TSH 激活这一受体和 G 蛋白，如滤泡细胞表面的 GSa，进而引发腺苷酸环化酶制造 cAMP。cAMP 刺激蛋白激酶 A（PKA），该激酶进而磷酸化细胞质和细胞核内的靶蛋白。核转录因子 CREB 是 PKA 的反应底物，它被磷酸化后可以激活 cAMP 反应基因的转录。生长因子诱导酪氨酸受体激酶（RTK）二聚体化，导致细胞质尾部特定的酪氨酸残基磷酸化。磷酸化的 RTK 催化 GDP 被 GTP 代替从而激活 Ras。与 GTP 结合的 Ras 激活 BRAF 的激酶活性，以及它下游的信号通路。BRAF 磷酸化 MAPK 的激酶 MEK，后者可以磷酸化和激活 ERK。激活的 ERK 迁移到细胞核内，在那里激活和磷酸化大量的转录因子，这些因子都与细胞的增生和分化有关，例如 MYC 和 ELKI。

（1）RET/PTC 和 TRK 重置：RET/PTC 是在甲状腺乳头状癌中发现的染色质重置现象。这种重置会造成 RET 基因的一部分与几个配体基因中的一种融合在一起。所有嵌合的基因包含有 RET 的一部分，并且可以编码不完全的 RET 蛋白的酪氨酸激酶区域，从而聚合在一起激活另一种基因的启动子区域，引发 RET/PTC 蛋白的表达和二聚体化，这就对 MAPK 通路形成了慢性刺激，从而促进甲状腺细胞的肿瘤化。RET/PTCI 和 RET/PTC3 是最常见的两种重置类型，RET 基因融合到 CCDC6 或者 NCOA4 上。这两种重置都是发生在染色质内的位于染色质 10 的长臂上。与之相对的是，RET/PTC2 和其他 9 种更常见的 RET/PTC 重置都是染色质间的重置，并且位于不同的染色质上。

RET/PTC 重置的特异性和普遍性随着甲状腺乳头状癌患者的不同有着显著区别。这一重置主要随着年龄和对于放射性碘的暴露史而变化。但是这一发现的意义又因为这一重置分布的地区差异和不同检查方法的灵敏性而有所削弱。RET/PTC 重置有可能见于大量的肿瘤细胞（克隆重置），而检测方法也是多种多样，也可能只在一小部分肿瘤细胞里可见（非克隆重置），只能被超级灵敏的方法检测到。

RET/PTC 的克隆重置大概见于 10% ~ 20%的甲状腺乳头状癌患者，而且只见于这一类型的甲状腺癌。而 RET/PTC 的非克隆重置不仅见于乳头状癌，也广泛存在于别的类型的甲状腺癌和良性损伤中。

（2）RAS 基因突变：人类的 HRAS、KRAS 和 NRAS 基因编码高度保守的相关 G 蛋

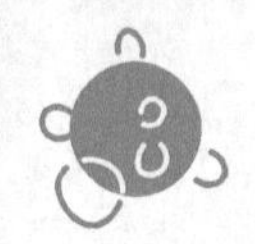

白，这类蛋白位于细胞膜的内表面，传递细胞膜上酪氨酸激酶受体上的信号到C蛋白偶联受体，同时激活MAPK、PI3K-AKT和别的信号通路。激活的点突变主要影响RAS基因的12、13和61密码子。在甲状腺癌中，NRAS基因的61密码子和HRAS基因的61密码子的突变最为常见。RAS基因的突变在甲状腺癌中极为普遍，包括10%～20%的乳头状癌，40%～50%的滤泡状肿瘤和20%～40%的低分化和未分化癌。

在乳头状癌中，几乎所有的肿瘤都有RAS基因的突变，进而形成新生的滤泡和非乳头结构，这称为乳头状癌的滤泡样变。这种突变也见于的良性滤泡腺瘤。这一发现表明RAS阳性的腺瘤可以发展成为RAS阳性的腺癌。进一步来说，RAS突变可能预示着分化良好的癌症向去分化甚至不分化癌症的转变。

（3）BRAF基因突变：BRAF是一种丝氨酸苏氨酸激酶，它被RAS活化和绑定后可以移位到细胞膜，进而磷酸化和激活MAPK激酶和别的一些MAPK信号通路的下游靶基因。在甲状腺癌中，BRAF能被点突变、小的框移删除或插入及染色质重置所激活。最常见的点突变的机制是1799位点的胸腺嘧啶被腺嘌呤所替代，导致残端600位点改变，缬氨酸被谷氨酸所代替。这一突变构成了98%～99%的甲状腺癌的BRAF突变，别的变化，如赖氨酸和谷氨酸的突变。所有的点突变都会造成BRAF激酶对于MAPK通路的慢性刺激。

BRAF Va1600 Glu氨基酸替代最易发生于乳头状癌，见于40%～45%的这一类肿瘤，也见于20%～40%的低分化甲状腺癌和30%～40%的不分化癌中。而这一突变也见于一些分化良好的乳头状癌中，这都说明这一改变促进肿瘤从良性向恶性发展。在乳头状癌中，BRAF Va1600 Glu替代见于典型的乳头和高细胞组织，很少见于滤泡样变的组织。与之相对的是，BRAF Lys601Glu替代主要见于乳头状癌的滤泡样变组织。

（4）γ 重置：这种重置导致编码一对转录因子区域的PAX8基因和PPARγ 基因融合。这就引起嵌合体PAX8/PPARγ 蛋白的强烈的表达。目前这一机制还不太清楚。

PAX8/PPARγ 主要见于甲状腺滤泡状癌，发生率为30%～35%。在多数研究中，这一重置也见于（2%～13%）滤泡状腺瘤和一小部分（1%～5%）乳头状癌的滤泡样变中。PAX8/PPARγ 重置和RAS的点突变很少重叠出现，这说明两者的促癌机制是截然不同的。

2．肿瘤去分化的突变

BRAF和RAS的突变既见于分化良好的甲状腺癌，也见于低分化甚至未分化的甲状腺癌中，因此可以推断为甲状腺癌的早期变化。未分化和低分化癌区别于高分化癌在于晚期的一些基因变化，从而促进肿瘤的去分化过程。这些晚期的机制既包括TP53和CTNNB1基因的突变，也有编码PI3K-AKT信号通路效应蛋白基因的突变。

TP53基因（编码细胞周期调节蛋白p53）的点突变见于50%～80%的未分化癌。它主要见于恶性程度较高的甲状腺癌而很少见于高分化癌。这一突变造成这一重要的肿瘤抑制基因功能的丧失。另一个常见于未分化癌中的突变是CTNNB1，这一基因编码负责细胞黏附的β 连环素和Wnt信号通路。3号外显子的点突变囊括了60%的未分化癌的突变，而这些突变也见于低分化癌，但是数量要低于未分化癌。

3. 嗜酸性粒细胞肿瘤的突变

嗜酸性粒细胞肿瘤的特点就是在胞质里堆积了大量的不正常形态的线粒体。引起线粒体变化和这一变化与肿瘤进程的关系仍然缺少研究。线粒体的异型可能与肿瘤的发生发展密切相关。

NDUFA13 基因的突变已经在嗜酸性粒细胞甲状腺肿瘤中发现。这一基因编码的蛋白可以调控细胞死亡促进凋亡，同时可以作为线粒体呼吸链中的复合物的重要组成成分，影响线粒体的新陈代谢。在一些研究中，体细胞 NDUFA13 的错义突变见于 10% ~ 20% 的嗜酸性滤泡癌和乳头状癌的嗜酸样变中。这些突变可能破坏抗凋亡肿瘤抑制基因的功能进而促进肿瘤的发生。然而，NDUFA13 突变的机制仍然不清楚。

4. 其他的分子机制

更多明显的分子水平的变化呈现在乳头状癌和其他类型的甲状腺癌中。这些变化包括掌管甲状腺某种功能的基因的下调（如甲状腺激素的合成）；调控细胞黏附、运动和细胞间关系基因的上调；各种细胞因子和涉及炎症反应和免疫的相关基因的失调。尽管这些基因五花八门，大量基因在 mRNA 水平的失调被重复发现，如 MET、TPO、TIMP1、DPP4、LGALS3 和 KRT19。

在乳头状癌中，不同的 mRNA 表达谱被分门别类，如典型的乳头状癌、滤泡样变和高细胞变等。此外，BRAF、RAS、RET/PTC 和 TRK 基因有明显的相关性，并在不同的癌中具有独特的表达谱。

许多 miRNAs 的失调也在甲状腺癌中被发现。总体来说，乳头状癌的 miRNA 表达谱与滤泡状癌的其他种类的癌是截然不同的。几个特殊的 miRNAs，如在乳头状癌中是高表达的 miR-146b、miR-221 和 miR-222，可能在这些肿瘤的发生发展中起到一定的作用。这些 miRNAs 的目标基因可能是调节细胞周期的 p27（Kip1）和甲状腺激素受体基因（THRp）。另外，几种异常表达的 miRNAs 也出现在滤泡状癌中，如 miR-197、miR-346、miR-155 和 miR-224 和未分化癌中的 miR-30d、miR-125b、miR-26a 和 miR30a-5p。

其他的如基因启动子区域的甲基化或者组蛋白的修饰等表观遗传学上的变化都出现在甲状腺癌中，主要影响 PI3K-AKT 和 MAPK 信号通路。

（邢　浩）

第二节　临床分期

大量的回顾性研究已经报道了影响甲状腺癌预后的因素及其死亡率和复发率。将这些研究数据组合起来，许多医疗机构都制定了甲状腺癌的分期标准及其临床特点。各个分期系统的目的是一致的，即提供一种能够更精确地描述肿瘤特点的方法，以帮助临床医师在治疗的过程中选择最好的治疗方案，并协助预测特定疾病的死亡率。不同的分期系统所使用的判断预后的因素主要包括组织学类型，肿瘤分级，患者年龄，肿瘤大小，淋巴结转移

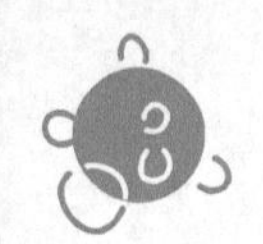

情况，浸润相邻组织情况及肿瘤的远处转移。本章中描述的大多数分期系统都将用到这些预后因素，而有些还可能包括性别或甲状腺切除术式等因素。有些分期系统仅适用于低风险的甲状腺高分化乳头状癌（PTC）和滤泡甲状腺癌（FTC）。其他分期系统则包括一些分化程度较低的甲状腺癌，如甲状腺髓样癌（MTC）和甲状腺未分化癌（ATCS）。

目前临床上大多数的甲状腺癌都是分化良好的PTC和FTC，其死亡率和复发率明显优于MTC和ATC的患者。然而，任何类型的甲状腺癌，一旦其肿瘤突破了甲状腺包膜或转移到远处器官，其预后往往不良。远处转移在分化型甲状腺癌（WDTC）中比较少见，其中肺转移和骨转移相对多见，并且可以显著增加死亡率。由于所使用的分期系统不同，不同类型甲状腺癌的死亡率和复发率可以变化很大。因此，在对甲状腺癌进行分期时，应将影响预后的不同因素考虑在内，以避免对低危患者的过度治疗及更有效的对高危患者进行治疗。

一、甲状腺癌的TNM分期

TNM分期系统最早诞生于1940年，是目前临床上使用最早的癌症分期系统，其诞生至今经历了多次更新。TNM分期由国际抗癌联盟（UICC）和美国癌症联合会（AJCC）联合制订，该系统可以应用到多达23个不同人体器官和系统的癌症分期。TNM即肿瘤大小（T），淋巴结转移情况（N）和远处转移情况（M）。肿瘤的大小是指临床发现的最大的肿瘤大小，淋巴结受累情况同时包括了中央区（第Ⅵ组）淋巴结和外侧区淋巴结的转移情况。

甲状腺癌第7版TNM分期相对于2002年发布的第6版有着如下的变化：将T_1进一步分为甲状腺内肿瘤T_{1a}期（≤1 cm）和T_{1b}期（1～2 cm）；单发甲状腺肿瘤现在定义为s（而不是a），多发肿瘤定义为m（而不是b）；原来使用的术语“可切除的”和“不可切除的”未分化甲状腺癌被替换为“中等高级”和“非常高级”的未分化甲状腺癌。第7版、第6版与第5版的不同在于原T_1为甲状腺内肿瘤（≤1 cm），T_2为甲状腺内肿瘤（1～4 cm），T_a为甲状腺内肿瘤（＞4 cm）。同时，删去M_x（无法评估的远处转移）这一分类。第6版TNM分期中，所有类型的甲状腺未分化癌都归为Ⅳ期，但在第7版中，将其详细分为Ⅳa期（甲状腺内肿瘤）、Ⅳb期（甲状腺外肿瘤）及Ⅳc期（所有远处转移的未分化甲状腺癌）。对于年龄在45岁以上的分化型甲状腺癌患者，第7版将肿瘤的甲状腺外侵详细分为Ⅳa或Ⅳb期，在这个年龄组所有出现远处转移的患者统一分为Ⅳc期。

TNM分期同时适用于所有4种类型的甲状腺癌，但肿瘤的具体类型在分期中起重要作用。例如，PTC和FTC的分期可从Ⅰ期至Ⅳ期，而ATC则只分为Ⅳ期。患者的年龄在TNM分期系统中意义重大，例如一个有PTC远处转移的患者，如其年龄小于45岁，则分为Ⅱ期，如果其年龄在45岁以上则为Ⅳc期。甲状腺癌是AJCC分期系统内唯一一个以45岁为分界线对患者进行分期的疾病，即使有远处转移的小于45岁的年轻WDTC患者，也不能给予其Ⅲ期或Ⅳ期以上的分期。AJCC的分期数据（第7版）提示PTC的5年生存率

从Ⅰ期至Ⅳ期分别为100%，100%，93%和51%；FTC为100%，100%，71%和50%；MTC是100%，98%，81%和28%；ATC Ⅳ期是约7%。TNM分组可归纳为以下4种类型：临床分期（c）是指手术前根据物理检查及影像学检查进行分期，以利于治疗方案和手术方式的选择；病理分期（p）指根据术中状况及术后病理检查结果进行分期。复治分期（r）是指对复发的癌症进行分期。尸检分期（a）指在对尸检中被偶然发现的癌症进行分期。依据患者的情况进行具体分类后进行TNM分期将给医师提供更多有利的信息。根据TNM第7版，45岁以下没有转移的多病灶PTC患者根据手术及术后病理情况将被分组为$pT_1N_0M_0$，1期。

二、甲状腺癌的AGES分期

AGES分期是由某学院提出的适用于PTC的分期方式，其纳入分期的因素主要是患者的年龄，病理分级，肿瘤的外侵程度与肿瘤的大小。由于引入了病理分级，AGES通常只适用于患者的术后分期。这个系统于1993年被扩大后，加入了手术类型作为新的分期因素。

三、甲状腺癌的DAMES分期

DAMES分期系统由Karolinska医学研究所设计开发，参与分期的因素包括DNA倍体，患者年龄，肿瘤转移情况和肿瘤的大小。与AGES分期系统相类似，DAMES分期系统目前应用较少，因为确定DNA倍体需要复杂的实验室检查并且成本颇高，因需使用细胞光度测定法分析DNA，创建直方图以显示细胞中的染色体。拥有非整倍体DNA的肿瘤细胞通常比整倍体肿瘤细胞更具侵略性。DAMES系统把PTC患者分为3类人群。低危组包括AMES分期低风险组与整倍体肿瘤；中间风险组包括AMES分期高危组与整倍体肿瘤；高风险组包括AMES分期高危组与非整倍体肿瘤，其预后较差。

四、甲状腺癌的SAG分期

卑尔根大学在1993年公布了适用于PTC的SAG分期系统。SAG分期是一种预后评分系统，将PTC患者分成3个高危人群。SAG分别代表患者的性别、年龄和肿瘤等级。肿瘤等级的划分则是基于血管侵犯程度，癌细胞核异型程度和肿瘤坏死程度。FTC患者中常可见到肿瘤的血管浸润，但也可见于一些PTC患者。核异型性指在一个高倍视野内所见的细胞核所具有的多形性及深染程度，也可以与DAMES期系统中涉及的非整倍体DNA数量联合起来得出结果。肿瘤坏死程度指肿瘤内坏死区的大小。血管侵犯程度也被称为VAN评分系统，1级（低级）即无血管侵犯，2级（高级）即存在血管侵犯。

（邢　浩）

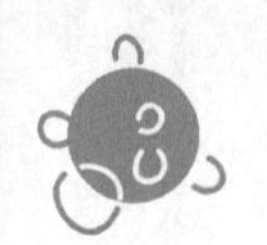

第三节　诊断

一、临床表现

甲状腺癌的病理类型较多，不同的病理类型其临床表现可有差异。总的来说，甲状腺癌早期临床表现大多不明显，常常是体检时超声检查发现。待肿块长大后，多数情况是患者（或家人）或医师偶然地发现颈部有肿块，而患者大多无自觉症状。颈部肿块往往表现为非对称性且质地较硬，并随吞咽可上下活动，肿块可逐渐增大。随着肿瘤进一步发展，肿瘤可侵犯气管而固定，也可产生压迫症状，如伴有声音嘶哑，呼吸不畅，甚至产生吞咽困难，或局部出现压痛等。当肿瘤增大到一定程度，压迫颈静脉时，可出现患侧静脉怒张与面部水肿等体征，是甲状腺癌的特征之一。

1．甲状腺乳头状癌

约占甲状腺癌的60%～70%。甲状腺乳头状癌表现为颈部肿块，患者无不适感，随着肿块逐渐增大，往往是被患者或家人无意中发现，因此往往就诊时间相对较晚，且容易误认为是良性肿瘤。当肿瘤压迫喉返神经时，可出现不同程度的声音嘶哑。甲状腺乳头状癌的患者一般不会有甲状腺功能的改变，但有部分患者可合并甲状腺功能亢进。颈部查体时，表现为甲状腺质地较硬的肿物，呈非对称性，肿块边界不清晰，表面凹凸不光滑。早期肿块可随吞咽上下活动，若肿瘤增大侵犯了气管或周围组织，则会变得较为固定。

2．甲状腺滤泡状癌

约占甲状腺癌的20%。颈部肿物是大多数甲状腺滤泡状癌患者的首发表现，肿块生长缓慢，质地中等偏硬，表面不光滑，边界不清楚，早期时甲状腺的活动度较好，当肿瘤发展侵犯甲状腺邻近的组织后则固定，也有患者开始表现为声音嘶哑，还有部分患者可能有转移症状，如股骨、椎骨等。

3．甲状腺髓样癌

占甲状腺癌的5%～7%。大部分甲状腺髓样癌患者就诊时，主要临床表现为颈部的硬实性肿块，无明显不适感，常伴有局部淋巴结肿大，部分患者以发现颈部淋巴结肿大为首发症状。也有一些肿瘤患者因伴有异源性促肾上腺皮质激素（ACTH）而产生的临床症状来就诊。该病的最大特点是血清降钙素水平明显增高，因而血清降钙素成为诊断甲状腺髓样癌的检测标志物。一般情况下，若血中降钙素水平超过0.6 ng/mL，则应考虑甲状腺髓样癌的可能，当然也有可能为C细胞良性增生。患者颈部体检时发现甲状腺的肿物质地坚硬，表面凹凸不平，边界不清。而家族型及多发性内分泌肿瘤2型（MEN2）的患者可表现为双侧甲状腺坚硬肿物。早期肿物可随吞咽上下活动，晚期侵犯了气管及邻近组织后则变得较为固定。

4. 甲状腺未分化癌

约占甲状腺癌的 10% ~ 15%。大多数甲状腺未分化癌患者表现为进行性增大的颈部肿块，约占 60% ~ 80%。甲状腺肿大，肿块硬实，且增长迅速，可伴有远处转移。也有患者原来已有多年的甲状腺肿块病史，近期突然急速增大，并且变得坚硬如石。还有部分患者已有分化型甲状腺癌（DTC）未经治疗，经一段时间后突然迅速增大，可伴有颈部区域淋巴结肿大。

5. 少见的甲状腺恶性肿瘤

（1）甲状腺鳞癌：较罕见，约占甲状腺恶性肿瘤的 1%，发病年龄多超过 50 岁，无明显性别差异，其预后相对较好。可以是甲状腺乳头状癌广泛化生，还可以来自甲状腺舌骨管或鳃裂的上皮组织。部分原发性甲状腺鳞状上皮癌伴有胸腺样成分（CASTLE），来自异位胸腺或鳃裂囊残留组织。患者较早出现侵犯和压迫周围器官的症状，如声音嘶哑、呼吸不畅等。随着病情发展，晚期可侵犯两侧叶，质地坚硬，活动度差，肿块边界不清，颈部淋巴结肿大，预后较差。

（2）甲状腺淋巴瘤：甲状腺淋巴瘤的发病率较低，占甲状腺恶性肿瘤的 5%以下，男女患病比例为（2 ~ 3）：1，主要为非霍奇金淋巴瘤，除快速增大的甲状腺肿块外，常伴有明显的局部症状，如声音嘶哑、吞咽困难和呼吸困难等。非霍奇金淋巴瘤属于单核－吞噬细胞系统生长的多中心肿瘤，30% ~ 70%的患者合并桥本甲状腺炎（HT）。

（3）甲状腺转移癌：原发于全身其他部位的恶性肿瘤可转移至甲状腺，如乳腺癌、肺癌等。

二、实验室检查

1. 甲状腺球蛋白

检测血清甲状腺球蛋白（Tg）对 DTC 的诊断意义并不大。由于一些甲状腺良性疾病如桥本甲状腺炎、亚急性甲状腺炎、Graves 甲状腺功能亢进、结节性甲状腺肿等因甲状腺滤泡的破坏，Tg 进入血液循环，均可导致血清 Tg 升高，因此不能凭借血清 Tg 升高而诊断为甲状腺癌。而测定血清 Tg 在 DTC 治疗及随访中具有重要作用。理论上，双侧甲状腺全切除术，在没有残余和转移灶存在时，血清中的 Tg 是检测不出来的。临床中甲状腺癌术后，血清 Tg 应 < 10 ng/mL，若 Tg > 10 ng/mL 则表示有转移灶存在的可能。该诊断的敏感性为 100%，特异性为 80%以上，故 Tg 是评估 DTC 患者经治疗后有无复发、转移，同时也是观察疗效最佳的肿瘤标志物。但是，对于有腺体残留、未行甲状腺全切或甲状腺近全切加 ^{131}I 治疗的 DTC 患者随诊中，监测血清 Tg 水平的作用又具有一定的局限性。

2. 甲状腺球蛋白抗体

甲状腺球蛋白抗体（TgAb）是一组针对甲状腺球蛋白不同抗原决定簇的多克隆抗体。在 DTC 的治疗及随访中，TgAb 可作为测定血清 Tg 的辅助检查，用来判定 Tg 水平是否为假性增高或降低。

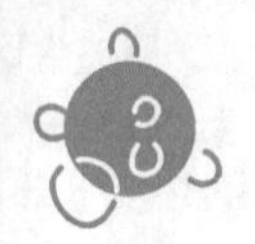

3．降钙素

降钙素（CT）是由甲状腺的C细胞产生的多肽激素，甲状腺髓样癌（MTC）是一种起源于甲状腺C细胞的恶性肿瘤，因此血清CT可作为MTC最重要的肿瘤标志物。临床上，血清CT不仅能反应明显存在的原发和继发灶，还能提示亚临床病灶、术后残留、微灶转移的存在。在未经刺激的情况下，若血清CT值＞100 ng/L，提示MTC存在。研究发现，血清CT升高的幅度与肿瘤负荷呈正相关，即肿瘤越大、存在区域淋巴结或远处转移，CT值升高越显著。测定血清CT可用于诊断MTC，以及MTC术后随访。

4．癌胚抗原

癌胚抗原（CEA）是一种非特异性肿瘤相关抗原，目前已应用于许多恶性肿瘤的辅助诊断、疗效评价，以及监测复发转移情况，但在甲状腺癌中的应用相对较少。其实，CEA水平升高，在甲状腺癌中并不少见，据文献报道50%以上的MTC伴有CEA的升高。术后随访监测CEA水平，也有助于发现MTC是否存在病灶残留、复发和转移。

5．促甲状腺激素

促甲状腺激素（TSH）是一种刺激甲状腺生长的重要激素，它能反映甲状腺的功能状态。在甲状腺癌诊疗指南中，TSH被作为首选检查，若TSH降低，说明甲状腺结节有分泌功能，而有分泌功能的结节恶性可能性相对较小。国内外多数研究显示TSH水平可以作为甲状腺癌的独立危险因素，甲状腺癌的风险可随着TSH的升高而增加，同时更高的TSH水平还可能提示更高的肿瘤分期。

除了上述5种肿瘤标志物以外，还有血管内皮生长因子（VECF）、基质金属蛋白酶、端粒酶、胰岛素样激素、半乳糖凝集素3（galectin-3）、明胶酶B及组织金属蛋白酶抑制剂等也在甲状腺癌的诊疗中发挥作用。

三、影像学检查

1．超声检查

甲状腺彩超检查，是甲状腺肿瘤重要的检查手段。甲状腺癌的超声学指征包括：低回声、边缘不规则、微钙化、微分叶和排列紊乱血供增加、结节内血管、晕环、垂直位生长、淋巴结异常等。其中低回声、形态不规则（纵横比≥1）、微钙化是超声诊断甲状腺癌的重要依据。甲状腺癌结节超声表现分为3型：①1型，低回声型，癌肿表现为低回声，边界不整齐但分界尚清晰，无明显钙化现象；②2型，低回声合并钙化型，癌肿病变回声较低，内部回声不均匀但见散在斑片状强回声；③3型，混合性回声并钙化型，恶性病变表现为囊实性混合性回声，内部可见散在斑片状强回声。甲状腺彩色血流信号，分为4种类型：①Ⅰ型，结节内部无血流信号；②Ⅱ型，结节周围有血流信号；③Ⅲ型，结节内部有血流信号；④Ⅳ型，结节内血流信号弥漫性增多。其中Ⅰ型多见于结节性甲状腺肿，Ⅱ、Ⅲ型多见于甲状腺瘤，Ⅳ型多见于甲状腺癌。

甲状腺影像学报告及数据系统（TI-RADS），甲状腺TI-RADS诊断标准共有五级：

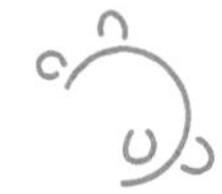

①0级，无结节，正常甲状腺或甲状腺弥漫性增生；②1级，高度提示结节良性，以囊性为主，有声晕；③2级，可能为良性，结节等回声或高回声，以实性为主，边缘清楚，回声不均匀，蛋壳样钙化或粗钙化；④3级，不肯定，低回声结节，实性，回声均匀，边缘光整，A > T，无其他提示恶性的超声征象；⑤4级，可能为恶性，1 ~ 2项提示恶性，如低回声，边缘不光整，微钙化，淋巴结有异常；⑥5级，高度提示为恶性，超过3项提示恶性的超声表现，如低回声，微钙化，边缘不光整，边界不清，淋巴结异常等。1 ~ 3级评判为良性，4 ~ 5级评判为恶性。

随着超声影像学的发展，超声造影检查作为一种成像技术逐渐被临床所应用，是一种评价血流灌注的新方法。超声造影能够动态观测甲状腺结节血流灌注的情况，并可进行定量分析，在评估甲状腺结节性质及血流动力学方面又迈进了一步，为甲状腺肿瘤的诊断提供了一种新的超声检查方法，已成为当前超声影像医学研究的热门课题之一。

超声对比剂能够显示实质组织微血管结构，突破了彩色多普勒超声和传统灰阶的局限性，提高了对病变组织的检测能力。目前三维超声造影已经开始在临床上应用。三维超声造影能够立体观察病灶，能够从不同的角度更全面地显示病变组织的血流灌注情况，显示肿瘤新生血管的全貌。大量研究表明三维超声造影检查显示恶性甲状腺结节的血管分支数量和血管密度显著高于良性结节。相信随着超声造影技术和对比剂的不断发展，超声造影检查在甲状腺癌的诊断中将呈现出更加广阔的应用前景。

2. CT检查

正常甲状腺组织内的含碘量较高，其CT值明显高于周围的软组织，故甲状腺CT检查具有良好的空间和密度分辨率。CT平扫时甲状腺癌主要征象是：单发肿块或结节；形状不规则或呈分叶状；内可见不同程度的低密度区，密度不均匀；无包膜或包膜不完整，边界不清；部分可发生钙化，如砂粒样钙化、小结节样钙化或混合性钙化等；少数病例以混合性囊性为主，囊壁的厚薄不均匀；还可显示颈部淋巴结有无肿大、气管是否受压变形、颈静脉或颈前肌群有无受累等情况。甲状腺癌CT增强扫描可见：肿瘤出现不同程度强化，部分肿瘤组织因向包膜外浸润的深度不同而形成不规则“半岛状”瘤结节强化，肿瘤侵及或突破腺体周边不完整的包膜或假包膜，出现“强化残圈”征；少数以囊性为主的病灶，强化后可出现囊壁及乳头状结节样强化。

3. MRI检查

在临床上，MRI检查已得到广泛应用，由于良好的软组织对比度，而且能任选方位扫描，故成为甲状腺癌重要的诊断方法。目前有关甲状腺癌的MRI研究国内较少，而国外较多。MRI诊断甲状腺癌特征性表现是瘤周不完整包膜样低信号影，肯定征象是甲状腺周围组织有浸润、颈部淋巴结发现转移，重要指征是肿瘤的形状不规则、边缘模糊、信号不均匀。MRI较好地显示小结节，较详细地提供结节形态，特别是较准确地判断肿瘤侵袭的范围。MRI也存在一些不足，一方面肿瘤周围出现不完整包膜样低信号；另外，对于较小直径、周围组织未侵袭，以及颈部淋巴结未出现转移的甲状腺癌，MRI在诊断方面仍存在一

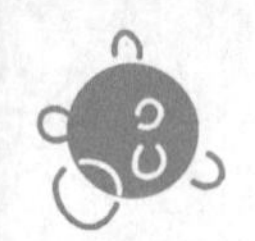

定的困难。此外，MRI 对钙化的检测不如超声和 CT 敏感。因此目前 MRI 在诊断甲状腺结节的良恶性方面，需结合其他影像学检查。

4. PET/CT 检查

正电子发射型计算机断层成像（PET）是近十几年发展起来的医学影像技术，它能较早发现机体的功能异常和代谢变化，甚至可以在机体出现临床表现或解剖形态改变之前发现病灶，从而有助于疾病的早期诊断，尤其是恶性肿瘤。PET/CT 检查病灶 ^{18}F–FDG 的标准摄取值一般情况下以 5 为界，小于 5 者多为炎症或良性病变，大于 5 者则恶性肿瘤可能性大。但有研究发现多数甲状腺癌，尤其是乳头状癌病灶，标准摄取值小于 5，这可能与甲状腺癌总体恶性程度较低有关。因此在进行结果判定时，除了根据标准摄取值以外，还应注意根据 PET/CT 图像进行鉴别，如摄取浓聚灶边缘是否模糊，密度是否不均匀或者是否有条状改变，当然还要结合其他影像学检查的结果和临床分析。对甲状腺滤泡癌患者 PET/CT 评估全身转移情况具有较重要价值。由于目前该项检查费用较高，一般作为补充检查项目，不是常规。

四、核素扫描

作为较早用于诊断甲状腺疾病的方法之一，甲状腺核素扫描主要是采用静态显像和亲肿瘤显像对甲状腺肿瘤进行诊断。一般认为，甲状腺“温”结节和“热”结节基本是良性，而“冷结节”有恶性可能。当静态显像结果为“冷结节”时，可行甲状腺亲肿瘤显像，若亲肿瘤显像为阳性，提示恶性的可能性较大。目前高频超声、CT 及 MRI 检查在临床广泛应用，尤其穿刺技术的发展，而甲状腺核素扫描的病灶分辨率有限，现认为核素扫描诊断甲状腺癌有一定的局限性。术后 ^{131}I 全身显像（WBS）被认为有较好的应用前景，主要用于探查 DTC 转移病灶和观察核素治疗效果。但要注意，若 ^{131}I 全身显像为阴性，并不意味着一定没有转移灶，也有可能是甲状腺癌转移灶不吸 ^{131}I。

五、细针穿刺细胞学诊断

目前，超声引导下细针穿刺细胞学检查（FNAB）是鉴别甲状腺结节的常用方法。通常先采用常规超声检查甲状腺结节的大小、数量、位置、形态、回声情况，结节与血管及周围组织的关系，然后彩色多普勒超声（CDFI）检测甲状腺结节内部及周边的血流情况，选择最佳穿刺点及穿刺途径，以避开血管。从细胞学角度，甲状腺超声引导下细针穿刺细胞学检查为甲状腺疾病病理诊断提供了新的方法，提高了甲状腺疾病诊断的准确性，为一些良性病变患者避免了不必要的手术。

1. FNAB Tg 检测

Tg 在正常甲状腺、甲状腺癌组织中均表达，术前血清 Tg 值水平对判断甲状腺结节良恶性的价值并不高。但如果在淋巴结内检测 Tg 高表达，则表明淋巴结内存在甲状腺来源的细胞，可作为甲状腺癌淋巴结转移的依据。Tg 在组织穿刺液中的浓度远高于血清中的浓

度，FNAB Tg/ 血清 Tg > 1 可作为判断乳头状甲状腺癌（PTC）颈部淋巴结转移癌辅助检查的首选指标。

2．FNAB 分子标志物检测

寻找肿瘤分子标志物是目前研究的热点。样本肿瘤分子标志物的检测有助于提高恶性肿瘤诊断的准确率。目前研究较多的甲状腺癌分子标志物有 RAS、BRAF、PAX8/PPAR、RET/PTC 等。对于无诊断或可疑标本行 BRAF v600E 突变检测有助于提高 FNAB 诊断的准确率。PTC 患者术前 FNAB 标本 BRAF 突变与甲状腺癌包膜侵犯及淋巴结转移有关。

3．FNAB 微小 RNAs 分析

微小 RNAs（MiRNAs）具有调控基因表达的功能，近年来成为分子生物学研究的热门。经研究发现一些 MiRNAs 如 MiRNA-187、MiRNA-181b、MiRNA-221，MiRNA-222、MiRNA224、MiRNA-146b、MiRNA155 等在各种类型的甲状腺癌中均为高表达，在 PTC 中表现更为明显。另外 MiR-NA 的表达与某些基因突变有关，MiRNA-146 在 BRAF 突变组的表达明显高于非突变组，MiRNA-221、MiRNA222 在 BRAF、RAS 突变患者中呈现高表达。FNABMiRNA 分析能提高甲状腺结节良恶性的诊断率，并可预测淋巴结的转移。

六、基因检测

随着分子生物学及免疫学的迅猛发展，以及对甲状腺癌分子发病机制的深入研究，人们发现许多基因变异与甲状腺癌发生、发展及预后密切相关。基因检测将有可能成为可靠的甲状腺癌检查方法。

1．RET 基因

RET 基因重排是甲状腺癌的重要发生机制之一，与 PTC 关系尤为密切。有研究显示，RET 基因重排在 PTC 中发生率在 90% 以上。另外，RET 基因突变也是甲状腺癌的发生机制，尤其是 MTC。甲状腺癌中较为少见的 RET 基因变异类型 RET 基因扩增，在 PTC 及甲状腺未分化癌（ATC）中均有表达，并与放射诱导、高级别恶性病例具有一定相关性。

2．RAS 基因

大量研究发现，在不同类型甲状腺癌中均发现 RAS 基因突变，RAS 基因突变可能在甲状腺癌的早期起作用。

3．BRAF 基因

BRAF 基因突变主要与 PTC 关系密切，有研究发现 BRAF 基因突变与 PTC 远处转移及临床分期密切相关。BRAF 基因突变可以作为判断甲状腺癌患者预后的指标之一。

4．microRNA

目前研究 microRNA 在甲状腺癌发病机制中的作用主要是针对 PTC 和 FTC。研究发现，与 PTC 相关的 microRNA 主要有 miR-181b、miR-146、miR-221 及 miR-222 等，与 FTC 相关的 microRNA 主要有 miR-328、miR346、miR-192 及 miR-197 等。在 MTC 和 ATC 中也发现了相关的 microRNA，如 miR26a、miR-30d 及 miR-125b 等。另外，一些抑癌基因的失

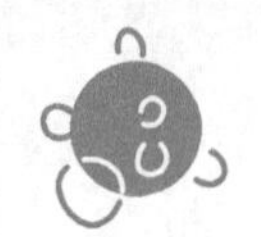

衡，如p53基因、Bcl-2基因、p16基因、p27基因、PTEN基因、APC抑癌基因等，也是各种类型甲状腺癌形成和发展的重要因素，检测其表达对甲状腺癌的判断具有一定的价值。

（邢　浩）

第四节　腔镜下甲状腺癌根治术

一、概述

传统的甲状腺手术由于颈部留有手术瘢痕，切断皮神经导致术后颈部不适、感觉异常等，给女性患者造成很大的心理负担，患者对手术的美容效果提出了更高的要求。近年来腔镜手术在许多领域取得了长足的发展，使腔镜技术用于甲状腺手术具备了一定的基础和条件。1996年Gagner等报道了世界上首例腔镜甲状旁腺大部切除术，1997年Hussher等完成了首例腔镜甲状腺腺叶切除术，美容效果满意。随后开始了腔镜甲状腺手术方法的探索，由于颈部间隙狭窄，手术空间小，手术操作和止血均较困难，中转开放手术比例高，当时在美国和意大利等国仅为少数病例施行了此手术，尚不具备推广价值。2001年6月仇明等完成了国内第一例腔镜甲状腺切除术。此后腔镜甲状腺手术在我国迅速发展，截至目前国内约有200多家医院已施行了腔镜甲状腺手术。近年来，随着国内外内镜器械与技术的不断发展，内镜甲状腺切除术（ET）越来越得到普及。由于完全内镜甲状腺手术（TET）具有颈部无瘢痕、切口比较隐蔽、美容效果好等优点，容易被患者接受而得以广泛普及与发展，在国内应用最为广泛，所以本章着重详细介绍。

二、腔镜甲状腺切除术的手术分类

目前腔镜甲状腺手术有两种：①完全内镜甲状腺手术，分为胸乳入路、全乳晕入路、腋路入路、锁骨下入路、腋乳入路、口底入路等；②内镜辅助甲状腺手术，通过悬吊法建立操作空间，有胸骨切迹和锁骨下2种径路。胸骨切迹上的腔镜辅助径路，此手术方法为意大利Miccoli首创，由Bellantone等首先报道，此手术方法是免CO_2气腹，于胸骨切迹上方做一15～30 mm切口，用常规手术器械钝、锐性分离颈阔肌下间隙，用小拉钩提起皮瓣显露手术野。经小切口伸入腔镜和常规手术器械施行甲状腺手术。此径路操作简单方便，路径短，往往和常规手术配合使用，可避免与CO_2气腹有关的并发症，对术者的腔镜外科手术技术要求不高，必要时可延长切口转为传统开放式手术；缺点是术野显露较差，术后颈部留有瘢痕。

三、完全腔镜下甲状腺手术适应证和禁忌证

（一）手术适应证

（1）甲状腺单发或多发结节，结节直径小于或等于5 cm，囊性结节可大于5 cm。

（2）无外侧区淋巴结转移及局部侵犯的分化型甲状腺癌。

（二）手术禁忌证

（1）有颈部手术史。

（2）甲状腺肿块直径大于 5 cm。

（3）有局部浸润的恶性肿瘤。

（4）有外侧区淋巴转移的恶性肿瘤。

（5）有颈部放疗史、甲状腺功能亢进和甲状腺炎为相对禁忌证。

四、完全腔镜下甲状腺癌手术

（一）TET 手术径路

TET 手术径路有胸乳入路、全乳晕入路、腋路入路、锁骨下入路、腋乳入路等。而胸乳入路有以下特点：不要离断颈部带状肌，可同时行双侧甲状腺手术，可以行Ⅵ区及Ⅲ、Ⅳ区淋巴结清扫。合理的手术入路首先面临的问题，结合文献报道及笔者的经验，认为经胸乳入路具有手术操作空间大、容易同时处理双侧甲状腺病灶且操作过程中手法自然等优点；同时患者内衣可完全掩盖所有切口，美容效果最佳。临床多采用胸乳入路，而对于对胸部美容效果要求较高的患者也有时采用全乳晕入路。

（二）体位与消毒

全麻插管后，患者采取仰卧位，枕部垫头圈，背部垫背枕，保持头后仰位。可以将中单叠成卷塞入颈后维持颈椎前曲，可以减少术后头晕及颈椎疼痛症状。双腿外展，两腿之间成角约 45° ~ 60°，绑腿固定。双臂内收于身体两侧，固定。消毒范围上达颌下，外至上臂中部及腋中线，下至脐水平，双腿、腹部均需铺满无菌单。

（三）手术器械

除普通内镜手术器械外，需要用 10 mm Trocar 1 把、5 mm Trocar 2 把，特制注水器、甲状腺分离器、可弯分离器及剥离器、带固定齿无损伤抓钳、专用拉钩、自动归位持针钳，超声刀 5 mm 及机器 1 套，负压引流瓶 1 个。5 个 0 带针可吸收线。自制标本袋制作：用无菌手套，剪去前端手指及手掌部分，仅留用手腕圆筒部分，丝线结扎远端呈漏斗状，近端用圆针及 1 号丝线在尽量接近边缘处做一圈荷包缝合备用。

（四）术者站位及准备

主刀医师站于患者两腿之间，向左侧身约 45° 紧靠手术台，扶镜医师坐于患者右腿外侧，拉钩医师可坐于患者身体两侧，器械台及洗手护士位于患者左腿外侧。连接电子镜、电凝钩、吸引器、超声刀后置于患者左侧大腿处的储物袋中。超声刀及电凝钩脚踏板置于患者左腿下方地上备用。

（五）手术切口选择

（1）双侧乳晕边缘内上象限（左侧约 10 ~ 11 点钟方向，右侧约 1 ~ 2 点钟方向）各取一约 0.5 cm 切口，确定双侧切口与对侧胸锁关节连线交叉点位于正中线上。

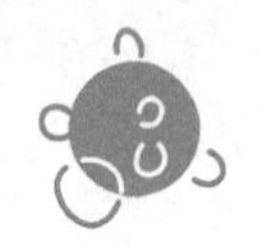

（2）双侧乳头连线与右侧胸骨旁线交点处做一约 1.0 cm 长纵向切口。因正中线胸骨前方皮下组织致密且于皮下分离时易出血，故取胸骨旁线切口。此切口可根据患者特殊需要适当下移。注意，如果患者体形较为高大，会导致双侧乳晕切口皮下隧道过长，不利于手术操作，术前需做好评估，准备超长 Trocar 备用。

（六）手术操作

建腔用 500 mL 生理盐水加入 1 支肾上腺素后，再用此肾上腺素生理盐水 100 mL 加入 2 支罗哌卡因注射液制作成膨胀液备用。先将少许膨胀液注入 3 个切口处的皮下组织内，中央切口处可注入多一点。切开中央处切口，用蚊式血管钳撑开皮下组织。用特殊注水器将膨胀液注入皮下组织与肌筋膜之间间隙后向前潜行注射，至胸骨角水平后分别向左、右两个方向，朝双侧胸锁关节方向潜行注射膨胀液，高度超过锁骨水平即可。注射深度位于肌筋膜表面效果最好，此间隙较为疏松且血管网最少，不易出血。同时，观察皮肤需膨胀、隆起，注意如果皮肤出现"橘皮征"，则注射深度过浅，如果前进阻力过大，则可能注射深度过深。将剥离器以 30° 向前下方刺入皮下组织与肌筋膜之间间隙后，向前潜行制作隧道，同样注意深度，采用"宁深勿浅"的原则，过浅会造成皮肤瘀青或坏死，影响美容效果，违反内镜手术初衷。

用大弯血管钳探入隧道入口，上至胸骨角水平，尽量钝性撑开切口至胸骨角的皮下隧道，以便 Trocar 进入及标本袋取出。将 10 mm Trocar 刺入隧道，开启二氧化碳气体，流量至最大，压力 6 ~ 8 cmH_2O。屏幕上应显示前方左右两个"鼻孔状"隧道口。切开右侧乳晕切口，蚊式血管钳撑开皮下组织后，将带芯 5 mm Trocar 沿切口与对侧胸锁关节连线刺入皮下组织与乳腺表面之间间隙潜行。开始方向尽量与中间隧道平行，以免手术操作时与电子镜 Trocar 相互影响，接近胸骨角时转向对侧胸锁关节方向，深度同样不能过浅而使皮肤出现"橘皮征"，亦不能过深刺入乳腺组织。出口应在"鼻孔状"隧道口近端。从左侧 Trocar 伸入电凝钩，钝性电切游离 Trocar 出口附近及对侧浅筋膜，以便对侧 Trocar 进入。做右侧乳晕边缘切口，同法，插入 5 mm Trocar 后，伸入吸引器向上顶住皮肤帮助扩腔，同时可以开启吸引阀，吸出因电切产生的水蒸气，帮助左侧电凝钩分离。打开双侧 5 mm Trocar 气阀排除水蒸气。可以分别将双侧切口前皮肤丝线缝合一针后系于双侧 5 mm Trocar 排气管上，防止换用手术器械时 Trocar 脱出。建腔范围呈倒梯形，上至甲状软骨上缘，外侧至胸锁乳突肌外侧缘，下至胸骨角。分离深度达肌筋膜，应保留完整肌筋膜，达到"上黄（皮下脂肪）下红（肌层）"的效果，这样才能最大程度减少出血。中间到达白线时，由于血管增多，将电凝钩改为超声刀分离。

切除患侧腺叶及峡部：左手换用无创抓钳协助超声刀由下至上切开带状肌颈白线至甲状腺，下至胸骨切迹，上至甲状软骨上方。右手改用可弯分离器剥离甲状腺显露甲状腺峡部后，仍换用超声刀于峡部近健侧离断甲状腺峡部。左手用无损伤抓钳抓住峡部向外下方牵拉，右手用超声刀切断甲状腺悬韧带，暴露气管，在游离靠近环甲肌的悬韧带时注意将超声刀功能臂朝向外侧，避免损伤环甲肌造成术后患者发声音调降低。在患侧胸锁乳突肌

外侧缘，环状软骨水平处用36G粗针刺穿皮肤进入创腔后，穿入专用拉钩，向外牵拉带状肌。首先，向上游离，凝闭，切断甲状腺上动脉前支后，切断甲状腺下极血管。将甲状腺向内下牵引，向外侧游离甲状腺，分离带状肌，切断甲状腺中静脉。注意辨别、保护下极甲状旁腺及其血供。左手用无损伤抓钳抓住甲状腺，向上翻起甲状腺，右手用分离钳轻柔分离下极脂肪组织，寻找并显露喉返神经后，沿甲状腺背侧包膜向上逐渐游离甲状腺。可置入纱条带，隔离喉返神经，避免热灼伤。Chung等报道103例PTMC腔镜手术，出现一过性喉返神经麻痹26例，高达25.2%。超声刀对组织的热灼伤可能是喉返神经损伤的原因。全程显露喉返神经至入喉处。向上游离处理甲状腺上极血管背侧支。完整切除患侧腺叶及峡部。将标本袋由中间隧道置入创腔，将荷包缝合线留于体外，将标本、纱条带装入后，收紧荷包缝线，取出标本袋，检查标本上有无可疑旁腺组织，送冷冻切片。注意在分离过程中，应避免超声刀功能臂一侧对着喉返神经，且在超声刀工作时保证距离喉返神经3 mm以上距离。据文献报道胸乳入路还可清楚显露双侧喉返神经，有利于预防喉返神经损伤。由于腔镜具有视野清晰、局部放大作用，对于手术中的血管、神经，以及其他重要解剖组织和结构具有很好的分辨能力，可以较清晰地显露喉返神经。

Ⅵ区淋巴结清扫及颈外侧区淋巴结清扫：在接近患侧胸锁乳突肌根部刺入第二个特殊拉钩，向外侧牵拉带状肌。第一个拉钩改为向对侧顶住气管显露中央区淋巴结。无损伤抓钳抓起胸骨切迹上方淋巴脂肪组织，向上牵拉，超声刀切断中央区近健侧淋巴脂肪组织，向下游离至胸腺下方显露气管。向外侧游离显露颈总动脉血管鞘后，在显露喉返神经前提下完整游离、切除中央区淋巴结。注意游离至外侧颈总动脉血管鞘时，无损伤抓钳抓取淋巴脂肪组织不能牵引过于用力，否则容易将颈总动脉后方颈交感神经神经干拉起损伤而导致Horner综合征。而超声刀分离至内侧气管旁时亦不能牵拉过度，因为内侧血管较多，会导致超声刀凝闭不牢而出血。特别注意最后游离并清除喉返神经后方淋巴结。在胸骨上窝气管旁游离下行喉返神经时，可以采用直角小弯钳分离、显露喉返神经，可以有助于最大限度清扫掉胸骨上窝处淋巴结。注意尽量保护下极甲状旁腺及其血供。如若很难分辨甲状旁腺，可以整体切除后，由标本中找出可疑旁腺组织，切除部分送术中冷冻确诊后，制作成悬浊液注入胸锁乳突肌内种植亦可。

外侧区淋巴结清扫：采用肌间入路清扫外侧区淋巴结，即纵行切开胸锁乳突肌胸骨头和锁骨头之间肌束，牵拉开胸锁乳突肌来显露外侧区淋巴结。由下而上依次清扫Ⅳ、Ⅲ、Ⅱ区淋巴结。注意左右侧颈外侧区清扫有所不同：右侧有颈淋巴干、锁骨下淋巴干及右侧支气管纵隔淋巴干汇成右淋巴导管从前侧注入右侧静脉角。而左侧胸导管自锁骨下动脉、食管之间穿出，绕过左颈总动脉和左侧颈内静脉从后方注入左侧静脉角。应在不同位置分别凝闭右淋巴导管及胸导管，防止乳糜漏。而左侧锁骨下动脉在左侧颈总动脉后方通过，而右侧锁骨下动脉及右侧臂丛神经在右侧前后斜角肌肌间隙间通过，应注意避免损伤。

清除锥状叶及喉前淋巴脂肪组织。将标本袋由中间隧道置入创腔，将荷包缝合线留于体外，将标本、纱条带装入后，收紧荷包缝线，取出标本袋，检查标本中有无可疑旁腺组

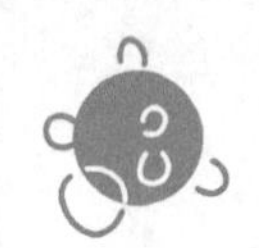

织。腹腔镜技术应用于腹部肿瘤手术以来，Trocar出现种植转移的报道不断涌出，其发生原因，目前尚不明确，综合文献报道主要与气体的使用、局部创伤、肿瘤特性，以及术者的操作水平有关。Kim等报道第1例在腔镜甲状腺切除术后出现甲状腺床及Trocar位置种植转移的病例，考虑发生原因与术中对肿瘤不正当的牵拉所致。为了尽可能减少肿瘤细胞种植转移，首先要求外科医师应该具有较熟练的腹腔镜技术，且对局部解剖辨认清楚、手术操作轻柔、动作准确，避免对肿瘤组织的机械性刺激；同时吸取腹部手术经验采用无菌手套来自制取物袋，并且可以适当扩大中间隧道及伤口，尽量避免在取出标本时由于对肿瘤组织挤压而造成肿瘤播散；此外，还应对手术术野及胸壁穿刺隧道进行蒸馏水及生理盐水反复冲洗，达到术野无瘤效果。

缝合及引流：用蒸馏水冲洗创腔及隧道3次，嘱托麻醉师将肺膨胀至30 cmH_2O后，检查有无活动性出血。用5个0可吸收带针缝线，由表皮刺入创腔，右手用自动归位针持，左手用分离钳由上至下连续缝合带状肌白线。超声刀剪线后，将针线自表皮穿出。注意可吸收缝线剪为25 cm，且用生理盐水浸透以便打结及缝合。白线下端留约1.0 cm长缝隙作为置入引流管用。将引流管从健侧Trocar伸入，置入白线下端留用缝隙中伸入创腔，对侧用分离钳夹住引流管，撤出引流管Trocar，丝线表皮固定。撤出所有Trocar，消毒间断缝合皮肤。连接引流瓶，打开负压阀。

五、手术并发症及预防

开放甲状腺手术的并发症在腔镜甲状腺手术中也可能发生，主要有出血，脂肪液化，皮肤红肿、瘀斑，皮下感染积液，气管损伤，喉返神经、喉上神经损伤，误切甲状旁腺使术后低血钙，甲状腺功能低下，甲状腺功能亢进复发，颈胸皮肤发紧不适感，以及与CO_2有关的高碳酸血症、皮下气肿、气体栓塞等。由于腔镜的放大作用，术野清晰，操作较传统手术更精细，掌握手术操作技术后，喉返神经损伤、误切甲状旁腺、气管损伤、血管出血等并发症在腔镜甲状腺手术中已很少发生。术中出血多系操作不当，肌肉损伤或超声刀使用不当致血管误伤或缝合不全所致，复发的常见原因是切除得不够，腺体残留得太多等，脂肪液化，皮肤红肿、瘀斑，皮下感染积液等是由于分离手术空间的层次不对，可能损伤了皮下脂肪层，甚至损伤了皮下小血管或真皮层，严重者可引起皮下软组织感染。

许多学者报道了腔镜甲状腺手术常引起喉上、喉返神经损伤，Miccoli等报道这种并发症发生率可达2.7%。Lai等报道100例乳晕径路的甲状腺手术，术后1例喉返神经损伤，3例短暂的声音改变。Miccoli等报道67例，术后2例发生低钙血症和1例暂时发生喉返神经损伤。迄今笔者已行腔镜甲状腺手术150多例，只有3例神经损伤，而且均在1个月内恢复。喉返神经损伤仍是腔镜手术后最常见的并发症，有学者认为，术中利用腔镜的放大作用仔细解剖神经，可以避免损伤神经。有的学者则认为，术中不必常规暴露神经，只要紧贴甲状腺的被膜操作，就可避免损伤神经。神经损伤可能与超声刀距离神经太近有关。王存川等认为，超声刀头和喉返神经、甲状旁腺的安全距离至少在5 mm以上。由于超声刀

夹的组织多少和深浅较难把握，且其损伤大多由超声刀的热传导引起，因此，使用超声刀时功能刀头应朝上，不要太深，避免热损伤。这种损伤多为暂时性的，可自行恢复，不需特殊处理。由于 CO_2 的压力一般为 6 mmHg，所以与 CO_2 有关的并发症报道很少，Ohgami 等报道 1 例皮下气肿，但范围很小，无气体栓塞。许多学者报道，压力为 6 mmHg 时，术中的血流动力学稳定，呼吸末 CO_2 压力正常，血气 PCO_2 低于 40 mmHg。动物实验表明，CO_2 压力达到 20 mmHg 时才出现与 CO_2 有关的并发症，所以 CO_2 压力在 6 mmHg 是安全的。手术并发症与术者的经验及操作熟练程度有关，术中精细的解剖和止血是减少手术并发症的关键。

（邢　浩）

第五节　甲状腺癌扩大根治术

一、概述

甲状腺癌是一种以手术治疗为主的低度恶性肿瘤，疗效好、生存率高、复发率低，复发后仍可手术并能取得良好效果。与甲状腺毗邻的周围组织和器官也常常受到甲状腺癌的侵犯。具体累及范围与肿瘤的病理类型，原发灶的位置、大小有关，常侵犯的组织和器官有带状肌、喉返神经、气管、食管、喉和咽等，颈内静脉、颈总动脉、椎前筋膜受累较少见。

对有手术指征的甲状腺癌遇到局部侵犯广泛，如侵犯气管、食管、喉返神经、双侧颈内静脉等，如患者全身情况许可应行扩大手术。具体手术方式由肿瘤的侵犯范围决定，术前应结合患者的病史、体征及影像学检查结果进行准确的病灶评估，同时还应考虑不同类型肿瘤的侵犯方式、患者的身体状况和功能受损情况制订不同的个体化手术切除方式，并选择合适的修复材料及修复方式进行器官或组织的机构和功能重建，以期获得较长的生存时间和较好的生活质量。

二、局部严重外侵的甲状腺癌的诊断

1. 症状

声嘶，喉鸣，吞咽和呼吸困难，咯血，局部疼痛。

2. 体检

（1）皮肤溃烂，颜色加深，皮下静脉扩张。

（2）甲状腺肿块质硬、固定，皮肤充血溃烂。

（3）辅助检查：喉镜发现声带瘫痪，喉气管腔内有肿块。

（4）CT 或 MRI：发现甲状腺癌与气道之间的微小间隙消失，甚至气道内有肿块突入腔内；食管被牵拉移位。

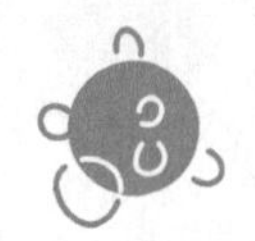

在甲状腺癌外侵早期，肿瘤可仅侵犯喉气管的软骨表面和食管的外层肌肉，常常在手术中才能发现侵犯表现；而在侵犯晚期，肿瘤可突入上呼吸道和上消化道的黏膜下层，表现为黏膜下肿块和膨隆。随着肿瘤发展，可突破黏膜形成溃疡和管腔内的肿块。

三、甲状腺癌侵犯上呼吸道和上消化道的方式

甲状腺癌主要有以下几种侵犯上呼吸道和上消化道的方式。

（1）直接生长扩展。

（2）通过气管食管沟转移的淋巴结侵犯。

（3）大多数甲状腺癌是从一侧向喉气管内侵犯，侵犯喉的甲状腺癌则多从甲状软骨后方通过梨状窝向喉腔侵犯，也可通过声门下向喉气管腔内侵犯。

（4）直接破坏气管环进入气管腔内。

四、外侵甲状腺癌外科治疗原则

对甲状腺癌腺外侵犯的主要处理方式是手术治疗，肿瘤的彻底切除已被认为是其外科治疗的金标准，但手术的方式及切除范围与病变侵犯的深度和广度密切相关，且争议较大。有学者认为甲状腺癌生长缓慢，对后续的辅助治疗敏感，因此术中切除肉眼可见的病变即可，术后辅以 ^{131}I 治疗、放疗、内分泌治疗等也可以达到控制肿瘤生长的效果，且最大限度地保存了受累器官的功能。然而，随着手术技巧的提高和对甲状腺癌认识的深入，逐渐发现甲状腺癌广泛切除（器官的部分 / 全部切除和重建）并不明显增加手术的风险；并且残留癌肿的体积越小，辅助治疗效果越好。因此，目前多数学者主张将受累脏器一并切除并重建。笔者认为，若病变范围局限、表浅，可以采取相对保守的肿物切除术，但原则是必须彻底切除肿瘤；若病变范围广泛、深在，或有扩散浸润的趋势，则应采取积极的肿物切除加器官切除和重建。

在手术切除全部肿瘤的同时，应注意保留上呼吸道和上消化道的重要结构和功能，如吞咽、呼吸及发声功能。

对部分患者可结合 ^{131}I、外放疗、TSH 抑制内分泌治疗等辅助性治疗，在保证患者长期生存率的基础上提高生存质量。

甲状腺癌的肿瘤细胞膜上有转运体蛋白，在组织内有碘有机化的酶系存在，故可以摄取 ^{131}I，其吸碘能力虽较正常甲状腺组织弱，但比非甲状腺组织仍高出 50 ~ 500 倍，所以可用 ^{131}I 来进行内放射治疗。现已公认，^{131}I 内放射治疗是甲状腺癌术后辅助治疗的首选方法，^{131}I 治疗有吸碘功能的甲状腺癌的远处转移或局部残留有很好的疗效。目前甲状腺癌术后不推荐行预防性外放射治疗，甲状腺癌放疗的适应证包括术后局部少量肿瘤残留，不浓聚 ^{131}I 的病变，骨转移，脑转移和上腔静脉阻塞综合征等病例。由于晚期甲状腺癌有腺外浸润和淋巴结转移，广泛的颈部手术亦不能保证彻底清除癌组织，所以术后外放射治疗也是有必要的。

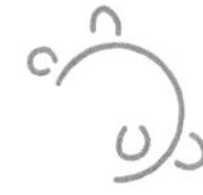

甲状腺癌细胞内有 TSH 受体，阻断 TSH 的产生对甲状腺癌的生长和发展有一定抑制作用，所以晚期甲状腺癌术后的内分泌治疗亦很重要。口服甲状腺素片抑制促甲状腺素的产生，可减少甲状腺癌的发病率和术后复发率，可使转移灶缩小，手术至复发间期延长；晚期甲状腺癌患者大多数行甲状腺次全切或全切术，术后常常存在甲状腺功能不足，口服甲状腺素片可以预防甲状腺功能低下引起的生理紊乱。

五、外侵甲状腺癌的外科治疗

（一）甲状腺癌侵犯皮肤、肌肉的处理

对于受侵的皮肤或肌肉，可予以直接切除，其缺损可采用邻近的带蒂肌皮瓣或者游离皮瓣予以修复。颈前带状肌是否受累与预后无明显关系，但颈前带状肌受侵者更易伴有其他器官的侵犯，需引起重视。

（二）甲状腺癌侵犯食管的处理

1. 术前检查和准备

（1）上消化道钡餐，明确病变位置；食管镜，明确病变性质；胸部 CT 明确病变周围有无侵犯，如主动脉、气管等，及有无肺转移。

（2）术前 3 ~ 5 d 雾化吸入，教患者锻炼咳嗽咳痰，呼吸道准备；术前当夜置胃管，温盐水洗胃；如考虑行结肠代食管手术，则口服糖盐水及甘露醇肠道准备。

2. 处理方法

食管侵犯的外科治疗由局部病变情况决定，原则上手术应在肿瘤可见边缘外 3 cm 处切除。食管受累多合并其他组织器官受累，常合并喉返神经、气管受侵，术中应注意探查。

（1）浅肌层：局部切除拉拢缝合。切除受侵的肌肉过程中应注意避免撕裂黏膜，保护食管黏膜的完整性。保留食管黏膜，保证食管进食通畅。

（2）部分全层受累：切除受侵的食管壁全层，关闭缝合瘘口后用带状肌或胸锁乳突肌加固瘘口；若不能直接关闭瘘口，可用胸锁乳突肌或胸大肌岛状肌皮瓣修复。

（3）如病变在颈段食管较局限，即环后区以上，胸锁关节以上，无下咽受侵，手术切除颈段食管，上端可以在环咽肌水平切除，即切除环后区组织；下端根据肿瘤范围，在胸骨上缘水平，留下可以缝合的小段食管。手术后现有修复方法：①游离空肠吻合；②胸大肌皮瓣修复，将肌瓣卷成管状，与咽和食管吻合。如果患者后咽没有切除，管状胸大肌肌皮瓣修复就不合适，一则皮管稍显臃肿，二则吞咽时食物从皮管下流不通畅，容易造成误吸。单纯颈段食管切除，局部空肠或皮瓣修复，适用于这类手术的病变较小。因为颈段食管只有 6 cm 长，如果病变 2 cm 长，切除两端各 2 cm，才算勉强切除。病变长一点，就不可能有足够的切缘保证。因此，适用于单纯做颈段食管切除术的适应证很少。

当病变已侵及下咽且合并其他器官如气管、喉返神经、喉时需行全喉、全下咽、全食管切除术，行带蒂肌肉瓣、游离结肠、空肠和胃代食管下咽修复术区缺损。

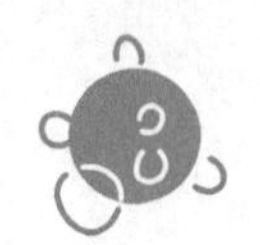

食管缺损后应用内脏代食管有3个选择：胃、结肠或空肠（图4–1）。①胃代下咽食管：从手术操作来说，全胃经过后纵隔提到颈部和下咽吻合，替代食管，手术操作比较容易，术后只有颈部一个吻合口，腹腔内处理简单。但从功能上说，由于迷走神经在术中切断，影响胃功能。如果患者为单纯局部食管手术，喉保留，最好的消化道修复采用结肠，不用胃。因为胃做高位和下咽吻合后，胃内容物有时倒流较多，容易误吸。②结肠代食管：用结肠代食管，手术中可以保留迷走神经干。手术操作时不解剖贲门周围，充分暴露腹段食管后，解剖迷走神经干，切断食管下端，闭合食管。这样，有利于保存患者术后的消化功能及生活质量。但结肠游离，解剖并保护结肠动静脉的手术技术要求较高。结肠容易坏死，同时腹腔内有两个吻合口。结肠取得过多，手术后患者有溏便。③空肠代食管限于尚有食管可以吻合的病例，大多为下咽癌刚侵及颈段食管，对于有3 cm以上颈段食管病变的病例，常常因切缘不够，用空肠修复容易造成吻合口复发。

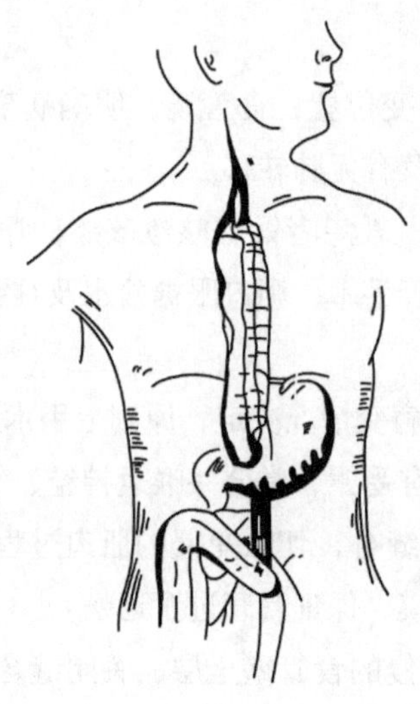

图4–1 肠代食管修复食管缺损

如有颈淋巴结转移，需同时行一侧或双侧颈淋巴结清扫术。非开胸食管内翻拔脱切除不损伤膈肌，操作方便，心肺功能较差不适合开胸者采用此术式则更为适宜，术后心肺功能恢复快，并发症少，胸腔内环境无变化。

颈段食管癌如吻合位置高，喉返神经被切断，术后可能产生喉水肿，为防止术后呼吸不畅或胃肠反流，可在术前行预防性气管切开术。

（4）无法手术可放置食管支架（图4–2）。食管受侵术前最好留置胃管，有利于术中辨认。术后应留置鼻饲2周，开始应控制小口流质饮食，注意观察有无食管瘘，小的食管瘘因有移植的肌肉加固经保守治疗多能治愈。

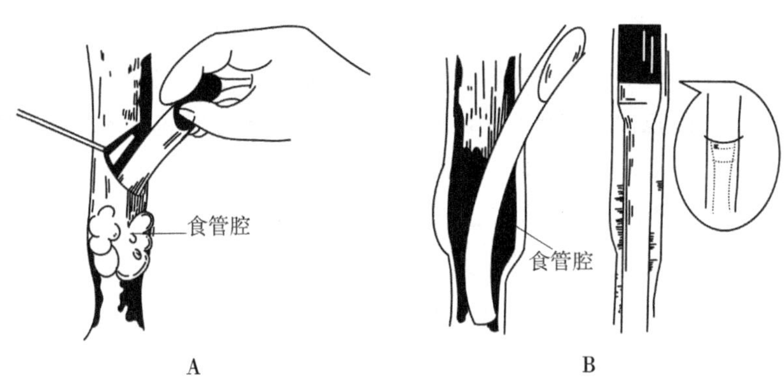

图 4-2 食管腔内置管术

A. 开胸置管；B. 扩张食管腔，切开食管，置入扩张器

（三）甲状腺癌侵犯喉的处理

甲状腺癌可以侵犯很多颈部重要结构，喉和气管是经常受累的重要器官，如不处理或处理不当，肿瘤生长导致呼吸道梗阻是甲状腺癌致死的主要原因。发音困难可能是甲状腺癌导致喉麻痹的表现。一旦呼吸道腔内受侵犯，或因肿瘤的影响或喉神经麻痹，呼吸就会发生严重困难，再加之肿瘤出血，使病情更为恶化，使治疗难以获得成功。为缓解呼吸困难和控制腔内肿瘤出血，做根治性肿瘤切除有时对有些病例是很有必要的。

1. 侵犯方式

甲状腺癌侵入喉腔可通过 3 种不同的途径：①前方，通过环甲膜或环状软骨；②侧方，通过甲状软骨板；③后方，沿着甲状软骨的后方可侵入声门旁间隙。大多数甲状腺癌是从一侧向喉气管内侵犯，侵犯喉的甲状腺癌则多从甲状软骨后方通过梨状窝向喉腔侵犯，也可通过声门下向喉气管腔内侵犯。

2. 术前检查和准备

怀疑有喉、气管受侵者，术前检查非常重要，术前做好判断，决定全层切除软骨还是表面剔除。对甲状腺癌术前患者便有咯血、声嘶或吞咽困难等症状者，除应做相关检查外，术前应申请相关科室会诊，共同研究受侵犯程度和设计手术方案。

（1）根据患者临床表现，术前做纤维喉镜、纤维支气管镜、食管镜等检查，以了解腔内受侵范围和程度。

（2）术前 B 超、CT，甚或 MRI 检查，以了解甲状腺癌侵犯颈部结构情况。

（3）术前甲状腺外科、心胸外科或耳鼻咽喉科会诊，共同研究手术方案。

3. 处理方法

（1）侵犯喉软骨的表面而没有喉腔内受侵，可行软骨表面肿瘤削除术。甲状腺癌的安全界限较宽，从其表面切至肉眼见无瘤残留即可，尽量保留喉的发音和呼吸功能。

（2）已有喉腔内受侵应切除受侵组织，根据受侵范围可行保留喉功能的部分喉手术；喉的部分切除术按喉切除的部分及范围，由小到大概括起来分为 4 大类。

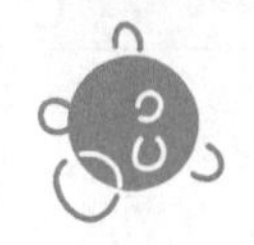

1）喉小部分切除术（仅切除喉的一小部分，不到半喉）。

①声带切除术：适于早期声带膜部中1/3癌不超过5 mm，局限于声带游离缘之内，声带活动正常者。切除包括：前至前联合后至声带突，上至喉室底下至声带下缘，深抵甲状软骨。术后喉功能恢复良好，5年治愈率达85%～98%。但由于此种病变采用放疗能达到同样的治疗效果，且能保留正常发音，故声带切除目前做得很少。

②垂直喉小部分切除术：声带膜部中1/3癌。切除包括声带全长、杓状软骨声带突，甲状软翼前2/3，前至前中线。如果病变向后扩展累及声带后1/3，切除应包括杓状软骨，向下应至环状软骨上缘。声带膜部后1/3癌，声带活动正常，切除声门区全部（包括杓状软骨）上包括部分室带及下包括部分环状软骨，自前中线向后切除患侧甲状软骨前4/5。

③垂直侧前喉小部分切除术：适于声带膜部癌向前接近或及前联合而声带活动正常者。切除患侧甲状软骨前2/3，对侧距中线3～4 mm，声门区患侧切除后至声带突，前过前联合至对侧声带前1/3，包括声带、室带下至环状软骨上缘。

④垂直前位喉小部分切除术：前联合癌累及双侧声带前端，双侧声带活动正常者。将甲状软骨在其前面两侧距前中线0.5～1 cm处纵行切开至内软骨膜，横切环甲膜，牵开环甲膜切口，直视下，沿肿瘤周1 cm正常黏膜处连同甲状软骨前部整块切除。切除后直接封闭喉腔。

⑤会厌切除术：适用于早期会厌尖部癌。做会厌及会厌前间隙切除术。

2）喉大部（喉半或超半切除）切除术。

①垂直喉侧前大部切除术：声带膜部癌向前累及或稍超越前联合，向声门下扩展不超过0.5 cm，声带活动正常或稍受限者。手术切除患侧甲状软骨翼前4/5，部分环状软骨弓、声带、室带，声门下组织，前联合，对侧声带、室带前端或前1/3，和对侧甲状软骨翼前0.5～1 cm。切除后以胸舌骨肌甲状软骨衣或颈前肌皮瓣整复喉部缺损。

②声门上切除术：声门上区癌限于会厌、喉前庭，未及杓状软骨、喉室底或前联合者（T_1～T_3），沿喉室底或下角向上将喉室、喉前庭、杓会厌襞、会厌、会厌前间隙整块切除。声门上切除包括一侧杓状软骨。选择性T_4有杓状软骨被累及。

③喉声门下切除术：声门下区癌仅占1%～2%，因此，适行此手术者甚少。切除声门下区全部、部分或全部声门区。

3）喉次全切除术（对较广泛的喉癌，施行喉的绝大部甚至90%的切除术）。

①垂直侧前位喉次全切除术：适于声门区癌向后累及杓状软骨声突，前及前联合或对侧声带前1/3，向声门下延展前部不超过1 cm，后部不超过3～4 cm及声带活动受限者。切除喉的患侧半及对侧大部而保留一侧活动的杓状软骨。切除后以残存会厌整复。

②垂直前位喉次全切除术：适于前联合癌向两侧扩展累及双侧声带前1/3，双侧声带活动正常。手术切除双侧甲状软骨翼前1/3，双侧声室带膜部及前联合，切除后以会厌或以颈前肌皮瓣整复。

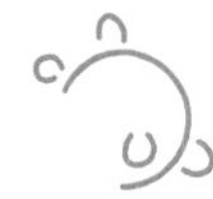

③声门上喉次全切除术（水平垂直喉切除或3/4喉）：适用于声门上癌向下侵及一侧声门或声门下区及前联合。切除声门上全部、声门区之半或超半及部分声门下区，以胸舌骨肌甲状软骨衣或颈皮瓣整复。

④保留会厌的喉次全切除术：1972年Arslan等所报道的全喉功能重建术，即喉内癌（T_3）做喉切除保留会厌，切除后行气管咽吻合恢复喉功能。

⑤声门、声门下喉次全切除术：适用于声门下癌向上累及声带下面或声带者。切除声门及声门下区，将气管口与声门上区断缘对位吻合。

⑥喉次全切除术：适用于声门区癌累及双侧声带前9/2或双侧声带膜部全长，声带活动受限。切除声门区全部，部分声门上、下区及大部双侧甲状软骨翼。切除后将喉的上、下断缘对位吻合。

⑦环状软骨上或经环状软骨的喉次全切除术：适用于声门上癌向下累及声门区；或声门区癌向上累及声门上，向声门下扩展不超过1 cm者，切除声门上全部、声门区及部分声门下区。切除后行环舌骨固定术。

4）扩大喉次全切除术（喉次全切除扩展到喉外结构的切除术）。

①扩大垂直侧前位喉次全切除术：声门区癌向外扩展累及一侧梨状窝内侧壁者，垂直侧前喉次全切除扩大包括一侧梨状窝。切除后根据缺损情况，切至相应的颈前皮瓣，整复喉及梨状窝缺损。声门区癌向下扩展超过1.5 cm者，扩大切除部分气管。

②扩大声门上喉次全切除术：声门上癌向上扩展累及会厌舌面或会厌谷者，扩大切除包括部分舌根部。切除后为了防止误吸，采用胸舌骨肌瓣整复舌根部，并将喉上吊于舌骨上肌肉，如需要亦可上吊于下颌骨。声门上癌向外侧累及一侧梨状窝，扩大切除一侧梨状窝，以颈肌皮瓣整复，方法同上。

（3）对于复发肿瘤侵入喉腔和环甲区域范围广泛的患者，应行全喉切除术。

4. 注意事项

（1）手术术式的决定关键在于术中的仔细探查，凡术中遇有可能甲状腺癌侵犯区域性结构时，应立即请相关科室医师会诊，共同探查甲状腺癌侵犯区域结构的详细情况。

（2）肿瘤切下后，应仔细探查气管、食管等有无损伤，遇有损伤，应立即修复。

（四）甲状腺癌侵犯气管的处理

甲状腺癌是发展缓慢且预后较好的恶性肿瘤，但是气管受侵犯则提示肿瘤侵袭性较强，预后不良。该类患者出现局部复发时症状常难以控制，引起的呼吸困难或大出血能直接导致死亡。

1. 甲状腺癌侵犯气管的分期

根据气管的受侵深度，Shin等将甲状腺癌对气管的侵犯分为5个时期（图4–3）。

0期为肿瘤局限于甲状腺组织内。

Ⅰ期肿瘤侵袭超过甲状腺被膜和邻近组织但是未侵及气管软骨膜外膜。

Ⅱ期肿瘤侵袭至气管软骨并出现软骨破坏。

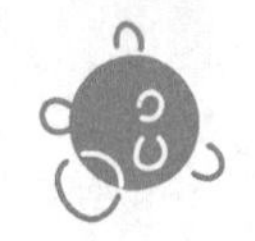

Ⅲ期肿瘤侵袭至气管黏膜固有层未达黏膜表面。

Ⅳ期为肿瘤侵犯气管壁全层，可在纤维支气管镜下看到腔内结节状或溃疡状肿物。

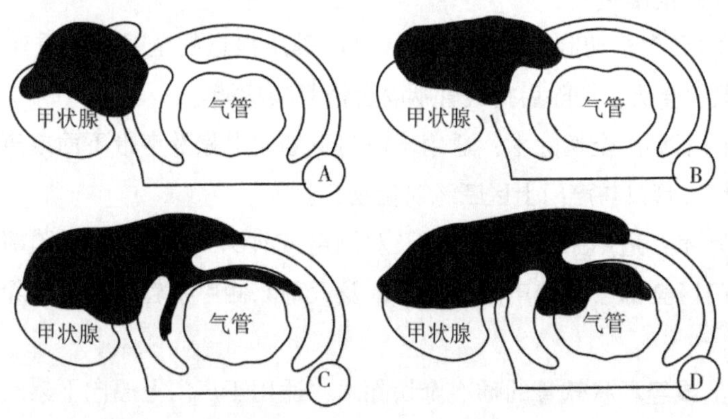

图 4-3 食管侵犯示意图

A. Ⅰ期；B. Ⅱ期；C. Ⅲ期；D. Ⅳ期

2. 甲状腺癌侵犯气管的处理方法

相对于喉和食管的处理，气管侵犯的手术方式更为复杂，并且争议较大。术式主要包括保守性的肿物侧向剔除术、根治性的气管窗状部分切除术和气管袖状切除加气管环端端吻合术，此外，还有依赖游离皮瓣、人工材料及组织工程的气管重建术等。

（1）保守性肿物剔除术：所谓剔除术，是将肉眼可见的肿瘤病变从气管外壁剔除，必要时可同时切除部分气管软骨，仅保留气管黏膜，基本上保留气管结构和功能完整，无肉眼可见的病变残留，镜下若有可见的残留病变则依赖术后的辅助治疗消除。毫无疑问，对于0期和Ⅰ期气管侵犯的患者，采用肿物剔除完全能达到根治要求；但对于Ⅱ期和Ⅲ期气管侵犯病变的处理，众多学者意见不一。争议的原因在于，有学者研究发现，单纯的肿物剔除术加术后辅助治疗与更为激进的气管部分切除术相比，患者的生存率及局部控制率均没有明显差别，建议只有在肉眼可见气管全层受侵（Ⅳ期）时才考虑切除部分气管。但其他学者认为，因为病变在气管环间的特殊横向及垂直侵犯方式，对于Ⅱ期和Ⅲ期的气管侵犯，单纯的剔除不可能完全切除病变，即使术后经过完善的辅助治疗，术后仍容易发生局部复发。更有学者发现，对行肿物剔除术后局部复发的患者，再次手术治疗其生存率明显下降，再次复发风险明显增高。因此，术前的仔细检查及评估十分重要，根据CT、MRI等影像学检查，以及纤维气管镜检查结果，一旦发现气管黏膜下的侵犯，或者经气管镜发现局部气管黏膜的充血，即应考虑更为积极的手术方式。

（2）气管窗状部分切除术：所谓窗状切除即是将肿瘤连同其侵犯气管壁部分全层切除，无镜下可见的肿物残留。窗状切除适用于气管黏膜下受侵及全层受侵、但术后缺损不超过气管1/3周径的患者，尤其适用于气管侧壁受侵且受侵长度超过5个气管环者。窗状切除的关键在于对切除后遗留气管缺损的修补重建。对于局限于小范围内的侵犯，在气管

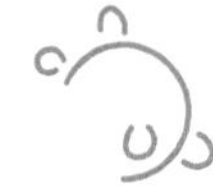

壁楔形切除后将断面直接拉拢缝合即可；对位于气管前壁的小型缺损，也可以直接行气管造瘘或以颈部邻近皮肤瓣翻转修复；而对于气管侧壁的较大缺损，必须采取修复手段一期重建气管，以维持气道的完整和通畅。常见的气管重建术式包括气管瓣滑行/旋转修复及胸锁乳突肌锁骨膜瓣旋转修复。气管瓣的旋转修复仅适用于缺损范围较小的气管修复；缺损在6个气管环以内者可斜向截断气管，以滑行修复缺损；对于缺损大于6个气管环者，可将残余气管横向截断，下端气管旋转90° 后向上提拉以修复缺损，外周以局部皮瓣覆盖加固。胸锁乳突肌锁骨膜瓣修复气管壁由Tovi等于1983年首次应用，并获得了满意效果。锁骨膜目前被认为是较大范围气管缺损修复的理想材料。骨膜质地柔韧，具有良好的血液供应，不产生萎缩、坏死且易成形、易缝合；最关键的是，带血管蒂的骨膜具有成骨的作用，可化骨形成气管支架，使气管不易塌陷且能较快地上皮化；此外，锁骨膜的切取操作在同一术野内进行，手术方便，最大可切取4 cm × 8 cm大，可应用于较大范围气管前侧壁缺损的修复，并能提供良好的支撑作用。学者认为，修复气管壁缺损时需要密闭缝合，以防漏气，一般应缝合两层。

此外，国内学者伍国号等利用带蒂或游离的组织瓣修复较大的气管窗状缺损，并通过在椎体与残余气管环间间断固定多孔钛板以支撑皮瓣，重建了气管的腔道结构，取得了良好的效果。重建后有90%的气管腔无明显狭窄，拔管率为66.7%；但重建气管的长期效果，尤其是钛板的稳定性和安全性需长期随访观察。2011年，报道了利用肋软骨、钛网、羟基磷灰石等作为支撑材料，与转移皮瓣相吻合，二期修复了窗状切除后遗留的较大气管瘘口，扩大了窗状切除手术的切除范围。但此类手术的风险较大，需进一步扩大样本进行研究，以评价其在生活质量、无瘤生存状况等方面与姑息性切除手术的差异。

（3）气管袖状切除端－端吻合术：袖状切除即全层切除气管环并端－端吻合残余气管。对于肿瘤侵犯气管前侧壁大部和近环周侵犯，首选行气管袖状切除端－端吻合术。甲状腺癌在黏膜侧的环形方向侵袭范围比在外膜侧大，这表明甲状腺癌一旦侵犯气管环则更倾向于在黏膜下层呈环形侵袭，因此，窗状切除仅能保证病变纵向的完全切除，对横向的范围难以精确把握，而气管袖状切除术更符合肿瘤外科治疗的无瘤原则，更符合组织学和病理学要求。气管袖状切除端－端吻合术能在不附加自体或异体修补材料的前提下，保持气道的生理完整性，而且能一期完成，因此是一种有效的修复器官缺损的方法。

该术式成功的关键在于保持吻合口的良好愈合，其主要与局部的张力及血供有关。一般来讲，对4个气管环以内的缺损可以直接拉拢缝合；而对于5 ~ 8个气管环的缺损，直接缝合的张力过大，可以通过切断舌骨上肌群、下拉喉体及维持含颌体位来降低吻合口张力。但对于行局部放疗后的患者，袖状切除最多不能超过4个气管环。同时由于颈段气管依靠其周围的微血管网供血，对气管壁四周的游离会破坏气管的血供，应避免过分大面积游离气管。此外，因为气管膜部很少受累，可完整保留膜部结构，以更好地保存局部血供。也有学者用带蒂的胸锁乳突肌肌瓣自气管后面包绕气管吻合创缘，并加固缝合。这样可以防止因吻合口缝合不严所引起的气管内分泌物渗漏、感染等并发症的发生。气道狭窄是气

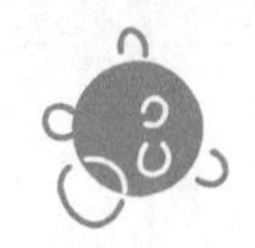

管袖状切除端－端吻合术后的严重并发症，可由双侧声带麻痹、气管吻合口狭窄或喉头水肿等原因引起，可以应用显微支撑喉镜下 CO_2 激光切除一侧声带后份，不仅能稳定持久有效地改善声门区狭窄，更重要的是能保持较好的发声功能，大大改善了患者的生活质量。此外，术后浅层放疗能有效预防吻合口再次狭窄，放射线可以抑制新生血管的生成和成纤维细胞的增生，进而减少肉芽沉积。

若声门下喉已被切除，呼吸道缺损太大，或如果病变超过 5 个气管环等情况者，做永久性食管皮肤造口术。

（4）气管重建：对于气管缺损大于气管周径 1/2 且纵向距离大于 6 cm 的病例，采用窗状切除及袖状切除均不能满足要求。以往观点认为，此类患者不宜手术，或行全喉切除加低位纵隔气管造瘘，但手术后患者不但失去语言功能，而且纵隔气管造瘘的风险大，手术致死率较高。随着组织工程技术，以及显微外科重建技术的发展，使得气管的重建成为可能。从 2002 年开始，Yu 等对 7 例气管大面积缺损患者（气管缺损长度最长达到 7 cm）尝试以前臂游离皮瓣作为内衬，以 Hemashield 人造血管内衬 PolyMax 支架、聚四氟乙烯人造血管、多孔的高密度聚乙烯网等作为外侧支撑材料行修复重建术，切除 1/2 ～ 3/4 环气管壁甚至全环切除。术后有 4 例患者长期生存或自然死亡，取得了满意的效果。此外，同种异体气管移植重建、同种异体主动脉移植重建气管、自体干细胞的组织工程气管重建、自体 / 异体组织复合气管重建等也有报道，但气管重建仍然处于实验性的探索阶段。对侵袭性分化型甲状腺癌，术者除了要考虑气管缺损的大小，还要考虑重建的紧迫性、术后是否需要放疗、可选用的游离组织皮瓣和人工组织材料、是否需要使用免疫抑制剂等诸多因素。

六、纵隔淋巴清扫与胸骨后甲状腺癌切除

对于前上纵隔淋巴结（第Ⅶ组）有转移的甲状腺癌患者应根据术中情况酌情决定是否开胸处理：如淋巴结较小而少，未侵及大血管则尽量从颈部切口清除该组淋巴结；而对于淋巴结较大或较多，侵及深部大血管或相对固定者则应加做胸部切口进行清扫，一般将胸骨劈开至第 2 肋间平面，切除部分胸腺和纵隔淋巴结。

七、甲状腺癌侵犯神经的处理

神经是否受累与预后无明显关系，故主张尽量保留神经以改善生活质量。如果神经受侵犯无法分离，或术前有相应支配功能障碍则不应勉强保留，但应在切除的同时设法修复该神经所支配的功能。甲状腺癌侵犯的神经多为外周神经终末端，直径较小，功能单一，缝合时可用 7–0 ～ 8–0 Prolene 线，缝合神经外膜，如能准确吻合，多可取得良好效果。一般认为只要神经元无损伤，神经纤维断裂吻合，轴突可以沿着雪旺鞘生长，生长速度一般 2.5 mm/d，因此在张力较小的情况下可直接行神经吻合；若张力较大，可选择合适的周围神经进行修复。

甲状腺癌侵犯喉返神经最常见的部位是喉返神经入喉处，由于喉返神经在入喉处距甲状腺最近，仅隔一薄层疏松组织，并且活动余地最小，所以位于甲状腺背侧上极靠近峡部的原发癌灶容易侵犯该段喉返神经，较早发生声音嘶哑。另外，气管旁淋巴结转移癌，可以在喉返神经起始部侵犯该段神经，由于此段喉返神经活动余地较大，所以常常仅侵犯神经外膜，不引起声音嘶哑。术中若发现喉返神经外膜受侵，可剥除外膜保留神经干，若神经纤维受侵引起了声音嘶哑，则应同时切除受侵的喉返神经。如双侧喉返神经受累，尽量将受累较轻一侧保留少许神经束，必要时行双侧喉返神经切除。喉返神经切除后可探查喉端，充分游离残端与迷走神经中的喉返束支直接吻合，可获良好效果；若不能吻合，可考虑在切除神经后行颈襻神经修复联合杓状软骨内移手术，尽可能恢复患者的发声功能。

迷走神经与舌咽神经、副神经同源于延髓内橄榄后方的疑核，是这 3 根神经中行走最长，分布最广且较为复杂的一根。迷走神经出颅后垂直下行，然后转入颈总动脉和颈内静脉之间行走于被包绕的颈动脉鞘内，经胸廓上口进入胸腔。迷走神经受累时的主要表现为声音嘶哑，可出现暂时性心率加快、呼吸不畅等症状，两侧迷走神经损伤会导致死亡，发生的原因大多是颈淋巴结外侵至迷走神经。当肿瘤侵犯迷走神经时，应仔细辨认迷走神经，如仅有少量侵犯时可锐性分离，尽可能保护迷走神经的完整性。术中一定要仔细解剖迷走神经（迷走神经在颈下段常与颈内静脉并列下行），避免误伤颈内静脉，切忌解剖不充分而误将迷走神经与颈内静脉一并切断。

甲状腺癌除侵犯上述神经外，还可侵犯喉上神经、副神经、膈神经、舌下神经、颈丛等，处理方法大同小异，最重要的是熟悉解剖，仔细操作，尽量保证神经的结构和功能完好。

八、甲状腺癌侵犯颈部血管的处理

当甲状腺癌患者术前出现颈前无痛性肿物，伴有呼吸困难、声音嘶哑、头痛、上腔静脉阻塞综合征时，应高度怀疑甲状腺癌侵犯颈部血管，手术前应行相关检查以了解肿物局部侵犯范围、血管内有无癌栓形成，需重点注意的是对侧血管有无狭窄、阻塞等，或是侧支循环是否建立。手术时应将原发灶、局部侵犯组织及区域转移的淋巴结尽可能切除。

对于受累静脉可于颈内静脉表面锐性剥离肿瘤，尽量保留血管壁的完整性，如有小的缺损可用显微外科器械缝合；缺损较大时，可切断一侧颈内静脉。如双侧颈内静脉受累，为安全起见，切除时常保留双侧颈外静脉代替静脉回流，处理时要小心。若静脉内有癌栓可考虑行癌栓段静脉切除、静脉旁路、静脉重建或取出癌栓保留静脉等。手术中应高度重视静脉癌栓的处理，如癌栓累及锁骨下静脉、头臂静脉、上腔静脉或右心房时，应与心外科、血管外科医师合作，切开上腔静脉或由心房取出癌栓。操作中切勿挤压静脉，可先处理静脉的近心端，采用结扎、钳夹血管等方法，以防栓子脱落阻塞血管或造成医源性肿瘤转移。

若肿瘤累及颈动脉，术前还应行颈动脉压迫训练以促进大脑动脉及 Willis 环侧支循环

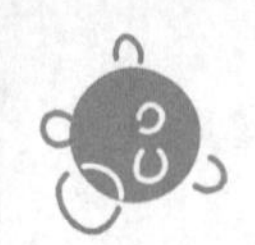

的建立，防止术中因修补血管造成一侧脑发生缺血梗死。术中操作仔细，在颈血管的下端预置止血带，如果肿瘤包绕估计无法保留颈总动脉时，则先进行颈动脉血管转流，整体切除肿瘤及其侵犯的颈动脉，并植入人造血管进行颈动脉重建；如果肿瘤能从颈动脉分离出来，尽量保留颈动脉，若操作时发生颈动脉损伤，破损较小时，可直接用 Prolene 缝线缝合；破损较大时，仍需用人工血管行血管端－端吻合修补颈动脉。

甲状腺癌因其恶性程度低，其 10 年生存率可达 90%。甲状腺癌虽侵犯周围组织和器官，仍应以手术治疗为主。原则上应将原发癌和受累的腺外组织一并切除，病灶较大无法保留者，可根据肿瘤侵犯程度酌情切除、重建，或姑息切除，残留少量的肿瘤组织借助术后放射性碘治疗也可取得较好的疗效。侵犯周围组织和器官的甲状腺癌的手术方式应以个体化治疗为原则。甲状腺癌的组织和器官缺损的修复应该注意保留器官的功能。

（邢　浩）

第六节　甲状腺癌的其他治疗

一、甲状腺癌的外放射治疗

（一）外放射治疗的常规

放射治疗（即外照射治疗）是利用高能射线如钴衰变释放的射线或直线加速器产生的高能电子和光子对病灶区照射，对控制甲状腺癌的残留病灶及某些转移灶有一定疗效，特别是对一些不摄取核素碘的病灶，如梭形细胞及巨细胞癌更是理想治疗方法。可与核素碘治疗联合应用。

1．指征

放射治疗的最佳指征是经过手术但残留了不摄碘的病灶，但对完全不能手术切除的病灶疗效较差。以下情况是放射治疗的常用指征：①以局部姑息治疗为目的；②有肉眼可见的肿瘤残留，无法手术或行 ^{131}I 治疗；③疼痛性骨转移灶；④位于关键部位、无法手术或行 ^{131}I 治疗（如脊转移、中枢神经系统转移、某些纵隔或隆突下淋巴结转移、骨盆转移等）；⑤为减轻软组织压迫所致致命症状者，如上腔静脉受压综合征；⑥对某些巨大甲状腺癌为增加切除率及提高疗效的某些术前治疗；⑦作为贯序或联合化学疗法的一部分，如甲状腺淋巴瘤，特别是甲状腺未分化癌。

2．治疗剂量及疗程

对甲状腺淋巴瘤的放射剂量为 4 ～ 5 周内 45 Gy，对其他甲状腺癌的治疗剂量均较大，多在 7.5 周内应用 70 Gy 以上。

3．疗效

放射治疗的疗效与病理类型有关。分化型甲状腺癌的预后较好，10 年生存率达 94.5%；而滤泡状癌为 75.2%，这类患者术后无须放射治疗。因 DTC 通常能摄碘，故放射

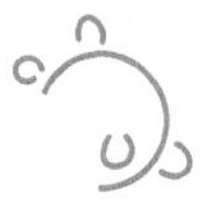

治疗的指征仅为不能摄碘的复发转移，放射治疗不应在核素治疗前进行，因为有损核素碘的疗效。

（二）髓样癌的放射治疗

局部放射治疗对髓样癌的疗效尚有争议，10 年局部无复发的无瘤生存率达 86.5%，仅对有骨转移者放射治疗效果较好，能延长 75%患者的生存期。观察 12 例患者，5 例肿块缩小＞ 50%，1 例获完全缓解，生存期达 6 年，另 1 例生存 4 年，5 例 3 年后死亡。放射治疗对骨转移所致的疼痛及区域转移所致的症状有一定的缓解作用。

（三）未分化癌的放射治疗

甲状腺未分化癌的预后极差，1 年生存率仅 0 ～ 20%，单独放射治疗的疗效也不满意，中位生存期约 3 ～ 7 个月，部分病例甚至在 6 周内应用 60 Gy 仍无效，1 年生存率仅 6%。有生存期延长数年的报道，但治疗的并发症甚多，而且手术切除特别是未侵及甲状腺包膜者，能明显延长生存期。对局限于腺体内的未分化癌仍以手术为主，放疗作为辅助治疗，因为后者不延长生存期。

（四）原发性甲状腺淋巴瘤的放射治疗

原发性甲状腺淋巴瘤较少见，仅占甲状腺肿瘤的 4% ～ 8%，占淋巴瘤的 1.3%，几乎均为 B 细胞淋巴瘤，常伴慢性淋巴细胞性甲状腺炎。早期患者术后宜辅以放射治疗，在 4 ～ 5 周内总剂量 40 ～ 50 Gy，可控制局部病灶，疗效良好。放疗应联合化学治疗，以增强局部疗效及预防远处转移。

二、甲状腺癌的化学药物治疗

在甲状腺恶性肿瘤治疗中，化学治疗只是一种辅助手段。因甲状腺组织具有多药耐药基因（MDR）产生 P 糖蛋白高表达现象，对化疗药物敏感性极差，大多只能起局部缓解作用，单药治疗的疗效更差，特别是对核素碘及放射治疗不敏感者，故而化疗主要用于不能手术或远处转移的晚期癌的综合性姑息治疗。对晚期甲状腺癌或未分化癌可试用环磷酰胺。

（一）分化型甲状腺癌的化学治疗

DTC 对化学药物治疗不敏感。化学治疗仅作为姑息治疗或其他手段无效后的尝试治疗。

对核素碘及放射治疗不敏感，或有不宜手术的进展期 DTC，特别是伴肺转移者，化学治疗有一定疗效。治疗伴心力衰竭，有效率为 17%，但无 1 例显效，有效率达 26%，其中 11.6%获显效，2 年以上生存率达 10%，5%患者停药后仍存活。

Burgess 等（1978）单用多柔比星（阿霉素）治疗甲状腺癌 53 例，2/3 有效，肿块稳定或缩小，生存期延长，尤以分化型癌及髓样癌较敏感，未分化癌的疗效较差，中位有效期 8 个月，生存期为 17 个月，可避免产生严重并发症。多柔比星是唯一经美国 FDA 批准用于转移性甲状腺癌的药物，其对肺转移的疗效优于骨转移或淋巴结转移。

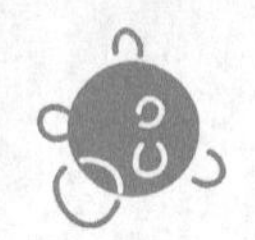

（二）髓样癌的化学治疗

大多数甲状腺髓样癌的预后较好，但约有20%患者进展迅速，出现远处转移，预后欠佳。APUD肿瘤，特别是多柔比星（阿霉素），疗效可达15%～30%，单药治疗的疗效不及联合用药。

（三）甲状腺未分化癌的化学治疗

甲状腺未分化癌的预后极差，虽对化学治疗的疗效较差，但仍有一定的反应，反应率达33%，而单用多柔比星（阿霉素）的反应率仅5%，平均年龄68岁，2例生存时间超过2年。因此，对治疗方法匮乏的进展期未分化癌，在放射治疗无效或不宜应用时，化学治疗可能为有效的方法。

（四）原发性甲状腺淋巴瘤的化学治疗

原发性甲状腺淋巴瘤的化学治疗与淋巴瘤相似，8年生存率达100%。

（五）髓样癌的生物制剂疗法

甲状腺髓样癌由滤泡旁细胞发展而来，属神经内分泌肿瘤，除分泌CEA外，还分泌其他肽类物质，如血清素、P物质等，导致髓样癌特有的某些临床症状如腹痛、腹泻及颜面潮红等，应用对抗这些肽类的生物制剂进行治疗，有对症治疗的作用。

生长抑素能够抑制肿瘤细胞中几种生长因子及激素的分泌，而且50%的髓样癌有生长抑素受体。生长抑素使肿瘤缩小的可能性较小，亦有报道称，生长抑素能使肿瘤稳定数月，对已有转移的APUD肿瘤也有某些疗效，可阻断肿瘤细胞在G_0～G_1期的分裂，并可激活免疫调节系统。

生长抑素衍生物与干扰素（重组干扰素）联合应用，有报道可缓解肿瘤分泌多肽类激素引起的症状，降低血清肿瘤标志物水平，提示肿瘤抑制，但对肿瘤本身的控制作用仍比较微弱。

三、甲状腺癌的单克隆抗体靶向药物治疗

随着对甲状腺分子机制研究的不断深入，越来越多的靶向药物开展了针对甲状腺癌的临床试验。分化型甲状腺癌靶向治疗的研究包括：靶向VEGF通路、新靶向MAPK通路及新靶向PI3K通路。酪氨酸激酶抑制剂（TKI）是目前甲状腺癌研究中最多的靶向治疗药物。对^{131}I难治性DTC，包括索拉非尼、帕唑帕尼、舒尼替尼、凡德他尼、阿昔替尼、莫替沙尼和吉非替尼等在内的多个TKI已开展了临床试验，证实TKI在一定程度上可缓解疾病进展。其可通过抑制肿瘤细胞的增殖，以及抑制血管生成，抑制肿瘤生长。但是，至今尚无一例患者出现完全治愈，而且也存在较多不良反应。目前，仅在常规治疗无效且处于进展状态的晚期DTC患者中，特别是碘难治性甲状腺癌患者，可考虑使用此类药物。

（一）索拉非尼

索拉非尼是一种同时靶向于VEGFRs、RET/PTCs及BRAF的口服小分子酪氨酸激酶抑

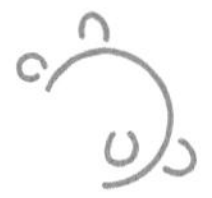

制剂（TKI）。2013 年 12 月 22 日美国食品及药物管理局（FDA）批准索拉非尼用于治疗放射碘抵抗、局部复发或者转移的进展期 DTC。此决定是基于编号 NCT00984282 和 EudraCT 2009012007-25 多中心、双盲、安慰剂对照的Ⅲ期临床试验的最终结果。

此项研究共 18 个国家 77 个中心参与，共纳入成年患者 417 位，独立评估肿瘤组织学类型，其中 57%的为 PTC，25%为 FTC，10%为低分化癌。治疗组与对照对无进展中位生存期分别是 10.8 个月 vs 5.8 个月（HR：0.59，95% CI 0.45 ~ 0.76；P＜0.000 1）；没有一例完全缓解；但部分缓解有 12 例，占 0.5%；次稳定有 42 例，占 33%。78 例需要剂量调整，19%的受试对象不得不中止治疗。索拉非尼组不良事件发生率 98.6%，包括手、足及皮肤反应（76.3%），腹泻（68.6%），脱发（67.1%），皮疹及脱屑（50.2%）。

同时，索拉非尼对甲状腺髓样癌和未分化癌也显示有益效应，尽管尚无必要的药学标准评价。最近一项关于研究索拉非尼对 DTC、MTC 及 ATC 疗效的系统回顾表明，部分缓解率、次稳定率及次进展率分别是 21%、60%及 20%。另外，占 16%的患者因药物毒性及患者不耐受中止治疗，剂量也进一步降低了 56%。

何时开始使用 TKI、是否应该更早应用 TKI，以及如何处理无法使用 TKI 的老年体弱患者等困惑医师的问题仍悬而未决。针对经过索拉非尼一线靶向治疗失败患者的挽救治疗方案问题，达杜等的研究提示，舒尼替尼、乐伐替尼等其他 TKI 的挽救治疗将使上述患者的总生存时间从单独使用索拉非尼的 28 个月延长至 58 个月。

（二）帕唑帕尼

帕唑帕尼也是一种酪氨酸酶抑制剂（TKI）。该药经过美国国家癌症机构赞助的受试对象一共是 37 位分化型甲状腺癌患者的无对照多中心Ⅱ期临床试验。

反应率在滤泡癌及 Hurthle 细胞癌中显示较高，分别是 73%、45%；在乳头状癌中显示较低，为 45%。1 年无进展生存期和总生存率分别为 47%及 81%。但是，最近一项关于帕唑帕尼单药治疗 ATC 的多中心Ⅱ期临床试验的最终结果令人失望。该试验一共 15 名受试对象，结果没有一名显示有确切的疗效。因此作者得出结论：单独使用帕唑帕尼几乎没有疗效，可能在联合药物疗法中起一定的作用。紫杉醇和帕唑帕尼联合与安慰剂对照的进一步研究正在进行，用来补充多中心Ⅱ期临床试验结果的不足。

同时，有一项研究报道了帕唑帕尼联合微管抑制剂如紫杉醇通过加强抑制有丝分裂对未分化型甲状腺癌细胞和异种移植能够提高及协同抗癌的疗效。此研究表明，帕唑帕尼联合紫杉醇疗法治疗未分化型甲状腺癌（ATC）是一种有希望的候补疗法，同时极光激酶 A 对 ATC 也具有潜在可行的靶向分子治疗疗效。

在此基础上，一项放射治疗肿瘤组（RTOG）随机临床试验已设计出并施行，在强调颈部放射疗法的基础上旨在比较紫杉醇单独疗法与紫杉醇联合帕唑帕尼疗法的疗效。

（三）凡德他尼

凡德他尼是一种口服的小分子多靶点酪酸激酶抑制剂（TKI），可同时作用于肿瘤细胞 VEGFR-1、VEGFR-2 和 RET。2011 年 4 月，凡德他尼成为第一个被 FDA 批准的治疗症状

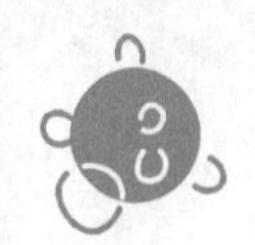

性或者进展性甲状腺髓样癌的药物。此次批准是基于一项国际的随机化、双盲、安慰剂对照Ⅲ期临床试验的最终结果。

在此Ⅲ期随机临床研究中，331 名受试对象按 2 ： 1 随机化分为两组，其中大组接受凡德他尼，另一组接受安慰剂治疗。此研究的首要观察终点是比较两组延长的无进展生存期，次要观察终点包括客观反应率、总死亡率、生化反应（CT 和 CEA 降低）及疼痛加剧的时间。最近的一项研究凡德他尼治疗癌症患者的 Meta 分析表明，non-TC 组 QT 间期延长的发生率与重度级别分别是 16.4%和 3.7%，TC 组 QT 间期延长的发生率与重度级别分别是 18.0%及 12.0%。

四、无水乙醇注射及激光消融在低危甲状腺肿瘤患者中的应用

当患者没有手术指征，患者本人也没有手术意愿时，可以采用创伤最小的非手术治疗方案。这些治疗基于的原则是针对肿瘤组织进行准确的破坏，从而诱导肿瘤内的小血管栓塞和凝固坏死，这类治疗方案已经成为低危甲状腺乳头样癌患者的主要治疗方案。

在超声引导下进行经皮无水乙醇消融主要是将 95%的无水乙醇直接注入肿瘤内，需要进行局部麻醉。虽然在良性甲状腺囊性结节和甲状腺乳头样癌结节转移的治疗中这一治疗技术安全有效（有可能引起一过性的声音嘶哑），但是在低危甲状腺肿瘤患者中这一治疗方法的有效性目前还没得到充分的证据支持。

有一个队列研究中纳入了 3 例患者，这些患者存在 5 个甲状腺内的乳头样癌微病灶，在这些已经被活检证实的甲状腺乳头样癌病灶内注入无水乙醇。在所有的患者中，病灶都变得无血管和缩小，甚至有一个病灶消失。但是由于缺乏对照和可能存在的选择性偏倚，这些结果具有一定的局限性。

然而，也有一些观点认为上述治疗方案可能会造成无水乙醇在甲状腺内的随机分布，这有可能会使得无水乙醇渗透至周围的颈部组织，从而造成局灶性的不良反应。他们认为激光热消融可能是甲状腺肿瘤患者更为理想的治疗选择，因为这一疗法所造成的坏死区域是可以在治疗前被预测并且精确确定的。

最近的一项研究评估了在低危甲状腺乳头样癌患者中激光消融的有效性，该研究在 3 名患者中进行。所有的患者都在手术室内接受了针对甲状腺肿瘤部位的经皮激光治疗，治疗后即刻进行甲状腺手术切除术。之后对切除的甲状腺组织进行了病理和免疫组化分析，结果提示恶性细胞遭到了破坏。

对于原发性低危甲状腺乳头样癌患者而言，射频消融是另一个可供选择的无创性治疗方案。这一治疗技术可以成功地用于肝癌、肺癌和肾癌患者的治疗。最近的一项针对前瞻性研究的系统综述的结果指出，在有症状的良性甲状腺结节患者中，射频消融术是安全且有效的，在治疗甲状腺肿瘤局部区域复发中，射频消融术也是有效的。但是，还没有研究针对射频消融术在低危甲状腺肿瘤患者中的应用进行报道。

五、甲状腺癌的中医中药治疗

根据甲状腺癌不同阶段病因病机的特点进行辨证论治，给予中药治疗可以增效、减毒、改善临床症状，提高患者生活质量。但对于甲状腺癌的治疗仅仅以症状为基础进行辨证论治是不够的。目前中医药对甲状腺癌的治疗仍以专家经验为主，缺少大样本、多中心、随机、双盲的临床研究。需要建立辨证与辨病相结合的模式，并考虑现代医学治疗方案、疗效，以及不良反应，分阶段对甲状腺癌的病机、证候特点，以及治则治法进行研究，为临床治疗提供可靠的依据。

中医将甲状腺癌分为 4 型：①气郁痰阻型；②痰结血瘀型；③肝火旺盛型；④心肝阴虚型。甲状腺癌治疗有 5 法，即软坚散结、活血化瘀；理气消瘿、化痰解毒；益气养血、扶正祛邪；疏肝解郁、理气止痛；清肝泻火、化毒散结。

六、甲状腺癌的综合治疗

包括未分化癌在内的所有甲状腺癌，在有条件时均应以手术为首选治疗方法，因手术治疗的疗效肯定，且为今后的非手术疗法奠定了基础。非手术疗法是在无手术条件或作为术后辅助治疗时的选择，通常在众多的非手术疗法中依以下次序选择：^{131}I（核素碘）治疗，TSH 抑制疗法。但应须根据肿瘤的病理类型最后决定。

低危组 DTC 只要手术范围恰当，术后只需行 5 年 TSH 抑制疗法并定期随访，并辅以核素碘消融治疗，治疗方案应根据肿瘤摄碘情况而定，具摄碘功能者首选治疗量的核素碘，摄碘功能较差者可选用核素碘与放射联合治疗，无摄碘功能者单独应用放射治疗，其间仍应坚持 TSH 抑制疗法。

低分化甲状腺癌，如圆柱细胞癌有时对核素碘也有一定疗效。

甲状腺髓样癌术后只有血清降钙素或 CEA 增高，而无临床影像学复发，应首先除外乳腺癌，可选用核素碘消融疗法，消融后 5 ~ 10 d 扫描，只有生化复发者的 10 年生存率仍高达 86%；若已有临床或影像学的复发，而不能再手术时，也可采用放射治疗，化学治疗也可能有效，也可选用生物疗法，特别是联合应用生长抑素衍生物及干扰素（r–IFN α－2b），具减轻及缓和症状作用，只有淋巴转移者的 5 年生存率也有 94.5%，明显高于淋巴外转移（41%）。

未分化癌若病变局限在腺内，仍以手术为主，术后辅以放射治疗及化学联合治疗。

甲状腺淋巴瘤过去以广泛切除为主，但近来认为，大多数病例已同时伴有其他部位的淋巴瘤，因此仅对局限于甲状腺的淋巴瘤行手术切除，手术只起诊断性作用，须在减负手术后加做放射与化学联合治疗。

对滤泡状癌的老年患者尚需监测远处转移，可用几个疗程的核素治疗延长寿命，放射治疗可减少局部症状及病理性骨折的危险性。无法切除的病灶可联合核素及放射治疗。

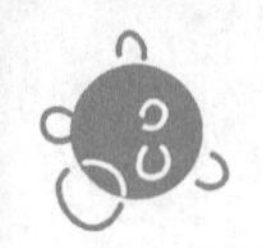

七、甲状腺癌的病变监测

在日本有两个大型的观察性研究对1465例甲状腺肿瘤患者进行了观察，研究设计是基于下述假说——即绝大部分的低危甲状腺乳头样癌患者并不需要立刻或最终进行甲状腺手术治疗。在研究中，患者可以选择两种方案，一种是进行积极的监测，另一种是接受甲状腺切除术。

那些选择进行积极监测的患者就进入了密切随访阶段，主要是在第6个月时进行颈部B超检查，然后每年检查一次，平均随访时间为5年。在随访结束时，只有一小部分（＜2%）的患者出现了淋巴结转移，或出现了无症状性病灶生长（5%）。

在接受观察的患者中没有出现疾病特异性死亡的患者，并且研究者也没有发现存在其他常见的淋巴结转移的危险因素与不良结局相关。

（邢　浩）

第七节　甲状腺癌手术常见并发症及处理

一、概述

甲状腺手术常见的手术并发症包括：①术中、术后呼吸困难及窒息；②神经损伤，主要见喉上神经和喉返神经损伤导致声音嘶哑；③甲状旁腺功能下降导致抽搐和手足麻木；④胸导管或淋巴管损伤引起乳糜漏；⑤术中损伤周围组织，如气管、食管损伤。术前准备如未做好，或选择术式不当，或术中处理欠妥，或术后处理不当，均可造成甲状腺手术并发症的发生。如出现手术并发症，会给患者造成更多的身体及心理创伤，也会加重经济负担。所以进行手术时，需仔细研究病情，规范操作，注意手术每一环节，预防手术并发症的发生。

二、呼吸困难和窒息

甲状腺手术出现呼吸困难和窒息是一种十分危急的并发症，常发生于手术中及术后24 h内，也有在术后3 ~ 4 d发生者。18世纪进行甲状腺手术此并发症发生率可高达50%，现在国内有文献报道其发生率0.17% ~ 1.2%。此并发症一旦发生，如没有进行正确及时的处理，常导致患者迅速死亡，需要引起临床医师的高度重视。导致呼吸困难和窒息最常见的原因为出血。此外，其他因素还包括气管软化塌陷、喉头水肿、双侧喉返神经损伤、痰液堵塞、气管痉挛和气胸等。

（一）出血

1. 术中大出血

（1）甲状腺的血液供应丰富：甲状腺的血液供应主要来源于甲状腺上、下动脉，部分

还来自甲状腺最下动脉。此外，气管和食管的分支也分布于甲状腺，这些血管的分支在甲状腺腺体内相互吻合。所以，甲状腺的血供十分丰富，甲状腺组织的血流量是肾脏的2倍，且在疾病情况下甲状腺血流量会明显增加。甲状腺手术中大出血主要表现为血管撕裂、脱落处出血，或腺体表面大量渗血，如出血未有效控制，严重时可导致休克。

甲状腺手术是否成功关键的第一条是能否控制术中的出血。术中难以控制的出血会引起术野模糊不清及血液的大量丢失，很容易导致周围神经、甲状旁腺、气管、食管、血管的损伤及循环紊乱的发生。在18世纪初期甲状腺手术死亡率高达50%，主要的原因就是术中大出血。随着对甲状腺解剖的认识，手术准备的完善，手术技能的提高及先进器械的运用，术中大出血发生率已大为下降。

（2）原因。

1）血管出血：手术中出血多为甲状腺上极血管出血。当甲状腺腺体肿大明显、上极过高，上极暴露不够充分，上极血管游离不充分，术者强行将甲状腺向下牵拉，粗暴分离甲状腺上极，这样往往会造成血管撕裂、结扎线脱落或血管从血管钳滑脱，从而引起大出血。当腺体与周围组织粘连严重，易撕破甲状腺中静脉出血。有些巨大的甲状腺肿，部分位于胸骨后，显露下极有时困难，如强行分离，可能引起下极血管破裂造成大出血。甲状腺肿块侵犯周围组织时，如不熟悉颈部解剖，可能损伤颈内静脉或颈总动脉，引起大出血。

2）腺体出血：常见于合并甲状腺功能亢进或腺体巨大的甲状腺炎患者。该类型患者甲状腺血运丰富，表面分布粗大迂曲血管，分离时较易造成腺体表面血管破裂出血，这种出血往往范围较大，不易被钳夹结扎止血，有时很难控制。

（3）预防：预防甲状腺术中大出血首先需要良好的术野显露，不充分的术野显露，必然会增加术中出血的风险。不能为了追求切口的美容效果而过分采用小切口，如果切口过小影响手术操作，需适当延长手术切口。皮瓣的游离也需经过甲状软骨，以获得良好的上极暴露。甲状腺手术一般无须切断颈前肌群，但对于巨大的甲状腺肿，如显露困难，必须切断一侧或双侧颈前肌群。

熟练正确的手术操作也是减少术中出血的重要因素。分离腺体时，需在甲状腺真假被膜间分离。手术过程中，切勿强行切拉腺体和粗暴操作。离断、结扎组织前需认清该组织的结构及周围关系。

（4）处理：一旦术中发生大出血，术者应保持冷静，不要慌张，切忌在充满血液的视野中盲目钳夹止血，否则可能导致神经及周围组织的损伤。如果是血管出血，首先应用纱布压迫出血位置，再松开纱布，看准出血点钳夹，结扎或缝扎止血。如是甲状腺上动脉出血，由于血管回缩止血困难，需压迫出血点，迅速沿颈外动脉甲状腺上动脉起始处结扎止血。如压迫仍然不能控制出血，影响视野，必要时可阻断同侧颈总动脉创造条件，但阻断时间需在10 min内，否则可能诱发偏瘫。遇到甲状腺腺体出血，可用丝线作“8”字缝合止血。若腺体质脆，广泛出血，可用纱布压迫腺体表面，尽快游离腺体上、下极及外侧，离断血管，迅速切除腺体。

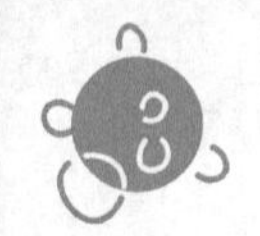

2．术后切口内出血

术后切口内出血是术后引起窒息的最常见原因，其发生率可达 0.3% ~ 1%，多发生在术后数小时内。

（1）原因：术后切口内出血主要原因是术中止血不彻底、不完善，或是血管结扎线不牢靠，术后患者咳嗽、呕吐、颈部活动、吞咽、说话动作过度、过频时导致结扎线松脱。由于颈部潜在腔隙较小，尽管术后出血量不大，也可引起气管受压而致呼吸道梗阻，呼吸困难，甚至引起窒息死亡。且血肿可压迫颈部静脉，导致静脉及淋巴回流受阻，引起喉头水肿而加重呼吸困难。

（2）主要表现：患者初期仅可见切口引流较多新鲜血液，感觉切口发胀和压迫感，无明显呼吸困难表现。随之出现进行性呼吸困难，可发现颈部肿胀明显，甚至皮下瘀血青紫，挤压伤口可有鲜血流出。

（3）预防：如果术中带状肌缝合过密，血肿形成后不易早期发现，会致使血肿在带状肌下蓄积造成呼吸困难甚至窒息。因此，带状肌中线缝合宜稀疏，保持深部与表浅颈部间隙的沟通。关闭伤口前仔细冲洗检查，可能出血点需电凝或结扎止血。多数术后积血原因是静脉源性，在手术探查时出血不多，所以可由麻醉师增加肺内压力以辨认潜在出血血管。

术后让血压平稳患者取半坐卧位，严密观察生命体征变化，以及有无发生呼吸困难和窒息。

告知患者减少颈部活动，咳嗽时用手掌呈“V”字形手势保护颈部以防止渗血。针对不同原因引起的呕吐进行相应处理。

（4）处理：术后应观察颈部是否迅速增大，切口敷料有无渗血和伤口引流量。若手术后伤口引流量不超过 100 mL，可先压迫止血。小血肿可以穿刺诊断和抽液清除。若引流出血液多而快，颜色呈深红色，无明显呼吸困难且血肿稳定者，可推至手术室尽早处理。造成呼吸困难者，应急诊床边手术，打开伤口，迅速清除血肿。如血肿清除后，患者呼吸困难仍无改善，应立即施行气管插管或气管切开，情况好转后再至手术室进一步处理。

（二）其他因素

临床上引起呼吸困难和窒息的原因除了出血还可见气管软化塌陷、喉头水肿、双侧喉返神经损伤、痰液堵塞、气管痉挛和气胸。

1．气管软化塌陷

气管软化是甲状腺术中、术后容易发生急性呼吸道梗阻的严重并发症，常见于较大的甲状腺肿和胸骨后甲状腺肿，其发生率占甲状腺手术患者的 0.6% ~ 9.2%。其发生原因可能是肿大的甲状腺压迫气管软骨，引起软骨退行性病变及坏死。当手术切除压迫气管的甲状腺或肿瘤后，软化的气管壁失去牵拉而塌陷，导致通气不畅，表现为吸气性呼吸困难，最终引起窒息。表现为进行性呼吸困难，常伴有烦躁不安、大汗、喉鸣及三凹征，但发绀不明显。随着医疗条件的改善，气管软化发生率呈下降趋势。由于术中全麻插管的普遍应用，术中气管软化所致窒息也相应下降。对较大甲状腺肿或胸骨后甲状腺肿患者，术前常

规行气管软化试验，阳性者术中常规行气管悬吊术，可用缝线将软化的气管壁固定在周围肌肉组织上。对术后疑为气管软化塌陷所致呼吸困难者，应施行紧急气管插管，留置导管15 d后再行拔管。

2．喉头水肿

喉头水肿主要是因为手术创伤所致，也可由于气管插管引起，多发生在术后12 ~ 36 h内，常伴有声带和腭垂水肿，多见于严重甲状腺功能减退患者。喉头水肿较轻者，可在严密观察下，采用吸氧、利尿、雾化和静脉应用肾上腺皮质激素等治疗。病情严重上述治疗无效者或进行性加重者，应及时行气管插管或气管切开。

3．双侧喉返神经损伤

双侧喉返神经损伤症状一般出现快，常在气管拔管后立即出现呼吸困难，而且进展迅速，同时伴有患者不能发音，极少数双侧喉返神经损伤的表现发生在术后数小时。对该类呼吸困难，因为术后短期行气管切开易并发感染，并且声带麻痹也可能是暂时的，几周后可能恢复，所以宜先试行气管插管，气管插管失败后再行气管切开。插管成功后，可于1 ~ 2周后在手术室试行拔管，若呼吸困难仍不能改善，则气管切开不可避免。气管切开后需留置导管3 ~ 6个月，喉肌电图可评估将来拔管的可能性，如堵管或拔除导管后呼吸困难无改善，则考虑双侧喉返神经的损伤可能为永久性，此时可考虑使用带活瓣气管导管，或行杓状软骨切除术、声带固定术。术中发现双侧喉返神经损伤及时进行神经探查、修复可有效降低永久性神经损伤的发生机会。

4．痰液堵塞

多见于有呼吸道感染、长期吸烟患者，老年患者尤为常见。患者呼吸道分泌液较多，术后麻醉及伤口疼痛，痰液不能有效排出而致呼吸困难。临床上呼吸困难同时可闻及痰鸣音且发现呼吸道分泌物很多。对于痰液堵塞呼吸道者应立即行吸痰处理，保持呼吸道通畅。如抽吸痰液后呼吸困难仍无改善，应果断行气管切开，同时应用有效抗生素控制感染，雾化吸入以稀释痰液，湿化气道，防止鼻腔、气管内痰液干结，阻塞呼吸道。

5．气管痉挛

多见于未行气管插管麻醉手术者。常因为术中气管暴露时间过长，且操作粗暴、过度牵拉及对气管冷刺激；或缝合时进针过深至气管黏膜，刺激气管；还少见长期使用普萘洛尔合并甲状腺功能亢进或哮喘病史者，术中因为麻醉药物的影响，导致气管痉挛。气管痉挛引起呼吸困难时，应立即在气管插管下行手术治疗。气管暴露时间过长和冷刺激所致气管痉挛，可用温热盐水热敷气管。对于缝合过深所致气管痉挛者，应立即拆除缝线。长期使用普萘洛尔所致的气管痉挛，由于痉挛范围较广，甚至涉及细小支气管，即使气管插管后呼吸困难也不能改善，可加深麻醉、正压给氧，同时应用地塞米松、茶碱类药物。

6．气胸

常见于胸骨后甲状腺肿患者，或下极有粘连的甲状腺肿。如术者操作粗暴，强行向上牵拉甲状腺下极，很容易导致肺尖的胸膜损伤。可予吸氧，预防感染治疗，必要时可行胸

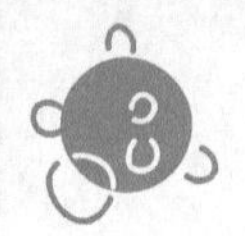

腔闭式引流。

三、神经损伤

喉上神经和喉返神经与甲状腺关系密切，所以甲状腺手术最常出现喉上神经及喉返神经损伤。除此以外，腺体较大或行颈淋巴结清扫时，也可引起副神经、膈神经、颈丛神经等损伤。

（一）喉上神经损伤

喉上神经源自迷走神经的结状神经节，是迷走神经最上方的分支之一，在颈内动脉后方行至颈内动脉内侧发出分支：内支（感觉支）及外支（运动支）。喉上神经内支主要管理声门裂以上和会厌、舌根的感觉，内支还可激发声带和室壁的张力性收缩。喉上神经外支支配环甲肌，也参与喉内部分黏膜感觉的管理。

甲状腺手术中喉上神经的损伤并不少见，文献报道其发生率 0 ~ 26%，另有报道，采用肌电图测定环甲肌的功能时发现，甲状腺术后喉上神经损伤发生率高达 58%。

1. 原因

喉上神经损伤多因为结扎或切断甲状腺上动、静脉时，离腺体上极过远，没有仔细分离，大块结扎所致。喉上神经损伤最常见于术中大出血时，术者盲目慌乱钳夹组织止血引起。引起喉上神经损伤的其他原因包括：未注意神经走行变异；神经与周围组织解剖关系不清、严重粘连，手术分离不细致、操作较粗暴，将神经连同血管周边组织一起结扎；过度牵拉腺体后翻动腺体，造成神经被一并结扎；大幅度翻动甲状腺体或过度牵拉腺体造成神经钝性损伤；腺体切除后处理腺体残端时误扎或误缝神经等。

2. 主要表现

喉上神经损伤较多出现在单侧，且外支多发。若喉上神经外支损伤，可致环甲肌瘫痪，进而出现声带松弛，发音频率范围缩小，音调降低。症状包括不同程度的声嘶、发音乏力、高音音域降低，声带易疲劳等。当甲状腺上极向上延伸很高时，分离时可损伤喉上神经的内支，导致喉黏膜的感觉丧失，患者喉部的反射性咳嗽消失。进食特别是饮水时，就出现误咽而呛咳。经针刺、理疗等一般可自行恢复。

3. 预防

手术剥离甲状腺上极时，轻轻推开甲状腺上动、静脉旁的疏松结缔组织，使手术视野清晰。将喉上神经外支分离出后，再结扎甲状腺上动脉。分离结扎甲状腺上动脉最安全的方法是远离甲状软骨侧贴近血管，并紧靠着上极腺体，然后从上往下地推开周围组织分离出血管，于甲状腺真假被膜间分离并结扎动脉，避免整片一并结扎。在分离开上极血管后，应选择在血管远端结扎，这样有利于避免损伤神经。同时，应注意保护甲状腺上段处喉外肌，避免损伤喉上神经内支。

术中神经监测可以减少解剖范围及损伤发生率，提高喉上神经外侧支的识别率，起到一定的辅助作用。

4. 处理

喉上神经损伤后，患者进食水易发生呛咳，严重者可出现吸入性肺炎，但经过处理 2 ~ 3 个月后大多可恢复。患者清醒后，与其简单问答，正确评估患者的声音。进食特别是饮水时，观察有无呛咳、误咽等情况发生，从而及早发现是否出现喉上神经损伤。若发生呛咳或误咽，应指导鼓励患者进半流质饮食，并坐起进食。

喉上神经损伤后的功能障碍多为一过性，即使永久性喉上神经损伤通过合理的对症治疗和理疗后也可能不会遗留下后遗症。无论单侧还是双侧喉上神经损伤，经相应治疗后多在 1 周内自行恢复。若临床症状明显，其恢复时间可能延长达 2 ~ 3 个月。若患者声音异常时间很长，应指导其发声训练。

（二）喉返神经损伤

喉返神经起源于迷走神经干，左右喉返神经从胸腔上行至颈部后分别发出分支至气管、食管和下咽缩肌，然后在甲状软骨下角前下方、环甲关节侧面后方进入环甲膜入喉。喉返神经在颈部位置常有变异，特别是右侧喉返神经变异性大，但其入喉处较恒定。

1. 原因

喉返神经的保护和修复是甲状腺手术施行功能保全的重点，有报道喉返神经损伤率可高达 10%。喉返神经损伤多是因手术操作直接损伤引起，如切断、热损伤、结扎、挫夹或过度牵拉；少数是由瘢痕组织牵拉或血肿压迫引起。喉返神经常见损伤部位。①近环甲关节处：咽下缩肌下方的喉返神经入喉平面，甲状软骨下角前方附近的损伤约占 80%以上。②甲状腺中下部：发生在喉返神经越过甲状腺下动脉平面旁的损伤约占 16%。

喉返神经损伤的发生与以下因素相关。

（1）病理类型：甲状腺肿块的病理类型与手术中喉返神经损伤有明显的关联。甲状腺癌的手术范围较大，增大了喉返神经损伤的可能。同时，癌组织易侵犯周围组织，增加了手术难度。

（2）手术方式及再次手术：手术方式的选择直接影响了喉返神经损伤的概率，甲状腺腺体切除范围越大越易出现喉返神经损伤。甲状腺癌手术中喉返神经损伤率高也与甲状腺全切除手术范围大相关。而手术后造成组织粘连、解剖结构变异，再次手术更易发生喉返神经损伤，再次手术损伤概率可达 15% ~ 33.9%。

（3）手术医师年资高低：喉返神经损伤发生率与手术医师的训练和经验密切相关。喉返神经位置、粗细均可有较大变异，正确的手术方式及手术经验的积累可降低损伤概率。

（4）是否显露喉返神经：自 1938 年 Lahey 提出甲状腺手术时应常规解剖和显露喉返神经以来，一直存在争议。赞同显露者认为这是减少神经损伤的必要措施，神经暴露后术者可做到心中有数，操作也可更为精确。而反对者认为显露喉返神经的过程本身就容易损伤喉返神经，过多的显露可能使局部术后肿胀、粘连、瘢痕形成，容易压迫喉返神经。显露或是不显露喉返神经各有利弊，最重要的是在手术中如何正确掌握显露喉返神经的适应证，既不盲目地对所有患者实行常规显露，又能够有效地降低喉返神经损伤率。切忌在手术者

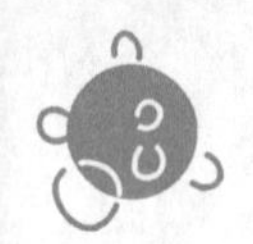

缺乏应有的有关喉返神经应用解剖知识或辨别喉返神经的能力时盲目显露神经，同时也不要因刻意追求全程暴露神经而过多剥离从而引起营养神经的小血管损伤，反而导致喉返神经的损伤。

2. 主要表现

喉返神经若为直接损伤引起在术中立即出现症状，若为血肿压迫或瘢痕组织牵拉而引起则在术后数天才出现症状。单侧喉返神经损伤主要表现为同侧声带瘫痪、声音嘶哑，双侧喉返神经损伤表现为呼吸困难甚至窒息。喉返神经损伤还可表现为吞咽困难或误吸。

3. 预防

（1）为了减少或避免喉返神经损伤的发生，术前应对患者进行全面评价，尤其是肿瘤的位置、性质及与周围组织的关系。甲状腺手术中，操作应尽量精细轻柔，避免神经游离过长或过度牵拉。术中忌盲目钳夹、缝扎止血，或不合理扩大手术范围。

（2）术中进行实时神经监控可精确地实行神经定位及判断神经的功能状态，从而减少医源性神经损伤，并可对受损神经功能的预后提供安全可靠的客观指标。神经监护仪是一种诱发肌电图仪，其工作原理是通过脉冲电流刺激喉返神经，诱发其支配的肌肉的肌电活动，进而通过插入肌肉或肌肉表面的多道电极收集记录肌肉动作电位，也就是肌电图。

有报道显示术中实时喉返神经监控可以降低医源性喉返神经损伤风险，提高手术安全性，此项技术在国外常规使用已使甲状腺手术喉返神经损伤率降至1%以下。国内喉返神经的术中实时监控起步较晚，尚需进一步改善监控设施，建立统一的规范的监控指标，从而达到降低医源性喉返神经损伤风险的目标，这也是今后研究的一个重要课题。

4. 处理

（1）若喉返神经被钳夹或结扎后及时松解，损伤多为一过性，术后患者可出现声音低沉或嘶哑，一段时间后神经功能可自行代偿恢复。

（2）如喉返神经切断或缝扎为永久性损害，术中一旦发现应立即吻合。一侧损伤时间长对侧可代偿一部分功能，但不可完全恢复。一侧喉返神经损伤所引起的声嘶，可通过声带过度地向患侧内收代偿而逐渐好转，喉镜检查虽仍显示患侧声带固定，但患者并无明显声嘶症状。两侧喉返神经损伤则会出现两侧声带的麻痹，导致失声或呼吸困难，需行气管切开处理。

（3）药物治疗：包括神经营养药，糖皮质激素和扩张血管药物。

（4）理疗：微波、针灸等，同时指导患者进行声音训练。

（5）单侧喉返神经损伤神经修复术：术中怀疑喉返神经损伤，应当立即行患侧喉返神经全程探查，并根据伤情采用不同的手术方式行一期修复。手术后发现的神经损伤，6个月内经喉内肌的神经肌电图检查判断无望恢复声带运动功能的患者，主张在首次手术后3～6个月内进行。病程6个月以上的喉返神经损伤声带麻痹，要求环杓关节无固定。

（三）副神经损伤

发生在颈部淋巴结清扫术时，部分是因为甲状腺癌病灶侵犯副神经，不得不切除病灶，部分是因术中意外损伤，切断后可出现患侧臂肩部综合征。

副神经是第 11 对脑神经，为运动神经。副神经出颅后斜行于胸锁乳突肌深面并发出胸锁乳突肌支，副神经在胸锁乳突肌后缘中上 1/3 处穿出跨过颈后三角区斜向外，后下行于斜方肌前缘进入颈后肌肉群。副神经损伤后出现斜方肌麻痹，临床表现为肩下垂、不能耸肩、上臂外展障碍等。副神经损伤多是因对副神经链的解剖不熟悉，解剖部位过深所致；或是使用电刀分离组织，当邻近副神经时，常会出现肩部肌肉的抽搐，导致神经热损伤。

预防措施：首先要熟悉副神经出颅后的解剖位置，可沿着胸锁乳突肌后缘中上 1/3 处打开筋膜，寻找副神经，尽量避免过度解剖。术中找寻副神经时需与颈丛皮神经、耳大神经鉴别。

（四）其他神经损伤

在颈淋巴结清扫术时，面神经下颌支、舌下神经、迷走神经、臂丛神经、膈神经、颈交感神经链等均有损伤可能，但较少见，损伤后可引起相应功能障碍，如 Horner 综合征等。

四、甲状旁腺损伤

（一）原因及表现

甲状旁腺损伤导致的甲状旁腺功能减退是甲状腺手术的主要并发症之一，可分为永久性严重损伤和一过性甲状旁腺功能不全。多出现在术后 1 ~ 3 d，一般 2 ~ 3 周后甲状旁腺代偿增生后可恢复。表现为口唇、面部、手足麻木，其中手足麻木多为对称性，严重者可出现手足抽搐，甚至癫痫发作和心功能障碍等。多数患者为一过性的低钙血症，是术中切除或导致 2 ~ 3 枚甲状旁腺血供受损。若只有一侧甲状旁腺损伤，3 个月后对侧多可代偿功能。若双侧甲状旁腺全切除后，患者可出现手足抽搐，严重者呼吸困难，甚至发生白内障等。双侧甲状旁腺被全切除后，血中甲状旁腺激素数值接近零，出现严重甲状旁腺功能减退。一般持续 6 个月以上才定为永久性甲状旁腺损伤；均发生在双侧甲状腺手术后，加行Ⅵ区颈淋巴结清扫术时发生率可更高。

（二）处理

（1）术后 1 ~ 3 d 应注意询问患者有无面部、口唇周围或手、足针刺感、麻木感甚至强直感。

（2）饮食适当控制，嘱患者高钙低磷食物。症状轻者，口服钙片和维生素 D，每周测血钙或尿钙一次，随时调整用药剂量。液体钙剂吸收更快，可口服葡萄糖酸钙口服液 20 mL，每 8 h 一次。

（3）若患者手足麻木或抽搐发作时，应立即用 10% 葡萄糖酸钙 20 mL 加入 100 mL 10% 葡萄糖液中静脉滴注，若症状仍无明显好转应继续加量至症状缓解。

（4）移植手术治疗。

1）甲状旁腺自体移植：甲状腺全切除术后，应该仔细检查双侧上下甲状旁腺及其血

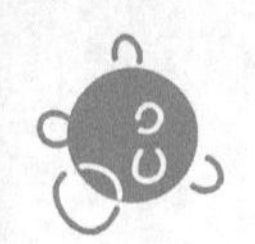

供，并应该仔细检查所有已经切除的组织，辨识是否有误切的甲状旁腺。对于因血供受损严重变为深黑色的甲状旁腺，以及发现被误切或完全游离的甲状旁腺，术中应即刻进行自体移植。移植前应该小心清除甲状旁腺周边组织，并分辨甲状旁腺与脂肪或淋巴组织。将甲状旁腺放于生理盐水中会下沉，而脂肪或淋巴组织则是浮于水面。最常用的即刻甲状旁腺自体移植方法是，将切除的甲状旁腺置于 1 ~ 2 mL 生理盐水内，用组织剪反复剪切制成细胞悬液，用注射器抽取后注入胸锁乳突肌内。

2）异体甲状旁腺移植：主要用于永久性甲状旁腺功能减退，长期具有明显低钙血症症状且药物治疗无效，或出现各种并发症的患者，移植后需使用免疫抑制剂。受体：全甲状腺切除或次全切除术所致甲状旁腺被连带全切或误切。供体：肾衰竭所致继发甲状旁腺功能亢进或甲状旁腺瘤须切除甲状旁腺者。目前移植的具体方式主要有：组织移植，带血管甲状腺移植，甲状旁腺移植，细胞输注移植。细胞输注移植操作简单，安全、有效、并可多次重复进行，是近年发展较快的移植方式。

五、乳糜漏

乳糜漏是甲状腺癌术后少见但较严重的并发症。一般出现在术后 2 ~ 3 d。

（一）原因

手术中胸导管颈段或右淋巴管受损导致。胸导管和右淋巴导管具有丰富的淋巴回流，都从颈根部汇入静脉，颈淋巴结清扫术中若伤及胸导管颈段或有淋巴导管会引起乳糜漏。如果引流管引流出乳白色或淡黄色的混浊液体，且引流量与进食量相关，引流量比常规渗出液多，则考虑为乳糜漏。若不正当处理，导致大量乳糜液流失，不但会引起皮瓣坏死、局部感染，而且可能引起患者血容量减少、电解质紊乱，甚至可能引起颈部血管破裂等严重并发症。大多数患者通过加压包扎、持续负压引流和饮食控制等保守治疗可恢复正常。

（二）处理

1. 控制饮食

若 24 h 引流量在 500 mL 以内，多为小淋巴管分支受损引起，大部分经保守治疗可以治愈。嘱患者清淡饮食，当 24 h 引流量低于 10 mL 时可考虑拔除引流管。①尽量低钠、低脂饮食。普食中有大量长链三酰甘油，经肠道吸收后进入淋巴系统导致乳糜液增多，所以要严格控制脂肪类食物的摄入。②禁食和胃肠外营养。若 24 h 引流量超过 1000 mL 时，可考虑禁食并给予静脉营养支持，同时补充液体及电解质。不仅能改善患者的营养状态，而且可以使消化道充分休息，明显减少乳糜漏的产生。

2. 持续负压引流

出现乳糜漏后应立即使用持续负压引流，把颈部淋巴结清扫术后引流管直接与负压引流盒连接持续吸引。同时，应密切观察引流管通畅度、每日引流量及皮瓣的颜色。目的是达到充分引流和均匀加压效果，防止因乳糜液局部聚积所致继发感染，有利于创口愈合。

3. 局部加压包扎

将纱布制成直径约 2 cm 的纱布球，置于锁骨上窝和气管旁的三角区域，再用宽弹力绷带从背部斜向健侧的胸前方加压固定。应小心避免压迫气管过度导致呼吸困难。加压包扎应尽量均匀，可促使皮瓣紧贴皮下组织，消除间隙，待周围肉芽组织生长、局部瘢痕形成即可起到封闭漏口的作用。

4. 硬化剂治疗

硬化剂治疗可以刺激瘘口周边肉芽组织增生和粘连，往皮瓣下注入 50% 葡萄糖液 20 mL，每日 1 次，暂停负压吸引 12 h，一般需注入 2 ～ 3 次。

5. 抗感染治疗

若乳糜漏引流不畅会引起乳糜积聚，易诱发局部皮瓣感染坏死，甚至可能继发颈部血管破裂。若患者有发热应常规应用有效抗生素至体温正常后 3 d，同时需加强伤口换药。

6. 手术治疗

重新手术结扎乳糜管的适应证：① 24 h 乳糜液引流量大于 1000 mL，且有逐渐增多的趋势；②经保守治疗 3 d 以上，引流未见减少；③已经出现严重营养不良和电解质紊乱；④疑有皮瓣坏死、出血等其他并发症。

六、其他并发症

（一）甲状腺危象

1. 原因

甲状腺危象，多发生于甲状腺功能亢进手术后，多因术前准备不足所致，出现后应立即抢救。甲状腺危象的发病原因仍不明确，可能因甲状腺功能亢进时肾上腺皮质激素的合成、分泌和分解代谢率加速，久之导致肾上腺皮质功能减退，而手术创伤的应激作用诱发危象。

2. 临床表现

（1）发热：多表现为高热、皮肤潮红，常伴有大汗淋漓。少数表现为低温，这种类型的甲状腺危象较少见，但出现后易被忽视而导致严重后果。

（2）心血管异常：主要包括心动过速和脉压增大。心动过速多为窦性心动过速，心率大于 120 次 / 分，少数表现为室上性心律失常。而脉压增大严重时会导致心衰或休克。

（3）中枢神经系统功能障碍：主要表现为躁动、兴奋、烦躁、谵妄、焦虑、精神错乱、恍惚，严重时可出现昏迷。

（4）胃肠功能紊乱：如呕吐、腹泻、绞窄性肠梗阻、急性腹膜炎等，部分患者可有黄疸或肝损伤，严重时出现脱水导致休克。

3. 预防

甲状腺功能亢进患者准备手术，应首先口服药物控制甲状腺功能亢进至基本正常，每日监测基础代谢率于正常范围，若基础代谢率不正常可使用相应心血管药物控制。然后嘱

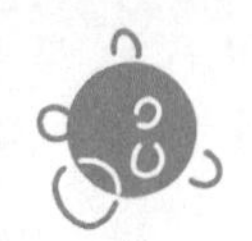

患者口服碘剂 3 滴，每日 3 次，逐日增加 1 滴至 15 滴止。服碘期间基础代谢率基本处于正常范围内，方可施行手术。

4．处理

（1）口服 3 ~ 5 mL 复方碘溶液，紧急时可用 10%碘化钠 5 ~ 10 mL 加入 500 mL10%葡萄糖液中静脉滴注，从而减少甲状腺素的释放。

（2）用 β－受体阻滞剂或抗交感神经药，可用普萘洛尔 5 mg 加入 5%葡萄糖液 100 mL 静脉滴注，或口服 40 ~ 80 mg，每小时 1 次。

（3）糖皮质激素：可每日口服氢化可的松 200 ~ 400 mg，分次静脉滴注。

（4）镇静剂：可用苯巴比妥钠 100 mg 或冬眠合剂Ⅱ号半量，肌内注射，每 6 ~ 8 h 一次。

（5）降温：一般配合冬眠药物物理降温，使患者体温尽量保持在 37℃左右。

（6）静脉滴注大量葡萄糖液并保持水、电解质及酸碱平衡。

（7）吸氧：鼻导管吸氧 3 L/min。

（8）如有心衰者可用洋地黄制剂，如有肺水肿可给予呋塞米。

（二）气管食管损伤

1．原因

（1）最常见的原因是甲状腺肿瘤较大，压迫或侵犯气管、食管；甲状腺肿囊性变局部渗出，时间长后粘连气管或食管；胸骨后巨大甲状腺肿瘤。

（2）甲状腺癌或中央区淋巴结转移并侵犯气管、食管。

（3）二次手术或多次手术的患者，因陈旧手术瘢痕粘连周围组织，至解剖结构改变，导致误伤气管或食管。

（4）气管肿瘤、食管憩室等少见病变被误诊为甲状腺肿瘤，手术后损伤气管或食管。

（5）全腔镜下甲状腺手术视野较小导致误伤，且超声刀也可能造成气管或食管热损伤。

2．临床表现

气管损伤的临床表现多为引流管漏气或皮下气肿，咳嗽时皮下气肿加剧，若未能及时发现可导致纵隔气肿，严重可致呼吸困难。食管损伤范围较小时，术中有时很难及时发现，常在术后患者进食后才出现症状，临床表现多为患者发热，伤口局部红肿渗出，引流液颜色混浊或有食物成分流出。

3．处理

（1）若气管损伤破口较小，漏气量不多。当局部气肿经引流可控时，可局部加压包扎同时负压吸引，气管周围软组织粘连后可自行痊愈。若症状无明显改善，或气管漏口较大时须及时再次手术修补。单纯气管壁小范围破损可直接拉拢缝合；如气管壁缺损无法直接缝合，但缺损长度小于 1.5 cm，可直接于缺损处行气管造口，待后期堵管无呼吸困难后拔管，切口自行闭合或Ⅱ期修复；如气管壁缺损较大但未过中线或环状软骨受侵，可以带蒂

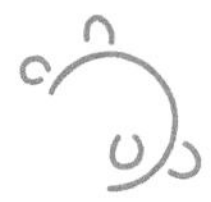

胸锁乳突肌骨膜瓣或胸大肌肌骨膜瓣修复缺损；如气管全周受侵，则宜行气管袖状切除端-端吻合，无须行气管造口；如气管缺损超过8个气管环或长度大于4 cm，端-端吻合有困难时，则只能行全喉切除气管永久性造口。

（2）若出现食管损伤，患者需立即禁食，予静脉或鼻饲营养支持，同时行抗感染对症处理。缺损范围小时，可在充分引流的前提下保守治疗，漏口较小时可自行愈合。若缺损范围大时或行保守治疗无明显缓解时，需行再次手术治疗。清创后直接行双层缝合，外层再用邻近的带状肌或胸锁乳突肌加固修复，局部留置引流管。若缺损范围大，而无法进行局部修复，则须行食管切除胃代食管术。

（3）若气管、食管同时损伤，发生气管、食管瘘则是甲状腺手术最严重的并发症之一，气管、食管瘘需行再次手术治疗。

（三）术后气胸及纵隔气胸（罕见）

1．原因

（1）甲状腺恶性肿瘤肿块过大或Ⅳ区颈淋巴结转移可侵犯胸膜，手术分离时引起胸膜肺尖部受损破裂而发生气胸。

（2）胸骨后甲状腺肿掉入胸骨后方，若肿块较大或与周围组织粘连明显，将其从胸骨后方拉出时可能会引起胸膜的撕裂，而形成纵隔气胸。胸骨后甲状腺癌手术更易发生气胸。

（3）乳晕入路全腔镜甲状腺手术建立通道时造成气胸。

2．临床表现及处理

若术中怀疑肺尖胸膜破裂，可置患者于头低仰卧位，生理盐水冲洗局部，观察有无气泡。若有气泡，表明胸膜破损，应立即缝合并将局部肌肉覆盖。

术后若患者出现胸痛、呼吸困难、心率加快、皮下气肿、氧分压下降时，要听诊肺部呼吸音是否减弱，必要时行床边胸片检查确认有无气胸。确诊后若积气量较少，可行保守治疗，监测生命体征，一般可自行吸收。若肺压缩大于30%则应即刻行胸腔闭式引流，一般3～5 d后可好转。尤其是行气管切开患者，术后更要密切观察。

（四）切口并发症

包括血肿需二次手术，切口积液、感染、愈合延迟等。

（邢　浩）

第五章　乳腺癌

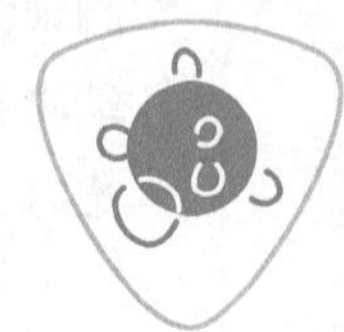

我国为乳腺癌低发国家，根据2000年中国内地城乡6市7县癌症登记数据，我国妇女乳腺癌标化发病率和死亡率分别为16.39/10万和4.51/10万，为全球最低。

第一节　临床表现及病程

一、临床表现

1. 乳腺肿块

患者自己摸到了乳房肿块或乳房的其他症状都需要仔细检查。病史中应对肿块发生时间、生长速度、生长部位、肿块大小、质地、活动度、单发或多发、与周围组织的关系，以及是否同时伴有区域淋巴结肿大等情况及其变化特征做出全面的描述。纤维囊性的肿块可以变大或缩小，但是对于癌症来说只有不断地变大。与乳腺癌无痛性肿块相鉴别的包括乳腺炎症性肿块、管内乳头状瘤和乳腺良性疾病的肿块。良性肿块最常见的是乳腺纤维腺瘤和乳腺病。其他乳腺良性肿瘤引起的肿块如乳腺腺瘤、脂肪瘤、错构瘤、腺肌上皮瘤和良性间叶组织肿瘤等比较罕见。

2. 乳头溢液

乳头溢液可以是浆液性、水样或乳汁样的，也可以是澄清的、黄色或绿色的，还可以是血性液性混合或单纯血水样的。尽管后者常表示存在新生物，但通常是良性的管内乳头状瘤，也可能是管内乳头状癌的表现，所以乳头溢液需要进一步检查。

澄清或浆液性的溢液可能是良性病变造成的，尤其当一个乳头上有多个导管开口累及。肿瘤或瘤样病变引起的乳头排液，常因溢液污染内衣而为患者发现，最常见的是管内乳头状瘤、乳腺囊性增长症和乳腺癌。非肿瘤性乳腺疾病引起的乳头溢液最常见的是乳腺导管扩张症。另外浆细胞性乳腺炎（常伴有导管扩张）、结核性乳腺炎（常为脓性乳头溢液）、乳汁潴留等疾病也可有乳头溢液的症状。乳头溢液还包括生理性乳头溢液和全身性疾病引起的乳头溢液。

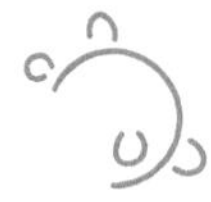

3．乳腺肿瘤的皮肤改变

最常见的是皮肤粘连，典型的表现是“酒窝症”，皮肤浅表静脉怒张、皮肤发红、局部温度升高、皮肤水肿和橘皮样变，晚期乳腺癌浸润皮肤可致皮肤溃疡。

（1）皮肤粘连：由于乳腺位于浅筋膜的浅深两层之间，借助于在乳腺间垂直行走的乳腺悬韧带（Cooper 韧带）和纤维组织的包围，形成一个半球形的器官，一旦肿瘤侵犯 Cooper 韧带，使之缩短，就会牵拉皮肤，使皮肤下陷，故称“酒窝症”。

（2）局部发红、温度升高：常见于急性或亚急性乳腺炎，也可见于乳腺癌，典型的是炎性乳腺癌。其恶性程度高，发展快，皮下淋巴管充满了癌栓，皮肤呈炎性改变，同时伴有皮肤水肿。

（3）乳腺癌皮肤水肿：由于乳腺皮下的淋巴管为癌细胞所阻塞或位于乳腺中央区的肿瘤浸润使乳腺浅淋巴液回流受阻所致。皮下淋巴管中淋巴液的积聚，使皮肤变厚，毛囊开口扩大、深陷，显示出典型的橘皮样变，为晚期乳腺癌的临床表现。

（4）浅表静脉曲张：恶性肿瘤的生长和代谢较快，其皮下浅表血管，特别是静脉常可怒张，如乳腺巨纤维腺瘤、叶状囊肉瘤和乳腺癌等都可见乳腺皮肤浅表静脉怒张。

4．乳头和乳晕异常

（1）乳头回缩凹陷：当乳腺癌病灶侵犯到乳头或乳晕下区时，乳腺的纤维组织和导管系统可因肿瘤侵犯而缩短，牵拉乳头，使乳头偏向（指向肿瘤方向），乳头扁平、回缩、凹陷，甚至完全缩入乳晕下，看不见乳头。有时因乳房内纤维组织的挛缩，使整个乳房抬高，两侧乳头不在同一水平而上。乳腺良性疾病的乳头皱缩常可以拉出回复原状，而乳腺癌所引起的乳头凹陷很少能拉出回复原状。

（2）乳头糜烂：乳腺湿疹样癌的典型症状，但早期仅见乳头，上皮增厚、变红。随着病程的进展，乳头表面变得十分粗糙，逐渐出现糜烂，有时有浆液性或血性渗出，有时渗出减少，结有干痂或脱屑，貌似愈合，但于痂脱落后仍可见糜烂面。当整个乳头受累后，可以逐渐侵犯乳晕，甚至超出乳晕范围，形成大片糜烂，整个乳头可被肿瘤侵蚀而消失。

5．乳房疼痛

乳腺癌尤其在早期阶段并没有疼痛的表现，大多数的乳房疼痛是由于激素的刺激，以及乳腺组织的膨胀（尽管这些症状会使人觉得有肿块并认为是肿瘤）。这种疼痛通常是周期性的，发生在排卵至月经来潮期间的任何时间，通常在月经来潮前的几天内疼痛特别显著。良性乳腺肿瘤和乳腺癌通常是无痛的，一般只有在伴有炎症时才会出现疼痛和压痛。至于晚期乳腺癌的疼痛常是肿瘤直接侵犯神经之故。

二、病程发展

侵袭和转移是癌症最可怕、最威胁生命的因素。

1．乳腺癌的局部复发和转移途径

乳腺恶性细胞通过直接蔓延、播散的方式，向其周围组织中伸展的现象称为直接浸

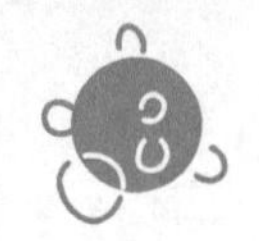

润。新发生的乳腺癌组织与原发灶连为一体，病理组织学将这种直接浸润基础上的恶性细胞的侵袭称为浸润性。浸润后脱离下来的恶性细胞，通过多种通道到达与原发灶不相连的组织或部位称为转移。

淋巴转移是乳腺癌最常见的转移方式，近年来认为乳腺癌癌细胞经淋巴液形成栓塞从而发生转移。

乳腺癌的血行转移作为一种重要的转移方式已越来越受到重视。研究证明，25%以上的乳腺癌一开始即已发生了血行远处转移。血行转移的经脉管系统包括：上腔静脉系统、乳内血管系统、门静脉系统、脊椎静脉系统和动静脉的侧支与淋巴管的广泛交通。

2．乳腺癌浸润的机制

目前较公认的转移机制有以下几种。

①乳腺癌细胞的增生能力；②恶性肿瘤细胞自身的特性；③肿瘤细胞的黏着力；④乳腺癌细胞的运动能力；⑤恶性肿瘤细胞的代谢改变；⑥恶性细胞接触抑制的丧失。

三、乳腺癌临床分期

见表 5–1。

表 5–1 乳腺癌临床分期

0 期	T_{is}	N_0	M_0
Ⅰ期	T_1	N_0	M_0
Ⅱ A 期	T_0	N_1	M_0
	T_1	N_1	M_0
	T_2	N_0	M_0
Ⅱ B 期	T_2	N_1	M_0
	T_3	N_0	M_0
Ⅲ A 期	T_0	N_2	M_0
	T_1	N_{2a}	M_0
	T_2	N_2	M_0
	T_3	$N_{1\sim2}$	M_0
Ⅲ B 期	T_4	N_0	M_0
	T_4	N_1	M_0
	T_4	N_2	M_0
Ⅲ C 期	任何 TN_3	M_0	
Ⅳ期	任何 T	任何 NM_1	

（张晓彤）

第二节　辅助检查

一、临床检查方法

1．临床体检

患者首先应采取坐位检查。当患者举起手臂上伸的时候，乳房皮肤的外形会被拉紧，此时上半乳房的外形异常较易被察觉，也能使下半部乳房的凹陷更加明显。

当患者取仰卧位，并把手上举置于头后，肘部平放在枕头上时，乳腺组织展开于胸壁上有利于触诊，患者可以轻微地转向对侧更利于检查。除了巨大的乳腺，对于大多数乳腺组织能在这个体位时很好展开在肋骨上在检查者的手指和肋骨间只有很少部分的乳腺组织，这样一旦在某个区域有肿块存在的话就不易被漏诊。而淋巴结的检查则应该让患者将手臂放松并内收，最后在坐位时进行。皮肤的改变，如皮肤凹陷、橘皮样变（水肿）、红斑、皮粘连和溃疡通常提示进展性病变已累及皮肤和皮下组织。皮肤回缩在患者坐位上举手臂或者向前探身时较易探查。由于成纤维细胞的作用，以及肿瘤趋于侵袭或牵拉 Cooper 韧带，使其变短并在皮肤上呈凹陷。除非患者既往就表现有乳头凹陷或不对称，否则这些也是恶性病变的信号。乳头呈淡红色增厚则提示可能是 Paget 病。此外，体格检查还需包括对腋窝、锁骨上和锁骨下淋巴结的检查，以及肝脏的触诊。

月经来潮以后的第 9 ~ 11 天是乳腺疾病检查的最佳时间。此时内分泌激素（主要是雌激素）对乳腺的影响最小，最易发现病变或异常。对于在哺乳期出现的肿块，如疑为肿瘤，应于断乳后再进一步检查。小的乳腺纤维腺瘤等肿瘤在妊娠和哺乳期可以迅速长大，有时与乳汁潴留所引起的肿块不易鉴别，断乳后有利于对乳汁潴留、良性肿瘤或恶性肿瘤的鉴别，也有利于治疗。

2．乳腺自查

推广乳腺自查作为一种筛查方法似乎较为合理，它不需要成本而且适用于每个人，但是支持这一观点的证据并不稳定且存在很多争议。

二、X 线检查

（1）肿块：在两个不同投照位置均可见的占位性病变，有鼓出的边缘，以边缘征象对判断肿块的性质最为重要。肿块的描述包括 3 个方面，形态、边缘和密度。

（2）钙化：良性钙化常比恶性钙化大。恶性钙化常较小，需要放大镜来帮助显示。对钙化的描述从形态和分布两方面进行。形态上分为典型良性钙化、中间性钙化（可疑钙化）、高度恶性可能的钙化 3 种。

（3）结构扭曲：是指正常结构被扭曲但无明确的肿块可见，包括从一点发出的放射状影和局灶性收缩，或者在实质的边缘扭曲。如果没有局部的手术和外伤史，结构扭曲可能

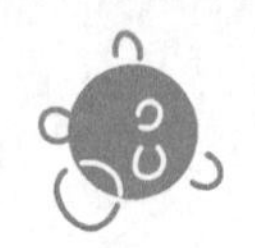

是恶性或放射状瘢痕的征象，应提请临床切除并活检。

（4）特殊征象及合并征象。①特殊征象：非对称性管状结构、乳腺内淋巴结、球形不对称、局灶性不对称。②合并征象：皮肤凹陷、乳头凹陷、皮肤增厚、小梁增粗、皮肤病变投照在乳腺组织中、腋淋巴结肿大、结构扭曲和钙化。

三、超声显像学检查

乳腺癌的超声声像图特征为：边界清或不清，外形不规则或呈立体状，边缘成角或呈蟹足状，肿瘤无包膜，但周边有时可见厚薄不均的高回声晕，内部多呈低回声，后方回声可有衰减。肿块多有微钙化，呈针尖样或粗颗粒样，弥漫或成堆分布。肿瘤可与皮肤或胸肌分界不清，出现皮肤及皮下脂肪水肿增厚，胸肌的连续性中断改变；彩色多普勒表现为肿瘤内部及边缘多见丰富的粗大血流，典型的为由外穿入病灶，呈分支状。频谱显示多为高阻血流即阻力指数（RI）＞ 0.70；腋窝、锁骨上淋巴结转移时可探及肿大淋巴结；肝脏、卵巢转移时可探及转移病灶。相对于乳腺 X 线检查，超声显像的优点：无放射损害，对年轻女性，尤其是妊娠期、哺乳期妇女更为适宜，且能多次重复检查，便于筛查及随访；对囊性及实性肿块鉴别意义大；超声对乳腺的层次显示清楚，病灶的定位较准确；对致密型乳腺，X 线检查不满意，超声可以帮助排除肿瘤。缺点：＜ 10 mm 的肿瘤常显示不清或无法鉴别其良性和恶性；超声的分辨率不及 X 线，X 线显示的特征性表现——微小钙化及毛刺样改变，有时超声检查需要一定的经验和操作技巧，且费时较长。

四、MRI 检查

乳腺 MRI 是一种无 X 线损伤的检查，软组织分辨率较高。MRI 鉴别乳腺良性和恶性病变，不仅可根据病灶的形态、轮廓加以识别，还可结合病灶与正常乳腺的信号差异及其动态增强方式来区分。

1. 形态学

乳腺癌病灶多表现为形态不规则，与周围正常组织分界不清，可见周边长毛刺伸入正常组织。部分肿块与乳头之间有较长且较粗的条索影，提示肿瘤沿着导管途径向乳头方向浸润，甚至累及乳头、皮肤或深部胸壁结构，出现周围组织受浸润的征象，如牵拉、皮肤增厚、乳头凹陷等。这些征象均高度提示恶性。而良性肿瘤多与周围组织分界清晰，且边缘光整，形态规则。

2. 病灶信号

乳腺肿瘤 T_1WI 多呈等或稍低信号，T_2WI 由于病变内部细胞、纤维及含水量的不同而表现信号特征较复杂。大多数恶性病变在 T_2WI 上呈高信号。因同时伴有液化、坏死、囊变或纤维化而致信号混杂不均。良性病变在 T_2WI 上多呈等或高的均匀信号。

3. 动态增强

良性肿瘤强化常始于中心区，继而向病灶周边区扩散，延迟扫描，整个病灶呈显著增

强；反之，恶性肿瘤增强后病灶边缘于早期即出现显著强化，呈不规则环状或周边强化，且信号不均匀，甚至可见索条样强化影伸入病灶或与皮肤及胸肌筋膜。

五、CT 检查

乳腺癌灶在增强 MDCT 上的表现形式主要有：①实质性强化团块或结节影、形态不规则或呈分叶状、多数伴有毛刺、部分可见沿乳腺导管分布的导管内播散癌灶；②节段性分布的片状强化区；③弥散分布的斑点或小斑片强化灶，多见于导管原位癌。

六、乳管内视镜检查

乳管内视镜检查的适应证为临床上自发性乳头血性或浆液性溢液的患者。

乳管内视镜检查应当与涂片细胞学检查相结合。如将两种诊断方法结合起来，诊断的敏感度可达到 98.1%。

乳管内视镜主要的临床应用价值在于：①使以乳头溢液为表现而无肿块的乳腺疾病患者的手术指征明确化，使正常导管或导管扩张等患者避免了手术之苦；②可以明确进一步手术活检的部位和范围，提高手术的准确性，并缩小手术范围；③为乳腺癌手术治疗的范围提供依据。

（张晓彤）

第三节　诊断及鉴别诊断

一、良性增生病

乳腺良性增生病的病程从数周到数年不等，在临床上主要表现为乳房疼痛。多数病例根据典型的临床表现即可确诊；因肿块形成难以与纤维腺瘤和乳腺癌相鉴别，需结合必要的辅助检查进行诊断。

弥漫性良性增生病有时与生理性乳腺周期肿胀不易鉴别，但后者与月经周期关系更加密切，胀痛症状明显，有些妇女有如同泌乳的感觉，局部较柔软。局限性的良性增生明显时要与乳腺癌相鉴别：乳腺癌的质地较硬，一般无压痛，平均发病年龄较良性增生病大 10 岁，临床上不能鉴别时需依靠病理诊断才能明确。乳痛症的患者需要与 Tietze 综合征（肋软骨炎）相鉴别，肋软骨炎并不是真正的乳房疼痛，但是疼痛经常被认为起源于覆盖疼痛的肋软骨的乳腺区域；Tietze 综合征一般有慢性的病程，体检时可发现肋软骨触痛和肿大，疼痛在按压病变软骨时加剧；影像学检查往往无特异性表现。

二、导管内乳头状瘤

自发性乳头溢液是乳腺导管内乳头状瘤最常见和最主要的临床症状，乳头溢液的诊断和鉴别诊断对于诊断乳腺导管内乳头状瘤具有重要的意义。首先应除外因乳头内陷、内翻

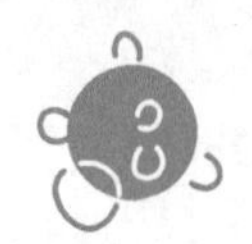

所存的少量分泌物，以及乳头湿疹样病变、糜烂、感染及炎性乳晕瘘管等假性溢液。其次鉴别生理性和病理性乳头溢液。

乳腺导管内乳头状瘤需与早期仅表现为乳头溢液的乳腺癌相鉴别：乳腺癌早期临床上常扪不到乳腺肿块或仅有小片状腺体增厚，极易被忽略，乳头溢液可能是早期诊断的唯一线索，应特别注意；早期乳腺癌或其他类型乳腺癌侵犯导管时可引起各种性质的乳头溢液，但以清水样、浆液性、浆液血性和血性乳头溢液多见，若乳头溢液伴有相应区域的乳房内浸润性肿块时则提示恶性肿瘤可能大。

三、分叶状肿瘤

表现为临床上良性的乳房肿块迅速增长；有些患者也可表现为长时间存在的乳腺病变的体积急剧增大。肿块体积一般较纤维腺瘤为大，但是随着患者自检及筛查的开展，目前分叶状肿瘤就诊时的体积趋向变小。巨大肿瘤的乳房表面皮肤往往变得菲薄，皮下可见扩张的静脉，有时可因张力过高而出现坏疽。

分叶状肿瘤在钼靶影像上与纤维腺瘤表现相似，一般表现为肿块体积较大，边界清楚，椭圆形或偶有分叶的实性肿块，周边可伴有透明的晕轮和肿块内见粗大的钙化点。乳腺 B 超检查表现为不均一的内部低回声的实性肿块，可有囊性变性区，囊壁光滑，对内有囊性区的肿块应高度怀疑分叶状肿瘤。

良性分叶状肿瘤主要与青春型及富细胞性纤维腺瘤相鉴别，间质过度增生而形成的分叶状结构及基质量的多少，是分叶状肿瘤区别于后者的重要依据；分叶状肿瘤可有上皮下幼稚细胞带，而纤维腺瘤见不到；分叶状肿瘤间叶性瘤细胞密度较大，高倍视野下核所占面积＞20%，而纤维腺瘤多＜10%，间质细胞无异型，核分裂象不多或没有，肿物切除后极少复发。分叶状肿瘤还需与其他乳腺肉瘤相鉴别，纯粹的肉瘤内无上皮成分，为排除分叶状肿瘤的诊断，一定要多切组织块，观察有无上皮成分。

四、恶性淋巴瘤

乳腺恶性淋巴瘤好发年龄为 50 ~ 60 岁，女性多见，常为单发性，偶尔可双侧同时发生。临床表现与乳腺癌相似，可表现为无痛性肿块，活动，边界清楚，质软，生长迅速；肿块多位于外上象限或乳腺中央部，大小 1.0 ~ 20 cm 不等；与皮肤及胸肌多无粘连，无乳头凹陷或溢液，无乳房皮肤橘皮样改变；可伴腋下淋巴结肿大；肿物上方皮肤可呈青紫色改变。

乳腺恶性淋巴瘤临床诊断常较困难，确诊需依赖于病理学诊断。Wiseman 等提出以下原发性乳腺恶性淋巴瘤的病理诊断标准：①肿块有淋巴组织及乳腺组织并存；②以往无乳腺以外的恶性淋巴瘤病史；③乳腺是首发部位，以后可有同侧腋下淋巴结累及；④镜下示瘤细胞对乳腺小叶及导管的浸润，而乳腺上皮无恶变的证据。乳腺恶性淋巴瘤可行免疫组化染色进行进一步分型：DLBCL 淋巴瘤细胞表现为全 B 细胞抗原标记（CD20）、CD79a

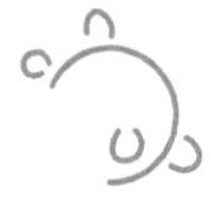

和 CD45 RB 阳性，CD3 和全 T 细胞抗原标记（CD45RO）阴性；MALT 型结外边缘区 B 细胞淋巴瘤细胞表达全 B 细胞标记，如 CD20 和 CD79a，通常 Bcl-2 表达阳性而 CD、CD5 和 CD23 表达阴性。

五、浆细胞性乳腺炎

浆细胞性乳腺炎是乳腺组织的化学性非细菌性炎性病变，炎性细胞以浆细胞为主。哺乳障碍、乳房外伤、炎症、内分泌失调及乳房退行性变等各种原因引起的乳腺导管阻塞，导致乳管内脂性物质溢出管外，进入管周组织而造成无菌性炎症。

详细追问病史和认真分析病情即能对部分患者做出诊断：①临床上 60%的患者有急性炎症病史，表现为红肿热痛、腋窝淋巴结肿大，部分患者症状自行缓解后又可出现乳房的红肿热痛，肿块较大时皮肤可呈橘皮样水肿。② 40%的患者一开始即表现为慢性炎症，多以单发乳腺肿块为首发症状而就诊，肿块多位于乳晕深部，质实边界不清，无包膜；由于病变在乳晕旁，乳腺导管缩短和管壁纤维化，可引起皮肤粘连和乳头凹陷。③在某些病例中乳头溢液可为首发症状，且可为唯一体征，乳头溢液常为浆液性、脓性或血性。④同侧腋窝淋巴结肿大，早期即可出现，表现为质地较软，压痛明显，随病程进展可渐消退。⑤本病后期肿块可软化而形成脓肿，破溃后流出脓液，常伴有粉渣样物质排出，久治不愈者可形成通向乳头孔的瘘管；合并细菌感染时，可形成蜂窝织炎，有全身脓毒血症的表现。

浆细胞性乳腺炎的辅助检查如下。①乳房 B 超：可显示为低回声区，边界不规则，内部回声不均匀。②钼靶 X 线摄片：表现为病变乳腺区致密阴影，密度不均，边界模糊，外形不规则，肿块阴影与触诊大小相似。③乳房肿块细针抽吸细胞学检查可见大量炎性细胞、异形细胞但无癌细胞。但是，目前尚缺乏有效的辅助检查手段来诊断浆细胞性乳腺炎，最后可行空心针穿刺或手术活检以明确。

急性期浆细胞性乳腺炎需与急性化脓性乳腺炎和炎性乳腺癌相鉴别，炎性乳腺癌临床上表现为乳房弥漫性增大、变硬和触痛，乳房皮肤广泛红肿热痛、变厚及出现橘皮样外观，肿块穿刺物为鱼肉样组织颗粒，细胞学检查可查到癌细胞，病程进展迅猛，恶性程度高；急性化脓性乳腺炎好发于产后哺乳期的妇女，表现为乳房的红肿热痛，肿块边界不清，质地较韧，可有波动感，肿块穿刺物为脓液或坏死组织，应用抗生素治疗有效。慢性期浆细胞性乳腺炎需与乳腺癌相鉴别：前者好发于 30 ~ 50 岁的非哺乳期或绝经期妇女，常有哺乳障碍史，肿块多位于乳晕区，长轴与乳腺导管走行一致，边界不清，与皮肤粘连，有触痛，早期可有腋下淋巴结肿大，有触痛、活动，随病程的进展可消退；乳腺癌好发年龄为 40 ~ 59 岁，表现为边界不清的无痛性肿块，实性，质较硬，可伴有同侧腋下肿大的淋巴结，质硬，甚至融合成团、固定，最后可行空心针穿刺或手术活检明确诊断。

六、其他间叶组织来源肿瘤

乳腺间叶组织来源的肿瘤是指来源于导管或小叶周围间叶组织的肿瘤，包括乳腺肉

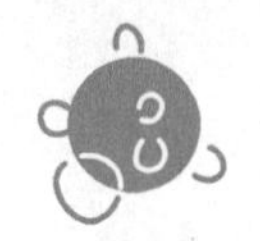

瘤、肌纤维母细胞瘤和乳腺颗粒细胞瘤等。

乳腺肉瘤占乳腺所有恶性肿瘤的1%左右，好发年龄为30 ~ 40岁。临床上多以乳房内无痛性肿块为首发症状，部分生长迅速的肿瘤在就诊时可占据整个乳房；病程长短不一，有的长达30年以上，有的肿瘤生长迅速，短期内迅速增大；多为单侧发病，双侧极少；肿瘤边界相对较清楚，质地较乳腺癌为软，一般无乳头凹陷及皮肤和胸肌的累及；肿瘤较大时，可压迫局部皮肤，使之紧张、变薄、发亮和发红，有明显的浅表静脉扩张，最终可致局部破溃。乳腺肉瘤较少发生腋窝淋巴结转移，其主要沿血道转移至肺、骨、肝、脑等。

乳腺肉瘤辅助影像学检查缺乏特异性表现，最终诊断需行组织病理学检查，免疫组化对于进一步鉴别各种乳腺肉瘤帮助较大。对于临床考虑为乳腺肉瘤时，最好选用切除活检，减少医源性血道转移的机会。

乳腺间叶组织来源的肿瘤除了乳腺肉瘤外，还包括乳腺颗粒细胞瘤和肌纤维母细胞瘤等良性肿瘤，一般表现为乳腺实质内质硬、活动度较好的无痛性肿块，临床上与乳腺癌及乳腺肉瘤较难鉴别，确诊需行病理及免疫组化检查。

（张晓彤）

第四节　治疗

一、放疗

从综合治疗的整体观出发，放疗在乳腺癌治疗中的主要目的包括以下方面：①早期乳腺癌保乳手术后的根治性放疗，是乳房保留治疗不可或缺的部分。②早期患者选择性的乳房切除术后胸壁和区域淋巴结的术后放疗，可有效降低局部复发率，并在一定程度上提高生存率。③局部晚期患者综合治疗的手段之一。④局部区域性复发患者重要的挽救性治疗措施。⑤转移性患者的姑息性放疗。

二、内分泌治疗

（一）双侧卵巢切除术

双侧卵巢切除术是绝经期前激素受体阳性的乳腺常用的内分泌治疗方法。

目前预防性卵巢切除主要用于绝经前（尤其是40 ~ 50岁）淋巴结转移较广泛的高危险复发病例，且激素受体阳性患者。

（二）内分泌药物治疗

1. 抗雌激素药物

他莫昔芬是近年来最常用的抗雌激素药物。其结构式与雌激素相似，作用机制是在靶器官与雌激素争夺ER，从而阻断雌激素进入肿瘤细胞，阻断核内雌激素生成基因的转录，延缓细胞分裂，从而使肿瘤萎缩。

他莫昔芬的用量为每日 20 ～ 80 mg。常用量为每日 20 mg，增加剂量并不能提高疗效。不良反应有恶心、呕吐、潮热、外阴瘙痒、阴道流血等。偶有脱发、白细胞数降低，少数病例可引起视神经炎、眼球疼痛、视力降低等。长期应用时亦能引起卵巢囊肿、肝功能障碍，以及子宫内膜增厚，增加子宫内膜癌发生的机会。

其他抗雌激素药物如法乐通，其结构式与他莫昔芬相似，两者效果亦相似。但不良反应较少，用量每日 60 ～ 120 mg。氟维司琼是新的 ER 拮抗剂，其结构式与天然甾体类雌激素结构式相仿，而区别在于 7γ 部位有长侧链键，能降低体外乳腺癌细胞中的 ER 水平，阻断受体，非竞争性地与 ER 相结合，同时亦没有类雌激素作用。

2. 雌激素合成的抑制剂

绝经后妇女体内雌激素来自肾上腺素释放，以及饮食中的胆脂醇转换成雄激素，后经外周组织中的芳香化酶转化成雌激素。而芳香化酶抑制剂（AI）能与芳香化酶结合，从而阻断雌激素的合成，因而芳香化酶抑制剂主要应用于绝经期后的乳腺癌患者。

芳香化酶抑制剂中最早用于临床的是氨鲁米特（氨基导眠能），其除了抑制芳香化酶外还能抑制胆脂醇转化成孕烯雌酮所需的碳链酶，从而影响肾上腺皮质激素（ACIH）的合成，因而在应用时需补充氢化可的松以防止负反馈而使 ACTH 的过度分泌。同时氨鲁米特的疗效并不比他莫昔芬有明显改善，因而不再常用于乳腺癌的治疗。

第 2 代芳香化酶抑制剂有兰他隆等，但目前常用的是第 3 代。第 3 代芳香化酶抑制剂有非甾体类的阿那曲唑（anastrozole）、来曲唑（letrozole），以及甾体类的依西美坦（exemestane），前者与芳香化酶的结合是可逆性的，后者则主要与芳香化酶的底物相结合，因而是不可逆性。两类第 3 代芳香化酶抑制剂无交叉耐药性，应用非甾体类芳香化酶抑制剂有效患者如肿瘤又有发展时，改用甾体类芳香化酶抑制剂，仍有部分患者可取得一定的疗效。

第 3 代芳香化酶抑制剂应用于早期乳腺癌术后的辅助治疗，有多项临床研究已证实其疗效较他莫昔芬为佳。具体应用的方法：①起初治疗，即开始应用第 3 代芳香化酶抑制剂与他莫昔芬应用 5 年疗效的比较，如 ATAC 试验（瑞宁得）、BIGI-98（弗隆）；②转换应用，应用 2 ～ 3 年的他莫昔芬后继续应用他莫昔芬与转换应用第 3 代芳香化酶抑制剂的研究有 IES031（依两美坦）、ARN095、ITA（瑞宁得）；③延长治疗研究，在应用他莫昔芬 5 年后继续应用 5 年芳香化酶抑制剂的 MA-17（弗隆）及 ABCSG05（瑞宁得）的研究，各组的研究结果中应用第 3 代芳香化酶抑制剂的无复发生存期均优于他莫昔芬。

第 3 代肖香化酶抑制剂的不良反应如潮热，食欲减退，肌肉、关节疼痛，脱发等高于对照组。骨质疏松率高于对照组。骨折与心血管事件不良反应与他莫昔芬组相比无差异。但阴道流血、子宫内膜增厚及子宫内膜癌的发生率则较他莫昔芬照组为低。

3. 药物性卵巢去势

目前常用的药物有戈舍瑞林、曲普瑞林及醋酸亮丙瑞林。其他如布舍瑞林（buserelin）可以鼻腔内喷注，经黏膜吸收，但其生物利用度较低。戈舍瑞林、醋酸亮丙瑞林是目前应用较多的长效缓释型制剂，一次用药后短期内可出现血浆雌二醇及促性腺激素的暂时性升

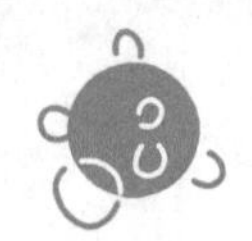

高，但很快会降到去势后水平，并可维持 28 ~ 35 天，因而每月注射 1 次即可起到药物性卵巢切除的功能，长期应用可使血浆雌激素水平维持在绝经后状态，停药后血浆雌二醇水平可逐渐恢复，月经通常在 1 ~ 2 个月内恢复。因而其作用起到药物性卵巢切除的功能，是可逆的。

GHRH α 与他莫昔芬合用，对绝经前患者可提高疗效，但不能提高生存率。GHRH α 的不良反应常表现为停经及停经综合征如潮热、阴道干燥、乳房萎缩、性欲减退，以及头痛、眩晕、轻微的恶心等。

4. 黄体酮类药物

黄体酮类药物的作用机制尚不完全了解，大剂量的黄体酮可以抑制腺垂体分泌促性腺激素及催乳素，从而减少雌激素对乳腺及子宫内膜的作用。

常用的黄体酮制剂有甲羟黄体酮（MPA）及甲羟黄体酮（MA）。前者每日 1000 ~ 1500 mg 肌内注射，后者每日 160 mg 口服。黄体酮类药物低剂量应用时有效率为 16% ~ 20%，高剂量时有效率可达 40%。一般对软组织转移、局部复发者效果较好，骨转移次之，对内脏转移者效果较差，对绝经前患者效果较差，对绝经后和激素受体阳性者的效果较好。

黄体酮类药物不良反应较少，有时有体重增加、高血压、阴道流血、皮疹等。减量或停药后可自行消失。黄体酮类药物治疗肿瘤的缓解期与其他药物相似，一般作为二线用药。大剂量黄体酮类药物亦作为晚期肿瘤恶病质的治疗用药。

三、乳腺癌的化疗

（一）乳腺癌常用的化疗药物

目前在乳腺癌治疗中常用的化疗药物有烷化剂类药物环磷酰胺（CTX），抗代谢类药物如氟尿嘧啶（5-Fu）、氨甲蝶呤（MTX）、吉西他滨（gemcitabine）、卡培他滨（capecitabine），蒽环类药物如多柔比星（ADM）、表柔比星（Epi-ADM），植物类药物如长春花新碱（VCR）、异长春新碱（venorelbine），以及近年应用较多的紫杉醇类药物如紫杉醇（paclitaxel）、多西他赛（docetaxel）等。其他还有如丝裂霉素、顺铂等。

（二）晚期乳腺癌的联合化疗

晚期乳腺癌目前常用的化疗方案有 CAF/FAC、FEC、AC、EC、AT、CMF 等方案，二线方案有 XT 及 GT 等方案。晚期乳腺癌常用的化疗方案见表 5-2。

表 5-2 晚期乳腺癌常用的化疗方案

（续 表）

CAF 方案
环磷酰胺 100 mg/m^2，po，d1 ~ 14
多柔比星 30 mg/m^2，iv，d1，8

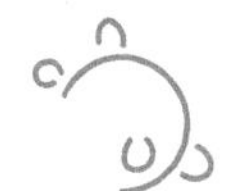

（续　表）

氟尿嘧啶 500 mg/m^2，iv，d1，8
每 28 天为 1 个疗程
FAC 方案
氟尿嘧啶 500 mg/m^2，iv，d1，8
多柔比星 50 mg/m^2，iv，d1
环磷酰胺 500 mg/m^2，iv，d1
每 21 天为 1 个疗程
AC 方案
多柔比星 60 mg/m^2，d1
环磷酰胺 600 mg/m^2，d1
每 21 天为 1 疗程
FEC 方案
氟尿嘧啶 500 mg/m^2，iv，d1，8
表柔比星 50 mg/m^2，iv，d1，8
环磷酰胺 400 mg/m^2，iv，d1，8
每 28 天为 1 个疗程
CMF 方案
环磷酰胺 100 mg/m^2，po，d1 ~ 14
氨甲蝶呤 40 mg/m^2，iv，d1，8
氟尿嘧啶 600 mg/m^2，iv，d1，8
每 28 天为 1 个疗程
XT 方案
希罗达 950 mg/m^2，po，d1 ~ 14
多西他赛 75 mg/m^2，iv，d1
每 21 天为 1 个疗程
GT 方案
吉西他滨 1250 mg/m^2，iv，d1 ~ 8
紫杉醇 175 mg/m^2，iv，d1
每 21 天为 1 个疗程

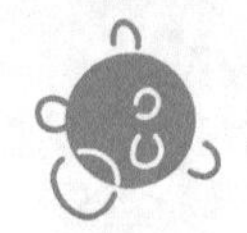

（三）术后辅助治疗

1．辅助化疗的方法

根据不同的危险度及激素受体测定，辅助化疗的方法见表 5-3。

表 5-3　辅助化疗方法

危险度	激素治疗有反应	激素治疗效果不肯定	激素治疗无效
低度危险	内分泌治疗	内分泌治疗	
中度危险	内分泌治疗或化疗 – 内分泌治疗	化疗 – 内分泌治疗	化疗
重度危险	化疗 – 内分泌治疗	化疗 – 内分泌治疗	化疗

2．辅助化疗时间

根据细胞一级动力学原则，术后辅助化疗开始时间应在术后早期应用。一般认为，术后化疗应在术后 1 个月内开始，间隔时间过长会影响疗效，化疗对伤口愈合的影响不大，但某些化疗药物（如多西他赛）术后早期应用容易引起伤口积液。

3．辅助化疗的疗程

目前常用为 6 ~ 8 个疗程，由于术后辅助化疗的目的是杀灭亚临床型的微小转移灶，因而 6 个疗程的化疗已可达到目的。如果 6 个疗程后仍有癌细胞残留而导致复发也说明该化疗方案对此肿瘤细胞不敏感，或需要更换方案。

4．剂量

辅助化疗的疗效与剂量有一定的关系，各组临床研究表明，凡接受化疗剂量大于计划方案的 85% 以上者不论绝经与否均能受益，而化疗剂量小于原计划方案的 65% 以下者不论绝经与否疗效不显著。

（四）新辅助化疗

新辅助化疗是目前局部晚期乳腺癌的标准治疗方法，对其远期疗效，以及术后与其他辅助治疗的配合尚在进一步研究中。

（张晓彤）

第五节　手术原则和术前评估

一、手术治疗原则

按照临床病期、肿瘤部位、乳腺癌治疗方法的选择，原则大致如下。

（一）Ⅰ、ⅡA 期

以手术治疗为主，可以采用根治性手术或保乳手术。术后根据淋巴结情况及预后指标决定是否需要辅助治疗。

（二）ⅡB、ⅢA期

以根治性手术为主，术前根据病情常应用辅助化疗、内分泌治疗或放疗，术后常需应用辅助治疗。如患者肿块较大并有意愿接受保乳手术，可行新辅助治疗后再行手术。

（三）ⅠB、ⅠC期

局部灶较大，或同侧锁骨上、下淋巴结有转移，或内乳淋巴结有明显转移者，可用放疗、化疗、内分泌及放射治疗，手术可作为综合治疗的一个组成部分。特别是部分不可手术的局部晚期患者，通过新辅助治疗降期后可获得手术治疗的机会。

（四）第Ⅳ期

以化疗、内分泌治疗为主，手术及放疗是局部辅助治疗的方法。

二、治疗前评估

早期乳腺癌的治疗是以手术为主的综合治疗。然而乳腺癌的手术治疗模式在近 30 年来发生了巨大的变革。保乳手术、前哨淋巴结活检替代传统腋淋巴结清扫的术式、各种方式的一期乳房重建手术越来越为病患所接受，治疗前对病情全面地评估显得尤为重要。

（一）病史和体格检查

乳房肿块时间、疼痛，记录肿块大小、部位、形态、质地，与皮肤、胸肌有无粘连；乳头凹陷及位置改变，乳头皮肤改变、是否溃破、糜烂，乳头溢液是否自发，溢液时间、颜色，单管或多管，是否伴发乳房肿块；乳房皮肤改变，是否存在增厚、水肿、红斑、溃破；腋窝淋巴结是否肿大、大小、与周围组织粘连情况。既往乳房手术史，婚育史，月经史，家族史，特别是乳腺癌、卵巢癌家族史。

（二）术前常规的理化检查

血、尿、粪常规，肝肾功能，心电图，胸正、侧位片或胸部 CT，腹壁超声。

（三）双侧乳房钼靶检查及核磁共振

术前（通常指术前 3 个月内）的乳腺钼靶 X 线片是决定患者是否适合作保乳治疗的必备条件。该项检查要求在高质量的钼靶机下进行，并按照规范进行分级报告。钼靶摄片有利于了解病变的程度，是否存在多中心病灶，以及其他可能影响到治疗决策的因素；同时也可了解对侧乳房的情况。在钼靶片报告中需记录肿块大小，若肿块同时伴有微小钙化灶，则需报告钙化范围及其与肿块的位置关系；对于微小钙化灶，必要时可进行放大的钼靶摄片。乳房核磁共振在良、恶性病变的鉴别诊断，乳房恶性病变范围评价，多中心病灶的评估中均显示出独特的优势。

（四）病理诊断

对乳房原发灶的病理诊断已不再依赖于术中快速冰冻切片检查，肿块的空芯针活检、钙化灶的真空辅助活检（Mammotone）已广泛应用于临床，术前明确的病理学诊断有利于医师与患者就手术方案进行充分沟通。如果病例已行手术活检，则应与病理医师充分沟通，了解原发肿块组织类型、切缘情况，是否存在广泛导管内癌成分，导管内癌患者应报告和

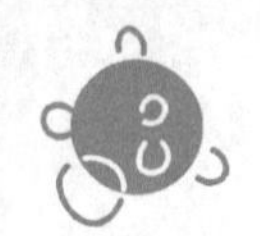

分级、有无粉刺样坏死，手术切缘距离。

（五）其他一些特殊的评估

采用曲妥珠单抗时需评价心功能；接受芳香化酶抑制剂治疗需进行骨密度测定；明确患者是否处于绝经状态需检测血清雌二醇、黄体释放激素、促卵泡生成激素等；对Ⅲ期患者进行放射性核素骨扫描。

患者自身的要求和愿望是影响治疗决策的一个极为重要的因素。患者与医师应就保乳治疗与根治术的优缺点、前哨淋巴结活检、乳房一期重建手术作详细的讨论。患者在对治疗做出选择时应考虑到自身对疾病控制的认识、术后机体的功能、性生活及其他方面的生活质量。

三、手术适应证及禁忌证

对于病变局限于乳房局部及区域淋巴结的乳腺癌，手术治疗是主要的治疗手段。手术的目的是获得最大限度的局部控制以防止局部复发，同时能得到必要的病理资料供判断预后及选择术后辅助治疗方案。

乳腺癌全乳切除的手术适应证为符合 TNM 分期 0、Ⅰ、Ⅱ期及部分Ⅲ期而无手术禁忌证的患者。乳腺癌的手术禁忌证如下。

（一）全身性的禁忌证

肿瘤已有远处转移；一般情况差，有恶病质者；重要脏器有严重疾病，不能耐受手术者；年老体弱，不适合手术者。

（二）局部病灶的手术禁忌证

有以下情况之一者：①皮肤橘皮样水肿，超出乳房面积一半以上；②皮肤有卫星结节；③肿瘤直接侵犯胸壁；④胸骨旁淋巴结肿大证实为转移者；⑤锁骨上淋巴结肿大证实为转移者；⑥患侧上肢水肿；⑦炎性乳腺癌。有以下 5 种情况中任何两项以上者：①肿瘤溃破；②皮肤橘皮样水肿占全乳面积 1/3 以上；③肿瘤与胸大肌固定；④腋淋巴结最大直径＞ 2.5 cm；⑤淋巴结彼此粘连或与皮肤或深部组织粘连。

（付　莉）

第六节　乳腺癌全乳切除术

一、乳腺及区域淋巴的解剖

（一）乳房的解剖

乳房位于前胸壁，含有丰富的腺体、血管、神经和淋巴管，同时还和邻近的肌肉、筋膜等组织关系密切。乳腺位于皮下组织内，通过结缔组织束固定于该位置。位于真皮层深面的浅筋膜浅层和深层之间的结缔组织束贯穿乳腺组织并相互连成网状，称为乳房悬韧带

（Cooper 韧带）。成人乳房位于前胸壁第 2 ~ 6 肋间，内缘为胸骨旁线，外缘达腋前线。内侧 2/3 位于胸大肌之前，外侧 1/3 位于前锯肌表面，大部分乳房在外上方存在狭长的乳腺组织突向腋窝，称为腋窝部乳腺。少部分乳腺组织还可以超过以上范围，向上可达锁骨下缘，向下可达腹直肌前缘，向内可达胸骨正中线，向外可达背阔肌前缘，故全乳切除时手术范围需达到以上部位。乳房腺体是乳腺最重要的结构，由实质和间质两部分组成。实质包括导管、小叶、腺泡，间质由结缔组织、脂肪组织、血管、神经和淋巴结构成。乳腺腺体组织被结缔组织分隔为 15 ~ 20 个乳腺腺叶，每个腺叶以乳头为中性呈轮辐样放射状排列，各有一条导管向乳头引流，称为输乳管。输乳管直径为 2 ~ 4.5 mm，随导管分支逐渐变细，末端与腺泡相通，在乳晕下扩大形成输乳管窦，最后开口于乳头顶端。每个腺叶有 20 ~ 40 个乳腺小叶，每个小叶有 10 ~ 100 个腺泡，腺泡为乳腺分泌部，乳腺小叶是构成乳腺的基本单位。而乳腺癌的发生，则常见于终末乳腺导管小叶系统。乳腺的血液循环十分丰富，供血动脉主要来自于腋动脉、肋间动脉和胸廓内动脉分支，形成的皮肤下真皮下血管网、腺体前血管网和腺体后血管网。乳房的静脉分为浅静脉和深静脉，浅静脉即乳房皮下静脉，位于前筋膜浅层的深面，大部分回流到胸廓内静脉。深静脉一般伴随同名动脉和分支，分别汇入胸廓内静脉、胸外侧静脉和肋间静脉。其中最大的为胸廓内静脉。汇入同侧无名静脉后，经右心房、右心室进入肺毛细血管网，是乳腺癌转移最主要途径。支配乳房的交感神经中枢位于第 2 ~ 6 胸段脊髓的灰质侧角内，支配乳房的躯体神经主要是颈丛 3 ~ 4 支和第 2 ~ 6 肋间神经的皮肤支。

（二）乳腺淋巴回流

1. 乳房的淋巴管

乳房上皮组织下的淋巴管与全身表面上皮组织下的淋巴管相互贯通，这些淋巴管内壁没有瓣膜，与皮下淋巴管、乳晕下淋巴管丛相交通。通过连接皮下、上皮下组织的垂直的淋巴管，乳晕下淋巴管丛收集乳头、乳晕的淋巴。淋巴由浅入深，从乳晕下淋巴管丛，经过输乳管旁淋巴管，至小叶旁与皮下深组淋巴管丛。输乳管旁淋巴管紧贴乳腺导管的肌上皮细胞。然后，皮下深组淋巴管丛与乳腺内淋巴管中的淋巴汇聚至腋淋巴结和内乳淋巴结。据估计，乳房 3% 的淋巴汇入内乳淋巴结，97% 的淋巴汇入腋淋巴结。乳房皮肤和乳腺实质的淋巴汇入相同的腋窝淋巴结，这些淋巴结代表了乳房淋巴引流的主要方向。淋巴造影研究发现，乳腺深部实质或乳房后间隙淋巴倾向于引流至内乳淋巴结；而乳晕下降经过乳晕外侧或上方的淋巴管，最终汇集至腋窝的前哨淋巴结。

2. 腋淋巴结

解剖学研究证实，乳腺癌区域播散的主要途径是腋淋巴结转移。依据肿瘤转移的病理解剖学研究，将腋淋巴结分为：锁骨下（尖群）淋巴结，指位于胸小肌内侧的淋巴结；腋静脉淋巴结，指胸小肌至腋窝外侧界、沿腋静脉分布的淋巴结；胸肌间（Rotter）淋巴结，指胸大小肌之间、沿胸外侧神经分布的淋巴结；肩胛组淋巴结，指沿着肩胛下血管分布的淋巴结；中央组淋巴结，位于胸大肌外缘和胸小肌的下方；其他组，尚包括乳腺外侧淋巴

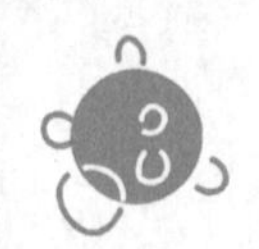

结位于腋尾部的淋巴结，28%的患者存在乳腺内淋巴结，在乳腺外上象限皮下存在乳腺旁淋巴结。临床上为了便于区分淋巴结转移的扩散范围，人为地将腋淋巴结进行分组：Ⅰ组淋巴结位于胸小肌外缘的外侧，Ⅱ组淋巴结位于胸小肌的后方，Ⅲ组淋巴结位于胸小肌内缘的内侧。外科医师在术中对相应部位予以标记，有助于术后病理分组。

3．内乳淋巴结

内乳淋巴结的位置在胸骨旁、肋间隙的胸膜外脂肪组织中，紧贴内乳血管。自第2肋间向下，内乳淋巴结与胸膜之间由一层菲薄的胸横筋膜分隔，并逐渐过渡至由胸横肌分隔。内乳淋巴结链的淋巴结数目因人而异，在第1和第2肋间，约88%和76%内乳淋巴结位于内乳血管的内侧；在第3肋间，79%的内乳淋巴结位于内乳血管的外侧。各个肋间隙存在内乳淋巴结的可能性：第1肋间97%，第2肋间98%，第3肋间82%，第4肋间9%，第5肋间12%，第6肋间62%。

当淋巴结发癌转移时，生理的淋巴引流途径受阻，则会出现替代性的旁路，包括：通过深部、胸骨下方至对侧内乳淋巴链；通过浅层、胸骨前，向肋间、纵隔引流；通过腹直肌鞘膜向横膈下和腹膜下淋巴丛引流（又称Gerota通路）。

（三）乳腺癌的多中心病灶

由于“多中心性”定义的差别、组织量的不同、病理检查的差异，各家报道乳腺癌多中心性的发生率为9%～75%。确定手术治疗方式前需要对肿瘤分布的范围、浸润的程度做详细的了解。Holland等研究了264例乳腺癌根治术标本，临床及影像学检查均提示乳房肿块为最大径≤4 cm的孤立性病变，但是连续切片显示，39%未见其他病灶；20%的病例在距原发灶2 cm以内的组织中发现癌灶；41%的病例距原发灶2 cm以外存在癌灶，其中27%为导管内癌，14%为浸润性癌。在其后的研究中，Holland等报道了10%的患者在距原发病灶2 cm可发现明显的导管内癌成分，5%的患者甚至在3 cm以外发现上述改变；这种在主癌灶周围出现范围与数量上不同程度的微小癌灶的情况称为多灶性（multifocality）。乳腺癌这一特殊的生物学特性与乳腺癌单纯手术广泛切除后的局部复发有着直接的联系。乳腺癌另一种生长生物学行为称为多中心性（multicentricity），表示距主癌灶周围较远的微小癌灶。通常这些病灶存在于乳腺的其他象限。临床上多灶性远较多中心性常见。乳腺癌上述两种生物学特性提示，在保留乳房手术时，手术切除范围因人而异；即使手术切缘阴性，也不能排除在周围乳腺中有残留癌灶的存在。

前文所述William Halsted在1894年报道了根治性手术，该手术切除全部乳腺、胸大肌和腋淋巴结。随后陆续报道的改良根治术，同时保留胸大肌和胸小肌，其疗效和Halsted根治术效果相当。乳腺癌的手术方式很多，手术范围可自保留乳房同时应用放射治疗直到扩大根治手术，但是没有一种固定的手术方式适合各种不同情况的乳腺癌。对手术方式的选择应结合患者病情及医疗条件来全面考虑，如手术医师的习惯，放射治疗和放疗的条件，患者的年龄、病期、肿瘤的部位等具体情况，以及患者对外形的要求。

二、乳腺癌的各种全乳根治手术方式

（一）乳腺癌根治术

乳腺癌根治术切除整个患侧乳房、胸大肌、胸小肌及全部腋淋巴结，适用于临床Ⅱ/Ⅲ期乳腺癌、肿瘤与胸大肌或其筋膜有粘连、临床腋淋巴结有明显肿大或胸肌间淋巴结受累。实施改良根治术过程中，若发现肿瘤与胸肌粘连或腋淋巴结肿大并证实为转移者，可改变术式为根治术；对于接受了新辅助化疗的局部晚期乳腺癌患者，曾常规建议实施根治术。

切口方式主要根据肿瘤位置及已完成的活检手术切口决定，目前常用的切口包括Halsted–Meyer 切口、Stewart 切口及 Greenouph 切口等。切口设计的原则是以肿瘤为中心，皮肤切除的范围应尽量在肿瘤外 3 ~ 5 cm，包括乳头、乳晕。Stewart 横切口的创面美观度较好，切口长度较竖切口短，有利于重建手术的开展，患者穿低领衣服时不会显露手术瘢痕，是最早期主要应用的手术方式，一般可在全身麻醉或高位硬膜外麻醉下进行。切口上缘相当于喙突部位，下缘达肋弓，但目前采用横切叩。皮肤切除范围应在肿瘤外 4 ~ 5 cm。细致剥离皮片，尽量剥除皮肤下脂肪组织，剥离范围内侧到胸骨缘，外侧达腋中线。先后切断胸大肌、胸小肌的附着点，保留胸大肌的锁骨份，可用以保护腋血管及神经，仔细解剖腋窝及锁骨下区，清除所有脂肪及淋巴组织，尽可能保留胸长、胸背神经，使术后上肢高举及向后动作不受阻碍。最后将乳房连同其周围的脂肪组织、胸大肌、胸小肌、腋下和锁骨下淋巴结及脂肪组织一并切除，皮肤不能缝合或缝合时张力较大，予以植皮。在切口下方另作小切口，置负压吸引 48 ~ 72 h，以减少积液，使皮片紧贴于创面。

（二）乳腺癌改良根治术

改良根治术的术式有两种：①保留胸大肌、切除胸小肌的改良根治术（Patey 术式），该术式腋淋巴结清扫范围可达腋上群；②保留胸大肌、胸小肌的改良根治术（Auchincloss 术式），可清扫至腋中群淋巴结，难以清扫腋上群淋巴结，术中若发现明显的腋下群淋巴结肿大，可改行根治术或 Patey 手术。改良根治术适用于临床Ⅰ、Ⅱ及Ⅲ A 期浸润性乳腺癌。对临床Ⅰ期及部分Ⅱ A 期病例，可以考虑做保乳手术，或改良根治术。本手术的特点是保留胸肌，术后可保存较好的功能及外形，术时尽量剥离腋窝及胸肌淋巴结。大都采用横切口，皮瓣分离时保留薄层脂肪，也便于需要时行乳房重建手术。

（三）乳腺癌扩大根治术

扩大根治术需同时切除胸大、小肌并清扫腋窝和内乳淋巴结。复旦大学附属肿瘤医院在 2000 余例乳腺癌扩大根治术后，病理分析发现内乳淋巴结转移率达 15%，病灶位于乳房内侧或中央时，尤其是临床Ⅱ B 或Ⅲ期的病例，内乳转移率较高。在腋淋巴结病理证实转移的Ⅲ期乳腺癌患者中，内乳淋巴结转移率达 25%；回顾性生存分析显示，应用扩大根治术可提高该组患者的生存率。乳腺癌扩大根治术目前虽非常规术式，但我们仍选择性地用于部分Ⅱ、Ⅲ期病例。此手术有助于了解内乳淋巴结有无转移，同时清除了内乳淋巴结，

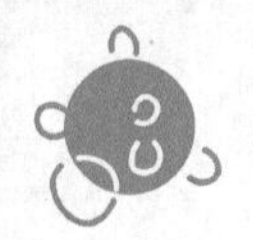

对内乳淋巴结可能有转移者术后避免内乳区放疗，从而大大降低因放疗导致的心脏毒性。

乳腺癌扩大根治术分为胸膜内法（Urban 法）和胸膜外法（Margottini 法）。胸膜内法（Urban）手术，是将胸膜连同内乳血管及淋巴结一并切除。胸膜缺损需用阔筋膜修补，术后并发症多，现已较少采用。胸膜外法（Margottini）手术，手术时保留胸膜。切除第 2 ~ 4 软骨，将内乳血管及其周围淋巴脂肪组织连同乳房、肌肉及腋淋巴脂肪组织整块切除。对病灶位于内侧及中央者该手术方式还是值得应用的。但目前该种手术方式在临床应用由于发现的病期较早，同时为术后放射治疗所替代，该两种术式已很少应用，但在适当的病例中仍有其一定的价值。

（四）单纯乳房切除

仅切除乳腺组织、乳头、部分皮肤和胸大肌筋膜。术后用放射线照射锁骨上、腋部及内乳区淋巴结，此方法适用于非浸润性癌、微小癌、湿疹样癌限于乳头者，亦可用于年老体弱不适合根治手术或因肿瘤较大或有溃破、出血时配合放射治疗。

自 1894 年 Halsted 创立了乳腺癌根治术以来，该术式一向被认为是典型的常规手术。淋巴结是乳腺癌的第一站转移途径，从而开展了各种清除区域淋巴结的扩大根治手术。当前缩小手术范围的主要原因为以往在根治性手术时需将腋淋巴结做常规的清除，术后常有上肢水肿、功能障碍等后遗症。然而目前发现的早期病例增多，各期乳腺癌的淋巴结转移率不足 40% ~ 50%，因而常规做淋巴结清除，可能使 50% ~ 60%以上的患者接受了不必要的手术。因而近年来在全乳切除的基础上提出腋窝“前哨淋巴结活检”。根据活检结果再决定是否需要清除淋巴结。手术的目的是：①控制局部及区域淋巴结，以减少局部复发；②了解原发灶的病例类型、分化程度、激素受体测定结果、淋巴结转移及其转移部位和程度等及肿瘤的生物学特性检测，以帮助选用手术后综合治疗的方案。

（付　莉）

第七节　乳腺癌保乳手术

一、保乳治疗是标准的治疗策略

保乳手术是乳腺癌多学科综合治疗模式的体现和结晶，包含了肿瘤外科的手术治疗、放疗科的放射治疗、肿瘤内科的全身治疗及病理科和放射诊断科病灶评估等。因此我们平常所谈到的保乳手术的实施，需要完整的多学科团队予以完成，而该治疗模式已经成为当前早期乳腺癌的一种标准治疗模式。保乳手术的问世已经 30 余年了，其目标是通过保乳手术及放疗使乳腺癌患者达到与根治性手术相同的生存率，同时要求患侧乳房复发率低，并且有良好的美容效果。几项大样本的临床随机试验均把乳腺癌保乳治疗与根治性手术进行比较，观察两个治疗组在生存率上是否存在差异。这些试验结果显示，两种治疗方法生存率相似，说明局部治疗方法的差异并不影响大多数乳腺癌患者的生存率。欧美许多医疗中

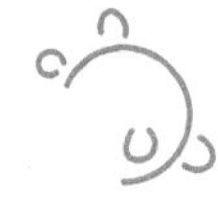

心还进行了有关保乳治疗的回顾性研究，不仅验证了保乳治疗可以取得很高的局部控制率及令人鼓舞的美容效果，而且长期随访有助于人们了解保乳治疗后局部复发的方式、病程，局部复发相关的因素及影响乳房外形的因素。这些结果为明确保乳手术、放疗的方式，以及保乳治疗指征提供有效的依据。这些前瞻性临床试验及随后的荟萃分析均提示，保乳手术联合全乳放疗的疗效等同于全乳切除手术，对合适的患者给予保乳治疗是安全有效的。随着人群癌症防范意识的不断增强、钼靶筛查的普及及影像技术的提高，越来越多的乳腺癌得以被早期诊断，因此保乳治疗的实施率越来越高。在欧美发达国家 60% ~ 70%的早期乳腺癌患者接受了保留乳房的手术，不仅获得了相似的生存预后，还进一步改善了生存质量。同样辅助治疗策略的进展，包括放疗技术的革新及基于分子分型的个体化精准治疗模式的开展，也进一步推动了保乳治疗的安全性。

二、当前时期保乳治疗的趋势

当然从全球范围而言，保乳手术的实施率也未见持续增加趋势。近期研究对美国早期乳腺癌手术构成比的观察中发现，全乳切除的比例有所上升，从 30%提高至 40%左右，相应的保乳率从最高的近 70%下降了 10 个百分点。

保乳率的下降，一方面可以解释为通过 30 余年的临床研究数据的进一步认识和理解，临床医师及患者的选择更为理性；一方面也可能源于对术后放疗费用或并发症及后续局部复发的顾虑而选择全乳切除，更为重要的原因则可能来自于对乳腺癌易感基因的认识和其检测的普及。由于“安吉丽娜·朱莉基因”（BRCA）的关注，越来越多的患者，特别是年轻的患者，通过遗传咨询检测 BRCA1 或 BRCA2 基因，在获知自身以后罹患乳腺癌的风险后，会选择全乳切除、对侧预防性切除及同期的双侧乳房重建手术，以期望最大程度的降低术后复发风险。同时一系列的数据也提示了对侧乳房预防性切除的临床疗效，譬如一项回顾性研究发现 449 178 例Ⅰ ~ Ⅲ期乳腺癌中，5.8%接受同侧切除联合对侧预防性切除的患者有更好的乳腺癌特异生存率及总生存率。这些研究的结果可能会驱使一部分患者或医师更多地选择全乳切除的手术方式，也反应在近期全美地区保乳率下降的数据中。然而我们需要全面地认识到，目前在中国还没有成熟的可供市场使用的 BRCA 基因检测产品，也没有制定相应的指南明确预防性乳房切除手术的适应证，同时前文已经指出早期多项研究均证实了保留乳房手术联合后续放疗的生存率等同于或至少不低于全乳切除手术，因此我们需要正视保留乳房手术的安全性，切不可盲目选择不必要的全乳切除或预防性乳腺切除手术，造成过度治疗。同样的，在近期公布的多项最新研究，就保乳手术远期疗效、安全性及可操作性等问题，提出了新的见解，进一步支持着保乳治疗的可实施性。

譬如，在 2012 年权威杂志 *Lancet Oncology* 上对 EORTC 10801 研究的 968 例患者经过长达 22.1 年的随访，发现保乳术和全乳切除术在总生存和无远处转移生存上无统计学差异。2015 年圣安东尼奥乳腺癌大会报道了一项来自荷兰的研究，对 37 207 例 2000—2004 年手术的 $T_{1\sim2}N_{0\sim1}M_0$ 原发性乳腺癌患者进行了回顾性的分析。其中 58.4%（21 734 例）

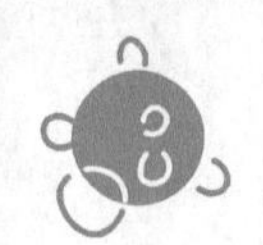

接受了保乳手术，其余41.6%接受了全乳切除。经过11.3年的随访发现保乳患者10年总生存率为76.8%，全乳切除患者为59.7%，两者有统计学差异，HR值为0.79（99% CI：0.75 ~ 0.83）。在其中7552例2003年的患者中，进一步分析详细的预后信息发现保乳患者10年无病生存率为83.6%，全乳切除为81.5%，调整的HR值为0.91（99% CI：0.77 ~ 1.07）。保乳患者远处转移率为11%，区域复发率为2.1%，全乳切除患者远处转移率为14.7%，区域复发率为4%，P值均<0.001。两者的局部复发率没有显著差异。作者认为，保乳患者的总生存更好、有更低的远处转移率和区域复发率，或许源于保乳后的局部放疗可能消除了残留的肿瘤，有助于预后的改善。该研究虽然存在一定的选择偏移及患者Her-2状态不明等等不足，但基于人口资料的大数据，在平衡了不可避免的混杂因素后，进一步证实保乳手术的疗效，甚至是相对于全乳切除的优越性，提示保乳术是早期乳腺癌可安全选择的一种术式。因此，在精准医学时代，我们提出“选择合适的早期乳腺癌患者给予保乳治疗是安全可行并推荐的治疗策略”的口号，而下文我们便将详细讨论保乳治疗的适应证。

三、保乳治疗的指征

目前全球范围内适用最广的乳腺癌保乳手术适应证或禁忌证来源于美国的《NCCN指南》。从最新公布的《2016版NCCN指南》中，我们可以明确保乳手术绝对禁忌证包括：妊娠期间放疗；弥漫性的恶性微钙化表现；病变范围广泛，局部切除切缘阴性外形受损；多次切缘阳性等。即复合以上条件任意一条则临床中不予以保乳治疗的实施。对应的相对禁忌证包括：曾经胸壁或乳腺放疗（需获知放疗野和剂量）；皮肤结缔组织病；肿瘤直径>5 cm；病理切缘阳性；患者有遗传倾向乳腺癌（保乳术后同侧或对侧乳腺癌风险增加，可行预防性双乳切除）。即复合以上条件任意一项，只有通过完善的医患沟通及非常谨慎的多学科讨论后方可实施保乳治疗，原则上并不推荐。

在我国开展保留乳房手术，通常可以参考由中国抗癌协会乳腺癌专业委员会编写的《中国抗癌协会乳腺癌诊治指南与规范》（以后简称《指南与规范》）。《指南与规范》指出，对有保乳意愿且无保乳禁忌证的患者均可推荐保乳手术，主要针对临床Ⅰ期、Ⅱ期的早期乳腺癌（肿瘤大小属于T_1和T_2分期），尤其适合肿瘤最大直径$\leqslant 3$ cm，且乳房有适当体积，肿瘤与乳房体积比例适当，术后能够保持良好的乳房外形的早期乳腺癌患者，以及部分Ⅲ期患者（炎性乳腺癌除外），在经术前化疗或术前内分泌治疗充分降期后也可以慎重考虑保乳手术。

（一）在我国开展保乳治疗的必要条件

开展保乳治疗的医疗单位应该具备相关的技术和设备条件，以及外科、病理科、影像诊断科、放疗科和内科的密切协作（上述各科也可以分布在不同的医疗单位）。

患者在充分了解乳腺切除治疗与保乳治疗的特点和区别之后，了解保乳后可能的局部复发风险，本人具有明确的保乳意愿。

患者客观上有条件接受保乳手术后的放疗及相关的影像学随访，如乳腺 X 线、B 超或 MRI 检查等（必须充分考虑患者的经济条件、居住地的就医条件及全身健康状况等）。对于保乳治疗实施前，必须充分完善的乳腺相关影像检查包括乳腺和区域淋巴结的超声及双侧乳房的钼靶摄片，乳腺 MRI 扫描的必要性还没有获得肯定。虽然 MRI 扫描对乳腺疾病的检出率有较高的敏感性，但其特异性相对较低，可能会发现较多疑似的良性病灶从而使患者丧失了保乳的机会。同时近期的荟萃分析文献对 9 个临床中心共 3112 例保乳患者是否接受术前 MRI 检查与预后进行了分析，发现术前是否接受 MRI 扫描的患者与再次手术率、转为全乳切除率、术后局部复发率无显著相关性，因此目前暂不强调对每一位患者在接受保乳治疗前必须实施乳腺 MRI 的检查。

（二）保乳治疗的适应证和禁忌证

1．适应证

主要针对具有保乳意愿且无保乳禁忌证的患者。

2．禁忌证

（1）保乳治疗的绝对禁忌证。

1）妊娠期间放疗者。

2）病变广泛或确认为多中心病灶，广泛或弥漫分布的可疑恶性微钙化灶，且难以达到切缘阴性或理想外形。

3）肿瘤经局部广泛切除后切缘阳性，再次切除后仍不能保证病理切缘阴性者。

4）患者拒绝行保留乳房手术。

5）炎性乳腺癌。

（2）保乳治疗的相对禁忌证。

1）活动性结缔组织病，尤其硬皮病和系统性红斑狼疮或胶原血管疾病者，对放疗耐受性差。

2）同侧乳房既往接受过乳腺或胸壁放疗者，需获知放疗剂量及放疗野。

3）肿瘤直径＞ 5 cm 者。

4）靠近或侵犯乳头（如乳头 Paget 病）。

5）影像学提示多中心病灶。

6）已知乳腺癌遗传易感性强（如 BRCA1 突变），保乳后同侧乳房复发风险增加的患者。删除了对侧乳腺癌风险。

四、保乳术后辅助治疗

与全乳切除相似，保乳手术后需要根据患者详细病理结果（包括分子分型、肿块大小、切缘、淋巴结状态等）来制定后续辅助治疗方案。对于需要化疗的患者，通常建议在保乳治疗后首先完整既定的辅助化疗方案，随后才开始辅助放疗，对于已经接受完整疗程新辅助化疗的患者在保乳手术后即可首先给予辅助放疗。对于 Her-2 阳性患者，其

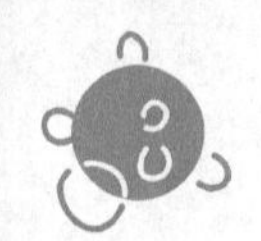

抗 Her-2 治疗可以与放疗同时进行；对于激素受体阳性患者的内分泌治疗则可以和放疗同时给予或放疗结束后进行。保乳治疗最为特殊的是和辅助放疗的紧密相连。换而言之，缺乏放疗设备则难以实施一个成功的保乳手术。放射治疗在乳房保留手术治疗实施中是不可或缺的，有多项大型前瞻性研究证实无论是腋淋巴结阴性或阳性的患者，术后的乳腺放疗都降低了约 2/3 的局部复发率，提高了乳房保留成功率。概括而言，根据现有的临床资料及指南，常规推荐全胸壁放疗联合靶区加量。当然在精准医学时代，个体化治疗模式被不断推崇，目前也有越来越多的研究探索在一些低危的患者，譬如受体阳性淋巴结阴性的绝经后患者或老年患者，采用缩短疗程的大分割放疗计划，甚至是避免放疗的可行性。后续的全身性辅助治疗，与保乳手术、放疗相结合，也是减少局部复发及远处转移的重要因素。对于整体人群而言，化疗的作用不言而喻，NSABPB-13 试验发现腋淋巴结阴性、ER 阴性患者随机接受化疗或随访，在 235 名保乳治疗患者中，未化疗组 8 年同侧乳房复发率 13.4%，远高于化疗组的 2.6%；对于激素受体阳性的患者，接受辅助内分泌治疗也将显著降低保乳术后的局部复发率，譬如 NSABPB-14 试验中未用他莫昔芬的患者 10 年同侧乳房复发率 14.7%，而用他莫昔芬患者为 4.3%；同样的对于 Her-2 阳性的患者，采用抗 Her-2 的靶向治疗也有助于提高局部控制率，最新数据显示在接受保乳治疗的 T_1 ~ T_2N_0 Her-2 阳性早期乳腺癌患者中，未接受曲妥珠单抗治疗组患者局部复发率为 7%，而接受曲妥珠单抗治疗后局部复发率显著下降至 1%。这些研究的结果进一步提示了辅助治疗的重要性，不仅可以降低全身远处复发转移的风险，对于保乳患者而言还将显著改善其局部控制率。从广义上讲，保乳治疗后全身辅助治疗方案的制定和实施与全乳切除患者并无明显不同。

五、保乳治疗几个关键的问题

（一）手术技巧和切口设计

保乳手术的目标之一是通过完整的切除肿瘤从而减少肿瘤局部复发的机会，其二是使患侧乳房保持良好的外形。保乳手术原发灶的术式最常用的是肿瘤广泛切除（lumpectomy），该术式在美国被广泛采用；另一种术式称为象限切除（quadrantectomy），需要切除肿瘤所在部位的区段乳腺组织、表面覆盖的皮肤、下方的胸肌筋膜。根据笔者的经验及当前保乳的要求，在进行保乳手术时并不需要切除肿瘤及其周围至少 1 cm 正常乳腺组织，只要病理确认证实切缘阴性即可。象限切除手术由于切除大量的乳腺组织导致保乳治疗后乳房外形不佳，而且我国女性乳房不太丰满，象限切除术更易影响乳房的美观。因此在临床实际操作中，可以灵活选择上述两种手术方式，最为重要的是保证切缘的阴性。

保乳手术步骤及细节如下。

1. 手术切口的设计

通常情况下，乳房切口可以采用放射性切口或弧形切口。一般肿瘤位于乳房上方时，通常采用弧形切口切除肿块，腋窝淋巴结活检或清扫可在腋窝另做切口，较为隐蔽，也可

以使外形较好和美观。当然有时肿块位于乳房腋窝尾部或者外上时也可以采用放射状切口，并向腋窝延伸，以便腋窝淋巴结可以整块切除。而位于乳房下方的病灶，则可采用放射状切口。伴随着肿瘤整复技术的运用，当前乳腺癌保乳手术的切口选择不止局限于放射性或弧形切口，位于不同象限的肿瘤可以采用双环切口、菱形切口、蝙蝠翼切口、类似于缩乳成形术的切口，以及各种个体化的手术切口，通过肿瘤整复技术可以更方便地切除较多肿瘤周围的乳腺组织，并通过转移临近的脂肪及乳腺组织予以填充，并适当调整乳头的位置，从而在保证外观的情况下提高切缘阴性率，降低因切缘阳性而再次手术的风险，通常认为在切除乳腺组织超过单侧乳腺20%时可以采取肿瘤整复技术的方法予以切口的设计和保乳治疗的实施，术后的患者乳房将相对比较饱满和挺拔，必要时还可以同时进行健侧乳腺的整复。

2．皮肤切除

为使局部有较好的外形，目前并不建议做广泛的皮肤切除，如果肿瘤与皮肤无粘连，一般可保留肿瘤表面的皮肤，或仅做肿瘤表面一小片皮肤的切除，皮肤下可保留部分脂肪。但为了美观，有时可以切除和所需切除腺体量对应的皮肤，保证缝合后，外形比较饱满，没有明显的残腔。

3．分离乳腺组织

在皮肤及皮下组织分期，再向深向乳腺组织分析，注意保证一定的切缘和正常组织，手术时尽量暴露充分，可从一个方向先切口乳腺组织，进入乳腺后间隙，然后用一手指伸入乳腺后间隙，这样将整个标本掌握手中，能比较简单地把握切缘。

4．术中标记切缘

病理科对切缘的判断通常采用两种方法，垂直切缘放射状取材和切缘离断取材。因此不同临床中心需要和病理科进行良好的沟通，选取适合的病理评估手段。在手术操作中，切除的乳腺标本后必须及时进行切缘标记，及时送病理检测，明确边缘、表面、基地是否有癌累及，通常外科医师可以用缝线明确不同切缘，送检病理。当术中冰冻病理或术后石蜡病理提示切缘阳性时，通常建议再次手术广泛切除，如切缘多次仍为阳性，则必要时放弃保乳手术而改为全乳切除手术。

5．创面处理

创面应仔细止血，在切缘处放置钛夹标记，指引后续放疗。如果切除乳腺组织较少，建议可缝合残腔，保证乳腺外观的饱满，也起到一定的止血减少术后积液感染风险。如果切除乳腺组织较多，在不进行乳腺整复的情况下，并不要求对缝，因为对缝可引起术后乳腺外形骤起而影响美观，同时也可能因为过多考虑对缝而是切缘不够。切除乳腺组织较多时，也可以采用临近的皮瓣转移填充。创面仔细止血后，不强求必须放置引流条，少许渗液也可以填充局部缺损，使外观饱满。不常规使用抗生素。非常重要的术后的加压包扎和一定的制动。很多外科医师在进行全乳切除后会予以高压引流和加压包扎，保证皮瓣的贴合并加快伤口的愈合，但对于保乳手术后的患者相对比较宽松。然而由于创面内残腔的存在、术后不予以短期包扎和制动，伴随患者躯体运动中乳腺组织的晃动会增加保乳手术后

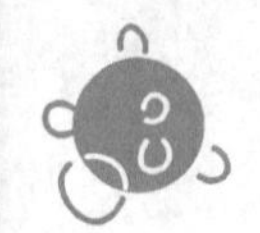

残腔内的出血风险。

（二）保乳手术切缘的判断

保乳手术的开展，一个重要的问题在于同时保证切缘阴性，以及外形的美观。这是一个相对矛盾的命题。为了保证足够的切缘，理论上来说切除肿瘤及周边正常乳腺组织越多，越容易得到一个阴性的切缘，从而可以降低再次手术率和术后局部复发的风险，但切除越多的组织也必然对术后乳腺外形的美观带来更大的挑战。因此最完美的方式是，在保证缘阴性的情况下尽可能减少正常乳腺组织的切除率，这就需要临床外科医师术前进行仔细的临床体检，认真参阅影像学检查结果后设计手术路径和方案，并和病理科医师进行密切的合作以判断是否完整地切除了病灶。在手术中，对切除标本上、下、内、外与基底各切缘进行定向标记，不仅有利于病理检查，而且在某一侧切缘阳性时，可以避免再次切除原手术残腔周围大量正常组织。除了肉眼观察标本以外，必须获得手术切缘的组织学诊断。因此我们有必要了解保乳手术切缘阴性的具体定义，以及常用的病理评估切缘的方法。

1．切缘阴性的定义

自保乳手术开展至今，临床中对于安全阴性切缘的定义在不断地发展和完善。肿瘤的切缘宽带，指肿瘤边界距离切除组织表面的距离。多大的肿瘤切缘宽度才被认定为安全的阴性切缘呢。早期研究报道，在保乳病例中如果切除肿瘤周围 0.5 ~ 1.0 cm 的正常组织，那么 95%的病例手术切缘组织学检查为阴性。因此为了获得阴性切缘，通常建议切除肿瘤周围至少 1 cm 的正常乳腺组织。随后有文献指出，虽然切缘阳性意味着更高的局部复发率，然而在切缘阴性的患者中，切缘宽度的大小和局部复发率之间并无显著关联，因此后续的临床研究不断尝试着将安全切缘的宽度从 1 cm 降到 1 mm 甚至更小的可行性和安全性。近期越来越多的数据推荐采用墨汁染色评估切缘，并规定切缘无肿瘤（No ink on any cancer cells）即可确认为切缘阴性。来自于 2015 年 SABCS 会议上的一项大会报道，丹麦的学者对 11 900 单侧乳腺癌接受保乳的患者进行了中位 4.9 年的随访，发现 5 年和 9 年的累计同侧乳腺复发率分别为 2.4%和 5.9%。只要保证切缘阴性即可，扩大切缘（＞ 1 mm，＞ 3 mm，＞ 5 mm 等）均不会进一步降低同侧乳腺复发率。该研究还指出在切缘阳性的患者中再次补充手术，发现 23%患者存在浸润性导管癌，63%存在导管原位癌，14%两者都有残留，再次手术患者存在更高的复发风险，无论哪种残留均提示增高的局部复发风险，残留浸润性癌 HR 为 2.97，残留导管原位癌 HR 为 2.58，但是否存在残留与总生存无关。该研究结果再次证明墨汁染色切缘无肿瘤即可确认为切缘阴性，也提示我们日常工作中切忌没有必要盲目地扩大切缘，即没有获得更好的疗效，同时又影响术后美观；同时该研究也提示切缘阳性再次手术保证切缘阴性是必要的，即便二次手术患者增加了局部复发率，但不影响总生存。

2．切缘的评估方法

首先介绍了两种最为常见的评估保乳切缘的病理方法：肿物边缘法和残腔边缘法，两者各有优缺点。肿物边缘法首先在 NSABP B06 试验中提出和采用，将广泛切取的肿瘤标

本不同切面采用不同颜色的墨汁进行染色，随后再进行石蜡固定，并在最终的石蜡病理中通过判断肿瘤和墨汁染色切缘的位置确定保乳手术具体的切缘。国际上广泛采用该方法予以病理切缘的评估，更为准确，但相对耗时耗力。前文中提出的墨汁染色无肿瘤作为切缘阴性的定义也来自于这种病理评估的方法。第 2 种是残腔边缘法，即广泛切取标本后，在残腔周的不同方位再补充切除一定的腺体进行病理切缘的评估。该方法切除组织较少，工作量也降低，在我国应用的更多一些。因此各个拟开展实施保乳手术的临床中心外科和病理科医师需要通过很好的交流、合作，选取合适的病理评估方法，以确保保乳手术的成功实施。

结合我国的实际情况，目前在国内主要采用的保乳切缘病理诊断方法为残腔边缘法，通过不同切面方向上再次切去少量乳腺组织进行冰冻病理送检，可以在手术操作中得知切缘情况，从而假设切缘阳性即刻可进行再次手术予以评估。相对而言，如果采用切缘染色的方法，则更推荐免除冰冻病理的过程而直接得到最为可靠的石蜡病理结果予以切缘的判断，事实上由于在我国保乳手术的指证相对比较严格，切缘阳性率也通常低于 5%，再次手术的比例相对于国外文献报道的要低很多。不管采用何种病理评估方法，在 2015 版《中国抗癌协会乳腺癌诊治指南与规范》均建议在取材前将标本切缘涂上染料，以便在固定后的石蜡标本中，镜下观察时能对切缘做出准确定位，并正确测量肿瘤和切缘的距离。当然，部分没有条件的单位，也可以参考一种新的提高保乳手术阴性切缘的方法，称之为“残腔切除（cavity shaving），即在切除肿瘤病灶后，对整个手术残腔再进行一次扩切。近期发表于新英格兰杂志的论文认为采用该技术可以显著降低切缘阳性率以及二次补充切除手术率，切缘阳性率从 34% 下降到 19%，二次手术率从 21% 下降到 10%，当然该方法将不得不切除更多的正常腺体，只有充分接合肿瘤整复技术，才可以最大限度地保证术后美观。

3. 不同特征乳腺癌所需的安全切缘宽度

当前对乳腺癌的辅助全身治疗甚至放疗策略的制定均基于不同乳腺癌分子亚型的划分而确立，因此近期部分研究对于不同亚型的乳腺癌患者是否有必要采取不同的安全切缘限定进行了探讨。我们知道三阴性乳腺癌抑或 HER2 阳性乳腺癌患者，可能存在更高的局部复发风险，类似的年轻乳腺癌患者、特殊病理类型乳腺癌患者或者新辅助治疗后接受保乳手术的患者，其局部复发风险可能均相对较高。尤其是对于伴 EIC（extensive intraductal component：浸润性癌中超过 25% 为 DCIS 的成分，同时 DCIS 范围超过浸润性癌范围，蔓延到周围正常组织内）的浸润性导管癌和浸润性小叶癌患者而言，是否需要更为广泛的切除。在最新的 St.Gallen 国际乳腺癌大会上专家团也对在临床手术中是否有必要适当增加这类患者保乳治疗的手术切缘进行了讨论。几乎 100% 专家均认为，不同亚型的患者也无须人为地扩大切缘。同时，虽然 EIC 提示更多的局部复发风险，然而由于临床中很难评估 EIC 的肿瘤范围，因此即便盲目地扩大切除的范围也不一定能保证阴性切缘的成功率。因此就目前循证医学数据而言，只有墨汁染色无肿瘤，切缘阴性即可认

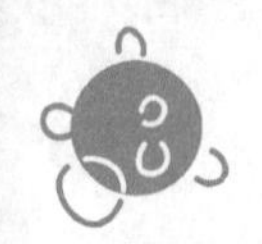

为保乳手术的成功。

（三）保乳术后局部复发相关因素

对于保乳治疗，医师和患者最担心也是最关心的问题还是术后的局部复发。早期的随机临床试验表明，保乳治疗后 7 ~ 18 年局部复发率为 7% ~ 19%，并且局部复发的危险性是伴随终生的。相同的患者如接受根治手术，虽然不能确保不出现局部复发，但其局部复发率相对较少，为 4% ~ 14%。当然伴随着全身综合治疗的进展、放疗技术的进展、对保乳治疗的适应证的认识以及乳腺癌早期诊断率的提高，乳腺癌整体的复发死亡风险已经有了明显的改善，最新的研究表面，伴随着综合治疗的改善，以及切缘阴性的保证，当前乳腺癌保乳术后 5 年局部复发率为 2%，10 年局部复发率为 5%。然而我们仍然有必要深入地了解保乳治疗后不同的复发模式及其对应的治疗策略，以及于保乳治疗后局部复发相关联的因素。

通常保乳术后同侧乳房的局部复发（local recurrence）包含 3 种情况：①真正的局部复发（true recurrence）；②第二原发（second recurrence）；③类似于全乳切除后的弥漫性的复发。虽然有时在临床上很难清晰地鉴别不同的局部复发模式，特别是前 2 种局部复发模式。我们将无病间期短、复发部位靠近原手术残腔或和原发病灶在同一象限的复发灶（放疗瘤床加量照射区域内）、病理类型和原发灶相似的复发灶更考虑为真正的局部复发；而将无病间期长、复发部位和原手术残腔无关或和原发病灶在不同象限的复发灶（放疗瘤床加量照射区域外）、病理类型和原发灶不同的复发灶更考虑为第二原发。显然临床上两者的鉴别存在模糊的边界，回顾文献也难以很好地区分这两种局部复发，因此也有学者认为即便鉴别出两者的差异，两种诊断对患者总生存的影响可能不大，因为无论是单个的真正局部复发抑或第二原发，都可以通过补充手术治疗进行完整的切除。不同的是，曾经认为在进行补充根治手术后，诊断为真正局部复发的患者可以无须后续全身治疗而仅进行密切的随访，对于诊断为第二原发的患者则需要接受相应的第二次辅助治疗（secondary adjuvant）。然而伴随着 COLOR 临床试验的结果，对于 162 例患者在接受保乳治疗局部复发的患者，85 例接受了第二次辅助化疗的患者预后显著优于未接受第二次辅助化疗的 77 例患者，因此目前临床中对于保乳治疗后局部复发的患者更倾向性地给予第二次辅助治疗，特别是对于复发病灶是激素受体阴性的患者。第 3 种复发模式，类似于全乳切除术后弥漫性的皮肤、皮下抑或乳腺组织内的复发，则非常有可能是全身远处转移的先兆，往往提示预后不佳临床中需要按照Ⅳ期乳腺癌给予正规的一线解救治疗。

有非常多的文献和临床研究揭示了与保乳治疗局部复发相关的因素，其中最重要的因素是切缘阳性，以及后续辅助治疗的给予。在前文中，我们已经探讨了切缘阳性的定义以及其对预后的不良影响，事实上切缘阳性本身也是保乳治疗的禁忌证之一，在中国临床中对于保乳手术后切缘阳性的患者推荐再次补充手术，如果补充手术仍然切缘阳性则建议改行全乳切除术，由此我们最大限度地规避了切缘阳性对预后产生的不良作用。其次是辅助治疗的给予，包含辅助放疗和全身治疗。在本节中，我们将进一步探讨和保乳治疗局部复发相关的其他一些因素。

其中最为重要的是肿瘤的分子分型。一项波士顿的研究针对 1434 例保乳的乳腺癌患者（其中 91%接受了辅助治疗）中位随访 85 个月，5 年的局部复发率为 1.6%，总的局部复发率为 3.6%。在该研究中，与局部复发相关的最重要的预后因素是患者的病理分型（Luminal A：HR +，Her–2–，$G_{1\sim2}$。Luminal B：HR+，Her–2–，Gr 3。Luminal Her–2 +：HR+，Her–2 +。Her–2：HR–，Her–2 +。triple negative：HR–，Her–2–）。其中 Luminal A 患者局部复发率为 1.5%，Luminal B 为 4.0%，Luminal–Her–2 + 为 1.0%，Her–2 + 为 10.9%，三阴性为 8.8%。其他多项研究也再次验证了肿瘤的分子分型与局部复发的关系。可以清晰地发现相对于 Luminal 型乳腺癌，三阴性和 Her–2 阳性乳腺癌存在较高的局部复发风险。这些结果是否提示我们三阴性乳腺癌抑或 Her–2 阳性乳腺癌不适合保乳治疗呢。其实这两种类型的乳腺癌因为本身侵袭性较强，即便接受全乳切除后其局部复发风险仍然高于 Luminal 型乳腺癌，因此在多因素分析中手术方式（保乳或全乳切除）则不再是局部复发的独立预后因素。再者由于三阴性乳腺癌和 HER2 阳性乳腺癌对新辅助治疗敏感性高，更容易从新辅助治疗中获益［肿块缩小甚至达到病理完全缓解（pCR）］，因此临床中不可简单地根据分子分型来取舍保乳治疗，对于三阴性或 Her–2 阳性乳腺癌更可以尝试新辅助治疗后的保乳治疗模式。

其他还包括年龄和 BRCA 基因突变等因素。年龄与保乳治疗后的局部复发同样密切相关。前文所述的波士顿研究发现，对于年轻的患者（23 ~ 46 岁）局部复发率为 6.5%，而老年患者（64 ~ 88 岁）局部复发率仅为 0.9%。其他类似的文献也指出，随着年龄的递减，保乳治疗后的局部复发风险则呈现递增趋势。类似于分子亚型与保乳术后局部复发风险的关联，我们也需要辩证地看待临床研究中年轻患者存在较高局部复发风险的数据。我们知道，年龄越小，受体阳性率越低，三阴性患者的比例也越高。这些流行病学的证据也一部分地解释了年轻患者保乳治疗后局部复发风险较高的原因。事实上年轻患者对乳腺外形的需求更为强烈，因此近些年来无论是《NCCN 指南》还是国内的《中国抗癌协会乳腺癌诊治指南与规范》，均未将年龄作为保乳治疗的相对禁忌证，对于适合保乳的年轻患者，保留乳房手术仍然是可行的标准治疗策略。另一个与保乳治疗后局部复发密切相关的因素是 BRCA1 或 BRCA2 的生殖系突变（germline mutation）。一项研究，对小于 42 岁接受保乳手术和放疗的 127 例患者进行了基因检测，发现了 22 例 BRCA 基因突变，通过 12 年的随访发现，同侧乳腺复发率在突变患者中为 49%，野生型患者为 21%，$P = 0.007$，有显著差异，同样 BRCA 突变患者还存在更高的对侧乳腺癌罹患率（42% vs 9%；$P = 0.001$）。目前对于 BRCA 基因检测有突变的患者，特别是年轻患者，推荐接受全乳切除术而非保乳手术，甚至对高危患者推荐对侧乳腺预防性切除手术（还有学者提出预防性双侧卵巢切除可降低乳腺的局部复发率）。因此当前我国对有资质的 BRCA 检测产品以及遗传咨询医疗服务的可获得性有着迫切的临床需求，进而为患者提供更为精准的个体化治疗策略。其他和保乳治疗局部复发相关的因素包括是否为多灶 / 多中心疾病、肿瘤的组织学分级、肿瘤

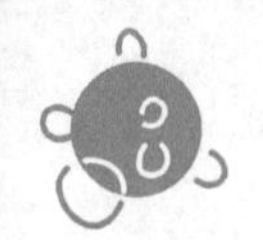

的病例类型、脉管侵犯情况、疾病分期等等预后因素。

六、新辅助治疗后的保乳

新辅助治疗起源于20世纪70年代，目前新辅助治疗的主要目的之一是欲通过术前治疗使肿瘤降期后手术，适用人群包括Ⅰ A和（或）Ⅲ B期，甚至部分Ⅱ C期的局部晚期乳腺癌（locally advanced breastcancer，LABC）患者；另一目的是欲拓宽保留乳房治疗指征，如患者有保留乳房的愿望，但因为原发肿瘤体积较大，通过新辅助治疗使肿瘤缩小提高保留乳房治疗的安全性。

随着早期诊断的推行，初诊不可手术乳腺癌患者的比例显著下降，而伴随着综合治疗策略的进展以及患者对外形美观需求的增加，临床中将会遇见越来越多的患者，希望借助新辅助治疗以获得保留乳房手术的机会。早期的临床试验即发现，对不能保留乳房的患者，通过新辅助治疗，可提高保留乳房治疗的概率。例如，1988年开始的NSABPB18试验，将1523例可手术的乳腺癌患者随机分组，一组为患者术前接受多柔比星和环磷酰胺（AC）4周期，另一组为术后接受AC方案化疗4周期。新辅助化疗组的患者总体有效率为80%，其中将近1/2的患者获得临床完全缓解（cCR），使保留乳房治疗提高至68%，差异有统计学意义，特别是那些开始肿瘤直径＞5 cm的患者，行新辅助化疗的患者有22%的可行保留乳房治疗，而先行手术的患者保留乳房治疗仅占8%。这些数据极大增加了临床医师对新辅助治疗的信心，随后一系列的前瞻性临床试验予以开展，以期望获得更高的肿瘤退缩率，进一步增加新辅助治疗后保乳治疗的可行性。基于分子分型个体化的新辅助治疗对局部晚期乳腺癌有了越来越高的缓解率，病理缓解率（pCR）的增加也必然促使更多临床医师对于肿块较大而不可直接实施保乳手术的乳腺癌患者推行新辅助治疗。目前常用的新辅助治疗病理评估系统包括Miller-Payne（MP）系统、RCB（Residual Cancer Burden残余肿瘤负荷）评估系统、Chevallier系统和Sataloff系统等。这些评估系统大多将治疗后反应分为病理完全缓解（pathologic complete response，pCR）和非pCR两大类，并而对于非pCR的患者按缓解程度进一步分类。目前将乳腺发灶无浸润性癌且区域淋巴结阴性定义为pCR，即$ypT_0/isypN_0$。如果患者拟在新辅助治疗后拟实施保留乳房手术，在新辅助治疗前建议进行完整的影像学评估，包括乳腺超声、钼靶、乳腺MRI基线评估乳腺和腋窝病灶的大小、范围等，以及CT、骨扫描等对肝、肺、骨等全身脏器的评估。新辅助治疗中，建议每2周期进行乳腺超声和（或）MRI检查，判定乳腺、腋窝病灶的缓解情况。

在具体手术操作前，需要注意的是新辅助治疗后肿瘤细胞的退缩有两种模式，一种为向心性退缩，肿瘤向心性缩小，形成较原来肿块体积小的瘤灶，此时肿瘤大小据实测量；另一种为非向心性退缩，即肿瘤退缩呈散在多灶，大体上肿块的大小可能与新辅助治疗前没有明显差别或较前缩小，但其中肿瘤细胞的密度发生了明显变化。因此，向心性退缩的患者更容易在随后的保乳手术中取得成功，而非向心性退缩的患者，则有必要根据新辅助前标记的原发肿瘤范围进行完整的切除，以评估切缘是否阴性。

新辅助治疗可以为患者带来客观缓解和70%～95%的肿瘤降期，提供了更多保留乳房治疗的希望，仅3%新辅助中肿瘤变大，其中仅0.5%需要扩大手术范围或不能手术。通过新辅助治疗后，如果患侧乳房皮肤水肿完全消解，肿瘤体积显著缩小，无广泛的内乳淋巴结的转移，无广泛的可疑的微钙化灶，无多中心肿瘤的证据等，选择保留乳房治疗是恰当的，符合这些标准的患者行保乳手术后的局部复发率和10年总生存率与早期乳腺癌患者相同。研究结果表明，只要患者符合保乳的适应证，直接手术或新辅助治疗后接受保乳，均可以获得和全乳切除相似，甚至更好的疗效。当然保乳患者仍需确保切缘阴性，即使患者达到了乳房的pCR，仍需要行乳房的放射治疗。

七、保乳治疗后的随访

乳腺癌术后随访策略的制定有赖于该患者术后不同时间段的复发死亡风险。常规随访的频率是术后2年内每3月一次，术后5年内每半年一次，5年后每年一次。然而不同分子亚型的患者存在不同的术后复发模式。对于三阴性及HER2阳性患者，在术后2年及出现一个早期的复发和死亡高峰，而激素受体阳性患者则存在长期的复发死亡风险。因此我们有必要诊断不同亚型的患者给予个体化的随访模式。特别是保乳患者术后复发的模式还不同于全乳切除的患者。作者单位通过回顾性的研究发现，全乳切除患者术后存在比较明显的2个复发高峰，而保乳手术患者的复发风险是长期存在的。因此推荐接受保乳的患者需要在术后长期进行至少每半年一次的临床随访。随访的内容主要包含临床体检和相应的乳腺影像评估。乳腺超声检查最为经济方便，但诊断效能较低；更多的医师推荐采用每年一次的钼靶摄片予以双侧乳腺的复查，以早期诊断同侧乳腺的复发及对侧乳腺癌，有较高的特异性和敏感性，也有部分医师建议在保乳治疗结束后，即完成放疗4～6月后首先进行一次钼靶摄片作为随访时的基线；对于乳腺MRI作为保乳术后的常规随访的价值目前还没有定论，虽然MRI检查有较好的敏感性和特异性，但检测手段本身并不影响群体患者的愈合，因此目前暂不推荐对非高危人群采用乳腺MRI进行常规随访。

八、我国保乳治疗的现状

当前我国保乳治疗率相对较低，来自上海、北京等乳腺中心的回顾性研究显示我国保乳率约为5%～20%，在主要的大型临床研究中心可能相对较高，在农村地区可能还不足5%，而在欧美或亚洲的日韩等国家保乳率通常在50%左右。分析我国保乳率较低的原因可能包括：①由于我们缺乏基于群体的乳腺癌钼靶筛查项目，人群的癌症意识较薄弱，大多都是患者自己触及肿块后进行就诊，由此患者确诊时肿瘤体积偏大，而乳腺体积又较欧美妇女较小，因此适合保乳患者的比例相对较低；②患者或医师担心保乳后的局部复发，加之中国社会整体的思维模式，患者“谈癌色变”，在诊断为乳腺癌后潜意识地认为完整的切除乳房就等同于根治了肿瘤；③外科医师缺乏病理科的支持，由于保乳治疗中病理科医师承担着更为繁重的病理诊断工作，在医疗人力相对欠缺、医疗技术相对落后的情况下

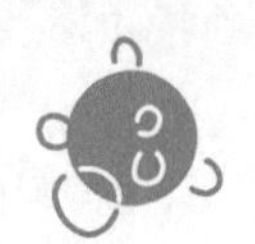

难以为全国所有地区患者提供准确病理评估的保证，从而限制了保乳治疗的实施；④缺乏保乳所需的放疗设施和经费，保乳手术和随后的放疗共同构成了一个完善的保乳治疗策略，而在我国绝大多数地区放疗设备的落后和欠缺，即便在大城市或医疗机构拥有较好的放疗设备也难以满足过多数量放疗的需求，加之放疗费用给患者带来的经济负担也不同程度地限制保乳治疗的发展；⑤紧张的医患关系。

因此希望通过本节的介绍，通过对新的研究数据和理念的阐述，能够一定程度加强临床医师对保留乳房治疗的认识，提高国内医师和患者对保乳的信心，通过我们共同努力来提高我国患者的保乳率和保乳成功率，让更多的乳腺癌患者在保证治疗效果的基础上进一步改善生活质量。

（付　莉）

第六章　食管癌

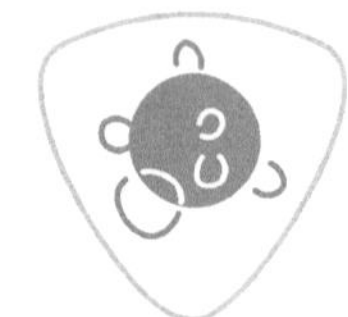

食管在解剖学上分为颈段、胸（上、中、下）段和食管胃交界部（EGJ），各段的定义为：颈段，自下咽至胸骨切迹平面的胸廓上口，内镜检查距门齿 15 ~ 20 cm；胸上段，自胸廓上口至奇静脉弓下缘水平，内镜检查距门齿 20 ~ 25 cm；胸中段，自奇静脉弓下缘至下肺静脉水平，内镜检查距门齿 25 ~ 30 cm；胸下段，自下肺静脉水平向下终于胃，内镜检查距门齿 30 ~ 40 cm。（以上分法选取奇静脉弓下缘及下肺静脉为分界点，适用于手术患者。放疗患者多选择气管分叉作为胸上、中段分界，胸中下段则平均一分为二，这样便于在 X 线钡餐及 CT 上确定肿瘤部位。）EGJ 指食管胃解剖交界线上方 5 cm 的远端食管和下方 5 cm 的近端胃的解剖区域，此处发生的鳞癌多为食管癌向下侵犯，发生的腺癌称为食管胃交界部腺癌（AEG）。

食管癌特指源于食管黏膜上皮的肿瘤，源于食管其他组织的肿瘤不在食管癌诊治原则的所及范围。我国的食管癌中，鳞状细胞癌（以下简称“鳞癌”）占 90% 以上，腺癌不到 10%，而美国和欧洲的腺癌占 50% 以上。值得注意的是，自 2009 年第 7 版 TNM 分期标准实施起，对于 AEG 患者，规定胃近端 5 cm 内发生的腺癌但未侵犯食管胃解剖交界线者称为贲门癌，执行胃癌 TNM 分期标准，否则执行食管腺癌 TNM 分期标准。

不同部位、不同病理类型的食管癌，治疗原则有重大差别。

第一节　病理分期、临床分期和病理分型

食管癌的分期有：① TNM 分期，属于术后组织病理学分期。②临床分期，又称之治疗前分期，主要的分期手段是 X 线钡餐、CT 和超声内镜。

一、TNM 分期

与第 6 版及以前的版本比较，最新的第 7 版食管癌 TNM 分期（表 6-1）有以下特点：①食管腺癌和鳞癌有不同的分期，但 T、N、M 的各自定义与鳞癌相同，仅是它们的组合有异。②肿瘤细胞的分化程度（$G_{1\sim3}$：高分化、中分化及差分化）影响Ⅰ、Ⅱ期腺癌和鳞

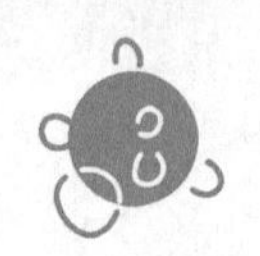

癌的分期，例如在鳞癌中，同样为$T_1N_0M_0$，G_1为Ⅰ A期，$G_{2\sim3}$则为Ⅰ B期。这和大多数上皮来源的肿瘤不同。③在T分期中，原位癌（T_{is}）定义为重度不典型增生，T_1分为T_{1a}（侵犯黏膜层）和T_{1b}（侵犯黏膜下层），T_4分为T_{4a}（侵犯心包、胸膜或膈肌）和T_{4b}（侵犯其他邻近器官，如主动脉、椎体、气管）。④N分期的修订最明显，按淋巴结转移数目分为$N_{0\sim3}$，锁骨上淋巴结和腹腔干淋巴结转移属于远处转移。⑤M分期取消了M_{1a}与M_{1b}，合并为M_1。⑥肿瘤的部位影响Ⅰ、Ⅱ期食管鳞癌分期，但腺癌则否。例如，同样为$T_{2\sim3}N_0M_0$、G_1，肿瘤位于食管胸下段的鳞癌为Ⅰ B期，胸中上段则为Ⅱ A期。但国内有学者认为，根据淋巴结转移区域来划分N分级能更准确地反映预后，而且TNM分期中将锁骨上，腹腔+淋巴结转移和实质性脏器转移都划分为M_1，而临床上前者接受放疗或手术的预后要优于后者，因此尚需更多的研究来评估新版TNM分期是否适用于我国患者。

表6-1 食管腺癌TNM分期

期别	T	N	M	G
0	T_{is}	N_0	M_0	G_1
Ⅰ A	T_1	N_0	M_0	$G_{1\sim2}$
Ⅰ B	T_1	N_0	M_0	G_3
	T_2	N_0	M_0	$G_{1\sim2}$
Ⅱ A	T_2	N_0	M_0	G_3
Ⅱ B	T_3	N_0	M_0	任何G
	$T_{1\sim2}$	N_1	M_0	任何G
Ⅲ A	$T_{1\sim2}$	N_2	M_0	任何G
	T_3	N_1	M_0	任何G
	T_{4a}	N_0	M_0	任何G
Ⅲ B	T_3	N_2	M_0	任何G
Ⅲ C	T_{4a}	$N_{1\sim2}$	M_0	任何G
	T_{4b}	任何N	M_0	任何G
	任何T	N_3	M_0	任何G
Ⅳ	任何T	任何N	M_1	任何G

注：#T、N、M各自的定义与食管鳞癌相同，但在各期别中的组成不同。

二、临床分期

AJCC的pTNM分期以术后病理为基础，可准确地反映肿瘤外侵、淋巴结转移状态及预后，但医师是根据术前临床检查结果得到的cTNM分期来决定是否手术，而且有部分食管

癌患者在初诊时即已因病期较晚或身体原因而不能手术，另有部分患者无须手术也可取得满意的疗效，因此对上述患者而言临床分期更有意义。

AJCC 的 TNM 分期根据食管受侵的深度和淋巴结转移数目来确定 T 和 N 分级。就 T 分期而言，CT 和 MRI 都无法准确地分辨出食管壁的各层结构，也不能区分 T_1 和 T_2，但在判断 T_4 上较准确，对于术前评估食管癌的可切除性具有重要价值。超声内镜进行 T 分期较为可靠，如行内镜下黏膜切除术（EMR），则只能依靠超声内镜来区分 T_{1a} 和 T_{1b}。有研究显示与术后病理分期相比，超声内镜分期的准确性为 87%。

在 N 分期方面，CT 和 MRI 是最常用的检测手段，其主要根据淋巴结大小来判断，但由于增大的淋巴结可能是因炎症引起，而转移淋巴结有时大小也不一定会达到诊断的标准。因此有假阳性和假阴性的可能。CT 对食管癌 N 分期的准确性为 40% ~ 90%，MRI 与之大致相仿，超声内镜诊断区域淋巴结转移的准确性为 71% ~ 88%。超声内镜引导下的细针穿刺可进一步提高诊断的准确性。超声内镜虽然对食管癌 T、N 分期的诊断价值较高，但易受气体、探头探测深度等因素的影响，在食管被肿瘤堵塞或狭窄的情况下亦无法进行，且在国内尚未普及。

由 CT、MRI 及超声影像学检查来确定淋巴结转移数目并不可靠，在肿大淋巴结融合成团时更是如此。PET 一般不用于 T 分期，但在评估淋巴结转移及远处转移灶方面有优越性。

AJCC 的 TVM 分期只适用于可切除的胸段食管癌患者，对于颈段食管癌而言将锁骨上淋巴结划分为 M_1 显然不合适，因为颈段食管癌治疗上以放疗为主，故需要有能指导放疗的分期系统。2009 年国内学者制订了以病变长度、外侵程度、区域淋巴结及远处转移情况为依据的“非手术治疗食管癌的临床分期”：在 T 分期中，病变长度以 X 线钡餐造影检查为准；病灶直径以 CT 显示食管病灶最大层面的食管直径为准，全周型肿瘤管腔消失者应测肿块最大直径；邻近器官包括气管、支气管、主动脉及心包；对于病变长度、最大层面直径及邻近器官受侵三项标准不一致的情况，按分期较高者划分。在 N 分期中，淋巴结转移的一般标准为短径≥ 10 mm，而食管旁、气管食管沟、心包角、腹腔淋巴结的长径≥ 5 mm 即可。有报道该临床分期可较准确地预测不同期别食管癌放疗患者的预后，但仍需不断补充和完善。

三、大体分型

早期食管癌大体分型为：隐伏型、糜烂型、斑块型和乳头型。原位癌、黏膜内癌和黏膜下癌，不伴淋巴结转移，称为早期食管癌。除此之外均为中晚期食管癌，其大体分型有髓质型、蕈伞型、溃疡型、缩窄型和腔内型，其中蕈伞型和腔内型对放疗敏感，髓质型敏感性中等，而溃疡型和缩窄型的敏感性较差。

（李海峰）

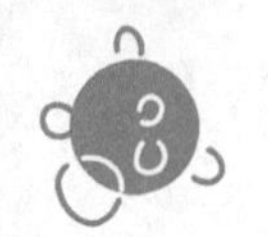

第二节　诊断及鉴别诊断

食管癌通常表现为不同程度的进食哽噎、异物感和（或）胸骨后疼痛，明显的吞咽困难和体重下降提示食管癌已处于进展期。食管癌有可能需与以下病症相鉴别。

一、心脏疾病及焦虑症

冠心病等心脏疾病、焦虑症，可能表现为胸骨后疼痛、异物感，与早期的食管癌互相混淆，但只要注意影像学和胃镜的检查，注意随访，一般能做出鉴别诊断。

二、食管良性狭窄

多见于食管化学性烧伤或反流性食管炎引起的瘢痕狭窄。前者以儿童及年轻人较多，一般有误服强酸或强碱的历史，后者病变多位于食管下段，常伴有食管裂孔疝或先天性短食管。

三、贲门痉挛

贲门痉挛又称“贲门失弛缓症”，主要症状为吞咽困难，病程长，间歇性发作，患者平均年龄较低，食管 X 线钡餐表现为钡剂停留在贲门部，食管下端呈边缘光滑的鸟嘴状改变。个别患者可在贲门痉挛基础上发生食管癌，需要予以关注。

四、食管憩室

食管中段的憩室常有吞咽困难、胸骨后疼痛等症状，有发生癌变的机会，应避免漏诊。

五、食管结核

少见，可有吞咽困难，影像学表现为食管黏膜破坏。

六、食管其他肿瘤

以平滑肌瘤常见，一般症状较轻，X 线钡餐检查表现为边缘光滑的圆形或椭圆形充盈缺损，有时可见钡剂呈现“涂抹征”。

七、食管外病灶压迫

食管黏膜光滑，影像学上能观察到有食管外病灶。

疑似食管癌的患者，胃镜及活检、食管 X 线摄片是必选的检查，后者可直接观察肿瘤部位、长度、溃疡深度、是否有穿孔迹象，对制订治疗方案、确定放疗靶区很有帮助。超声内镜、超声内镜引导下细针穿刺、浅表淋巴结转移的穿刺活检、胸腹部增强 CT、PET 或

PET-CT 等酌情选择。

如果病理报告肿瘤的类型不能肯定，应排除小细胞癌、未分化癌、类癌等神经内分泌肿瘤和转移癌。如果报告为黏液表皮样癌、腺样囊性癌、Kaposi 肉瘤、横纹肌肉瘤、恶性黑色素瘤，食管癌的治疗原则并不完全适合。报告为胃肠间质瘤者，要与真正的平滑肌瘤，以及平滑肌肉瘤鉴别。建立在内镜基础上的病理检查经常有高级别上皮内瘤变的报告，不可盲目轻信，此时影像学检查常能提供帮助，必要时应再次活检。

（李海峰）

第三节　治疗原则

食管癌的治疗原则根据患者身体状况、病期、部位和病理类型综合考虑，总体原则为：颈段及紧邻颈段的胸上段食管癌以放疗为主；胸下段食管癌或 AEG 以手术为主；胸中段食管癌手术和放疗都可选择，视患者一般状况和意愿而定。

一、全身状况适合手术

主要针对非颈段食管癌，NCCN 推荐的治疗原则如下。① T_{is}：EMR 或消融治疗。② $T_{1a}N_0$：EMR 联合消融治疗，术后病理显示黏膜下或黏膜内无淋巴管受侵者无须进一步处理；此外也可选择食管切除术。③ $T_{1b}N_0$：食管切除术。④ $T_{1b}N+$ 或 $T_{2\sim4a}N_0\sim N+$：可选择术前同步放化疗（尤其是对于食管腺癌及 AEG），对于病灶长度 < 2 cm 且分化良好者也可直接手术。对于鳞癌 R0 切除者无论其 T、N 分期如何，术后定期随访即可，否则需行放化疗，如术前已行放疗则只化疗；其中曾行术前放化疗的 R0 切除者也可考虑先观察，至病情进展后再治疗。对于腺癌 R0 切除者，如淋巴结阳性则需根据术前治疗情况决定放化疗或化疗；如淋巴结阴性，T_1 可观察，T_2 伴高危因素（分化差、淋巴脉管受侵、神经受侵、年龄 < 50 岁）及 $T_{3\sim4}$ 者需行辅助化疗或放化疗；非 R0 切除者需给予术后治疗；同鳞癌一样，对于已行术前放化疗的 R1 切除者也可考虑先观察，待病情进展后再治疗。

二、全身状况不适合手术或不愿手术

① T_{is} 和 T_{1a} 者治疗同上；②病灶表浅的 T_{1b} 也可考虑 EMR 联合消融术，但如肿瘤分化差或病灶长度 ≥ 2 cm 则建议放化疗；③其余患者如尚能耐受放化疗则争取同步或序贯根治性放化疗，否则行姑息放化疗或最佳支持治疗。

三、无论身体状况，局部肿瘤不能切除

T_{4b}（肿瘤侵犯心脏、大血管、气管或肝脏、胰腺、肺、脾脏等邻近器官），视身体状况选择同步放化疗、化疗、放疗或最佳支持治疗，部分患者在放化疗后可酌情考虑手术切除残余病灶。

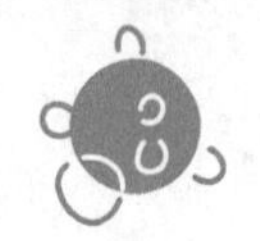

四、远处转移

肿瘤已不可治愈，酌情行化疗 ± 放疗或最佳支持治疗；对于食管腺癌及 AEG 患者建议行 HER-2 检测。

五、局部或区域性复发

①曾手术但未放疗，首选同步放化疗，也可考虑再次手术。②既往行放疗而未手术者可争取手术治疗，不可手术者视身体状况决定是否化疗或仅予最佳支持治疗，对于复发间隔时间在 1 年以上者也可考虑再程放疗或行腔内放疗。虽有研究显示对于放疗后复发的患者，手术的效果优于再程放疗，但国内初治选择放疗的患者多数是因病期偏晚而放弃手术，因此复发后能手术者也较少，而且放疗后局部纤维化也增加了手术难度，手术死亡率约为 10%，单独化疗一般效果不理想，因此再程放疗是重要的治疗手段。

六、食管小细胞癌

占食管恶性肿瘤的 0.8% ~ 2.4%，最佳的处理策略尚不明确，建议治疗参照小细胞肺癌。对于局限期食管小细胞癌，单纯局部治疗（手术、放疗）虽近期疗效尚可，但远期生存率低，需联合化疗；广泛期患者以化疗为主，可配合姑息性放疗。在实际临床工作中，食管小细胞癌的治疗效果往往不如小细胞肺癌。

（李海峰）

第四节 治疗方法

一、手术

经胸食管癌切除是常规的手术疗法，可选择经右胸或经左胸切除术。手术包括原发灶切除、淋巴结清扫和消化道的重建；送检淋巴结不能 < 11 个，否则不足以进行准确的分期；食管切除后最常用胃代替食管完成消化道重建，吻合口在胸内主动脉弓下或弓上，也可做颈部吻合。随着手术技巧的提高，T_{4a}（侵犯心包、胸膜或膈肌）也可根治性切除，而二野和三野淋巴结清扫术的开展亦保证了淋巴结清扫的彻底性，因此 JCCN 指南建议除 T_{4b}（侵犯大血管、椎体、气管、心脏、肝、肺等器官）和 M_1 之外，其余患者皆可选择手术。就食管癌根治术而言，根据目前的检查手段，排除 T_{4b} 和 M_1 的患者并不困难，但从实际治疗效果来看，该适应证可能过于宽松，临床上常可遇见病灶较长、局部广泛侵犯或有区域淋巴结（颈段食管区域淋巴结包括颈部和锁骨上淋巴结；胸段食管区域淋巴结包括纵隔和胃旁淋巴结，不包括腹腔 + 淋巴结）多发转移的患者在术后很快就复发的情况，因此国内有学者提出食管癌手术指征：胸下段食管癌病变长度在 3 cm 内，中下段病变在 5 cm 内，

病灶过长或临床检查有区域淋巴结多发转移者可采用术前放化疗与手术综合疗法；对于 T_4 患者建议非手术治疗。肿瘤大体分型对手术切除成功率也有影响，蕈伞型和腔内型病灶有时长度超过 5 cm 仍可切除，但缩窄型和溃疡型有时在 5 cm 以下仍外侵严重而不能切除。如肿瘤侵犯食管外膜，则 X 线钡餐上多可表现为食管扭曲、成角，这对于判断肿瘤能否切除也有一定价值。

术前要全面评估患者的一般状况。①肺功能：不能很好地配合检查的患者，观察其能否顺利地从一楼独立步行到三楼，可作为大致判断其肺功能是否能经受手术的参考。②心功能：单纯高血压不是手术禁忌证，冠心病伴有频繁心绞痛发作应暂缓手术，有心肌梗死病史应在病情稳定后 3 ~ 6 个月手术，频发室性、室上性心律失常需要纠正。③营养状态：近期体重下降＞ 15% ~ 20%，术前应给予相应支持。④年龄：应重视患者的生理年龄而非实际年龄，但高龄尤其＞ 70 岁的患者应当慎重。

EMR 可在有条件的单位选择合适的患者施行，适应证为：T_{is} 或 T_{1a}、病灶长度＜ 2 cm、直径＜ 1/2 食管周径、无淋巴结转移者；相对适应证为病灶长度 2 ~ 3 cm、侵犯黏膜肌层或黏膜下层的下 1/3、中高分化鳞癌、无淋巴结转移。与常规食管根治术相比，EMR 并发症少，住院时间缩短，生活质量较高。文献报道的复发率为 10% ~ 20%，对复发后仍属早期的患者可再次内镜下治疗。

二、放疗

（一）非手术患者的放疗

颈段及紧邻颈段的胸段食管癌首选放疗；其余部位的食管癌及 AEG，如肿瘤局部侵犯较广不能手术或患者不能耐受、不愿手术也可放疗。身体状况较好、胸段食管病灶长度＜ 7 cm、食管病变处狭窄不明显（能进半流质或顺利进流质饮食）、无食管穿孔或出血征象、无远处淋巴结或远处脏器转移者皆可考虑根治性放疗。其余患者可给予旨在缓解食管梗阻、减轻疼痛、延长生存期的姑息性放疗。但缩窄型食管癌放疗效果较差，应尽可能选择手术。只要患者身体可耐受，一般都联合以顺铂及 5– 氟尿嘧啶类药物为基础的化疗，放化疗结束后可继续化疗 2 ~ 4 个周期。

AEG 中的贲门癌原则上首选手术，文献中报道的术后 5 年生存率（25% ~ 35%）优于放化疗（约 20%），但以我们的经验来看放化疗的近期疗效至少不逊于手术，而且患者所承受的痛楚更小，生活质量更好，因此根治性放化疗亦不失为一种合理的选择。

建议使用 CT 模拟定位和三维适形治疗计划，根治性放疗的照射范围包括可见病灶及相应的淋巴引流区域（表 6–2）。NCCN 推荐的放疗剂量为 50 ~ 50.4 Gy，但国内多数学者考虑到食管癌的地域、种族性差异，以及国外资料包含有相当部分的腺癌等影响因素，认为此剂量不适合国人，建议食管鳞癌单纯放疗的根治剂量为 60 ~ 70 Gy/30 ~ 35F，同步放化疗时放疗剂量一般为 60 Gy/30F，姑息性放疗的剂量为 50 Gy/25F。放疗期间需使用定制的挡块来减少正常组织受照射的剂量，包括：脊髓（＜ 45 Gy）、心脏（V40 ≤ 50%）

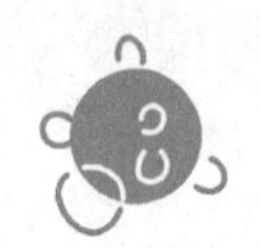

和肺（平均剂量≤ 13 Gy，两肺 V20 ≤ 30%，同步放化疗时两肺 V20 ≤ 28%）。食管癌单纯放疗的 5 年生存率为 26% ~ 32%，中晚期食管癌仅为 20%左右，放化疗的生存率要优于单纯放疗，可达到 40%，与手术效果相近。治疗失败的主要原因为原发部位肿瘤残存（75% ~ 96%）、区域淋巴结转移（49% ~ 74%）及远处转移（25% ~ 57%）。

表 6-2　不同部位食管癌放疗的淋巴引流区域

原灶部位	需照射的淋巴引流区域
颈段	下颈部及锁骨上淋巴引流区、食管旁、2 区、4 区、5 区、7 区
上胸段	锁骨上淋巴引流区、食管旁、2 区、4 区、5 区、7 区
中胸段	食管旁、2 区、4 区、5 区、7 区
下胸段	食管旁、4 区、5 区、7 区、胃左和贲门周围的淋巴引流区

注：2 区为上气管旁，4 区为下气管旁，5 区为主动脉下，7 区为隆突下。

（二）术前放疗及放化疗

对于食管腺癌及 AEG，研究已证实术前放疗或放化疗可提高生存率。对于鳞癌患者，国内研究显示术前放疗可提高手术切除率，降低术后病理的淋巴结转移阳性率，5 年生存率为 42.8%。联合化疗可提高疗效，虽加重了不良反应的发生率（主要是骨髓抑制），但尚属安全可行，并未明显增加同手术期死亡率和术后吻合口瘘的发生率。目前多数研究结果倾向于术前放化疗能提高生存率，尤其是对于放化疗后能取得 pCR 者，其 5 年生存期可显著延长，但在治疗前如何筛选出这部分患者尚无标准。NCCN 指南建议对于临床分期 T_{1b} 以上或 N+ 的食管癌（尤其是对于腺癌）患者可考虑术前放化疗，放疗剂量 41.4 ~ 50.4 Gy。国内学者推荐 $T_{3\sim4}$ 或 N+ 的食管鳞癌患者可采用术前放疗或含铂类药物的同步放化疗，但在多数医院对于可行根治术的食管癌尚未作为常规开展，术前放化疗更多用于肿瘤明显外侵或区域淋巴结多发转移预计手术难以根治者。放疗剂量 40 ~ 50 Gy/20 ~ 25 F，照射靶区同根治性放疗者，放疗后 2 周左右即可手术。

（三）术后放疗

食管癌术后原发灶复发和（或）区域淋巴结转移率可高达 40% ~ 60%，单纯手术治疗 5 年生存率为 20% ~ 40%，因此 NCCN 指南建议对于非 R0 切除的鳞癌或腺癌、淋巴结阳性的腺癌、淋巴结阴性的 T_2（伴高危因素）及 $T_{3\sim4}$ 的腺癌患者需行术后放疗，联合以 5-氟尿嘧啶类药物为基础的化疗可提高疗效。国外研究未能证实食管鳞癌辅助放疗会带来生存获益，且发现其会增加术后吻合口狭窄的发生率。国内肖泽芬的研究中，275 例食管癌患者行单纯手术，274 例接受术后 50 ~ 60 Gy 常规分割放疗，照射野包括全食管床及淋巴引流区。结果手术组与术后放疗组的 5 年生存率分别为 37.1%和 41.3%；两组中术后病理检查淋巴结转移阳性者的 5 年生存率分别为 14.7%和 29.2%；TNM 分期为Ⅲ期（$T_{3\sim4}N_1M_0$）者的 5 年生存率分别为 13.1%和 35.1%；两组局部复发率分别为 25%和 16.2%。说明术后

放疗对转移淋巴结阳性者和Ⅲ期患者有益。陈俊强报道了 pN_0 期食管鳞癌患者术后放疗的效果，对于 pT_4 期患者，单纯手术组和术后放疗组的 5 年生存率分别为 34.6% 和 67.1%，但 $pT_{1\sim2}$ 期患者反而会使其生存率有下降趋势；病变长度＞ 5 cm 的患者行术后放疗也可提高 5 年生存率。因此目前国内总体上仍推荐 $T_{3\sim4}$ 或 N_1 + 的食管癌患者接受术后放疗，总剂量 50 ～ 60 Gy/25 ～ 30F，照射靶区除相应的淋巴引流区外，还应包括瘤床区和吻合口；由于国内关于根治术后放化疗的大规模研究尚少，但借鉴于术前放化疗的经验也建议同步以顺铂及 5- 氟尿嘧啶类药物为基础的化疗。

（四）再程放疗

一般认为，放疗结束后半年内在原病变部位又出现病灶为局部未控，间隔时间在半年以上则为局部复发。局部复发需胃镜活检病理证实，尤其是放射性溃疡，有时仅凭 X 线钡餐难与复发鉴别。局部复发可再程放疗，有研究显示再程放疗者的中位生存期为 10 个月，1 年生存率为 30% ～ 50%；但也有报道再程放疗者 1 年死亡率可达到 90%，而且放射性肺炎、纵隔炎及食管气管瘘发生率高达 48%，这可能与病例选择、放疗间隔时间、放疗方式及剂量有关。出于安全考虑一般选择复发时间距第一次放疗超过 1 年者进行再程放疗，可以联合化疗；预期生存期较短者，如肿瘤引起的局部症状较重，即便间隔时间不足 1 年也可考虑给予再程放疗，此时无须顾虑放疗的远期反应，但急性反应如穿孔、出血仍有引起患者死亡的风险，需取得患者家属的充分理解。照射剂量一般为 50 ～ 60 Gy，过低则难以控制肿瘤，过高则严重并发症的发生率明显增高。随着两次放疗间隔时间的延长，可酌情提高剂量，肿瘤部位、梗阻程度对再程放疗的效果没有明显影响。

（五）腔内放疗

特点是表面剂量高，随着深度增加，剂量急剧下降。食管腔外剂量很低，对周围组织损伤小是其优点，主要用于：早期食管癌，病变表浅者；作为外照射的补量；外照射后局部复发，不能再做外照射者。食管瘘、颈段食管癌、无法通过的食管阻塞是腔内放疗的禁忌证。食管癌常为偏心性生长，影响剂量分布，食管吞咽运动、摆位重复性差等因素均影响疗效，加上操作麻烦，目前腔内放疗已经少用。

（六）放疗并发症的防治

与食管癌放疗直接相关的并发症有放射性食管炎、食管穿孔及食管气管瘘、食管狭窄和放射性肺炎。

（1）放射性食管炎多发生在放疗 1 ～ 2 周、食管受量 10 ～ 20 Gy 时。由于食管黏膜放射性水肿，进食梗阻症状可能进一步加重；放疗 3 ～ 4 周、食管受量 30 ～ 40 Gy 时，可出现不同程度的点状或线状小溃疡，临床表现为下咽疼痛和胸骨后隐痛。应给患者及家属解释，解除其不必要的恐惧。可予庆大霉素 40 万 U ＋ 20% 甘露醇 250 mL+ 地塞米松 25 mg 混匀，每次 10 mL，3 次 / 天，口服，服药后 30 min 不饮水。疼痛影响进食者可予餐前口服丁卡因。不能口服者可给予抗生素及地塞米松静滴，一般 3 ～ 5 d 后均有好转。

（2）食管穿孔患者多有食管癌外侵，放疗前钡餐显示有明显的尖刺样突出或大龛影者

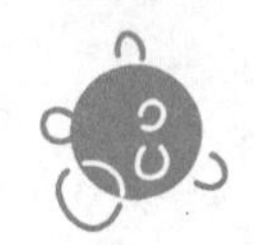

发生穿孔的风险较大，此类患者在放疗期间应注意复查钡餐了解病灶变化情况。发热、白细胞升高、胸背部持续性剧痛通常为食管癌穿孔的征兆。如有饮水或流质饮食呛咳，排除会厌麻痹后，则穿孔后食管气管瘘基本成立，应及时口服碘油透视摄片，一旦证实穿孔立即停止放疗，给予鼻饲或胃造瘘，必要时置入支架封瘘口。食管穿孔破入主动脉弓可引起大出血，除对症处理外，动脉栓塞是最好的治疗。

（3）食管狭窄放疗相关者系由于食管黏膜和肌肉发生放射性纤维化和（或）放射性溃疡愈合后形成瘢痕收缩，X 线钡餐造影示食管环形狭窄，黏膜多光滑。其主要表现为吞咽困难，程度由重到轻依次分为 5 级：不能吞食唾液、能进流质、能进半流质、能够进食切成 < 18 mm 的碎片的固体食物、能进食同体食物但有间断的吞咽困难。轻微的吞咽困难无须处理，较重的可能要定期或不定期食管扩张，必要时置入食管支架。食管狭窄应与食管癌局部复发相鉴别。

（4）放射性肺炎三维适形放疗及调强放疗在食管癌有越来越多的应用，理论上它们在保护正常组织方面较常规放疗有优势，但我们观察到少数患者，尤其是在老年人和有慢性肺部疾患者，会发生严重的呼吸系统并发症，而且比普通放疗导致的肺炎更难处理。

三、化疗及新靶点药物

（一）术前化疗

国内外关于食管癌术前化疗能否改善长期生存的研究虽多，但多数提示仅对腺癌患者有益。Meta 分析收集 10 个比较新辅助化疗联合手术与单纯手术疗效的研究，其中 7 个研究入组鳞癌患者，结果表明术前化疗可降低腺癌患者的死亡风险，但未能降低鳞癌患者的死亡风险。因此目前对于食管鳞癌患者，术前单纯化疗尚不作为常规。NCCN 指南推荐阿霉素 + 顺铂 + 5- 氟尿嘧啶作为食管腺癌及 AEG 患者的术前化疗方案，同岁放化疗效果更好。

（二）术后化疗

食管腺癌及 AEG 术后化疗的适应证如前所述，目前国内外争议仍集中在鳞癌的处理上。除辅助放疗外，多数学者认为食管鳞癌根治术后进行辅助化疗有助于延缓复发及转移，可延长患者的瘤生存期，有改善总生存期的趋势。上海胸科医院报道胸段食管鳞癌术后接受顺铂 -5- 氟尿嘧啶方案辅助化疗，单纯手术组和化疗组的 3 年生存率分别为 39.8% 和 59.3%，其中肿瘤侵犯至外膜和有淋巴结转移者更能从化疗中获益。日本 Ando 的研究共入组 242 例食管鳞癌患者，122 例单纯手术，122 例行术后辅助化疗，在淋巴结阳性的患者中，5 年无进展生存率分别为 38% 和 52%，5 年总生存率分别为 52% 和 61%。因此对于 $T_{3\sim4}$ 或 N+ 的鳞癌患者，术后除同步放化疗外，也可以考虑辅助化疗。NCCN 指南推荐的阿霉素 + 顺铂 + 5- 氟尿嘧啶主要针对食管腺癌及 AEG 患者，国内对鳞癌最常用的方案仍是顺铂 + 5- 氟尿嘧啶。

（三）姑息性化疗

KPS ≥ 60 分、复发转移的食管癌患者可行姑息性化疗。食管鳞癌单药化疗的有效率：博莱霉素 30%、丝裂霉素 26%、顺铂 31%、奈达铂 35%、洛铂 28%、5- 氟尿嘧啶 38%、紫杉醇 33%、多西紫杉醇 36%、长春瑞滨 25%、伊立替康 22%，一般均高于腺癌，但多数缓解时间较短；两药联合方案有效率更高（50% ~ 60%），如顺铂 + 5- 氟尿嘧啶、顺铂 + 紫杉醇、顺铂 + 伊立替康、奈达铂 + 紫杉醇、奈达铂 + 伊立替康、奥沙利铂 + 5- 氟尿嘧啶等。目前尚无公认的标准化疗方案，多以顺铂及 5- 氟尿嘧啶为基础。对于顺铂 + 5- 氟尿嘧啶治疗失败的鳞癌患者换用紫杉醇、多西紫杉醇、伊立替康及奈达铂等药联合方案仍可获得 15% ~ 50%的有效率。

（四）新靶点药物

NCCN 指南推荐曲妥珠单抗联合顺铂及 5- 氟尿嘧啶类药物作为一线方案用于 HER-2 过表达的转移性食管腺癌及 AEG 患者。西妥昔单抗联合化疗治疗头颈部鳞癌有效，或可外推至食管鳞癌的治疗，有报道其联合化疗治疗转移性食管鳞癌的中位无进展生存期和总生存期分别为 5.9 个月和 9.5 个月。对于其他治疗失败的鳞癌患者，NCCN 指南建议也可尝试厄洛替尼治疗。

食管癌的化疗方案总体上以顺铂 + 5- 氟尿嘧啶为主，其他常用药物包括紫杉醇、多西紫杉醇、奈达铂、奥沙利铂、卡培他滨等药，基本都可以用于术前化疗、术后化疗、同步放化疗及姑息性化疗，常用的治疗方案如下。

（1）DF（顺铂 + 5- 氟尿嘧啶）：顺铂，75 ~ 100 mg/m^2，静注，d1；5- 氟尿嘧啶，750 ~ 1000 mg/m^2，持续静滴 24 h，d1 ~ 4。每 4 周重复，可于第 8 日开始同步放疗。

（2）DLF（顺铂 + 亚叶酸钙 + 5- 氟尿嘧啶）：顺铂，50 mg/m^2，静注；亚叶酸钙，200 mg/m^2，静滴，d1；5- 氟尿嘧啶，1000 mg/m^2，持续静滴 24 h，d1 ~ 2。每 2 周重复。

（3）ECF（表柔比星 + 顺铂 + 5- 氟尿嘧啶，仅用于食管腺癌和 AEG 的术前及术后化疗）：表柔比星，50 mg/m^2，静滴，d1；顺铂，60 mg/m^2，静注，d1；5- 氟尿嘧啶，200 mg/m^2，持续静滴 24 h，d1 ~ 21。每 3 周重复，术前术后各化疗 3 个周期。用奥沙利铂（130 mg/m^2，静滴，d1）或卡培他滨（625 mg/m^2，口服，bid，d1 ~ 21）替换顺铂或 5- 氟尿嘧啶即为 ECF 改良方案，有效率高于 ECF 方案。

（4）TC（紫杉醇 + 卡铂）：紫杉醇，50 mg/m^2，静滴 1 h，d1；卡铂，AUC-2，静滴，d1。每周 1 次，连续 5 周，可同步放疗。

（5）TCF（多西紫杉醇 + 5- 氟尿嘧啶 + 顺铂）：多西紫杉醇，75 mg/m^2，静滴，d1；顺铂，75 mg/m^2，静注，d1；5 氟尿嘧啶，1000 mg/m^2，持续静滴 24 h，d1 ~ 5。每 4 周重复。或者多西紫杉醇，40 mg/m^2，静滴，d1；亚叶酸钙，400 mg/m^2，静滴，d1；或 5 氟尿嘧啶，400 mg/m^2，静注，d1；5- 氟尿嘧啶，1000 mg/m^2，持续静滴 24 h，d1 ~ 2；顺铂，40 mg/m^2，静注，d3。每 2 周重复。

（6）TP（多西紫杉醇 + 顺铂）：多西紫杉醇，20 ~ 30 mg/m^2，静滴，d1，顺

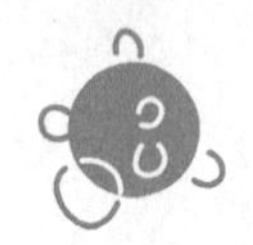

铂，20 ~ 30 mg/m^2，静注，d1。每周 1 次，连续 5 周，同步放疗。或者多西紫杉醇，70 ~ 85 mg/m^2，静滴，d1；顺铂，70 ~ 75 mg/m^2，静注，d1。每 3 周重复。

（7）TP（紫杉醇 + 顺铂）：紫杉醇，60 mg/m^2，静滴，d1、8、15、22；顺铂，75 mg/m^2，静注，d1。每 4 周重复，同步放疗。或者紫杉醇，135 ~ 200 mg/m^2，静滴，d1；顺铂，75 mg/m^2，静注，d2。每 3 周重复。

（8）奥沙利铂 + 5- 氟尿嘧啶：奥沙利铂，85 mg/m^2，静滴，d1、15、29；5- 氟尿嘧啶，180 mg/m^2，持续静滴 24 h，d1 ~ 35。同步放疗。或者奥沙利铂，85 mg/m^2，静滴，d1；亚叶酸钙，400 mg/m^2，静滴，d1；或 5- 氟尿嘧啶，400 mg/m^2，静注，d1；5- 氟尿嘧啶，1200 mg/m^2，持续静滴 24 h，d1 ~ 2。每 2 周重复。

（9）多西紫杉醇：多西紫杉醇，75 ~ 100 mg/m^2，静滴，d1。每 3 周重复。

（10）多西紫杉醇 + 5- 氟尿嘧啶 + 奥沙利铂：多西紫杉醇，50 mg/m^2，静滴，d1；奥沙利铂，85 mg/m^2，静滴，d1；亚叶酸钙，200 mg/m^2，静滴，d1；5- 氟尿嘧啶，2600 mg/m^2，持续静滴 24 h，d1。每 2 周重复。或者多西紫杉醇，50 mg/m^2，静滴，d1；奥沙利铂，85 mg/m^2，静滴，d1；5- 氟尿嘧啶，1200 mg/m^2，持续静滴 24 h，d1 ~ 2。每 2 周重复。

（11）多西紫杉醇 + 伊立替康：多西紫杉醇，35 mg/m^2，静滴，d1、8；伊立替康，50 mg/m^2，静滴，d1、8。每 3 周重复。

（12）奈达铂 + 5- 氟尿嘧啶：奈达铂，80 ~ 100 mg/m^2，静滴 2 h，d1；5- 氟尿嘧啶，350 ~ 500 mg/m^2，持续静滴 24 h，d1 ~ 5。每 3 周重复。

（13）顺铂 + 卡培他滨：顺铂，30 mg/m^2，静注，d1；卡培他滨，800 mg/m^2，口服，bid，d1 ~ 5。每周 1 次，连续 5 周，可同步放疗。或者顺铂，80 mg/m^2，静注，d1；卡培他滨，1000 mg/m^2，口服，bid，d1 ~ 21。每 3 周重复。

（14）伊立替康 + 顺铂：伊立替康，65 mg/m^2，静滴，d1、8；顺铂，30 mg/m^2，静注，d1、8；每 3 周重复。化疗 2 周期后同步放化疗，化疗维持上述剂量，放疗后 5 ~ 8 周手术。

（15）伊立替康 + 亚叶酸钙 + 5- 氟尿嘧啶：伊立替康，180 mg/m^2，静滴，d1；亚叶酸钙，400 mg/m^2，静滴，d1；5- 氟尿嘧啶，400 mg/m^2，静注，d1；5- 氟尿嘧啶，1200 mg/m^2，持续静滴 24 h，d1 ~ 2。每 2 周重复。或者伊立替康，80 mg/m^2，静滴，d1；亚叶酸钙，500 mg/m^2，静滴，d1；5- 氟尿嘧啶，2000 mg/m^2，持续静滴 24 h，d1，每周 1 次，共 6 周。

（16）紫杉醇：紫杉醇，135 ~ 250 mg/m^2，静滴，d1。每 3 周重复。

（17）紫杉醇 + 5- 氟尿嘧啶：紫杉醇，45 mg/m^2，静滴，d1；5- 氟尿嘧啶，300 mg/m^2，持续静滴 24 h，d1 ~ 5。每周 1 次，连续 5 周；同步放疗。

（18）紫杉醇 + 卡培他滨：紫杉醇，45 ~ 50 mg/m^2，静滴，d1；卡培他滨，625 ~ 825 mg/m^2，口服，bid，d1 ~ 5。每周 1 次，连续 5 周，同步放疗。

上述方案中，表柔比星可用吡柔比星替代，5- 氟尿嘧啶和卡培他滨可用替吉奥替代。

（李海峰）

第五节　预后及随访

一、预后

对于手术患者，预后直接与pTNM分期相关，5年生存率Ⅰ期可达80%，Ⅱa期为56.5%，Ⅱb期为43.9%，Ⅲa期为25.6%，Ⅲb期仅为11.1%。除TNM分期中规定的转移淋巴结数目外，淋巴结转移的区域数也明显影响预后，同为Ⅲ期食管癌，纵隔区及腹区皆有淋巴结转移者和仅有单区域淋巴结转移者的5年生存率分别为24.3%和10.4%。肿瘤病灶长度＜3 cm、3～5 cm及≥7 cm时的淋巴结转移率分别为14%、29%和46.9%，预后也随之变差。从组织学类型及分化程度上看成，腺癌的预后较鳞癌差；食管小细胞癌预后更恶劣，局限期中位生存期约13个月，广泛期约8个月；低分化鳞癌和高、中分化鳞癌患者的5年生存率分别为19.1%和47.9%。

对于以放疗为主的患者，肿瘤分期同样是决定预后的主要因素。根据国内的食管癌临床分期标准，Ⅰ～Ⅲ期患者的1年和5年生存率分别为86.4%、45.1%，84.7%、36.4%和64%、19.1%。除临床分期中包含的肿瘤长度、外侵程度及区域淋巴结转移情况外，还有报道肿瘤原发部位也与预后相关，颈段和上胸段食管癌放疗的5年生存率分别为24.4%和23.7%，中胸段和下胸段食管癌分别为13.7%和5.9%。

二、随访

鳞癌和腺癌患者随访的流程相同。头2年每3～6个月复查一次，后3年每6个月复查一次，5年后每年复查一次。无症状者仅行常规体检即可，对于有症状者可考虑行血常规、血生化、相应部位的影像学检查及胃镜检查。行EMR治疗的患者第1年每3个月复查1次胃镜，以后每年复查1次。

（李海峰）

第七章　肺癌

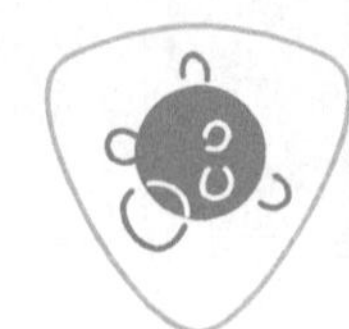

第一节　概述

肺癌发生于支气管黏膜上皮亦称支气管肺癌。肺癌一般指的是肺实质部的癌症，通常不包含其他肋膜起源的中胚层肿瘤（mesothelioma），或者其他恶性肿瘤如类癌（carcinoid）、恶性淋巴瘤（malignant lymphoma），或是转移自其他来源的肿瘤。因此以下我们所说的肺癌，是指来自于支气管（bronchial）或细支气管（bronchiolar）表皮细胞（epithelial cell）的恶性肿瘤，占了肺实质恶性肿瘤的90%～95%。

肺癌目前是全世界癌症死因的第一名，1995年全世界有60万人死于肺癌，而且每年人数都在上升。而女性得到肺癌的发生率尤其有上升的趋势。本病多在40岁以上发病，发病年龄高峰在60～79岁。男女患病率为2.3∶1。种族、家族史与吸烟对肺癌的发病均有影响。

肺癌起源于支气管黏膜上皮局限于基底膜内者称为原位癌癌肿，可向支气管腔内和（或）邻近的肺组织生长并可通过淋巴血行或经支气管转移扩散。癌瘤生长速度和转移扩散的情况与癌瘤的组织学类型分化程度等生物学特性有一定关系。

肺癌的分布情况右肺多于左肺，上叶多于下叶，从主支气管到细支气管均可发生癌肿。起源于主支气管肺叶支气管的肺癌位置靠近肺门者称为中央型肺癌；起源于肺段支气管以下的肺癌位置在肺的周围部分称为周围性肺癌。

肺癌有以下两种基本类型。

（1）小细胞肺癌（SCLC）或燕麦细胞类，1/3的肺癌患者属于这种类型。小细胞肺癌（SCLC）肿瘤细胞倍增时间短，进展快，常伴内分泌异常或类癌综合征；由于患者早期即发生血行转移且对放化疗敏感，故小细胞肺癌的治疗应以全身化疗为主，联合放疗和手术为主要治疗手段。综合治疗是治疗小细胞肺癌成功的关键。

（2）非小细胞肺癌（NSCLC）类，1/3的肺癌患者属于这种类型。这种区分是相当重要的，因为对这两种类型的肺癌的治疗方案是截然不同的。小细胞肺癌患者主要用化学疗法治疗。外科治疗对这种类型肺癌患者并不起主要作用。另外，外科治疗主要适用于非小细胞肺癌患者。还有一种癌症类型是嗜银细胞瘤。

一、病因学

肺癌的病因至今尚不完全明确，大量资料表明肺癌的危险因子包含吸烟（包括二手烟）、石棉、氡、砷、电离辐射、卤素烯类、多环性芳香化合物、镍等。具体如下。

（一）吸烟

长期吸烟可引致支气管黏膜上皮细胞增生，鳞状上皮增生诱发鳞状上皮癌或未分化小细胞癌。无吸烟嗜好者虽然也可患肺癌但腺癌较为常见，纸烟燃烧时释放致癌物质。

（二）职业因素

长期接触铀、镭等放射性物质及其衍化物致癌性碳氢化合物、砷、铬、镍、铜、锡、铁、煤焦油、沥青、石油、石棉、芥子气等物质，均可诱发肺癌，主要是鳞癌和未分化小细胞癌。

（三）肺部慢性疾病

如肺结核、硅沉着病、肺尘埃沉着病等可与肺癌并存，这些病例癌肿的发病率高于正常人。此外，肺支气管慢性炎症，以及肺纤维瘢痕病变在愈合过程中，可能引起鳞状上皮化生或增生，在此基础上部分病例可发展成为癌肿。

（四）人体内在因素

如家族遗传，以及免疫功能降低、代谢活动、内分泌功能失调等。

二、肺癌症状

（一）早期症状

肺癌在早期并没有什么特殊症状，仅为一般呼吸系统疾病所共有的症状，如咳嗽、痰血、低热、胸痛、气闷等，很容易忽略。

肺癌早期常见症状的具体表现。

1．咳嗽

肺癌因长在支气管肺组织上，通常会产生呼吸道刺激症状而发生刺激性咳嗽。

2．低热

肿瘤堵住支气管后往往有阻塞性肺叶存在，程度不一，轻者仅有低热，重者则有高热，用药后可暂时好转，但很快又会复发。

3．胸部胀痛

肺癌早期胸痛较轻，主要表现为闷痛、隐痛、部位不一定，与呼吸的关系也不确定。如胀痛持续发生则说明癌症有累及胸膜的可能。

4．痰血

肿瘤炎症致坏死、毛细血管破损时会有少量出血，往往与痰混合在一起，呈间歇或断

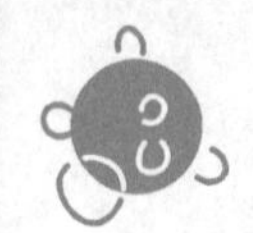

续出现。很多肺癌患者就是因痰血而就诊的。

（二）晚期症状

1．面、颈部水肿

在纵隔右侧有上腔静脉，它将来自上肢及头颈部的静脉血输回心脏。若肿瘤侵及纵隔右侧压迫上腔静脉，最初会使颈静脉因回流不畅而怒张，最后还会导致面、颈部水肿，需要及时诊断和处理。

2．声嘶是最常见症状

控制左侧发音功能的喉返神经由颈部下行至胸部，绕过心脏的大血管返行向上至喉，从而支配发音器官的左侧。

3．气促

发生区域性扩散的肺癌患者几乎都有不同程度的气促。由肺和心肌产生的正常组织液由胸正中的淋巴结回液。若这些淋巴结被肿瘤阻塞，这些组织液将积聚在心包内形成心包积液或积聚在胸腔内形成胸腔积液。以上两种情况均可导致气促。然而，因许多吸烟患者合并不同程度的慢性肺病，这给气促的鉴别带来一定困难。此外，由于一部分肺组织因长有肿瘤而丧失呼吸功能，从而使整个呼吸功能受损而产生呼吸不适，这种不适感起初只在运动时产生，最终连休息时也可感觉到。

（三）广泛转移肺癌之症状

因为肺癌极易在早期发生远处转移，因而与远处转移有关的症状往往是医师或患者发现的首发症状。若病灶转移到脑，则可产生持续性头痛、视蒙。继续发展可能导致意识模糊甚至癫痫。这种头痛的性质与普通的紧张性头痛无明显差别，因此极易被人们忽视。视力模糊主要表现为读报或看电视感到困难。因为大多数肺癌患者为老年人，他们往往误以为自己只需更换眼镜罢了，而其关键却在于视力性质的改变。最初对意识和视力的改变是非常敏感的。

若癌症转移到骨，则会导致骨质破坏，当破坏到一定程度时，骨痛也随之产生。若外层坚硬的骨皮质发生破坏，则可使骨质结构极不稳定。发生于肋骨的可有不适感，但若发生于负荷较大的长骨如股骨或肱骨，则日常活动中也极易发生骨折。

最后，也是最棘手的，即肺癌已发生脊柱的转移。在大多数患者，发生脊柱转移可引起疼痛。但问题在于，癌症可进一步转移至脊髓。这将首先表现为背痛，继之传至下肢，可有下肢无力、大小便失禁，最终可导致转移点以下部位瘫痪。因此，重度吸烟患者若出现背痛也应引起足够重视。

然而，最常见的远处转移或全身转移症状是乏力、消瘦。发生远处转移的患者都有不明原因的消瘦，这往往发生于食欲下降之前，且即使增加食欲也无济于事。

（四）体征

1．局限性哮鸣音

多为吸气阶段出现，咳嗽后并不消失。

2．声音嘶哑

淋巴结转移压迫或侵犯喉返神经时出现。

3．上腔静脉综合征

肿瘤压迫或侵犯上腔静脉，静脉回流受阻，产生头面、颈、上肢水肿，上胸部静脉曲张并水肿，伴头晕、胸闷、气急等症状。

4．Horner’s 综合征

肺尖癌压迫或侵犯颈交感神经节时，出现患侧眼球凹陷，上睑下垂、瞳孔缩小、眼裂狭窄、患侧上半胸部皮肤温度升高、无汗等。

5．肩臂疼痛

肺尖癌压迫或侵犯臂丛神经时，出现该侧肩部及上肢放射状灼热疼痛。

6．膈神经麻痹

膈神经受侵时出现气急胸闷。

7．吞咽困难

纵隔淋巴结肿大压迫食管所致，压迫气管可致呼吸困难。

8．心包受侵

出现心包积液、气急、心律失常、心功能不全等。

9．胸膜转移

可见胸痛、癌性胸腔积液等。

10．肺癌转移

肺癌的血行转移常见部位依次是骨、肝、脑、肾、肾上腺、皮下组织等，另外肺癌内转移也较常见。临床随转移部位不同而有相应的症状、体征。

11．肺外体征

常见有四肢关节疼痛或肥大、杵状指（趾），多发性神经炎，重症肌无力，库欣病、男性乳房增生肥大、高钙血症、精神异常等。

三、肺癌诊断检查

对于肺癌的诊断检查，临床上常用的方法有以下几种。

1．X 线检查

X 线检查是诊断肺癌最常用的重要手段。通过 X 线检查可以了解肺癌的部位和大小。早期肺癌病例 X 线检查虽尚未能显现肿块，但可能看到由于支气管阻塞引起的局部肺气肿、肺不张或病灶邻近部位的浸润性病变或肺部炎性病变。

2．支气管镜检查

支气管镜检查是诊断肺癌的一个重要措施。通过支气管镜可直接窥察支气管内膜及管腔的病理变化情况。窥见癌肿或癌性浸润者，可采取组织供病理切片检查，或吸取支气管分泌物做细胞学检查，以明确诊断和判定组织学类型。

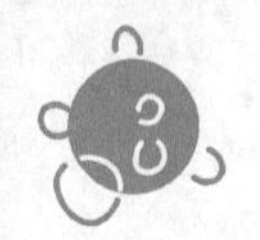

3．放射性核素检查

^{67}Ga 枸橼酸盐等放射性药物对肺癌及其转移病灶有亲和力，静脉注射后能在癌肿中浓聚，可用于肺癌的定位，显示癌病的范围，阳性率可达 90%左右。

4．细胞学检查

多数原发性肺癌患者在痰液中可找到脱落的癌细胞，并可判定癌细胞的组织学类型。因此痰细胞学检查是肺癌普查和诊断的一种简便有效的方法。中央型肺癌痰细胞学检查的阳性率可达 70% ~ 90%，周围型肺癌痰检的阳性率则仅约 50%，因此痰细胞学检查阴性者不能排除肺癌的可能性。

5．剖胸探查术

肺部肿块经多种方法检查和短期试探性治疗仍未能明确病变的性质，肺癌的可能性又不能排除，如患者全身情况许可，应做剖胸探查术。术中根据病变情况及病理组织检查结果，给予相应治疗。这样可避免延误病情致使肺癌病例失去早期治疗的时机。

四、肺癌早期症状、早诊断

由于癌细胞的生物学特征不同，医学上将肺癌分为小细胞肺癌与非小细胞肺癌两大类，后者又分为鳞癌、腺癌、大细胞肺癌等。

肺癌也和其他恶性肿瘤一样能产生一些激素酶、抗原、胎蛋白等生物性物质，但这些癌肿标志物对肺癌的确诊尚无应用价值，临床医师对中年以上久咳不愈或出现血痰，以及肺部 X 线检查发现性质未明的块影或痰变的病例，均应高度警惕。肺癌患者应尽早发现、早诊断、早治疗，减少肺癌晚期转移与恶化的可能性。

早期肺癌临床症状常不典型，因此当出现持续 2 周以上的咳嗽、咳痰、痰中带血、胸闷、憋气、消瘦等症状时，就应到医院做相应的检查，以排除肺癌。近年来随着 X 线、CT 及 MRI 等影像学技术的发展，肺癌的确诊率有了很大提高，但是值得注意的是，部分患者，甚至许多基层医疗单位的医师在认识上也存在着“依靠影像学检查就可确诊肺癌”的误区。事实上，痰细胞学检查、血清肿瘤标志物检查、纤维支气管镜检查在肺癌的诊断中都有着不可低估的作用。

五、肺癌治疗方法

肺癌的治疗方法分为四大类。

（一）肺癌的外科治疗

肺癌的治疗方法中除Ⅲ b 及Ⅳ期外应以手术治疗或争取手术治疗为主，依据不同期别和病理组织类型酌加放射治疗、化学治疗和免疫治疗的综合治疗。

关于肺癌手术术后的生存期，国内有报道 3 年生存率为 40% ~ 60%，5 年生存率为 22% ~ 44%，手术死亡率在 3%以下。

1. 手术指征

具有下列条件者一般可做外科手术治疗。

（1）无远处转移者，包括实质脏器如肝、脑、肾上腺、骨骼、胸腔外淋巴结等。

（2）癌组织未向胸内邻近脏器或组织侵犯扩散者，如主动脉、上腔静脉、食管和癌性胸液等。

（3）无严重心肺功能低下或近期内心绞痛发作者。

（4）无重症肝肾疾患及严重糖尿病者。

（5）具有以下条件者一般应该慎做手术或需做进一步检查治疗。

1）年迈体衰心肺功能欠佳者。

2）小细胞肺癌除Ⅰ期外宜先行化疗或放疗，而后再确定能否手术治疗。

3）X 线所见除原发灶外纵隔亦有几处可疑转移者。

目前，学术界对于肺癌外科手术治疗的指证有所放宽，对于一些侵犯到胸内大血管，以及远处孤立转移的患者，只要身体条件许可，有学者也认为可以手术，并进行了相关的探索和研究。

2. 剖胸探查术指征

凡无手术禁忌，明确诊断为肺癌或高度怀疑为肺癌者可根据具体情况选择术式，若术中发现病变已超出可切除的范围但原发癌仍可切除者宜切除原发灶，这称为减量手术，但原则上不做全肺切除以便术后辅助其他治疗。

3. 肺癌术式的选择

根据 1985 年肺癌国际分期法对Ⅰ、Ⅱ和Ⅲ期的肺癌病例，凡无手术禁忌证者皆可采用手术治疗。手术切除的原则为：彻底切除原发灶和胸腔内有可能转移的淋巴结，且尽可能保留正常的肺组织，全肺切除术宜慎重。

（1）局部切除术：是指楔形癌块切除和肺段切除即对于体积很小的原发癌年老体弱肺功能差或癌分化好、恶性度较低者等均可考虑做肺局部切除术。

（2）肺叶切除术：对于孤立性周围型肺癌、局限于一个肺叶内无明显淋巴结肿大可行肺叶切除术。若癌肿累及两叶或中间支气管可行上中叶或下中叶两叶肺切除。

（3）袖状肺叶切除：这种术式多应用于右肺上中叶肺癌，如癌肿位于叶支气管且累及叶支气管开口者可行袖状肺叶切除。

（4）全肺切除：凡病变广泛用上述方法不能切除病灶时可慎重考虑行全肺切除。

（5）隆突切除和重建术：肺瘤超过主支气管累及隆突或气管侧壁但未超过 2 cm 时，①可做隆突切除重建术或袖式全肺切除；②若还保留一叶肺时，则力争保留。术式可根据当时情况而定。

4. 再发或复发性肺癌的外科治疗

（1）手术固然能切除癌肿，但还有残癌，或区域淋巴结转移，或血管中癌栓存在等，复发转移概率非常高。

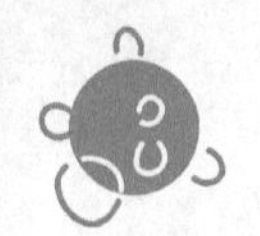

（2）多原发性肺癌的处理：凡诊断为多原发性肺癌者其处理原则按第二个原发灶处理。

（3）复发性肺癌的处理：所谓复发性肺癌是指原手术瘢痕范围内发生的癌灶或是与原发灶相关的胸内癌灶复发，称为复发性肺癌。其处理原则应根据患者的心肺功能和能否切除来决定手术范围。

（二）肺癌的化学治疗

近20多年来肿瘤化疗发展迅速、应用广泛。从目前国内外资料看，化疗对小细胞肺癌的疗效无论早期或晚期较肯定，甚至有根治的少数报告；对非小细胞肺癌也有一定疗效，但仅为姑息，作用有待进一步提高。近年化疗在肺癌中的作用已不再限于不能手术的晚期肺癌患者，而常作为全身治疗列入肺癌的综合治疗方案。化疗会抑制骨髓造血系统，主要是白细胞和血小板的下降，联合中医中药及免疫治疗等，可以弥补化疗的不足，降低化疗对造血系统的伤害。

1. 小细胞肺癌的化疗

由于小细胞肺癌所具有的生物学特点，目前公认除少数充分证据表明无胸内淋巴结转移者外，应首选化学治疗。

（1）适应证。

1）经病理或细胞学确诊的小细胞肺癌患者。

2）KS记分在50 ~ 60分以上者。

3）预期生存时间在1个月以上者。

4）年龄≤70岁者。

（2）禁忌证。

1）年老体衰或恶病质者。

2）心、肝、肾功能严重障碍者。

3）骨髓功能不佳，白细胞在3×10^9/L以下，血小板在80×10^9/L（直接计数）以下者。

4）有并发症和感染发热出血倾向等。

2. 非小细胞肺癌的化疗

对非小细胞肺癌虽然有效药物不少，但有效率低且很少能达到完全缓解。

（1）适应证。

1）经病理学或细胞学证实为鳞癌腺癌或大细胞癌但不能手术的Ⅲ期患者，及术后复发转移者或其他原因不宜手术的Ⅲ期患者。

2）经手术探查、病理检查有以下情况者：①有残留灶；②胸内有淋巴结转移；③淋巴管或血栓中有癌栓；④低分化癌。

3）有胸腔或心包积液者需采用局部化疗。

（2）禁忌证。

同小细胞癌。

（三）肺癌的放射治疗

1．治疗原则

放疗对小细胞癌最佳，鳞状细胞癌次之，腺癌最差。但小细胞癌容易发生转移，故多采用大面积不规则野照射，照射区应包括原发灶、纵隔双侧锁骨上区，甚至肝、脑等部位，同时要辅以药物治疗。鳞状细胞癌对射线有中等度的敏感性，病变以局部侵犯为主，转移相对较慢，故多用根治治疗。腺癌对射线敏感性差，且容易血道转移，故较少采用单纯放射治疗。肿瘤对射线的敏感性除受病理类型的影响外，尚受肿瘤的大小、瘤细胞分化程度、瘤体细胞群的构成比例、肿瘤床的情况等多种因素的影响，所以制订放疗计划前应仔细分析，全面权衡利弊，不能轻易下结论。

2．放射并发症

较多，甚至引起部分功能丧失；对于晚期肿瘤患者，放射治疗效果并不完好。同时患者体质较差，年龄偏大不适合放疗。

3．放疗的适应证

根据治疗的目的分为根治治疗、姑息治疗、术前放疗、术后放疗及腔内短距离放疗等。

（1）根治治疗。

1）有手术禁忌或拒做手术的早期病例，或病变范围局限在 1.5 cm 的Ⅲ a 病例。

2）心、肺、肝、肾功能基本正常，血象白细胞计数大于 $3\times10^9/L$，血红蛋白大于 100 g/L 者。

3）KS ≥ 60 分事前要周密地制订计划，严格执行，不要轻易变动治疗计划，即使有放射反应亦应以根治肿瘤为目标。

（2）姑息治疗：其目的差异甚大。有接近根治治疗的姑息治疗，以减轻患者痛苦、延长生命、提高生活质量；亦有仅为减轻晚期患者症状，甚至引起安慰作用的减症治疗，如疼痛、瘫痪、昏迷、气急及出血。姑息治疗的照射次数可自数次至数十次，应根据具体情况和设备条件等而定。但必须以不增加患者的痛苦为原则，治疗中遇有较大的放射反应或 KS 分值下降时，可酌情修改治疗方案。

（3）术前放疗：旨在提高手术切除率、减少术中造成肿瘤播散的危险，对估计手术切除无困难的患者可术前大剂量、少分割放疗；如肿瘤巨大或有外侵，估计手术切除有困难可采用常规分隔放疗。放疗距手术时间以 50 天左右为宜，最长不得超过 3 个月。

（4）术后放疗：用于术前估计不足、手术切除肿瘤不彻底的病例。应于局部残留灶放置银夹标记，以便放疗时能准确定位。

（5）腔内短距离放疗：适用于局限在大支气管的癌灶，可采用后装技术，通过纤支镜将导管置于支气管病灶处，用铱（^{192}Ir）做近距离放疗与体外照射配合，能提高治疗效果。

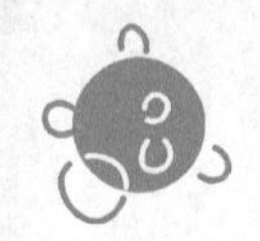

（四）肺癌的物理治疗

肿瘤微创靶向治疗技术——美国氩氦刀，是世界上唯一同时兼具 -150℃超低温冷冻、介入热疗、200℃大温差逆转和免疫增强等多重效能的高新科技医疗系统。优于单纯高热或单纯冷冻治疗。杀灭癌细胞更彻底有效。该技术属纯物理治疗，具有彻底摧毁肿瘤治疗效果确切，治疗不导致癌细胞扩散、治疗过程微创无痛苦、恢复快、不损伤正常组织，与放化疗不同，氩氦超冷刀治疗无不良反应，还可以有效地调控细胞因子和抗体的分泌，经过这种方法治疗后的患者，身体免疫功能较治疗前明显改善，远期生存率显著提高，另外还具有治疗费用低、住院时间短等优点。它是继射频消融治疗、微波、激光、超声聚集刀、伽马刀等之后发展起来的肿瘤治疗高新技术。在治疗肺癌、肝癌、乳腺癌、肾肿瘤等实体肿瘤方面具有显著优势。代表世界肿瘤治疗先进水平。

氩氦刀适用于早期、中期和晚期各期实体肿瘤的治疗，尤其是那些不能手术切除的中晚期患者，或因年龄大身体虚弱等各种原因不愿手术的肿瘤患者的首选；是不愿承受放化疗副作用或放化疗及介入治疗等治疗效果不好肿瘤患者可以选择；为了更好地使用该项技术解除患者痛苦，提高综合治疗效果。中国氩氦刀治疗中心集中了胸外科、肝病研究中心、肝胆外科、肿瘤科、脑外科、泌尿外科、CT、B 超、介入等科室强大的专家团队力量，采用氩氦超冷刀单独或联合基因治疗、介入、化疗、放疗、中药等综合性的最优化肿瘤治疗方案，成功治愈或有效延长了几百例不能手术中晚期恶性肿瘤患者的生命，减轻了患者痛苦，提高了生活质量，取得了突破性进展。2 mm 以上探针内自带温度传感器，可监测冷冻区域中心的温度。1.47 mm 探针内不带温度传感器，如需监测温度，可单独插入温度探针监测组织内的温度。监测到的温度变化、冷冻时间可在液晶显示屏显示为温度 - 时间曲线，以便操作者及时了解冷冻过程。

手术时多数用局部麻醉为主，治疗时一般在 B 超、CT、磁共振引导下进行穿刺，实时监测穿刺的全过程。手术方式有经皮穿刺，外科手术直视下穿刺，腔镜下穿刺。在 CT 或 B 超走位引导下将氩气刀准确穿刺进入肿瘤体内，然后首先启动氩气，可借氩气在刀尖急速膨胀产生制冷作用，在 15 秒内将病变组织冷冻至 -170 ～ 140℃。持续 15 ～ 20 分钟后，关闭氩气，再启动氦气，又可借氦气在刀尖急速膨胀，急速加热处于超低温状态的病变组织，可使病变组织温度从 -140℃上升至 20 ～ 40℃从而施行快速热疗。持续 3 ～ 5 分钟之后，再重复一次以上治疗。此种冷热逆转疗法，对病变组织的摧毁尤为彻底。其降温及升温的速度、时间和温度，摧毁区域的尺寸与形状，可由 B 超或 CT 等实时监测，并由计算机精确设定和控制。更重要的是由于氩氦刀制冷或加热只局限在刀尖端，刀杆不会对穿刺路径上的组织产生冷热伤害。氩氦刀是目前唯一可进行微创经皮冷热治疗的仪器。

六、肺癌的转移

肺癌晚期可出现各个不同脏器的转移，可引起相应的症状，常常给患者带来极大的痛苦，甚至威胁到生命。临床最常见的转移有以下几个部位。

1. 肺癌脑转移

肺癌患者出现无原因的头痛、呕吐、视觉障碍，以及性格、脾气改变可能为肺癌转移到脑部引起的颅内高压或脑神经受损所致。常见于小细胞肺癌、腺癌类型。头痛为最常见的症状，呕吐多出现在头痛激烈时，特点为喷射性呕吐；视力障碍则说明肿瘤已经影响压迫或侵犯到视神经，除上述常见症状之外，肺癌脑转移还可出现复视、阵发性黑蒙、猝倒、意识障碍、血压增高、脉搏减慢，严重者可因肿瘤压迫产生脑疝导致呼吸停止，危及患者的生命。另外，近年来由于对肺癌病员脑 CT 检查的普遍应用，发现了许多无症状的脑转移患者，为治疗赢得了时间。因此对诊断为肺癌的患者脑 CT 应列为常规检查，以尽早发现脑转移。

2. 肺癌骨转移

大约有 50%肺癌患者最终会出现多个部位的骨转移。骨转移早期一般无任何症状，骨放射性核素扫描可发现有病变的骨骼。骨转移症状与肿瘤转移的部位、数量有关，如肺癌肋骨转移引起的胸痛，多表现为胸壁部位局限的、有明确压痛点的疼痛。脊髓转移引起后背部正中或病变部位疼痛，而四肢或躯干的骨转移引起该部位的局限性疼痛。骨转移并非威胁肺癌患者生命的直接原因，但如肿瘤转移到机体承重骨如颈椎、胸椎、腰椎等部位则可造成瘫痪的严重后果。因此对肺癌出现骨转移患者应及时治疗。

3. 肺癌肝转移

肝脏也是肺癌常见的转移部位，有 28% ~ 33%的肺癌出现肝转移。肝转移是原发性肺癌的癌细胞脱落后通过血液循环侵入肝脏并在肝脏种植生长，肝转移可以是单发或多个结节转移灶。最常见的症状为肝区疼痛，为持续性胀痛，同时可伴有食欲不振、消化不良等肝功能受损的表现。

4. 肺癌肾及肾上腺转移

肾及肾上腺均是肺癌晚期出现血道转移的结果，有 17% ~ 20%的肺癌患者出现肾及肾上腺转移，患者常无症状，有部分患者可出现肾区胀痛，但很少出现影响肾功能。

5. 肺癌其他部位转移

肺癌除上述几种常见转移部位外，较少见的转移部位有皮肤、皮下组织、肌肉、腹腔内、心脏等部位的转移，症状常与转移部位相关。如转移到心脏可出现胸闷、心悸甚至气急、晕厥、心律失常等症状。

七、肺癌临床表现

肺癌的临床表现与癌肿的部位大小是否压迫侵及邻近器官，以及有无转移等情况有密切关系，癌肿在较大的支气管内生长，常出现刺激性咳嗽癌肿增大影响支气管引流，继发肺部感染时可以有脓痰。另一个常见的症状是血痰，通常为痰中带血点血丝或间断少量咯血；有些患者即使出现一两次血痰对诊断也具有重要参考价值。有的患者由于肿瘤造成较大支气管阻塞，可以出现胸闷、气短、发热和胸痛等症状。

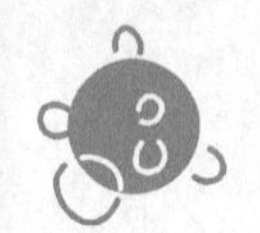

晚期肺癌压迫邻近器官组织或发生远处转移时，可以产生。

（1）压迫或侵犯膈神经，引起同侧膈肌麻痹。

（2）压迫或侵犯喉返神经，引起声带麻痹声音嘶哑。

（3）压迫上腔静脉引起面部颈部上肢和上胸部静脉怒张、皮下组织水肿、上肢静脉压升高。

（4）侵犯胸膜，可以引起胸腔积液，多为血性。

（5）癌肿侵入纵隔，压迫食管，可引起吞咽困难。

（6）上叶顶部肺癌，亦称 Pancoast 肿瘤或肺上沟瘤，可以侵入和压迫位于胸廓上口的器官或组织，如第 1 肋骨锁骨上动脉和静脉臂丛神经颈交感神经等，产生胸痛颈静脉或上肢静脉怒张水肿臂痛和上肢运动障碍，同侧上眼睑下垂、瞳孔缩小、眼球内陷、面部无汗等颈交感神经综合征。

少数肺癌，由于癌肿产生内分泌物质，临床上呈现非转移性的全身症状：如骨关节综合征（杵状指关节痛骨膜增生等）、Cushing 综合征、重症肌无力、男性乳腺增大、多发性肌肉神经痛等肺外症状，这些症状在切除肺癌后可能消失。

八、肺癌分类

临床上一般将肺癌分为下列 4 种类型。通常又将前三者合称为非小细胞肺癌（Non-small cell carcinoma），而小细胞肺癌大多发生于较大的支气管，发展极为迅速，而且和吸烟的关系比较密切。小细胞肺癌患者往往发现时已经蔓延转移，预后很差。

1．鳞形细胞癌（又称鳞癌）

在各种类型肺癌中最为常见，约占 50%，患病年龄大多在 50 岁以上，男性占多数，大多起源于较大的支气管，常为中央型肺癌。虽然鳞癌的分化程度有所不同，但一般生长发展速度比较缓慢，病程较长，对放射和化学疗法较敏感。首先经淋巴转移，血行转移发生较晚。

2．未分化癌

发病率仅次于鳞癌，多见于男性，发病年龄较小，一般起源于较大支气管，居中央型肺癌。根据组织细胞形态又可分为燕麦细胞、小网细胞和大细胞等几种类型，其中以燕麦细胞最为常见。未分化癌恶性度高、生长快，而且较早地出现淋巴和血行广泛转移，对放射和化学疗法较敏感，在各型肺癌中预后最差。

3．腺癌

起源于支气管黏膜上皮，少数起源于大支气管的黏液腺，发病率比鳞癌和未分化癌低，发病年龄较小，女性相对多见。多数腺癌起源于较小的支气管，为周围型肺癌，早期一般没有明显的临床症状，往往在胸部 X 线检查时被发现，表现为圆形或椭圆形肿块，一般生长较慢但有时早期即发生血行转移，淋巴转移则发生较晚。

4. 肺泡细胞癌

起源于支气管黏膜上皮，又称为细支气管肺泡细胞癌或细支气管腺癌，部位在肺野周围，在各型肺癌中发病率最低，女性比较多见。一般分化程度较高，生长较慢，癌细胞沿细支气管肺泡管和肺泡壁生长而不侵犯肺泡间隔。淋巴和血行转移发生较晚，但可经支气管播散到其他肺叶或侵犯胸膜，肺泡细胞癌在形态上有结节型和弥漫型两类，前者可以是单个结节或多个结节；后者形态类似肺炎，病变范围局限的结节型，手术切除疗效较好。

（1）肺癌分期：分期是定义癌症扩散程度的方法。分期非常重要，这是因为你的恢复和治疗可能的概况取决于你的癌症的分期。例如，某个期的癌症可能最好手术治疗，而其他的最好采用化疗和放射联合治疗。小细胞和非小细胞肺癌的分期体系不一样。

肺癌患者的治疗和预后（存活可能概况）在很大程度上取决于癌症的分期和细胞类型。CT、MRI、扫描、骨髓活检、纵隔镜和血液学检查等可用于癌症的分期。

（2）非小细胞肺癌的分期：最常用于描述非小细胞肺癌（NSCIC）生长和扩散的是TNM分期系统，也叫作美国癌症联合委员会系统（AJCC）。在TNM分期中，结合了有关肿瘤、附近淋巴结和远处器官转移的信息，而分期用未指特定的TNM分组。分组分期使用数字0和罗马数字Ⅰ～Ⅳ来描述。

T代表肿瘤（其大小，以及在肺内和邻近器官的扩散程度），N代表淋巴结扩散，M表示转移（扩散到远处器官）。

非小细胞肺癌T分期：T分级根据肺癌的大小，在肺内的扩散和位置，扩散到邻近组织的程度。

1）T_{is}：癌症只限于气道通路的内层细胞。没有扩散到其他的肺组织，这期肺癌通常也叫作原位癌。

2）T_1：肿瘤小于3 cm（略小于11/4英寸，1英寸=2.54），没有扩散到脏层胸膜（包裹着肺的膜），并且没有影响到主要支气管。

3）T_2：癌症具有以下一个或者多个特征。

①大于3 cm。

②累及主要支气管，但距离隆突（气管分成左右主要支气管的地方）超过2 cm（大约3/4英寸）。

③已经扩散到脏层胸膜。

④癌症部分阻塞了气道，但没有造成全肺萎陷或者肺炎。

4）T_3：癌症具有以下一个或者多个特征。

①扩散到胸壁、膈肌（将胸部和腹部分开的呼吸肌），纵隔胸膜（包裹着双肺之间空隙的膜），或者壁层心包（包裹心脏的膜）。

②累及一侧主支气管，距隆突（气管分成左右主支气管的地方）少于2 cm（约3/4英寸）但不包含隆突。

③已经长入气道足以造成全肺萎陷或者全肺炎。

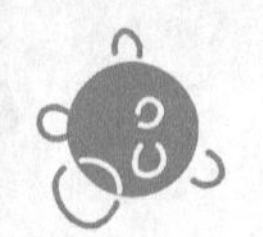

5）T_4：癌症具有以下一个或者多个特征。

①扩散到纵隔（胸骨后心脏前面的间隙）、心脏、气管、食管（连接喉和胃的管道）、脊柱，或隆突（气管分成左右主支气管的地方）。

②同一个肺叶里有两个或者两个以上独立的肿瘤结节。

③有恶性胸腔积液（在围绕肺的液体里含有癌症细胞）。

非小细胞肺癌的N分级：N分期取决于癌症侵犯了附近的哪些淋巴结。

（1）N_0：癌症没有扩散到淋巴结。

（2）N_1：癌症扩散的淋巴结仅限于肺内、肺门淋巴结（位于支气管进入肺地方的周围）。转移的淋巴结仅限于患肺同侧。

（3）N_2：癌症已经扩散到隆突淋巴结（气管分成左右支气管位置的周围）或者纵隔淋巴结（胸骨后心脏前的空隙）。累及的淋巴结仅限于患肺同侧。

（4）N_3：癌症已经扩散到同侧或者对侧锁骨上淋巴结和（或）扩散到患肺对侧肺门或者纵隔淋巴结。

非小细胞肺癌分组分期：综合分期：TNM分期。

（1）0期：T_{is}（原位癌）；N_0；M_0。

（2）Ⅰ A期：T_1；N_0；M_0。

（3）Ⅰ B期：T_2；N_0；M_0。

（4）Ⅱ A期：T_1；N_1；M_0。

（5）Ⅱ B期：T_2；N_1；M_0或T_3；N_0；M_0。

（6）Ⅲ A期：T_1；N_2；M_0或T_2；N_2；M_0或T_3；N_1；M_0或T_3；N_2；M_0。

（7）Ⅲ B期：任何T；N_3；M_0或T_4；任何N；M_0。

（8）Ⅳ期：任何T；任何N；M_1。

非小细胞肺癌的M分期：M分期取决于癌症是否转移到远处组织或者器官。

（1）M_0：没有远处扩散。

（2）M_1：癌症已经扩散到一个或者多个远处部位。远处部位包括其他肺叶、超出以上N分期里所提及的淋巴结，其他器官或者组织，比如肝、骨或者脑。

非小细胞肺癌的分期编组：一旦T、N和M分期明确了，这些信息结合后（分期编组）就能明确综合分期0、Ⅰ、Ⅱ、Ⅲ或者Ⅳ期。分期比较低的患者生存前景比较良好。

虽然小细胞肺癌可以像非小细胞肺癌一样分期，但绝大多数的医师发现更简单的2期系统在治疗选项上更好。这个系统将小细胞肺癌分为“局限期”和“广泛期”（也称扩散期）。

局限期指癌症仅限于一侧肺且淋巴结仅位于同一侧胸部。

如果癌症扩散到另一侧肺，或者对侧胸部的淋巴结，或者远处器官，或者有恶性胸腔积液包绕肺，则叫作广泛期。

（张　伟）

第二节　放射治疗

一、肺癌的放疗

（一）非小细胞肺癌的放疗

NSCLC 包括鳞癌、腺癌、大细胞癌、腺鳞癌等。对其的放疗多与手术治疗综合适用。放疗还是中晚期 NSCLC 的主要治疗手段。然而，70% ~ 80%的患者在放疗后 1 ~ 2 年死于远处转移或伴有局部肿瘤未控制。因而研究全身治疗以抑制业已播散的亚临床转移和防止广泛转移，已成为热点。

1. 与手术综合治疗的指征

（1）中央型肺癌病灶易侵犯纵隔内器官，常使手术不能切除。

（2）单纯放射治疗后原发灶残留或复发的机会很高。

（3）肺门及纵隔淋巴结转移率很高，手术难以切除。

（4）病变容易侵犯血管，单纯手术时术中容易促进转移。

（5）手术野内亦有肿瘤种植。

2. 与手术综合治疗的方法

（1）术前放疗：术前放疗曾被一度推崇，认为放疗能使原发灶肿瘤体积缩小，使肿瘤与周围组织结构血管和重要器官癌性粘连程度减少，因而能使一些在技术上不能切除的肿瘤变为能切除，提高了手术切除率；其次由于肿瘤在放疗后缩小，有可能使手术范围缩小。如单纯手术需要全肺切除，术前放疗后有时可改为肺叶切除，扩大了手术适用证。此外，放疗后肿瘤血管闭塞、癌性粘连为纤维粘连，从而使术中出血减少，手术难度降低。缺点是定位不易准确，放射野大，往往伤及健肺，损害肺功能，而且放疗可以使肺部粘连增加，放射野内胸膜增厚，肺门分离困难，使治疗相对地变复杂，疗程长，费用高。目前采用的术前放疗方法有。

1）低剂量短间隔：手术前照射 50 ~ 20 Gy，分 1 ~ 10 次完成，照射后间隔 1 ~ 7 天手术治疗。

2）中等剂量中等间隔：适用于治疗肺上沟瘤，用前后对空照射 30 ~ 35 Gy，分 10 ~ 15 次照射，间隔 4 周手术切除。

3）高剂量及间隔 6 周后手术：小野给高剂量达 55 Gy、5.5 周，可大大提高切除率，对不能切除的病例可使 5 年生存率提高 15%，但剂量超过 60 Gy、5.5 ~ 6 周，间隔时间超过 8 周后再行手术，会增加并发症。上海肿瘤医院 1975 年和 1984 年两次报道了术前放疗的结果，病例数分别为 32 例和 68 例，手术切除率分别为 93%和 81%，3 年生存率分别为 22%和 33%，5 年生存率为 15%（1984 年）。一般认为，术前放疗对某些选择的患者有益，但是对术前放疗能否提高疗效评价不一。现今比较一致的看法是常规术前放疗肯定无益。但

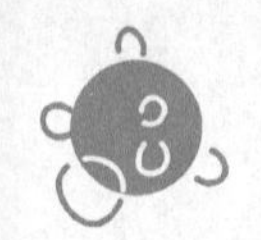

是，对一部分经选择的患者术前放疗可能有益。

（2）术后放疗：对手术未能清除全部肿瘤组织而未发现远处转移者，可行术后放疗。此类患者手术时应在肿瘤残留部位用金属小环或夹子做标记，并详细记录肿瘤情况及解剖标志便于定位。放射野应准确包括肿瘤区，面积不必过大。放疗在术后一般情况恢复后即可开始，在没有肉眼可见的残留肿瘤情况下，剂量可低于一般根治量，如 45 ~ 50 Gy，5 ~ 6 周。对术后放疗能否提高局部肿瘤的控制率和生存率，目前仍有争议。总之，术后放疗与同期单纯手术疗效相比，主要提高了淋巴结阳性患者的生存率。目前对术后放疗的评价基本趋于统一，即术后放疗对病理证实手术切缘阳性、肺门和纵隔淋巴结转移或肿瘤残留于胸腔内的病例，能提高生存率。

（3）术中放疗：为了提高生存率，探索肺癌的治疗方法，近几年来有的单位开展了术中放疗。术中放疗的优点是，由于手术和单纯放疗均有一定限度，如果癌肿侵犯大血管，手术难以根治性切除，处于细胞水平的亚临床病灶，手术不易奏效，病灶可能有残留，体外放疗高剂量往往引起放射性肺炎，心脏和脊髓重要器官亦不能耐受高剂量。术中放疗有利于克服两者的局限性，即可在直视下直接照射手术后残余病灶、亚临床灶，而不发生并发症。胸部手术均采用侧卧位，术中照射会包括肺和器官一部分在内。术中放射剂量，肺和气管耐受量为 30 ~ 50 Gy，一般认为术中放疗 30 ~ 40 Gy 相当于分割放疗的 60 ~ 70 Gy。根据上述生物效应推算一次剂量宜给 15 ~ 25 Gy。

（4）根治性放疗：临床就诊的患者中 70% ~ 80%因病灶不适于手术或患者剖胸手术禁忌证而无法接受手术治疗。这些患者中只要一般情况尚可（Karnofsk 评分≥ 60 分），都可接受放疗。根治性放疗可给予无远处转移、肿瘤局限于胸腔（即病期早于Ⅲ期）且预计放疗范围 < 150 cm^2 者，放疗后 1 年、3 年、5 年的生存率分别为 30% ~ 50%、10%、5%。大部分患者均在治疗后 1 年内死于局部未控制或远处转移。需要指出的是做单纯放疗的患者都属于Ⅲ a 期，如果对病情早的病例做放疗，则疗效将大大提高。对胸腔内病灶太大，放射野 > 150 cm^2、肺功能严重损害或已有转移的患者可给予姑息放疗，旨在抑制肿瘤生长，缩小肿瘤体积，减轻症状，延长生存期。

根治性放疗的剂量，对局部晚期的非小细胞肺癌放疗给多少剂量为好，有人报道原发灶剂量 40 Gy，中位生存期 9 个月，大于 60 Gy 为 12 个月。但是影响预后的因素除局部失败外，尚有远处转移的问题，放疗剂量的高低仅是局部因素之一。

（二）小细胞肺癌的放疗

小细胞肺癌占肺癌的 20% ~ 25%。X 线多表现为中心型并有肺门淋巴结转移，临床治疗上对放疗、化疗敏感，所以被认为是一个独立性全身性疾病，也是预后较差的一种类型。因此，其分期及治疗原则不同于非小细胞肺癌。

由于小细胞肺癌对化疗、放疗的敏感性与其他类型不同，通常以全身化疗为主，由于单纯化疗的胸腔局部复发率高，生存率较加放疗组低，故放疗常配合化疗应用。近年来随着研究的进展和新药的应用，小细胞肺癌的疗效有了一定程度的提高。通常采用 3 ~ 4 种化疗药物联合应用，并加胸部放疗，对局限期病例可提高生存率，对广泛期病例可有较好的姑息作用。因此，目前多数作者主张在小细胞肺癌化疗中辅助以胸腔原发灶的放疗，以提高胸内肿瘤的局部控制率。

小细胞肺癌的放疗技术基本上同非小细胞肺癌，但是在放射范围和剂量方面有所不同。一般认为，放疗范围包括原发灶及已有的淋巴结转移灶，并包括较广泛的邻近淋巴引流区。近年来有人提倡缩小范围，仅照射诱导化疗前临床和影像学诊断可发现的肿瘤，而用全身化疗来控制纵隔和双锁骨上可能存在的亚临床病灶。小细胞肺癌对放疗最敏感，但欲有效地控制肿瘤，总量仍需与其他类型肺癌相同。高剂量胸部放疗可以有效地控制原发灶，一般认为对肿瘤剂量为 50 ~ 55 Gy，对亚临床灶为 35 ~ 40 Gy，每次 1.8 ~ 20 Gy，每周 5 次。

和非小细胞肺癌一样，大野照射后提倡缩野技术。缩野方法与非小细胞肺癌相同。缩野的目的是尽量减少脊液和肺的受量。当化疗和放疗间隔使用时，放疗在前后两个化疗疗程的休息期内进行。尽管局限期小细胞肺癌治疗中放疗有提高缓解率和改善生存质量的作用，但对广泛期病例放疗的作用仍有争论，比较一致的意见是广泛期的小细胞肺癌以化疗为主，放疗为辅。大量的回顾性总结表明，就完全缓解率、总缓解率、中位生存期和 2 年无病生存率而言，单纯放疗和化疗相同。这是因为多数病例完全缓解率较低，为 20% ~ 25%，大多数病例死亡原因是病变广泛迅速转移，加局部放疗并不能提高生存率。中位生存期为 6 个月，但是放疗可缓解症状、减轻疼痛，达到姑息作用，如骨转移引起的疼痛或局部肿瘤压迫引起的疼痛等都可用放疗来缓解症状，这要看每一位患者的病情而言。缩野方法设野较小，剂量一般给姑息剂量。

近年来，对小细胞肺癌采用多方法综合治疗，即以化疗为主，配合手术、放疗等综合治疗措施，使其有效率提高到 70.5% ~ 100%。总之，小细胞肺癌是一种全身性疾病，早期诊断、早期治疗很重要，其综合的多方法治疗按期别决定多学科的治疗方案，应在分子基因水平上参考检验，如癌基因、抗癌基因、瘤内神经内分泌颗粒等协助制订合理治疗方案。小细胞肺癌多方法治疗一般认为：Ⅰ期手术加化疗；Ⅱ期化疗加手术加化疗或手术加化疗；Ⅲ a 化疗加手术或化疗加化疗或化疗和放疗加化疗，Ⅲ b 期化疗加免疫治疗为主。对小细胞肺癌治疗态度要积极，一经确诊争取以手术为主的综合治疗。如失去手术机会，按期别不同采用不同的综合治疗，而化疗为小细胞瘤肺癌不可缺少的方法。

二、基本治疗方案

综合治疗是提高肺癌疗效的重要手段。经临床实践证明，中西医综合治疗，可以互相取长补短，充分发挥各种治疗方法在疾病过程各阶段中的作用，做到在提高机体免疫力的前提下，最大限度地抑制或消灭肿瘤细胞。达到全身治疗和局部治疗的目的。具有手术适应证的肺癌患者，应首选手术治疗。在手术期间和（或）手术后，不论是否化疗、放疗均应以中医药治疗，有利于康复，并为进一步综合治疗创造有利的条件，减少肿瘤扩散转移，

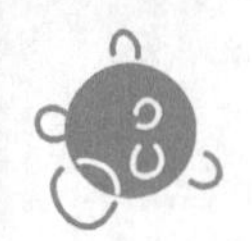

改善症状，延长生存期，提高临床疗效和生存质量。

关于肺癌的综合治疗，笔者采用了一种分组治疗计划，即按细胞学或病理学诊断分为两组，即小细胞肺癌和非小细胞肺癌（鳞癌、腺癌、大细胞未分化癌和混合型肺癌）。

1. 小细胞肺癌（SCLC）综合治疗计划

（1）原则上一般不首选手术治疗。

（2）以化疗和放疗为主。

（3）治疗期间视情况可配合活血化瘀中药以提高肿瘤细胞的敏感性，休息期间配合肺癌主方加辨证用药以促进机体功能恢复，以战胜疾病。

（4）争取在肿瘤控制后将原灶切除。人们通过大批病例的观察，重新认识到，胸内肿瘤的控制不一定延长患者的生存期，但是有可能改善患者的生存质量，从而提供延长生存期的可能性。为此，手术治疗在小细胞肺癌中的作用再次提出，但是仅作为一种辅助治疗。

（5）采取措施（头颅照射、亚硝脲类药物）预防颅内转移。

（6）在达到完全缓解（CR）后，至少再做两个疗程巩固化疗，对首次治疗未达到 CR 的患者应努力加强治疗，采取必要的手段（如提高放疗量、更换化疗方案和可能时采取手术）争取达到 CR。

2. 非小细胞肺癌（NSCLC）综合治疗计划

（1）原则：对Ⅰ、Ⅱ期患者首先手术治疗，术后根据淋巴结受侵情况、细胞分化程序、血管和淋巴管内有无癌栓，确定是否化疗。其基本治疗计划是：手术，休息 1 个月左右，行放疗和（或）化疗，休息 3 ~ 6 个月，再行化疗，再休息 3 ~ 6 个月，再次化疗。

（2）对Ⅲ期患者的治疗计划：先行放疗，然后争取手术或行化疗，再按疗程执行化疗疗程。

三、手术治疗

在肺癌的各种治疗方法中，手术治疗效果最佳，为首选治疗方法。近年来单独地采用手术治疗，即使手术方法不断创新改进，但治疗效果仍不能满意。因此必须采取综合性治疗，治疗前必须全面了解患者全身情况、肺癌的细胞学性质、肿瘤发展情况，再合理安排治疗方案。

对Ⅰ、Ⅱ期肺癌，病变较局部者，手术前后均可根据辨证分型给予中药治疗。手术后化疗和局部放射治疗，可以提高和巩固手术治疗效果。手术后中药治疗必须坚持多年，对防治术后复发有重要的意义。

估计手术无法切除，但是无放射禁忌的患者，应先行放射治疗，待肿瘤缩小局限后，再手术治疗。手术中发现肿瘤有区域淋巴结转移，而无远处转移者，不能彻底切除肿瘤组织，术后待伤口愈合后应尽早行放射治疗和（或）化学治疗，术前、术后均须服中药治疗。

（一）手术适应证

（1）经各种检查确诊的Ⅰ、Ⅱ期非小细胞肺癌。

（2）病变局限于一侧胸腔能行根治性切除的部分Ⅲ期非小细胞肺癌。

（3）临床高度怀疑肺癌或者不能排除肺癌的可能性，经各种检查方法不能确诊，估计病灶能切除者。

（4）Ⅰ、Ⅱ期小细胞肺癌，术前化疗一疗程后，可行手术治疗，有纵隔淋巴结转移，化疗后病变完全缓解者亦应积极争取手术。

（5）原无手术指征，经综合治疗，如放射治疗、化疗、中医中药等，病灶明显缩小，全身症状改善者，应争取手术治疗。

（6）已确诊的非小细胞肺癌，病灶侵犯胸壁、膈肌、心包、大血管，但范围局限，技术上能行切除者。

（二）手术禁忌证

（1）已经有远处转移，如肝、胆、肾、骨骼、锁骨上淋巴结转移者。

（2）广泛纵隔淋巴结转移，胸片示纵隔明显增宽，或胸内脏器如心脏、食管、大血管等广泛受侵者。

（3）对侧胸内转移，如对侧肺、对侧肺门或气管旁淋巴结转移者。

（4）同侧胸内其他重要脏器受侵，如有上腔静脉综合征、Horner 综合征、臂丛神经综合征者。

（5）严重心肺功能损害、心律失常，3 个月内患有心肌梗死者。

（6）伴有严重肝肾疾病、严重糖尿病、出血性疾病、恶病质不能耐受手术者。

（三）手术方式

手术切除的基本方式是切除原发病灶和相应的淋巴结，并尽可能保留正常肺组织以达到最佳治疗目的。根据不同的临床分期选择相应的手术方式。

（1）对于Ⅰ期肺癌选用切除原发癌和淋巴结。

（2）对于Ⅱ期肺癌选用切除原发癌和 1、2 线淋巴结。

（3）对于Ⅲ a 期肺癌选用切除原发癌和 1 ~ 3 线淋巴结。

（4）对于Ⅲ b 期肺癌选用切除原发癌和 1 ~ 4 线淋巴结。

（5）病变起于叶支气管或已累及叶支气管开口者，选用袖式肺叶切除术。

（6）病变起于或累及隆突、气管下部者，经严格选择，部分病例适用于隆突切除及气道重建术。

近年来随着外科技术的发展，使肺癌手术效果有了明显提高，早期肺癌手术后 5 年生存率可提高到 65% ~ 80%。

四、化学治疗

1．小细胞肺癌化疗方案

国际上及全国协会和临床上推荐的较有效果的化疗方案有如下几种。

（1）CAO（上海市胸科医院）方案。

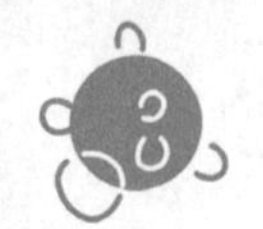

TX 1000 mg/m^2，静脉滴注，第 1 天。

ADM 50 ~ 60 mg/m^2，静脉滴注，第 1 天。

VCR 1 mg/m^2，静脉滴注，第 1 天。

每 3 周为一周期，2 ~ 3 周期为一疗程。

（2）EP 方案。

VP-16 100 mg/m^2，静脉滴注，第 1 ~ 3 天。

DDP 25 mg/m^2，静脉滴注，第 1 ~ 3 天。

每 3 周重复，2 ~ 3 周为一疗程。

（3）VAP 方案。

VP-16 100 mg/m^2，静脉滴注，第 3 ~ 5 天。

ADM 40 mg/m^2，静脉注射，第 1 天。

DDP 20 ~ 30 mg/m^2，静脉滴注，第 8 ~ 12 天。

每 4 周重复，2 ~ 3 周为一疗程。

（4）COMVP（全国化疗学会协作方案）。

CTX 50 ~ 70 mg/m^2，静脉注射，第 1、8 天。

VCR 1 mg/m^2，静脉注射，第 1、8 天。

CTX 7 ~ 14 mg/m^2，肌内注射，第 3、5、10、12 天。

VP-16 100 mg/d，静脉滴注，第 3 ~ 7 天。

每 3 周重复，2 ~ 3 周期为一疗程。

（5）CE 方案。

CBP 300 mg/m^2，静脉注射，第 1 天。

VP-16 100 mg/m^2，静脉滴注，第 3 ~ 7 天。

（6）ECAOCM 方案。

VP-16 100 mg/d，静脉滴注（3 小时），第 3 ~ 5 天。

CTX 1.0 g/m^2，静脉滴注（1 小时），第 1 天。

ADM 60 mg/m^2，静脉滴注（15 分钟），第 1 天。

VCR 1 mg/m^2，静脉滴注（15 ~ 30 分钟），第 1、8 天。

每 3 周为一周期，3 个周期为一疗程。

（7）CCNU 120 ~ 160 mg，口服，6 周可重复。

2. 非小细胞肺癌的化疗方案

非小细胞肺癌的化疗方案与 SCLC 不同，只有为数不多的几种抗肿瘤药物对 NSCLC 有较好的抗瘤活性，即使是最有活性的单药如 IFO（异环磷酰胺）、DDP、MMC 和 VDS（长春地辛）完全缓解率也很低。20 世纪 70 年代后期，引进 DDP 的联合化疗方案似乎使情况出现了转机。DDP 与植物碱的联合（VDS、VLB、VP-16）是一类有效方案，有效率为 30% ~ 40%。DDP 与 VDS 方案有效率为 40%，有效病例的中位生存期可达 22 个月。此方

案再加用 BLM、ADM、CTX 或 VP-16 以期增加有效率或生存期的尝试未成功。这些方案增加药物或做某些变动（如大剂量、三药联合等）未能使疗效更进一步。另一类 NSCLC 的联合化疗方案以 MMC 为主，现用 MVP 方案效果为好，毒性亦较低，患者多能耐受，其中 VLB（长春碱）可用 VCR（长春新碱）代替，效果同一般应用。

（1）VAP 方案：适用于腺癌。

VP-16 100 mg/m^2，静脉滴注，第 2 ～ 5 天。

ADM 40 mg/m^2，静脉滴注，第 1 天。

DDP 20 ～ 30 mg/m^2，静脉滴注，第 8 ～ 12 天。

每 4 周重复，2 ～ 3 周为一疗程。

（2）CAP 方案：适用于鳞癌。

CTX 800 ～ 1200 mg/m^2，静脉滴注，第 1、8 天。

ADM 40 mg/m^2，静脉滴注，第 1 天。

MTX 20 mg/m^2，静脉滴注，第 2、5、9、12 天。

PYM 10 mg，肌内注射，第 2、5、9、12 天。

每 3 周为周期，2 ～ 3 周期为一疗程。

（3）DVP-16 方案。

DDP 30 mg/m^2，静脉滴注，第 1 ～ 3 天。

VP-16 60 ～ 100 mg/m^2，静脉滴注，第 1 ～ 3 天。

每 3 周为一周期。

（4）MVP 方案。

MMC 6 mg/m^2，静脉滴注，第 1 天。

VDS（VCR）2 mg/m^2，静脉滴注，第 1、8 天。

DDP 30 mg/m^2，静脉滴注，第 1 ～ 3 天。

每 3 周为一周期。

（5）MIP 方案。

MMC 6 mg/m^2，静脉注射，第 1 天。

IFO 3 g/m^2，静脉注射 3 小时，第 1 天。

DDP 50 mg/m^2，静脉滴注，第 1 天。

21 天为一周期，2 ～ 3 天为一疗程。

（6）PIV 方案。

IFO 2 g/m^2，静脉滴注，第 1 天。

DDP 100 mg/m^2，静脉滴注（水化），第 1 天。

VDS 3 mg/m^2，静脉注射，第 1 天。

3 ～ 5 周为一周期，2 ～ 3 周期为一疗程。

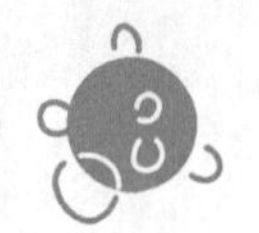

（7）TAXOL + DDP 方案。

TAXOL 135 ~ 170 mg/m^2，静脉滴注，第 1 天。

DDP 75 mg/m^2，静脉滴注，第 1 天。

21 天为一周期，2 ~ 3 天为一疗程。

多数肿瘤学家认为，全身化疗能控制已播散在全身的微小转移，至少能抑制其生长，延迟临床转移灶的出现。大量研究表明，大剂量短疗程较小剂量长期化疗方案的疗效较好，目前已全部使用多药联合化疗，不再使用单药化疗。

常用化疗程方案有以下几种。

方案 1。

ADM 40 mg/m^2，静脉滴注，第 1 天。

VP–16 60 mg/m^2，静脉滴注，第 1 ~ 3 天。

CTX 400 mg/m^2，静脉滴注，第 3 天。

DDP 8 mg/m^2，静脉滴注，第 1 ~ 5 天。

每 4 周重复。

方案 2。

ADM 20 mg/m^2，静脉滴注，第 1、9 天。

CTX 300 mg/m^2，静脉滴注，第 1、8 天。

MTX 15 mg/m^2，静脉滴注，第 1、8 天。

PCB（丙卡巴肼）100 mg/m^2，口服，第 1、10 天。

每 4 周重复。

方案 3。

ADM 30 mg/m^2，静脉滴注，第 1 天。

DDP 75 mg/m^2，静脉滴注，第 1 天。

5–Fu 750 mg/m^2，静脉滴注，第 1 天。

MMC 6.5 mg/m^2，静脉滴注，第 1 天。

每 4 周重复。

通过对 NSCLC 化疗的研究总结，证实其化疗仍属于研究性质而尚无标准化可言，仍然缺少 NSCLC 患者因化疗获益的有力支持依据。随机实验比较联合化疗和无治疗（指最好的支持治疗及最低限度的治疗）未证明联合化疗能实质性地改进中位生存期。虽然化疗有效者的生存期常长于无效者，但并不能确定生存期延长是治疗的必然结果。或许仅仅是治疗人群中异质性反映。因而并不主张对所有Ⅳ期患者常规使用化疗。当然，也应看到还是有大量不能手术的 NSCLC 患者从化疗得到姑息效果。在临床上常不乏患者强烈要求治疗而并不顾及目前尚未正式化疗能改进生存的现状。肿瘤专家们一般认为 NSCLC 患者进行化疗应是有选择性地，对于行动状态好、肿瘤负荷小、体重变化不大、其他疗效有关因素（如无骨转移）较为有利的患者较为适宜。联合化疗两处疗程后如缺乏疗效，不主张再继续化疗。

化疗有效的患者，在经过 4 ～ 6 个月治疗后肿瘤未再有进一步退缩，亦不宜再继续使用化疗。虽然新办法在不断出现，如大剂量联合化疗结合自体骨髓解救、免疫组化、导向治疗，其效果不定，亦处于研究阶段。故中医药对 NSCLC 治疗居于重要地位，成为仅次手术或者和手术并列的支柱手段，尤其温阳益气法治疗 NSCLC 疗效显著，配合温阳益气静脉用药效果更加显著，喻全渝教授对此已有报道。

五、介入放射学治疗

随着介入放射学技术的发展，选择性支气管动脉灌注化学药物治疗中、晚期肺癌是近年来肺癌治疗的新途径。目前临床上以 DDP 60 mg、MMC 60 mg 为基本药物，如为肺腺癌则加表柔比星 20 ～ 30 mg 或环磷酰胺 60 mg，将上述药物分别用生理盐水 100 mL 稀释以 5 ～ 10 mg/min 的速度从导管注入，每次间隔 4 周，治疗 2 ～ 3 次后全部或部分缓解率达 50%左右。

肺癌另外还有热疗、电化学治疗、冷冻治疗、激光治疗，以及免疫治疗等。

（张　伟）

第三节　药物化疗

一、概述

非小细胞肺癌（NSCLC）占癌症发病率的 13%，癌症死亡率的 17.8%，总体 5 年生存率 15%。NSCLC 的发病率在大多数国家明显上升，男性肿瘤中肺癌居首位，女性居第 2、3 位，占癌症总死亡率的 1/3，死亡人数较乳腺癌、前列腺癌和结肠癌的总和还多，80% ~ 90%的肺癌患者最终死于肺癌。在美国每年新肺癌发病例数约 172 000，已达发病的平台期，但我国近 30 年发病率明显上升，尤在大城市和工矿地区。NSCLC 的发病率占肺癌 80%，2/3 的患者确诊时已失去手术机会，即为Ⅲ b ～Ⅳ期患者，其中位生存期仅为 5 ～ 10 个月，几乎不可治愈，此时，首选的治疗为全身化疗。

和最佳支持治疗（BSC）相比，化疗能延长患者生存期，改善症状，提高生活质量。以烷化剂为基础的第一代化疗方案（CTX、IFO、CCNU、ADM）对肺癌的近期疗效好于最佳支持治疗，但远期作用微乎其微，甚或有害。20 世纪 70 年代以来，铂类在治疗晚期 NSCLC 中占有重要地位，研究表明，植物碱类为代表的二代化疗药物（VDS、MMC、VP16）联合铂类化疗较单用铂类有效性明显提高。NSCLC 治疗协作组研究证实以铂类为基础的化疗可提高肺癌患者 5 年生存率 5%，并且能提高患者的生活质量（QOL），缓解症状。随着化疗的发展，90 年代逐渐出现了 DOC、PTX、NVB、CJEM、CPT- Ⅱ等新一代治疗非小细胞肺癌的化学药物。这些药物治疗 NSCLC 的单药活性都在 15%以上，由这些药物组成的各种化疗方案已广泛应用于临床，并取得了良好的效果。DOC、PTX、NVB、GEM

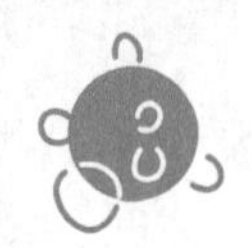

与 CBP 或 DDP 联合方案中，有效率为 20% ~ 50%，有效率几乎是含铂化疗方案的 2 倍。各新药与铂类组成的方案间，毒副反应各异，疗效相似，耐受性尚好。因此，这些化疗方案治疗晚期 NSCLC 得到广泛认可，第三代含铂两药方案已成为当今治疗转移性 NSCLC 的标准方案。二新药联合铂类与一新药联合铂类方案比较，疗效相似，但毒性增加。但即使这些药物联合治疗肺癌，中位生存期也仅仅为 8 ~ 11 个月，1 年和 2 年的生存率分别为 35%和 10% ~ 15%，一旦进展，BSC 的中位生存期仅为 4.6 月，很明显需要新的治疗方案。

目前，手术、放疗和化疗对 NSCLC 作用有限。20 年来，肺癌在筛查、预防和治疗上进展也显缓慢，给予厚望的靶向治疗亦并不尽人意，如吉非替尼单药治疗 NSCLC 的 IDEAL1、IDEAL2 及 ISEL 试验阴性，吉非替尼联合化疗的 INTACT1、INTACT2 试验阴性，埃罗替尼联合化疗的 TALENT、TRIBUTE 试验阴性，贝沙罗汀联合化疗的 SPIRIT1、SPIRIT2 试验阴性，Marimastat 维持治疗阴性、洛非法尼联合化疗亦为阴性，胸部 X 线筛查试验阴性，Bcarotene/retinol 的Ⅰ、Ⅱ级化学预防试验阴性。尽管如此，靶向治疗仍不乏闪光之处，如吉非替尼、埃罗替尼对东方人、腺癌、不吸烟者疗效较好，贝沙罗汀联合化疗对高三酯血症患者疗效好，尚可延长其生存。

本文就 NSCLC 辅助、新辅助化疗，一线、二线化疗，老年或行为状态差的患者化疗，靶向治疗，以及肺泡癌的治疗进展做一综述。

二、非小细胞肺癌的辅助化疗

NSCLC 即使是早期，对很大程度的部分患者来说依然是致命性的，标准的治疗取决于患者是否能够耐受手术，手术治疗ⅠB 患者 5 年生存率为 57%，Ⅱ期患者小于 50%。约 1/3 的早期 NSCLC 患者术后复发，远处转移是其死亡的主要原因。为减少局部复发和远处转移，术后辅助化疗和（或）放疗显得尤为关注，但一项 meta 分析表明，根治性术后放疗（普放）对早期肺癌的生存是有害的。最初的化疗结果也令人沮丧，以至于很长的一段时间认为手术是其标准的治疗策略。但 1995 年一项汇聚了 52 个随机临床研究试验的 NSCLC Collaborative Group 的 meta 分析表明，术后铂类为主的辅助化疗可以改善 5 年生存率 5%，尽管数字较小，甚至并未达到统计学意义（$P = 0.08$），但极大地鼓舞了研究者对辅助化疗的信心，但另一方面，该 meta 分析表明以烷化剂为基础的方案降低 5 年生存率 5%。随着新一代化疗药物的不断涌现，辅助化疗也在不断地取得进展，越来越多辅助化疗的阳性结果也逐渐更新了临床医师特别是外科医师对 NSCLC 化疗的认识。

目前比较一致的观点认为 ECOGO-1 患者术后辅助化疗宜成为标准治疗。但就其毒性，以及成本效益分析而言，辅助化疗并非是唯一的标准治疗。对于个体患者而言，要权衡化疗的利弊后做出治疗决定，应允许患者参与治疗决策，辅助化疗对于某些可手术完全根治的患者而言，化疗的作用是有限的，而潜在的毒性可能非常严重。IALT 研究认为 125 例患者中有 1 例死于术后 6 个月内治疗相关的毒性，亦即，25 例患者中有 1 例患者能从化疗中获得 5 年生存，而另外 24 例却遭受了对生存无益处的化疗不良反应。对于肺泡细胞癌、并发症多、术后数周内不能恢复健康、不能耐受含铂方案、右全肺切除术和高龄患者，术后辅助化疗宜慎重。总之，辅助化疗可适度改善 NSCLC 患者生存，铂类为基础的化疗方案研究的最为广泛并应被视为首选，DDP 较 CBP 疗效好，对于辅助性治疗 DDP 较好，但对不可根治的晚期 NSCLC 患者来说 CBP 可能较好，因其毒性较低。标准的化疗方案并未统一，选择基于临床医师对方案的熟知度、不良反应，以及是否方便给予。最佳的辅助化疗周期数为 4 个。下一步的研究重点为确定最佳的化疗方案，以及能从化疗中获益最大的人群。

三、非小细胞肺癌的新辅助新化疗（NCT）

新辅助新化疗（NCT）的优点有：术前降期；增加 R0 切除的机会；获得体内化疗药物的敏感性、增加患者对化疗的依从性。BLOT 是一项Ⅱ期研究，对Ⅰ B ~ Ⅲ ANSCLC 术前诱导 PCb 化疗 2 ~ 3 个周期，纳入患者 134 例，化疗 CR + PR 为 51%，PD 为 5%，完成诱导化疗率为 94%，4 度的不良反应为 23%，手术死亡率为 1%，1 年、3 年、5 年生存率为 85%、61%和 42%，生存率好于历史对照，结论为 2 ~ 3 周期的 PCb 诱导化疗安全、可行、不影响手术，有益于早期肺癌的生存。Ⅲ期临床试验 SWOCJ 9900 再次评估诱导 PCb 化疗的作用，354 例患者入组，180 例患者行 PCb3 周期的诱导化疗，可评估诱导化疗完全切除率为 95%，单独手术组为 88%。约 50%的患者出现了＞ 3 度的粒缺，化疗完成率为 77%，诱导化疗组的总生存为 47 个月，而单独手术组为 40 个月，PFS 诱导化疗组和单独手术组各为 47 个月和 40 个月。Socinski 的一项 GINEST Ⅱ期研究分析了健泽为基础的 NCT（G/Cb、G/P、G/PTX）对可手术切除的早期 NSCLC 疗效，83 例临床Ⅰ、Ⅱ的肺癌患者，完全切除率为 73%，其中 70%为肺叶切除，18%全肺切除，12%为双肺叶切除。5%的患者未能完整切除，19%的患者未行手术治疗，其中 6%由于病情进展，6%由于不良反应，5%不适合，2%由于拒绝手术。

目前这些结果仅是初步的和不完整的。由于肺癌术后辅助化疗价值基本明确，SWOCJ9900 单独设立手术组，不为伦理所认可，使之提前终止研究，其结果也遭质疑。

四、一线非小细胞肺癌的化疗

20 世纪 80 年代以来，肿瘤学界一致认为肺癌最为有效的药物是铂类，NSCLC 治疗协作组 meta 分析证实了铂类的价值，但未显示哪个方案更具优势，对进展期病变，铂类为基础的联合化疗与最佳支持治疗相比，可降低 27%的死亡率，1 年绝对受益率为 10%。铂类联合老一代的化疗药物如植物碱、MMC、VP16 等，有效率增加，但较单药铂类对生存影响有限。Gandara 比较了单药 DDP 和 DDP + MMC，其有效率、MST、一年生存率二组分别为 12%、6.9 个月、23%和 27%、7.2 个月、22%。另一项研究比较了 DDP 和 DDP+VDS，联合化疗增加有效率，分别为 12%和 29%，但疗效持续时间是相同的，都为 20 周，联合化疗也未显示生存优势。90 年代逐渐出现了 DOC、PTX、NVB、GJEM、CPT-11 等新一代治疗非小细胞肺癌的化学药物。目前公认，新药联合铂类是进展期肺癌且 PS 评分较好患者

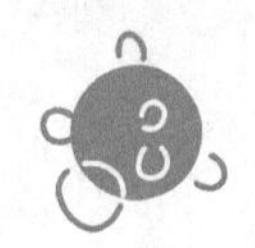

标准的姑息治疗。与老药相比，新药有效率提高，不良反应减少；与 BSC 相比，延长生存期；新药联合 DDP 与单药 DDP 或 DDP 联合用药相比，不仅仅提高有效率而且改善生存；新药联合铂类较单用新药也提高了生存期改善有效率。最近的一篇 meta 分析显示非铂类方案较铂类方案没有明显的优势。是否三药能产生更好的效果呢？基于药物潜在的协同作用原理，肿瘤学家一直试图能从三药中找出更为有效的方案，遗憾的是，3 种细胞毒内药物仅增加毒性，对生存却未见好处，更令人失望的是，标准的二药方案联合给予厚望的靶向治疗药物如 Irresa、Tarceva 等也产生令人失望的结果。

ECOG1594 对照标准方案是 PC 方案，GEM/DDP 方案为 28 天，其余为 21 天为一周期，87% 的患者为 4 期，最初纳入 PSO-2 的患者，但纳入了 66 名 PS 为 2 的患者，分析发现，此类患者出现了严重的不良反应，因此研究方案被修改为 PSO-1 的患者。4 组患者的有效率，总生存和 1 或 2 年生存率都无统计学差异，CJC 方案较标准的 PC 方案稍改善 TTP，但毒性反应增加；3 ~ 4 度的毒副反应 4 组患者也基本相似，CJC 较 PC 更多地表现为血小板减少、贫血和肾毒性，而粒细胞减少更为少见，DC 方案更多地表现为高敏反应，生活质量未做评价。

TAX326 对照方案为 NVB + DDP，试验方案为含 TXT 方案，这是至今一线治疗晚期 NSCLC 病例数（n = 1218）最多的Ⅲ期临床试验，也是第一次在Ⅲ期临床试验中显示一种含铂方案在生存率方面优于另一种含铂方案，即 DC 与 VC 相比，总生存各为 11.3 个月和 10.1 个月（P = 0.044），有效率分别为 31.6% 和 24.5%（P = 0.029）。与对照组相比，含 TXT 方案 3 ~ 4 度的不良反应少见，3 ~ 4 度的粒缺、血小板减少、感染 3 组中无显著差别，VC 方案更易出现 3 ~ 4 度的贫血、胃肠道毒性，且 VC 方案更易出现因毒副反应推迟或终止治疗，以及住院期延长，而 3 ~ 4 度的腹泻在含 TXT 方案中更为常见，不可逆的外周神经毒性在 TXT 中也仅为 1%，明显少于 7% ~ 13% 的 PCb 方案；生活质量较对照 VC 方案也明显为好；体重减轻和 KPS 评分降低也较 VC 方案少见。

SWOG9509 比较 PCb 和 VC 方案，有效率和中位生存两组相似，但 VC 方案毒副反应常见，表现为更多的 3 ~ 4 度白细胞减少、粒缺、恶心和呕吐，以至于剂量强度减低，而 PCb 方案 3 ~ 4 度的感觉神经毒性常见。两组的 QOL 无明显差别。

E4599 临床试验在肺癌的一线治疗上具有里程碑式的意义，它首次证实了联合靶向治疗的三药方案较标准的二药方案更具优势，RR 两组分别为 27% 和 100（P < 0.000 1），mPFS 为 6.4 个月和 4.5 个月（P < 0.0001），中位生存分别为 12.5 个月和 10.2 个月（P = 0.007），疗效惊喜，突破了传统 NSCLC 化疗疗效的平台。但另一方面，E4599 把鳞癌、空洞、脑转移、咯血患者排除在外，此类患者约占 NSCLC 的 30%。

Adjei 比较了培美曲塞（P）联合吉西他滨（G）不同方案间对 NSCLC 的疗效和毒副作用的差别，结果表明 P + G d1 + G d8、G + P d1 + G d8 和 P + G d8 + G 81 方案间，以前者 TTP 时间最长，疗效最好，不良反应最低。

LUCAS 试验比较了 NP ± C225 方案对 ECJFR 的 NSCLC 患者一线治疗的疗效及毒副

作用，有效率分别为35%和28%，CBR为84%和67%，出现皮疹者疗效似乎更好，OS两组各为8.3个月和7.0个月，PFS为4.8个月和4.2个月，2年生存率两组各为14/43和0/43。3 ~ 4度的毒性二组相仿。

新药与铂类组成的二药方案间，毒副反应各异，疗效相似，耐受性尚好。各新药毒副反应主要表现为：DOC易引起骨髓抑制，NVB神经、血管毒性和骨髓抑制，PTX有较明显的肌肉关节疼痛、脱发、过敏等，GEM易致血小板下降。因此，这些化疗方案治疗晚期非小细胞肺癌得到广泛认可，第三代含铂双药方案已成为当今治疗转移性NSCLC的标准方案。

不可手术Ⅲ期NSCLC标准治疗是同期放化疗，其mOS为17个月。CALCJB 39801是评价2周期PCb诱导化疗后接着同期放化疗与单纯同期放化疗的临床研究，PCb是标准的化疗模式，同期放化疗为PTX 50 mg/（m^2·w）+ CBP AUC = 2/w，放疗剂量66 Gy，结果表明，有效率、中位生存、2年生存率、中位无失败生存等二组无明显差别。SWOCJ 9504试验，EP+同时放疗 ±3周期多烯紫杉醇巩固治疗提高了Ⅲb期NSCLC的疗效，mOS达26个月，5年总生存率达29%；SWOG0023试验是EP+同时放疗+ 3周期多烯紫杉醇巩固治疗 ± 吉非替尼，加用了吉非替尼并没有进一步提高生存率，与安慰剂相比，吉非替尼更为有害（治疗相关的死亡与显著的不良反应）。

RTOCJ9309是评价Ⅲa期同时放化疗后（45 Gy）手术与根治性放疗（61 Gy）的比较研究，结果表明，手术组最初的总生存要差，但3年后二组的生存率分别为38%和33%，中位生存分别为22.1个月和21.7个月，同时放化疗组治疗相关的死亡为3例，而手术组死亡例数为14例，因而手术减少病情进展改善局部控制，但明显增加了治疗相关的死亡。同期放化疗治疗NSCLC时，选用不良反应低的化疗方案至关重要，如可考虑给予副作用低的多靶向抗叶酸药——培美曲塞。

一线肺癌化疗周期数一般认为4周期较好，疗效好者可给予6周期。

五、一般状态差或老年非小细胞肺癌患者的化疗

老年及PS评分差的患者占据进展期非小细胞肺癌的相当部分，对这部分患者而言，化疗是否受益知之甚少。以往认为化疗的不良反应超过其潜在的益处，因而此类患者往往排除在临床试验之外，但NSCLC的meta分析表明对PS差的患者化疗受益超过最佳支持治疗。

E1594最初纳入66名PS为2的患者，分析发现，此类患者出现了严重的不良反应，试验方案被迫修改，但最终分析表明，与PS0/I的患者相比，不良反应没有明显的差异，5例死亡患者仅2例与治疗相关，中位生存为4.1个月，1年生存率为19%。

CALGB9730对PS2的亚组分析表明，PTX/CBP较单用PTX疗效提高1倍（24%对10%），MST也明显延长（P = 0.017 7），1年生存率（18%对10%）和2年生存率（9%对0）明显延长。

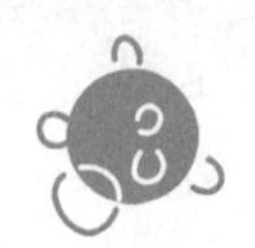

E1599是一个随机的Ⅱ期临床试验，第一次直接比较了各种不同的化疗方案对PS2的患者的疗效和安全性，ORR在GEM/DDP和PTX/CBP分别为22%和13%，疾病控制率两组都为51%，MST两组各为6.7个月和6.1个月，PFS各为3.0个月和3.9个月，1年生存率分别为19%和25%，最常见3～4度的不良反应为中性粒细胞缺乏，两组各为44%和77%。

S0027 Ⅱ期临床试验研究了化疗对老年或PS2的晚期NSCLC的疗效和安全性，方案为3周期的NVB［25 mg/（m^2·w）］接着再予3周期TXT［35 mg/（m^2·w）］，3～4度中性粒细胞缺乏占30%，是最为常见的不良反应。

HeCOG是一个随机的Ⅱ期临床试验，比较了GEM/CBP与单药GEM对PS2的NSCLC的疗效。RR两组各为14%和4%，但无统计学的差异（$P = 0.14$），MST和1年生存率也无明显差别，但联合化疗组较单药组不良反应明显增加，3～4度的粒缺分别为7.5%和2%（$P < 0.0001$），3～4度的血小板减少各为7.5%和0（$P = 0.05$），贫血为7.5%和2%（$P = 0.05$）。故而，两组疗效具有可比性，但联合组不良反应明显增强。

Lilenbaum比较了TXT周方案和3周方案对PS2或老年NSCLC的疗效及不良反应，PS2的患者有效率为17%和18%，TTP和1年生存率两组也无明显差异，但中位生存在周方案组明显延长，二组分别为5.43个月和1.53个月（$P = 0.0192$）。

以上结果可以看出，这部分患者确实能从化疗中获益，但另一方面严重的不良反应使临床医师不得不仔细权衡其利弊，鉴于此，欧洲肺癌专家达成共识，多西他塞的患者宜首选单药化疗，这一点与美国临床肿瘤学会最近所制定的临床指引相一致。

六、二线非小细胞肺癌（NSCLC）的化疗

目前，FDA已批准3种药物作为NSCLC的二线治疗，即多烯紫杉醇、培美曲塞和erlotinib。加拿大的一项研究表明75 mg/m^2的多烯紫杉醇较最佳支持治疗延长生存、毒副作用可以耐受。Fossella比较了多烯紫杉醇、NVB或IFO一线治疗NSCLC的疗效，尽管就中位生存期而言，3种药物无明显差别，但TTP和1年生存率明显TXT较NVB或IFO，ORR在两组中分别为6.7%（D75 mg/m^2）、10.8%（D100 mg/m^2）和0.8%，也有显著的差别。这两项试验奠定了多烯紫杉醇在二线治疗NSCLC中的地位。Schuette在2005年ASCO会议上报道一项多中心Ⅲ期临床研究，对比TXT周方案和3周方案二线治疗NSCLC，有效率分别为12.6%和10.5%，中位生存3周方案为5.8个月，而周方案尚未达到，既往一线未接受PTX患者能明显从周方案中获得生存上的改善。

2003年，Nasser Hanna一项Ⅲ期临床试验比较了多烯紫杉醇和培美曲塞二线治疗NSCLC，有效率两组基本相同，分别为9.1%和8.8%，mPFS都为2.9个月，中位生存时间各为8.3个月和7.9个月，1年生存率两组同为29.7%，但多烯紫杉醇的不良反应明显较培美曲塞严重，表现为3～4度的粒缺，发热、脱发、住院延长、需要更多的GCSF的支持等。

NCIC的一项Ⅲ期临床试验比较了埃罗替尼和安慰剂对既往化疗失败的NSCLC患者的

疗效，PFS 在埃罗替尼组较安慰剂组明显为长，各为 2.2 个月和 1.8 个月，P ＜ 0.000 1，减少了 39%的病情进展风险，mOS 在埃罗替尼组也明显延长，分别为 6.7 个月和 4.7 个月，P ＜ 0.000 1，减少死亡风险 29%，1 年生存率二组各为 31%和 22%，CBR 一组分别为 44%和 ＜ 29%，中位缓解持续时间也较安慰剂为长，各为 7.9 个月和 3.7 个月。另一方面，埃罗替尼较安慰剂延长了症状恶化时间，改善 QOL。亚组分析表明，有效率与基线 PS 值及既往治疗无关，女性、腺癌、不吸烟者效果好，然而，对埃罗替尼有效并不预示着改善 OS，SD/PD 者也能从埃罗替尼获得生存的改善。NCIC CTG BR.21 试验第一次证实了靶向治疗能改善 NSCLC 患者的生存。

Kim 等的一项Ⅱ期临床试验研究了 C225 + 多烯紫杉醇二线治疗 NSCLC，85%的患者 EGFR 表达强阳性，ORR 为 25%，CBR 为 64%，mOS 为 7.5 个月，mPFS 为 2.6 个月。C225 作为一种抗体，其半衰期较小分子药物长，可每周给药，无胃肠毒性，另外其疗效不依赖于 ECJFR 是否突变。

Fanucchi MP 等采用多烯紫杉醇 ± 硼替佐米二线治疗 NSCLC，硼替佐米是蛋白酶体抑制剂，癌细胞的蛋白质代谢作用通常有严重的异常现象，因此其比正常细胞对蛋白质降解的抑制作用更加敏感。此试验的中期分析表明，硼替佐米单药有效率为 10%，联合组为 16%，CBR 各为 27.5%和 61.3%，硼替佐米并没有增加多烯紫杉醇的神经毒性。

一些新的细胞毒药物也进入了 NSCLC 二线治疗领域，如聚谷氨酸化紫杉醇 CT-2103（xyotax）和 TLK286 等，聚谷氨酸是一种很好的生物可分解的大分子载体，与传统紫杉醇相比，CT-2103 胞内半衰期延长，Ⅲ期研究 STELLAR 试验评价 CT-2103 与多烯紫杉醇作为二线治疗 NSCLC，目前正在进行中；TLK286 是一种烷化剂的前药。

一线化疗敏感者建议二线再次化疗，一线化疗疗效不佳或耐受性差，则二线治疗用埃罗替尼。因而，NSCLC 一线治疗的选择宜综合考虑患者的 PS、是否吸烟，以及既往化疗是否有效等。

七、非小细胞肺癌的靶向治疗

晚期肺癌的化、放疗进展缓慢，人们开始关注肺癌的靶向治疗。靶向治疗的成功范例是伊马替尼治疗 CML。20 世纪 90 年代以来，肺癌靶向治疗的研究工作不断深入，亦取得一些进展。

吉非替尼治疗 NSCLC 研究得最为广泛。Ⅰ期研究表明对包括 NSCLC 在内的多种实体瘤有效。IDEALI 和二线或三线治疗 NSCLC 有效率为 9% ~ 19%，优于常规二线化疗药物多烯紫杉醇的 7% ~ 10%的有效率，另外靶向治疗如果有效，它是真正意义上的有效，较化疗有效时间持久。250 mg 剂量组较 500 mg 耐受性好，250 mg 剂量组中 40%获得症状改善，毒副作用包括腹泻和皮疹，皮疹的发生和疗效相关，20 000 余名 EPA 患者中，与药物相关的死亡概率为 0.3%。

BR21 试验是酪氨酸激酶抑制剂治疗 NSCLC 第一次显示出生存优势的临床试验。埃

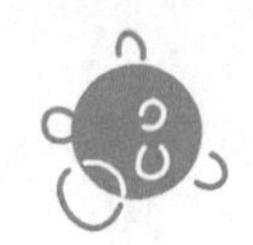

罗替尼有效率为8.9%，与安慰剂相比，PFS更具优势，mOS两者分别为6.7个月和4.7个月（HR = 0.73，P < 0.001），非吸烟者生存更具优势（HR = 0.4）。与乳腺癌HER2和Herceptin疗效关系不同，EGFR过度表达与TK抑制剂疗效间没有显示出关联，目前认为ECJFR激酶区域存有突变和TK抑制剂疗效相关。不吸烟者、女性、腺癌特别是肺泡癌和东方人对TK抑制剂疗效较好，日本人的疗效是西方人疗效的3倍。埃罗替尼的研究显示皮疹与生存明显相关，无皮疹者中位生存1.5个月，Ⅱ~Ⅲ皮疹者为19.6个月，吉非替尼这种关系不如埃罗替尼明显，那么是否应该增加剂量以提高皮疹发生率而改善疗效呢？这一问题有待进一步研究。

EGFRTKIs毒性低，与化疗药物不良反应不叠加，因此人们一直对化疗药物联合TKI治疗NSCLC寄予厚望。然而，两项大型的Ⅲ期临床试验显示，吉非替尼联合一线铂类为基础的化疗（INTACT1和2）与单独化疗相比没有显示出生存优势，可能的原因是TK抑制剂的细胞稳定作用（cytostatic effect）使之不能进入分裂期以至于和化疗药物的细胞毒作用产生了拮抗，另一个可能的原因是有效的患者被大部分无效的肿瘤患者所稀释，亦即，“靶向治疗未能靶向人群”。同样的结果亦发生于埃罗替尼联合化疗的TALENT和TRIBUTE临床试验中。但在TRIBUTE试验中，不吸烟患者化疗合用埃罗替尼较单用化疗却显著地延长了中位生存（22个月对10个月），但这种结果却未出现在INTACT1、2和TALENT试验。

随着靶向药物的不断开发，EGFRTKIs与其他的靶向药物联合治疗NSCLC已成为可能。

Sandler的一项Ⅰ/Ⅱ期临床试验评估了贝伐单抗（A）联合埃罗替尼（T）治疗Ⅲ/Ⅳ期曾接受化疗的NSCLC，40位入组的患者中，最常见的副作用是皮疹、腹泻和蛋白尿，都为轻中度，两种药物间没有药代动力学的相互作用，7例（17.5%）获得了PR，2例MR（5%），CBR为57.5%，mOS和mTTP分别为9.3个月和4.6个月，结果令人惊喜且证实了不同的靶向药物间也能像化疗药物一样联合使用。

八、肺泡癌的内科治疗

肺泡癌（BAC）是肺腺癌中较为少见的一种亚型，多数学者认为BAC是种异源性肿瘤，可起源于细支气管无纤毛的Clara细胞、细支气管黏膜细胞或肺泡Ⅱ型细胞。纯的BAC占所有NSCLC不到5%，因此相对较少，随机前瞻性的临床研究也少，但近年来有增多的趋势。另一方面，也有观点认为，腺癌伴BAC成分，即使大部分表现为腺癌，其生物学行为仍表现为BAC，如果这种观点成立，BAC占NSCLC就远不止2%~3%。与其他类型的肺腺癌相比，BAC有着独特的流行病学、病理学、影像学、临床表现，以及预后等不同特征，如好发于女性、不吸烟者、病变相对局限于胸腔（通过肺泡或淋巴管在肺内播散）、预后相对较好（Ⅲb或Ⅳ期MST为15个月，而其他NSCLC为10个月）、淋巴结和远处转移少见、有同时或异时多原发癌的倾向、常伴有EGFR突变、影像学上表现为斑片状或星状、病灶位于外周、多伴有空泡症、胸膜凹陷症和空气支气管症等，诊断上常与肺炎相混淆。死因主要为肺内播散所致的肺衰竭而非远处转移，一旦出现肺外转移，预后与其他肺腺癌类似。

对于进展期 BAC，目前普遍认为它对化疗相对缺乏敏感性，E1594 试验表明，BAC 有效率低于 5%，而所有试验患者的有效率为 25%，但 BAC 中位总生存更长。S9741 是一项Ⅱ期临床试验，采用持续静滴紫杉醇（140 mg/m^2）

96 小时治疗 53 名未曾化疗的ⅢB～Ⅳ期 BAC 患者，43 名可评价的患者中，12% PR，400 SD，中位总生存为 10 个月，1 年生存率为 45%，BAC 对此方案适度敏感。就此试验而言，单药能达到 12%的有效率也并不让人失望，故目前尚无确切证据表明 BAC 对化疗不敏感。BAC 为分化较好的肿瘤，如给予化疗每周方案可能较好。

IDEAL 试验表明，吉非替尼对 BAC 疗效较好，这引起了肿瘤学家对靶向药物治疗 BAC 极大的兴趣。SWOG0126 是一项最大的前瞻性的吉非替尼治疗 BAC 的临床试验，138 名合格患者中，大部分为女性患者，102 未曾化疗，36 名曾接受化疗，ORR 在这两组患者中各为 19%和 9%，CBR 为 49%和 45%，OS 各为 13 个月和 12 个月，PFS 为 4 个月和 3 个月，皮疹和腹泻为最常见的不良反应，两组中无明显差别。亚组分析显示，女性患者生存更佳（19 个月对 8 个月），有皮疹更佳（13 个月对 5 个月）、PS 0～1 者更佳（15 个月对 5 个月）、不吸烟者更佳（未达到对 10 个月）；有皮疹者有效率高（21%对 0）、女性患者 RR 高（20%对 13%）。吉非替尼可一线治疗 BAC，但目前尚无吉非替尼改善 BAC 生存的Ⅲ期临床试验，而化疗却证实能改善 NSCLC 的生存，由于它起效时间短，对 PS 好的患者如无效可改用化疗。Kris 的一项Ⅱ期临床试验采用埃罗替尼治疗Ⅲb 和Ⅳ期的 BAC，127 例患者纳入研究，25%为“纯”的 BAC，74%为腺癌伴 BAC，29%的患者从不吸烟，59 例可评价的患者中，15 例（25%）获得 PR，“纯”BAC 有效率为 1/14（7%），而腺癌伴 BAC 有效率为 13/44（30%），一年生存率为 58%，不吸烟者对埃罗替尼疗效较好，腺癌伴 BAC 有效率高出“纯”BAC23%。“纯”BAC 疗效并不像人们所预期的那样好，可能系“纯”BAC 患者 EGFR 突变率并不高，腺癌伴 BAC 者突变率更为常见。

（李海峰）

第四节　分子靶向治疗

一、肿瘤靶向治疗的基本概念

随着生物技术在医学领域的快速发展和从细胞分子水平对发病机制的深入认识，肿瘤生物治疗已进入了一个全新的时代。肿瘤分子靶向治疗是利用具有一定特异性的载体，将药物或其他杀伤肿瘤细胞的活性物质选择性地运送到肿瘤部位，把治疗作用或药物效应尽量限定在特定的靶细胞、组织或器官内，而不影响正常细胞、组织或器官的功能，从而提高疗效、减少不良反应的一种方法。

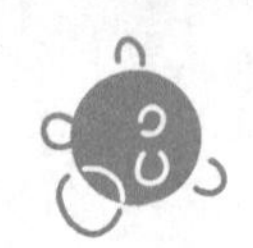

所谓“靶向治疗”，通俗地讲，就是有针对性地瞄准一个靶位，在肿瘤分子治疗方面指的就是针对某种癌细胞，或者是针对癌细胞的某一个蛋白、某一个分子进行治疗。它分为3个层次，第一种是针对某个器官，例如某种药物只对某个器官的肿瘤有效，这个叫器官靶向；第二种叫细胞靶向，顾名思义，指的是只针对某种类别的肿瘤细胞，药物进入体内后可选择性地与这类细胞特异性地结合，从而引起细胞凋亡；第三种是分子靶向，它指的是针对肿瘤细胞里面的某一个蛋白家族的某部分分子，或者是指一个核苷酸的片段，或者一个基因产物进行治疗。分子靶向治疗是目前肿瘤治疗的一个“闪光点”，凭着它的特异性和有效性，已取得很大成功，是目前国内外治疗的“热点”。

传统化疗可以理解为“枪打出头鸟”，主要是针对生长快速地肿瘤细胞。可是除了肿瘤细胞外，正常人体内的某些正常细胞生长繁殖也较快，比如：①血液细胞，由于自我更新活跃，也成为化疗药物打击的对象，所以化疗后会出现白细胞降低、血小板下降、贫血等。②毛囊细胞、黏膜的细胞更新也很快，所以化疗后出现的脱发、恶心、呕吐等，就是毛囊细胞、黏膜细胞受化疗药物的攻击而引起的。③肝脏细胞，被称为体液化工厂，要代谢很多药物。因此化疗后也会造成严重的肝功损害。④生殖细胞，像精子、卵子这些细胞也会受到化疗药物的攻击。因此，化疗药物在针对体内肿瘤细胞的同时，不可避免地会对体内生长旺盛的正常细胞造成不同程度的损害。这样，肿瘤细胞灭亡的同时会造成体内很多细胞的“陪葬”，长此以往只会造成“两败俱伤”。然而，随着机体免疫力被摧垮，肿瘤细胞势必“抬头”，所以，这化疗的盲目性不利于肿瘤的长期治疗，不是真正意义上的靶向治疗。同样，如所谓的靶向化疗、靶向放疗、靶向手术、氩氦靶向及射频靶向等治疗，不可避免也存在对正常组织有较大损伤或治疗不彻底性等问题。

细胞靶向这种治疗又称为“导弹治疗”，它主要利用肿瘤细胞与正常细胞在生物学特性上的不同，具有高选择性，能稳、准、狠地打击肿瘤细胞。rAAV–BA46/HER2–DC/CTL治疗乳腺癌就是一例很好的细胞靶向治疗例子。BA46几乎在所有的乳腺癌体细胞上表达，而且表达在细胞膜上，而在乳腺以外的正常组织内不表达或少量表达，以BA46抗原肽免疫转基因鼠，可在转基因鼠身上诱导出特异的细胞免疫，它是乳腺癌DC治疗非常理想的肿瘤抗原。腺相关病毒（AAV）以其无致病性及能与特异位点整合等优点而成为目前人类基因治疗研究中最理想的病毒载体之一。构建重组的rAAV–BA46表达载体，制备高滴度的rAAV–BA46病毒，为以BA46为靶抗原，基因转导DC来治疗乳腺癌的有效方法。其他类似的治疗还有：治疗前列腺癌的rAAV–PSMA–DC/CTL，治疗多种肿瘤的TIL、A–LAK等。这些细胞靶向治疗均能非常准确、高效地杀灭肿瘤。

分子靶向是靶向治疗中特异性的最高层次，分子靶向治疗是针对可能导致细胞癌变的环节，如细胞信号传导通路、原癌基因和抑癌基因、细胞因子及受体、抗肿瘤血管形成、自杀基因等，从分子水平来逆转这种恶性生物学行为，从而抑制肿瘤细胞生长，甚至使其完全消退的一种全新的生物治疗模式。它是针对肿瘤细胞里面的某一个蛋白质分子，或一个核苷酸的片段，或一个基因产物进行治疗。针对肿瘤细胞与正常细胞之间的差异，只攻击肿瘤细胞，对正常细胞影响非常小，所以说它“稳、准、狠”。

分子靶向治疗在临床治疗中地位的确立源于20世纪80年代以来的重大进展，主要是：①对机体免疫系统和肿瘤细胞生物学与分子生物学的深入了解；② DNA 重组技术的进展；③杂交瘤技术的广泛应用；④体外大容量细胞培养技术；⑤计算机控制的生产工艺和纯化等。特别是2000年人类基因组计划的突破，成为分子水平上理解机体器官，以及分析与操纵分子 DNA 的又一座新里程碑，与之相发展并衍生一系列现代生物技术前沿：基因组学技术、蛋白质组学技术、生物信息学技术和生物芯片技术。除此之外，计算机虚拟筛选、组合化学、高通量筛选都加速了分子靶向治疗新药研究进程。1997年11月美国 FDA 批准利妥昔单抗用于治疗某些 NHL，真正揭开了肿瘤分子靶向治疗的序幕。自1997年来，美国 FDA 批准已用于临床的肿瘤分子靶向制剂已有十数种，并取得了极好的社会与经济效益。

二、肺癌靶向治疗历史回顾

（一）肺癌靶向治疗的萌芽阶段

人们对肿瘤相关抗原的最早观察明显早于蛋白质化学的发展。在1847年 Bence Jones 成为第一个认识到存在肿瘤相关抗原的人。1928年 Brown 才描述了现在被称之为易位激素综合征与肿瘤分泌促肾上腺皮质激素（ACTH）有关。Zondek 于1929年成为第一个经实验室研究证实人类促绒毛膜促性腺激素（HCG）可由正常和恶性滋养细胞分泌。1932年，Cushing 鉴定了 ACTH。1938年，Gutman 首次提出前列腺癌与酸性磷酸酶之间的关系。

开展于20世纪50年代的免疫测定是抗血清最早的应用之一，并刺激了其他方面的发展。抗原包裹的红细胞、乳粒、皂土被抗血清所粘着。红细胞凝集素抑制素被广泛应用。Yalow 和 Berson 1959年提出放射免疫学观点前，用放射性核素氯胺 T 给蛋白示踪。Hunter 和 CJreenwood 提出，如果抗体能在体外得到证实和抑制肿瘤的产生，能否在体内得到应用。

综上所述，1847年 Bence Jomes 发现肿瘤相关抗原和1940年 Hunter 提出抗肿瘤抗原的抗体，是肺癌靶向治疗萌芽阶段的两个重要标志。

（二）肺癌靶向治疗新理论形成阶段

1. 靶向抗体的发现

1942年 Gorner 首先报告抗肿瘤抗血清能抑制动物体内的肿瘤生长。这项研究工作早于人类对移植抗原的认识，并假设抗肿瘤抗血清不是作用于肿瘤相关抗原而可能是作用于肿瘤本身。这个假设以后被其他科学工作者证实。以后人们还发现抗肿瘤抗血清的作用是有限的，且作用于部分肿瘤细胞。此外，亦有研究观察到抗肿瘤抗血清亦能刺激肿瘤生长。因此，抗肿瘤抗体以“弹共”的方式附载在抗肿瘤载体上是符合逻辑和理想的。

在体内，抗血清直接作用于肿瘤产物的应用是可以预见它的发展的。1967年，当 Ghose 等用 ^{131}I 标记的抗体在肿瘤诊断和治疗中开始充当角色。

随着1965年 Cold 和 Freenman 发现癌胚抗原（CEA），肿瘤标志物研究也日益加速。

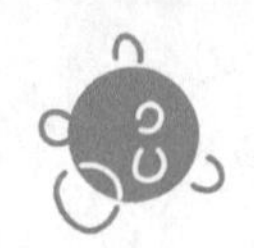

天然抗血清的纯化被 Mach 等用于抗 CEA 抗血清的制备。Cold 和 Goldberg 于 1978 年率先用 ^{131}I 标记的多克隆抗血清和伽马相机做免疫闪烁扫描。1980 年，多个研究小组证实 CEA 和 hCG 抗体存在于人的肿瘤里，在体内表达相应抗原。

这些研究证明，肿瘤中抗体的含量比较低，且这些抗体均保持循环状态。如果抗体直接作用于肿瘤产物能在体内显示肿瘤的位置用于诊断目的，那么不管它是否能用于治疗都能引起人们的兴趣。实际上，发展新的和更多的治疗方法的动机只是保证在诊断领域能预知更多的可靠进展。

在 20 世纪 70 年代末期和 20 世纪 80 年代早期，将各种细胞毒素与抗体结合直接作用于肿瘤相关细胞的研究工作十分活跃。然而研究工作也遇到了许多难题，非肿瘤组织快速的分解代谢导致不良的药代动力学、不良的细胞内吞作用、药物释放和抗原表达的异质性等问题均限制了药物抗体集合物的疗效。但是，临床前研究还是证实药物抗体集合物与单一药物比较，其疗效仍然优于后者。20 世纪 80 年代中期，药物抗体集合物的研究工作开始逐渐冷落。此时，脂质体靶向运送药物和脂质体多聚体靶向药物研究开始兴起。

2．非抗原靶向受体的发现

（1）碘与其他碘制剂：早在 1825 年，已证明甲状腺功能亢进时，甲状腺肿区域缺碘。在 20 世纪 30 年代末从回旋加速器获得的放射性碘，很快就在甲状腺的问题上获得应用。碘是第一个靶向介质，^{131}I 是第一个靶向治疗介质。

内分泌器官分泌的激素送达到对这些激素表达受体的器官，由激素受体组织发生的肿瘤继续表达这些受体。业已发现许多化合物可以被某些癌选择性的吸收。^{131}I 标记的代谢性碘苯胍可用于监测肾上腺髓质的嗜铬细胞瘤、神经母细胞瘤、甲状腺癌。由于胰腺合成的酶来源于氨基酸，因此有人提出 ^{75}Sr 标记的硒代甲硫氨酸可在胰腺中沉淀。

还有一些能引起人们兴趣的复合物可作为对成像敏感的物质在肿瘤内聚积。这些物质包括氯 - 苯二甲蓝等染料。成像物质和抗体联系就变成聚合体。

（2）酶抑制剂：对肿瘤细胞分泌的酶的研究已有很长历史。肿瘤细胞侵袭和转移到远处的能力说明它们分泌的酶能促进这个过程。癌细胞侵入组织不得不克服各种障碍，如压力、移动、细胞溶解酶的作用。肿瘤分泌的金属蛋白酶抑制剂通过降解胶原质、层粘连蛋白、蛋白聚糖、蛋白酶，从而消除了肿瘤细胞侵袭的物理屏障。

（3）叶酸受体：对叶酸的认识和它在细胞复制中扮演的角色始于 1898 年对蝴蝶翅膀蝶呤的研究。自 1980 年以来，越来越多的人开始关注叶酸受体，主要是叶酸受体吸收叶酸类似物如氨甲蝶呤的影响上。这些研究主要的贡献是证实了叶酸在细胞积聚和叶酸依靠这些受体发挥的作用。叶酸进入细胞是通过载体蛋白，如简化的叶酸载体或通过叶酸受体，受体介导了内吞作用。叶酸药物复合物能经过叶酸受体进入细胞。当叶酸的伽马羧基与药物共价结合，与受体的亲和力不变，内吞作用继续。

也已证明叶酸受体在许多人类肿瘤过度表达，包括卵巢、肾、子宫、睾丸、脑和造血细胞的肿瘤。叶酸受体高的亲和力使它们成为对放射药物具有吸引力的目标。很明显，恶性肿瘤细胞不是唯一过度表达叶酸受体的细胞，正常细胞的更新对叶酸的吸收限制了叶酸复合物的特异性。然而，叶酸受体是受欢迎的没有抗原的受体，它的灵活性能应用于靶向药物的开发。

3．肿瘤脉管系统用作靶向治疗靶点的发现

在20世纪初人们就已认识到移植瘤的生长有赖于宿主的血供。1945年Algire和Chalkey提出引起毛细血管内皮在体内生长是肿瘤细胞的特质，但这些观点直到1971年Folkman开创的研究证实了血管生成因子的存在，才被接纳。Folkman提出肿瘤直径几毫米时抑制其血管生成可以阻止肿瘤的生长。以后，肿瘤血管的结构、它们的渗透性、肿瘤血流、血管生成因子和肿瘤血管生长抑制物成为各种研究的主题。肿瘤血管肌肉纤维的缺失是肿瘤对于血管活性因子反应的一个重要因素。新生血管抗原标记的认识，生长因子的认识，受体的认识导致了一个新的研究方向。肿瘤坏死是由于缺氧和血供不足所引起，减少血流就会增加肿瘤坏死的数量。

4．肿瘤坏死因子（TNF）和TNF诱导介素

TNF是由巨噬细胞和淋巴细胞在抗感染过程中产生的17kD分子量的蛋白质，在种植的鼠肿瘤中它介导了出血性坏死。虽然TNF具有抗小鼠肿瘤的作用，但在临床试验中由于其副作用大而限制了临床应用。

FAA一种人工的类黄酮，在抗试验鼠的肿瘤中表现了活性，它的活性能通过联合注射IL-2得到提高。在人体内，不管是否IL-2存在，FAA都不具有抗肿瘤作用。据报道，非抗凝肝素与皮质甾体C20酮结合物的衍生物能明显抑制肿瘤血管生成。在乳腺癌患者模型中已证明右旋糖酐衍生物能明显抑制肿瘤血管生成。

血管内皮生长因子（VEGF），也称为血管渗透因子，被证实为多功能的细胞因子。后来发现VEGF能直接作用于人工培育的内皮细胞。

（1）血管生成抑制剂：在20世纪90年代，发现了2个重要的血管抑制因子，血管抑素和内皮素。它们是通过抑制血管内皮的增生来控制肿瘤生长和转移。

（2）微管蛋白结合剂：各种微管蛋白结合剂可引起肿瘤血管破坏，第一个被应用的微管蛋白结合剂是秋水仙碱。

5．脂质体

脂质体的研究工作开始于20世纪60年代后期，虽然早在此之前就已对磷脂的扩散进行了研究。早期研究主要局限在脂质体作为蛋白质，包括酶载体的应用潜力。以后则转向作为药物载体研究。

长期以来，脂质体被当作免疫辅助药物而应用。最近，脂质结合含氧甲基聚乙烯乙二醇与高碘酸盐氧化鼠IgG抗人类表皮生长因子受体结合，可延长循环时间和标记的免疫原性。而用聚乙二醇包被的脂质体具有低免疫原性和循环时间明显延长。

6．大分子用作靶向制剂

1975年，Ringsdorf暗示具有生物降解的水溶性聚合物可以被用来在癌的位置上释放

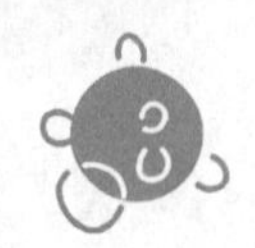

药物，接着才是聚合体－药物复合体的真正发展。聚合体能聚集在癌的位置的基本原理概括起来有两个方面：肿瘤血管的渗透性，缺乏淋巴液。1995 年 Seymour 等报道了分子量为 22 ~ 778 kD 可溶性联合聚合体的作用。大于肾滤过分子的聚合体表现渐进的肿瘤积聚，给药后超过 50 小时肿瘤与肌肉比为（6 ~ 12）：1。

7．多步骤靶向系统的发现

（1）抗体导向的酶前体药物治疗：1987 年 Bagshawe 第一次提出抗体导向的酶药前体药物治疗（ADEPT）。其方法是通过将药物包被在一个作用于肿瘤相关抗原的抗体中，然后再将药物定位在肿瘤的一种酶中。这个用来将一个无毒的前体药物转化为高毒性的药物的靶向治疗方法，叫作抗体导向的酶前体药物治疗。细胞毒性药物是低分子量的，能比大分子量的抗体酶复合物更易通过肿瘤扩散，因此这个药物有更好的旁观效应。

（2）VDEPT 和 GDEPT：1991 年 Huber 等提出通过病毒载体向肿瘤细胞内导入相应的基因序列，肿瘤细胞能合成相应的酶。这种方法被称为病毒载体介导的酶前体治疗（VDEPT）或基因序列介导的酶前体治疗（GDEPT），该种方法可能有较广阔的应用前景。通过限制表达肿瘤标志物的酶的表达，可以获得特异选择性药物。另一种选择是应用多聚体来运送药物到肿瘤的方法，叫作多聚体介导的酶前体药物治疗（PDEPT）。

肺癌靶向治疗的新理论形成阶段（1942—1989）3 个主要标志是。

1）1942 年 Gorer 发现抗肿瘤血清。

2）1967 年 Ghose 用 ^{131}I 标记的抗体用于肿瘤诊断和治疗。

3）1971 年，Folkman 提出肿瘤生长有赖于肿瘤血管生成。

（三）“肺癌靶向治疗”从理论证实到转化为药物开发阶段

从 20 世纪 90 年代以后，“肺癌靶向治疗”的研究工作不断深入，并取得了一系列丰硕成果，使“肺癌靶向治疗”理论得到了客观试验依据的支持，并由此开发出了许多“靶向药物”。1990 年发现半合成物 TNP-470，动物试验证明有明确的血管抑制作用；1992 年 Macchiarini 等发现了微血管密度和转移发生的关系；1993 年 Kim 等人发现了血管内皮细胞生长因子（VECJF）1994 年 Folkman 研究小组的 O'Reilly 博士发现血管抑素（angiostatin）；1997 年 O'Reilly 博士又发现了内皮抑制素（endostatin）；1999 年 Ferrara 发现了血管内皮细胞生长因子的受体（VEGFR），以及其他药物如反应停（thalidomide）具有抑制血管生成和抗肿瘤作用等。下面对其中几个重要的发现做简要的介绍。

1990 年，Fujita 等人报道了 TNP-470 的合成及其抑制血管生成的作用。TNP-470 是一种半合成的烟曲霉素的衍生物，对血管内皮细胞有特异性的抑制，动物研究发现，它可以明显抑制原发肿瘤和转移灶的发生。TNP-470 抑制肿瘤成剂量依赖性。动物试验表明对多种肿瘤有抑制作用，并能延长动物的存活期。该药的Ⅰ期临床和Ⅱ期临床试验均在进行中，Ⅰ期临床试验包括单药和与多西紫杉醇、顺铂联合用药治疗实体瘤的研究，另一项Ⅱ期临床研究是与健泽联合同时联合放疗治疗胰腺癌的研究。

1993 年，Kim 等人报道，发现有 3 种人肿瘤细胞生长是依赖于血管内皮细胞生长因子对新生血管形成的促进作用，应用抗 VEGF 的抗体阻断 VEGF 的效应后肿瘤的生长即受到明显抑制。以后随着血管内皮细胞生长因子受体的发现，多种抗 VEGF 和 VEGFR 的单克隆抗体被研制出来并开始临床试验，如 CJenetech 公司开发的 thuMABVEGF，在 2000 年 5 月进入Ⅱ期临床，治疗Ⅲ B 和Ⅳ期 NSCLC，目前已进入Ⅲ期临床试验。由美国遗传技术研究公司研制的 Bevacizumab（Avastin）已经完成了Ⅱ期临床，进入Ⅲ期临床研究。该药的Ⅱ期临床是在结肠癌患者中进行的，约 800 例患者参加了试验。结果发现与该药联合化疗的试验组患者比单纯化疗的对照组患者有效率提高 10%（45% ： 35%）。

与 VEGFR 相关的另一药物是 VEGFR 酪氨酸激酶抑制剂。目前已知的有 Sugen/ 法玛西亚公司开发的 SU5416，阿斯利康开发的 ZD6474，还有 Sugen 与法玛西亚公司开发的 SU6668 等。这些药物均在不同的Ⅰ ~ Ⅲ期临床研究中。

1994 年，O'Reilly 博士发表论文提到 angiostatin（血管抑制素）是通过长期的试验研究得出的分子量为 38 kD 的蛋白质，它具有抑制血管内皮细胞增生的活性。血管抑素的试验室研究比较多，临床研究则比较少。有一项临床研究结果发表在 2000 年的《临床癌症研究》杂志上，这是一项有 143 例 NSCLC 患者参加的研究，其中有 34 例（24%）肿瘤有血管抑素的表达，这些患者的生存期比没有血管抑素表达者长。

1997 年，O'Reilly 博士在《Cell》杂志上发表文章宣布了血管内皮抑制素（endostatin）的发现。血管内皮抑制素是一个 20kD 的蛋白，由 184 个氨基酸组成。人体内有极微量的内皮抑素存在。O'Reilly 博士利用重组并纯化的内皮抑素进行的体外试验证明，对牛血管内皮细胞有特异的抑制增生作用，而对非血管内皮细胞系细胞、平滑肌细胞等无抑制作用。体内药效学证明，可抑制鸡胚尿囊膜的毛细血管生长，对接种的 Lewis 肺癌、T241 纤维肉瘤和 B16FIO 黑色素瘤的小鼠有明显的抑瘤作用，免疫组化表明内皮抑素能阻断血管成长，并通过抑制血管生长，使肿瘤处于休眠状态，不再生长，从而起到抗肿瘤作用。美国 EntreMed 公司于 1998 年 10 月至 2000 年 7 月进行了重组人血管内皮抑制素的Ⅰ期临床试验。Ⅰ期临床在美国的 3 个癌症中心进行，结果：参加试验的有 60 多位患者，20 多种肿瘤类型；该药的安全性好；有一个患者达到 PR，其他患者有的出现部分缩小，有的病情稳定，有的稳定时间达 1 年。尽管Ⅰ期临床未达到预先设想，但也观察到了内皮抑素在人体具有较好的生物学活性。目前在美国有几个内皮抑素的临床研究正在进行，但均处于Ⅰ ~ Ⅱ期，没有太多的进展。

“肺癌靶向治疗”从理论证实到转化为药物开发阶段（1990—2000）的主要标志包括以下几种。

（1）1990 年，发现半合成物 TNP-470。

（2）1993 年，Kim 发现抗 VEJF 抗体阻断 VEGF 后肿瘤生长受抑。

（3）1994 年，O'Reilly 发现 angiostatin。

（4）1997 年，O'Reilly 发现 endostatin。

（5）1999 年，Ferara 发现 VEGFR。

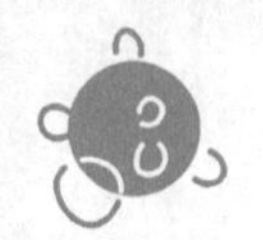

（6）2000年，thuMAbVEGF进入Ⅲ期临床试验。

（7）2000年，avastln进入Ⅱ期临床。

（四）“肺癌靶向治疗”临床试验和推广应用阶段

目前，全世界有近80种靶向治疗制剂在进行临床试验，其中约50多种与肿瘤靶向治疗有关。在已批准进入临床试验的靶向制剂中，以肿瘤血管生成和表皮生长因子受体为靶点的靶向药物约占所有靶向制剂的60%。因此，下面将以抗血管生成靶向制剂为重点，加以介绍。

目前，美国大约有20个血管生成抑制剂在进行临床研究，在MD Anderson癌症中心，就有10～15个这类的药物在进行临床试验。在日本也有6种血管新生抑制剂在临床试验中。这些以上临床的药物都遇到不同的困难和问题，所以至今没有一个药物得到批准上市，其中有的药物甚至已在此阶段徘徊了10年，仍未得到理想的结论。大家所面临的问题是如何才能将这类药物合理地应用于临床治疗。因此，肿瘤研究人员，特别是临床医师遇到了更多挑战，并要付出更大的努力才能使肿瘤靶向药物，尤其是抗肺癌血管生成靶向药物的研究工作得到更大的发展。

三、肺癌靶向药物简介

（一）以表皮生长因子受体（EGFR）为靶点的肺癌靶向治疗

人类表皮生长因子受体家族由4个受体成员构成：HER1、HER2、HER3及HER4。表皮生长因子受体（EGFR，cerbB1）是ErbB家族成员之一。EGFR由细胞外区、跨膜区和细胞内区构成，通过细胞外区结合配体（如EGF、TGFα和HBEGF）而被激活。配体与EGFR结合导致细胞内区的自动磷酸化，以及细胞内酪氨酸激酶活性的激活。酪氨酸激酶磷酸化常伴随下游信号传导蛋白分子（包括Src2、GRB2、SH3和SOS）的激活。由上述受体－配体复合物介导的下游信号导致不同信号通路的激活。

EGFR是一分子量为170 kD的跨膜糖蛋白，存在于大多数细胞中，在多种肿瘤中都有过表达，如非小细胞肺癌（NSCLC）中鳞癌EGFR表达率为85%，腺癌和大细胞癌为65%，而小细胞肺癌罕见EGFR表达。EGFR高表达的肿瘤细胞增长迅速，容易发生转移，复发率高。因此被认为是非小细胞肺癌靶向治疗的一个比较理想的分子靶点。有3种方式可以用来靶向定位EGFR本身：①酪氨酸激酶抑制剂与EGFR胞内部分的磷酸化酶位点结合，阻止磷酸化酶的活化。目前已有多种药物开发，以吉非替尼和埃罗替尼为代表。②单克隆抗体与HER的胞外区结合从而阻断其活化。以HER2特异性的Herceptin及HER1/EGFR特异性单抗Cetuximab（C225）为代表。③设计和合成EGFR拮抗剂，目前尚未取得突破性进展，还有漫长的路要走。

1．吉非替尼

吉非替尼是一种小分子量的苯胺喹唑啉类化合物，口服后吸收相对较慢，血浆药物浓度峰值（Cmax）出现在3～7小时，半衰期介于27～41小时，剂量范围在

10 ~ 100 mg，Cmax 及 AUC 0 ~ 24 小时和剂量之间呈线性上升关系。吉非替尼总的血浆清除率接近 500 mL/min，多数是通过胆汁排泄到肠道。

Ⅰ期临床试验证明安全性良好，最常见的毒副反应为腹泻、皮疹、恶心及乏力，无骨髓或肾毒性，罕见肝毒性，偶见一过性角膜损伤，推荐临床剂量为每日 250 mg，口服。有两个大规模多中心双盲的Ⅱ期临床试验，入组患者被随机分配进入 250 mg/d 和 500 mg/d 两个剂量级，研究的目的是比较两个剂量级的疗效和毒副反应的差别。IDEAL1（IressaDose Evaluationln Advanced Lung Cancer）在欧洲、澳大利亚、南非，以及日本进行，入选病例为至少曾接受过一个含铂方案化疗的Ⅲ / Ⅳ期 NSCLC 患者。210 例患者使用吉非替尼后有效率 19%（39/209），疾病控制率 54%，症状改善率 40.3%。IDEAL2 在美国进行，入选病例则为曾接受过两个以上方案（铂和紫杉醇的联合或分别应用）化疗的Ⅲ / Ⅳ期 NSCLC 患者，216 例用药后有效率 10%，疾病控制率 36% ~ 42%，症状改善率 35.1% ~ 43.1%。进一步分析发现患者 EGFR 表达水平与疗效并无明确关系。女性、腺癌包括细支气管肺泡细胞癌、不吸烟者及日本人疗效较高。40% ~ 43%的患者症状改善出现较迅速，多在服药 8 ~ 10 天后出现。治疗有效者比无效者生存期有改善。吉非替尼每天 250 mg 是合适剂量，每天 500 mg 的较高剂量虽可获得相似疗效，但皮疹和腹泻等 3/4 度的毒性反应则较高，ADRS 发生率也较高。Ⅲ期临床实验 IN TACT 是两个大规模、随机、双盲、安慰剂对照的多中心Ⅲ期临床试验的简称，分别由荷兰自由大学医学中心的 Giaccone 和美国 Vanderb ilt-Ingram 癌症中心的 Johnson 主持，也称为 IN TACT-1 和 IN TACT-2 研究，目的是探讨吉非替尼作为肺癌一线用药的可能性，以及证实联用化疗药物是否有协同作用。两个研究的设计基本相同，初治的晚期非小细胞肺癌患者被随机分成化疗 + 低剂量吉非替尼（250 mg/d）组、化疗 + 高剂量吉非替尼（500 mg/d）组和化疗 + 安慰剂组。IN TACT-1 采用化疗方案为吉西他滨（1250 mg/m^2，d1、d8）+ 顺铂（80 mg/m^2，d1），全组收治不能手术的Ⅲ / Ⅳ期非小细胞肺癌 1097 例；INTACT-2 采用的化疗方案为紫杉醇（225 mg/m^2，d1）+ 卡铂（AUC = 6.0），全组收治晚期非小细胞肺癌 1037 例。结果显示：化疗 + 吉非替尼组（低剂量或高剂量）与化疗 + 安慰剂组在总生存期差异无显著性（IN TACT-1：9.9 个月、9.9 个月和 11.1 个月。IN TACT-2：9.8 个月、8.7 个月和 9.9 个月）。提示在常规化疗的基础上加吉非替尼并不能提高晚期非小细胞肺癌的化疗有效率。

吉非替尼作为初治晚期 NSCLC 患者一线治疗的研究也有报道。在日本的 3 个小样本Ⅱ期临床试验中发现有效率 26.5% ~ 33.3%。在韩国 54 例患者的研究中其有效率高达 61.1%，疾病控制率为 72.0%，1 年生存率达 78.5%。在中国台湾的 52 例 NSCLC 患者中，21 例初治患者的有效率为 38.1%，而 1 个周期以上化疗失败的 31 例患者有效率仅为 16.1%。因此，在非吸烟者、亚洲人种和腺癌患者中，吉非替尼作为一线治疗药物，其抗肿瘤效应可能超过细胞毒性药物。

吉非替尼在 NSCLC 脑转移的治疗中也有一定的价值。Nammba 等报道了 15 例 NSCLC 脑转移患者口服吉非替尼 250 mg/d 单药治疗的结果，其中 9 例患者在出现脑转移灶缓解的

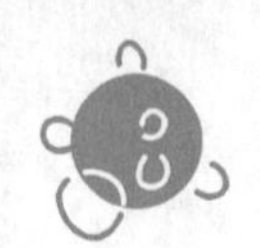

同时肺部原发灶也出现缓解（1例脑转移病灶完全缓解）。Hotta等在14例脑转移NSCLC患者单药吉非替尼治疗的研究中，客观有效率为42.9%（6/14），其中1例达到CR、5例达到PR，中位生存期9.1个月。Chiu等报道21例脑转移患者中颅内病变的缓解率为50%，疾病控制率为90.5%。这些初步的研究显示吉非替尼对NSCLC脑转移也有一定疗效，但其治疗价值仍然需要大样本的前瞻性随机对照临床研究来得到证实。在EAP（吉非替尼全球慈善供药试验）项目中有21 064例患者接受了吉非替尼的治疗，1年生存率达29.9%，中位生存期为5.3个月，而在非吸烟者、女性、腺癌和日本种族人群中，吉非替尼有效率更高。Miller等得出了相似的结论，并认为K-ras基因突变是不利因素。Baily等发现EGFR的表达与吉非替尼的疗效无明显相关性。Chang等报道接受吉非替尼治疗的患者疗效与先前接受化疗方案的多少呈负相关。Cella等认为患者的症状缓解与生存期有关，症状缓解不佳的患者预后亦差。在影响吉非替尼疗效的因素中，EGFR基因的突变和HER-2/HER-3的表达水平是最令人关注的。

Cappuzzo等的研究发现ECJFR突变的患者在接受吉非替尼治疗后的疗效要明显好于基因无突变和蛋白不表达者。Haber等对119例NSCLC患者进行EGFR18、EGFR19、EGFR21外显子突变检测，结果显示日本人群中基因突变率为26%，美国人的突变率为2%。在病理类型上，腺癌突变率为21%，而非腺癌仅为2%；在男女性别方面，男性突变率9%，女性为20%。这似乎可以解释吉非替尼在某些特殊人群中有效率较高的原因。体外研究显示，EGFR突变后表现出对EGF所致酪氨酸激酶活性增强（2～3倍），但不影响蛋白的稳定性，并且对吉非替尼的敏感性增加。

在发现EGFR酪氨酸激酶抑制剂的疗效与EGFR突变相关后，美国科学家Dr. William Pao和他的同事发现EGFR基因中获得性突变可致使肺腺癌丧失对吉非替尼和埃罗替尼的敏感性，由此看来是EGFR基因中第二个突变（现在认为是位于EGFR激酶区的T790 M）导致了对长期使用这些药物的患者产生获得性耐药。这些发现是基于5个对吉非替尼或埃罗替尼获得性耐药的患者的基因分析而获得的。作者注意到原发敏感的EGFR突变中，其中两个患者基因中有一段20个氨基酸的突变，现在认为是T970 M，位于EFR的激酶区，其中包括了蛋氨酸代替苏氨酸的置换。2006年ASCO会议中，Pao报道了其最新研究成果，研究者对18例NSCLC对埃罗替尼有效患者在产生耐药后，检测了EGFR T970 M和K-ras，结果提示，EGFR-TKI获得性耐药的产生与T970 M相关，而与K-ras突变无关。Pao等进一步报道，EGFR突变型除了吉非替尼治疗有效外，还对埃罗替尼高度敏感。因此，检测到EGFR基因突变，可考虑选用吉非替尼或埃罗替尼。

除以上因素可能影响吉非替尼的疗效外，还有一些研究报道肺部多个病灶、胸膜的受侵、胸部放疗史也可能是预测吉非替尼疗效的因素之一。吉非替尼最常见的不良反应是痤疮样皮疹和腹泻。但值得提出的是，间质性肺病可能是最严重的不良反应。其发生率各家报道不一。全球92 750例治疗后间质性肺病的发生率为0.99%，但在亚洲人群中发生率较高（5.4%）。既往肺部纤维化、胸部接受放疗和PS评分较低者更容易发生这一不良反应。

2. 埃罗替尼

埃罗替尼属喹唑啉类化合物，是人Ⅰ型表皮生长因子受体（HER1/EGFR）酪氨酸激酶抑制剂，其抗肿瘤作用机制主要为抑制ECFR酪氨酸激酶胞内磷酸化。埃罗替尼口服后60%吸收，半衰期约36小时，主要由CYP3A4代谢清除。口服Tarceva150 mg的生物利用度约60%，4小时后达血浆峰浓度。对591例接受单药埃罗替尼治疗的药代动力学分析显示，达到稳定血药浓度需7 ~ 8天，患者的年龄、体重、性别与药物的清除速率无显著关系，吸烟可使药物清除率增加24%。美国FDA批准用于NSCLC的二线或三线治疗及联合健泽治疗晚期胰腺癌。在Ⅱ期临床研究中，主要是针对接受过铂类和（或）泰素帝为基础的一线、二线化疗失败的晚期NSCLC患者，随机分为治疗组或安慰组，共427例患者接受了埃罗替尼治疗，211例患者接受了安慰剂治疗。结果显示，埃罗替尼组肿瘤缓解率为9%（包括1例CR，8例PR）、安慰剂小于1%，疾病稳定患者埃罗替尼组为35%、安慰剂组为27%，疾病进展患者埃罗替尼组为38%，安慰剂组为57%。中位肿瘤缓解时间（response duration，RD）埃罗替尼组为7.9个月（95% CI：5.7 ~ 10.6个月）、安慰剂组为3.7个月（95% CI：2.9 ~ 4.4个月）。中位生存期（ST）埃罗替尼组为6.7个月，优于安慰剂组（4.7个月），风险度比（HR）为0.73（95% CI：0.6 ~ 0.87，P = 0.000 1），1年生存率两组分别为31%和22%。中位无疾病进展时间（TTP）埃罗替尼组为2.23个月，优于安慰剂组（1.84个月），HR为0.61（95% CI：0.51 ~ 0.73，P < 0.000 1）。有关生活质量评估中，咳嗽、呼吸困难、疼痛3项症状出现恶化的时间埃罗替尼组分别为4.9个月、4.73个月、2.79个月，安慰剂组分别为3.68个月、2.89个月、1.91个月，埃罗替尼组优于安慰剂组（P分别为0.04、0.01、0.02）。本研究为第一个关于表皮生长因子受体抑制剂可延长一线或二线治疗失败的晚期NSCLC患者生存期的随机研究报道。在Ⅲ期多中心临床研究中，美国以外的国家进行了TALENT研究，共1172例未接受过化疗的晚期NSCLC患者，随机应用顺铂/健泽方案联合埃罗替尼（150 mg/d）或安慰剂治疗。埃罗替尼联合化疗组中位ST、TTP及1年生存率分别为301天（95% CI：274 ~ 315天）、167天（95% CI：146 ~ 83天）和41%，安慰剂联合化疗组分别为309天（95% CI：282 ~ 343天）、179天（95% CI：154 ~ 202天）和42%。埃罗替尼组与对照组无统计学差异。埃罗替尼组3 ~ 4度腹泻和皮疹发生率分别为6%和10%，较对照组（均 < 1%）高，其他副作用发生率两组相当。在美国进行的TIBUTE研究中，共1059例未接受过化疗的晚期NSCLC患者，随机应用卡铂/紫杉醇方案联合埃罗替尼（150 mg/d）或安慰剂治疗。埃罗替尼联合化疗组526例，对照组533例。埃罗替尼组中位ST为10.8个月、安慰剂组为10.6个月，HR为0.99（95% CI：0.86 ~ 1.16，P = 0.95）。埃罗替尼组中位TTP为5.1个月、安慰剂组为4.9个月，HR为0.94（95% CI：0.81 ~ 1.08，P = 0.36）。埃罗替尼组和对照组1年生存率分别为46.9%和46.3%，肿瘤缓解率分别为21.5%和19.3%（P = 0.36），缓解持续时间分别为5.5个月和5.0个月（P = 0.32）。两组不良事件的发生率均为99.5%，除腹泻、皮疹以外严重不良事件的发生率分别为47.7%（埃罗替尼组）和43.2%（对照组）。

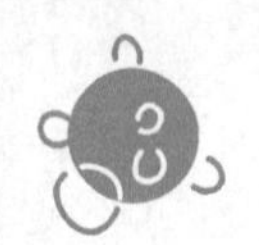

两组均无统计学差异。一项研究显示，对初治的晚期 NSCLC 患者，埃罗替尼联合顺铂 / 健泽方案或联合卡铂 / 紫杉醇方案不能延长患者的中位生存期或无疾病进展时间。

3．IMC–C225

IMC–C225 是一种人 / 鼠嵌合型抗 EFCJR 单克隆抗体。它通过阻断 EGF 和 TGF–α 与 EGFR 的结合，抑制相关配体与 ECFR 结合后的酪氨酸激活，最终抑制肿瘤生长。

应用 IMC–C225 的临床前研究获得了以下意见：① IMC–C225 阻断 EGF 和 TGF–α 与 EGFR 的结合，阻止了 EGFR 同源和异源二聚体的形成。② IMC–C225 在动物模型中能诱导头颈部癌和 NSCLC 肿瘤细胞静止。③ IMC–C225 能抑制 CDK 激活，是通过上调 p27、Rb 去磷酸化实现的。④ IMC–C225 处理的细胞株出现细胞周期停止，Bax/Bcl–2 比例增加，以及凋亡指数增高。⑤ IMC–C225 能降低头颈部鳞状细胞癌细胞株中 DNA 修复酶水平。⑥ IMC–C225 在体内外具有广泛的抑制多种肿瘤细胞生长的作用。

这些最初的研究结果唤起人们联合应用 IMC–C225 联合化疗和放射治疗肿瘤的兴趣。放疗能使 ECJFR 信号快速失活。反之，EGFRK 信号的扩增与肿瘤产生放疗耐受、诱导肿瘤细胞增生分裂、促进 DNA 修复、MAPK 和 PI–3 激酶信号通路激活有关。这样通过下游转录因子导致肿瘤细胞存活；这些下游转录因子能促进肿瘤血管生成、细胞增生和转移。此外，ECJFR 表达水平与放疗治疗控制细胞生长呈负相关。

从放疗联合化疗的研究中，表明：①应用 IMC–C225 联合放疗治疗鳞状细胞癌，可获得相加的细胞毒作用，表现为凋亡增加、血管生成受抑制；②多剂量 IMC–C225 联合放疗治疗小鼠皮下头颈部接种肿瘤，肿瘤成瘤性明显受抑制；③在 IMC–C225 敏感的 NSCLC 细胞株，IMC–C225 联合化疗和联合放疗均具有相加的协同作用；④对 IMC–C225 的反应似乎预示其与放疗和化疗具有协同作用；⑤在 IMC–C225 敏感细胞株，应用 IMC–C225 后活化的细胞信号蛋白的表达改变十分迅速，且持续至少 24 小时。

Ⅱ期临床研究中，54 例复发的 NSCLC 患者联合多西紫杉醇和 IMC–C225 治疗，有效率 22.2%，无病生存时间 2.6 个月，中位生存时间 7.5 个月，主要的不良反应是痤疮样皮疹、腹泻、乏力、发热寒战等；另一组研究是 IMC–C225 联合健泽 / 卡铂治疗初治晚期 NSCLC 患者，有效率为 29%，中位生存时间 320 天。2004 年 ASCO 年会上报告了 IMC–C225 联合诺维本 / 顺铂的随机对照研究，联合化疗组与对照组的有效率分别为 31.7% 和 20.0%，无疾病进展时间分别为 4.7 个月和 4.2 个月，1 年生存率分别为 32% 和 26%，2 年生存率分别为 14% 和 0，结果显示 IMC–C225 联合诺维本 / 顺铂可以提高疗效，但不良反应也增加。

4．其他

ABX–EGF 是人源化抗 EGFR 单克隆抗体，已通过Ⅰ期临床研究，但尚没有较多的Ⅱ期临床研究的结果。Herceptin 是抗 Her/neu 的单克隆抗体，最早是被 FDA 批准用来治疗 Her/neu 过表达的乳腺癌，目前正在 NSCLC 中进行Ⅱ期临床研究。伊马替尼（imatinib，STI571）是一种酪氨酸激酶 c–kit 抑制剂，其研究主要集中在小细胞肺癌（SCLC），目前报道很少。

（二）以血管生成为靶点的肺癌治疗

血管生成是一个生理过程。血管生成是正常组织生长、发育、伤口愈合，以及生殖和胚胎发育等的基础。血管生成由蛋白水解释放而启动，蛋白水解酶能降解基底膜，并使细胞向间质移行。然后内皮细胞增生，并最终分化成熟血管。上述血管生成的每一过程均通过内源性因子调控，与血管生成有关的因子包括促进血管生成和抑制血管生成两大类。

正常情况下，内皮细胞处于一种静止状态，细胞倍增时间长达 7 年。但在恶性肿瘤状态，内皮细胞生长明显加速，倍增时间仅 7 ~ 10 天。当实体肿瘤直径达 3 mm 时，就会启动"血管生成开关"，促进新的血管生成，以保证肿瘤生长的血供需要。这些新的肿瘤血管不仅生长率与正常血管不同，而且它们的结构与正常血管完全不同。肿瘤血管常缺乏平滑肌，基底膜上有不规则漏孔，此种漏孔有助于肿瘤细胞进入血液循环，增加远处转移的潜能。

从理论上讲，抗血管生成有许多优于传统治疗的优点。抗血管生成治疗的靶点是新生的肿瘤血管。血管内皮基因相对稳定，不易突变，因而不易发生耐药；药物针对的是迅速增生的肿瘤血管内皮细胞，正常组织的血管处于静息状态，不易受到损害，故副作用小；所有的肿瘤都要依赖于血管供给营养，故抗瘤谱广；循环中的药物直接作用于新生血管壁，故药物易达到作用部位。正因为这些原因，血管生成抑制剂的研发受到了学术界、商业界的广泛关注。

血管生成在肿瘤的形成、生长、侵袭和转移中起着十分重要的作用。以血管生成为靶向的治疗也是 NSCLC 靶向治疗中的一个热点。以肺癌血管生成为靶点的靶向治疗分为抗血管新生靶向治疗和血管靶向治疗。

1. 贝伐单抗

贝伐单抗是一种能与血管内皮生长因子（VEGF）受体结合，阻碍 VEGF 生物活性，进一步抑制肿瘤新生血管形成的单克隆抗体。Ⅰ期临床研究显示其主要副作用是头痛、乏力、低热，推荐剂量是 5 ~ 15 mg/kg，每周用药。2004 年 2 月被 FDA 批准与 5- 氟尿嘧啶联合应用于晚期结直肠癌一线治疗。同时开展了多项在其他实体肿瘤，如乳腺癌、肺癌、肾癌和头颈部肿瘤等的临床研究。

Johnson 等展开的一项 99 例晚期 NSCLC 患者的Ⅱ期临床研究中，卡铂 + 紫杉醇分别与安慰剂、贝伐单抗 7.5 mg/kg 或贝伐单抗 15 mg/kg 联合应用，结果显示 3 组客观疗效分别为 25%（安慰剂组）、21.9%（低剂量组）和 34.3%（高剂量组），中位 TTP 和 ST 3 组分别为 14.6/6.0 个月、11.6/4.1 个月和 17.7/6.9 个月。化疗联合贝伐单抗治疗确实提高了有效率，并延长了生存时间，尤其是在非鳞癌病理类型的患者中。其主要不良反应为肿瘤相关性出血，3 组分别为 0/25、2/22 和 4/32，6 例咯血患者中 4 例死亡。咯血主要发生在鳞癌、中央性病灶和有空洞病灶的患者。最近一项关于贝伐单抗联合化疗的大样本多中心期临床试验的结果已经公布，在 878 例晚期 NSCLC 患者（不含鳞癌）随机分为紫杉醇 / 卡铂 + 贝伐组和紫杉醇 / 卡铂 + 安慰剂对照组，两组中位生存期分别为 12.5 个月和 10.2 个月，缓解率分别为 27% 和 10%，无疾病进展时间分别为 6.4 个月和 4.5 个月。最严重的不良反应为

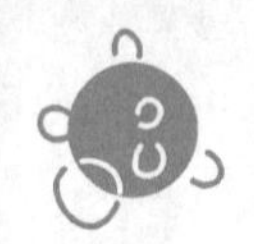

肺部致命性大出血，均出现在治疗组中，发生率为 1.2%。由于 EGFR/HER1 与 VEGF 共同参与下游信号的传导通路，通过抑制 EGFR/HER1 可以抑制 VEGF，因而以 EGFR 为靶点的分子靶向药物与抗血管生成的靶向药物之间可能存在着协同作用。许多临床前的研究已经证实了这一点。

在 2004 年 ASCO 年会上，Hainsworth JD 及其同事报道了联合运用 VEGF 和 EGFR 阻断剂贝伐单抗和厄洛替尼在晚期肾透明细胞癌的结果。患者在治疗中使用的剂量与单药试验相同：贝伐单抗 10 mg/kg，1 次 /2 周，静脉给药，同时每天口服埃罗替尼 150 mg。63 名患者参加了这项试验，57 名患者可评价疗效。治疗开始两个月后根据 RECIST 标准进行评估，10 名患者（25%）部分缓解，6 名患者（15%）稍有缓解（缩小 20% ~ 30%），19 名患者（47%）病情稳定，同时发现不同部位的转移灶都有客观缓解，包括肺、肝、骨、淋巴结和肾上腺。仅 5 名患者（12%）出现疾病进展。本试验的中位随访时间为 11 个月（5 ~ 16 个月）。中位 TTP 超过 12 个月，81%的患者在治疗 12 个月后仍然存活。

Herbst 等应用埃罗替尼（150 mg/d）+ 贝伐单抗（15 mg/kg）治疗失败的晚期 NSCLC 患者，其中 8 例达 PR，26 例达 SD。中位生存期是 12.6 个月，无疾病进展时间是 6.2 个月。副作用为轻度的皮疹、腹泻和蛋白尿。这项研究显示这两种不同作用机制的靶向药物的联合应用在治疗失败后的 NSCLC 中具有一定的价值。此外，这种研究方法肯定了靶向治疗药物的联合应用将成为未来的发展方向，因为在多种肿瘤都存在其合理的治疗靶点。

2. 血管内皮抑素（Endostatin）和恩度

血管内皮抑素（Endostatin），最初是从老鼠的成血管细胞瘤株培养液中分离提纯得到的一种内源性糖蛋白，它与细胞外基质胶原ⅩⅧ的羧基末端具有同源性，具有抗血管生成作用。近来的研究表明，内皮抑素通过特异性地作用于新生血管的内皮细胞并抑制内皮细胞迁移、诱导其凋亡，发挥抗血管生成作用；另外，还通过调节肿瘤细胞表面血管内皮生长因子的表达及蛋白水解酶的活性，多靶点发挥抗血管生成作用，间接导致肿瘤休眠或退缩。

3. ZD6474

如前文所述，目前认为，实体瘤的信号传导是一个复杂的、多因素的蛋白网络系统，抑制单一信号传导往往不足以遏制肿瘤的进展。临床试验结果显示，多靶点抑制剂在治疗方面优于单靶点抑制剂，多靶点联合阻断信号传导是肿瘤治疗和药物开发的发展方向。ZD6474 即为一种多通道肿瘤信号传导抑制剂。ZD6474 是一种合成的苯胺喹唑啉化合物，为口服的小分子酪酸激酶抑制剂（TKI），可同时作用于肿瘤细胞表皮生长因子受体（EGFR）、血管内皮生长因子受体（VEGFR）和 RET 酪氨酸激酶。表皮生长因子酪氨酸激酶抑制剂（EGFRTKI）不仅仅可抑制由 EGF 诱导的肿瘤细胞增生，还可通过下调肿瘤细胞的血管生成因子，以及抑制 EGFR 对肿瘤血管内皮细胞的信号传导，从而也可能具有抗血管生成作用。

（1）临床前研究：ZD6474 对 KDR（VEGFR-2）酪氨酸激酶抑制作用强（IC50 = 40 nmol/L），还可选择性抑制其他的酪氨酸激酶（如 Flt-1、PDGFR、Tie-2、FGFR-1、 erbB2、IGF ~ IR 等），以及丝氨酸苏氨酸激酶（如 CDK2、AKT、PDK 等）。体外实验表明，ZD6474 对 KDR 的作用可强有力地抑制由 VEGF 刺激的人脐带静脉内皮细胞（HUVEC）增生（IC50 = 60 nmol/L）。临床前的体内实验还表明，ZD6474 联合紫杉醇或健泽能更为显著地抑止肿瘤生长。在人肺癌的模型中，ZD6474 还能增强放疗的抗肿瘤效应。

（2）Ⅰ期临床研究：西方和日本对常规治疗失败的实体瘤分别进行了 ZD6474 剂量递增的 2 个Ⅰ期临床研究，分别为 0001 号研究和 TVE-15-11 研究。主要研究终点是评估其安全性和耐受性，次要研究终点是评估其药代动力学、确定最大耐受剂量（MTD），以及评估其抗肿瘤活性。服用 ZD6474 1 次后观察 7 天，然后每天 1 次连服 28 天。西方研究共纳入 77 例患者，有 6 个剂量组，即 50 mg、100 mg、200 mg、300 mg、500 mg 和 600 mg。治疗相关最常见的不良反应是腹泻（n = 27）、皮疹（n = 45）、恶心（n = 15）、疲乏（n = 14）、高血压（n = 14）和畏食（n = 10），最常见的剂量限制性毒性（DLT）是腹泻（n = 4）、高血压（n = 4）和皮疹（n = 4）；不良反应与剂量相关，＜ 300 mg/d 时，耐受性良好，最大耐受剂量（MTD）为 300 mg。日本的研究共纳入 18 例患者，4 个剂量组，即 100 mg、200 mg、300 mg 和 400 mg，常见的不良反应为皮疹（n = 14）、无症状的 QT 间期延长（n = 11）、腹泻（n = 10）和蛋白尿（n = 10）；MTD 也为 300 mg；药代动力学与 0001 研究相似。ZD6474 口服吸收缓慢，分布广泛，≤ 300 mg/d 时耐受性良好，西方人约为 120 小时，日本人为 90 ~ 115 小时。在西方研究中，大部分病例为晚期 CRC，1 例为 NSCLC，未见有效病例，1 例胃肠道间质瘤和 1 例恶性黑色素瘤患者达稳定。日本研究中，9 例为晚期 NSCLC，其中 4 例患者获 PR。

（3）Ⅱ期临床研究。

1）治疗晚期 NSCLC：003 号研究比较了 ZD6474 300 mg/d 吉非替尼 250 mg/d 对一线或二线化疗失败的 168 例晚期 NSCLC 的疗效，与易瑞沙相比，ZD6474 明显延长了 PFS。ZD6474 为 1119 周，而对照组为 811 周，有效率分别为 8% 和 1%，疾病控制率分别为 45% 和 34%。临床试验中如果病情进展或不能耐受毒性则允许患者改变治疗方案，31 例患者从 Iressa 改为 ZD6474。试验结果证明用吉非替尼代替 ZD6474 的患者疾病控制率为 14%，而用 ZD6474 代替吉非替尼治疗的患者疾病控制率达到 32%，预计中位总生存由 ZD6474 → Iressa 为 611 个月，而由吉非替尼→ ZD6474 为 714 个月。Heymach 对 15 例Ⅲ B ~ Ⅳ期一线铂类化疗失败的 NSCLC 患者接受 TXT 75 mg/m^2 + 100 mg 或 300 mg ZD6474 以评价其安全性，联合给药并没有干扰 2 种药物的安全性和药代动力学。8 例患者出现了骨髓抑制，个别患者出现了脑病、指甲感染、非 Q 波心肌梗死和菌血症。11 例 300 mg ZD6474 + TXT 组的患者中 2 例获得 PR，7 例患者 SD ≥ 12 周，mTTP 为 1918 周，100 mg ZD6474 + TXT 组 mTTP 为 1511 周。基于此项初步的研究获得了较好安全性、有效性和药代动力学资料，006 号研究比较了 TXT 75 mg/m^2 + ZD6474（100 mg 或 300 mg）或 TXT+ 安慰剂的 127 例Ⅲ B ~ Ⅳ期一线铂类化疗失败的 NSCLC 患者的疗效和不良反应，100 mg ZD6474 组存活时间达到 18 周，300 mg ZD6474 组存活时间达到 17 周，而紫杉特尔

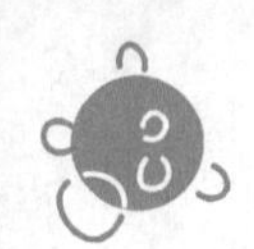

组为 12 周。有效率方面 300 mg 和 100 mg ZD6474 组分别为 18%和 26%，而 TXT 单药组仅为 11%，疾病控制率各组分别为 64%、83%和 56%。临床试验结果没有证明肿瘤无进展生存时间有显著改善，可能原因是病例数太少，或者是后续治疗的干扰，这还需要进一步临床试验来说明，Ⅲ期临床试验正在做这方面的对照研究。常见的不良反应是腹泻、皮疹、恶心、呕吐，以及无症状的 QT 间期延长。0007 号研究是评价 ZD6474 联合紫杉醇（200 mg/m^2）+ 卡铂（AUC = 6）一线治疗Ⅲ B ~ Ⅳ期 NSCLC，依照试验方案，先前的安全性试验给予 15 例患者接受 ZD647 4200 mg/d 联合 PCb 方案，当队列 1 的 6 例患者完成≥ 2 个周期的化疗后，仅出现了 2 度的全身毒性和 1 度的皮肤毒性，故而队列 2 接受 ZD6474 300 mg/d 联合 PCb 方案化疗。队列 1 的研究显示，ZD6474 单独或联合 PCb 方案化疗其稳态的血药浓度相当。共有 25 例患者进入了该项研究，试验疗效见附表。最常见的不良反应是疲乏（n = 14）、腹泻（n = 14）和皮疹（n = 13），除 2 例患者出现了 3 度皮疹 1 例患者出现了 3 度腹泻外，其余患者的不良反应皆为 1 ~ 2 度。各有 3 例患者出现了 3 ~ 4 度的肺栓塞和变态反应，6 例患者出现了 1 度的 QTc 延长。初步的试验结果可以看出，ZD6474 可同时联合传统的化疗药物治疗 NSCLC，没有明显增加 3 ~ 4 的毒副反应，除了小分子化合物常见的腹泻、皮疹外，ZD6474 还可表现为 QTc 延长（通常是无症状的）、3 度的肺栓塞和变态反应。ZD6474 联合 TXT 一线治疗 NSCLC 或许有可能延长患者的 TTP。临床资料显示，EGFR 和 VEGFR 双通道阻止剂 ZD6474 对晚期 NSCLC 的治疗可能具有较好的疗效和应用前景。

2）治疗晚期乳腺癌：46 例既往以紫杉醇 + 蒽环类化疗失败的转移性乳癌患者，接受 ZD6474（100 mg 或 300 mg），44 例可评价的患者中未见客观疗效，2 组患者各有 1 例 SD ≥ 24 周，最常见的毒副作用是腹泻，似与剂量相关，100 mg 和 300 mg 剂量组大于 2 度的腹泻发生率分别为 41.5%和 37.5%，300 mg/d 剂量组有 7 例患者出现了 QT 间期延长，药代动力学显示药物吸收缓慢，除去 10%的 100 mg/d 剂量组患者，其余患者的 ZD6474 血浆浓度都达到了体外实验抑制 VEGF 所需的 IC50，血浆和尿 VEGF 基线值差异较大，VEGF 浓度和疗效未见明确联系。作者认为单药 ZD6474 治疗复发耐药的乳癌疗效有限，但耐受性良好。

3）治疗晚期多发性骨髓瘤：18 例化疗或造血干细胞移植治疗失败的多发性骨髓瘤患者，口服 ZD6474（100 mg）3 ~ 29.4 周，球蛋白或尿 M 蛋白未见改善，不良反应可耐受，常见的不良反应包括恶心、呕吐、腹泻、皮疹、瘙痒、感觉障碍等，但未见到明确的 QT 间期改变。

4）治疗甲状腺癌：甲状腺癌在美国每年新发病例 25 000，其中髓质型甲状腺癌占其中的 2% ~ 3%，欧洲每年新发病例约 25 000，髓质型甲状腺癌占 5% ~ 8%，对于这种罕见、遗传性的进展期疾病目前可供选择的治疗方案少，无论放射治疗、联合化疗抑或内分泌治疗效果不佳，预后差。0008 号研究是一项进行中的、开放的Ⅱ期研究，评估 ZD6474 治疗进展期遗传性甲状腺髓样癌的疗效和不良反应。11 例可评价的患者中，接受 ZD6474 300 mg/d 至少 3 个月，2 例患者获得 PR，9 例患者获 SD，另外，使用 ZD6474 后，血浆肿瘤标志物降钙素和癌胚抗原分别较基线值下降了 72% 和 25%。目前认为，ZD6474 治疗甲状腺髓样癌主要作用于肿瘤细胞靶点 RET 酪氨酸激酶，RET 可促进肿瘤细胞生长和存活，40% 的散发性和 100% 遗传性甲状腺髓样癌有 RET 基因的过表达。基于此 2006 年 2 月 2 日，FDA 给予阿斯利康公司开发的髓质型甲状腺癌治疗药物 ZD6474 快速审批资格，2005 年 10 月该药还获得了罕见药资格，所针对的适应证为滤泡型、髓质型、未分化型，以及局部复发或转移的乳突型甲状腺癌。

目前仍在进行的Ⅱ期临床试验有单药 ZD6474 治疗甲状腺癌、单药 ZD6474 治疗化疗 ± 放疗获得完全或部分缓解的小细胞肺癌；ZD6474 联合紫杉醇 / 卡铂一线治疗非小细胞癌。启动或即将启动的Ⅲ期临床试验有泰素帝 ± ZD6474 二线治疗非小细胞癌；ZD6474 对比埃罗替尼二线治疗非小细胞癌等。随着 ZD6474 临床试验的不断进展，有理由相信多靶点肿瘤信号传导抑制剂将在肿瘤的治疗中扮演越来越重要的角色。

4．SU6668

SU6668 是一种能口服的小分子酪氨酸激酶抑制剂，能靶向性抑制 VEGFR-2、血小板源性促生长因子受体（PDGFR）的活化。动物实验中发现对小鼠移植性肿瘤有抑制作用，但在Ⅰ期临床试验中发现有严重的副作用。

5．SU5416

SU5416 是 VECJF 受体酪氨酸激酶抑制剂。在Ⅰ期临床试验单药治疗实体瘤的研究中未发现明显疗效。在最近的一项联合 5-Fu/CF+ 伊立替康治疗转移性结直肠癌的Ⅰ期临床研究中，27% 达 PR，36% 达 SD。但该药物在肺癌中的研究结果尚未得出结论。

6．COX-2 选择性抑制剂

环氧合酶（COX-2）是体内炎症和肿瘤过程中一个重要的酶。研究表明，COX-2 在许多实体肿瘤，如乳腺癌、前列腺癌、NSCLC 等中表达增强。COX-2 基因表达增强患者预后较差。塞来昔布是一种血管靶向制剂。Nugent 报道了应用多西紫杉醇联合塞来昔布治疗晚期 NSCLC 的Ⅱ期临床试验结果。22 例可评价疗效的病例中 18 例（82%）达 SD，中位生存期和肿瘤进展时间分别是 39.3 周和 19.6 周。Csiki 等也报道了一组类似研究，31 例患者中有 4 例达 PR、6 例达 SD。治疗后血清 VEGF 水平下降，血清内皮抑素水平上升。

（李海峰）

第八章　胃癌

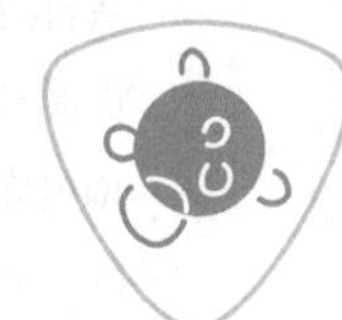

胃癌是一种严重威胁人类生命和健康的恶性肿瘤。虽然近十多年来其发病率在部分国家和地区有逐渐下降的趋势，但仍然是当前国内外高发的常见恶性肿瘤之一。其致病因素众多，化学致癌物质（如N-亚硝基化合物、多环芳香烃）、环境因素（如土壤、水质）、不良生活和饮食习惯（如吸烟、快食、烫食、高盐饮食）、癌前期疾病（如慢性萎缩性胃炎、胃息肉、胃溃疡、胃黏膜巨皱襞症、胃手术后残胃等）、癌前期病变（如肠上皮化生、上皮不典型增生等）、真菌感染（如幽门螺杆菌感染）、遗传因素及体质因素（如免疫功能低下）等多种因素可能均与胃癌的发生有关。目前认为，胃癌发生发展的实质是在化学、物理和生物等多种因素参与下，经过多阶段演变过程，多个癌基因的激活或（和）抑癌基因的失活而使细胞生长发育失控，最终导致细胞增殖和分化上的失衡而形成肿瘤。

胃癌的诊断和治疗依然是世界各国，尤其是中国所面临的重要问题之一。尽管随着科普知识的普及、检测技术的提高和临床医生的重视，我国早期胃癌的诊断率在很多大城市有了逐年的提高，然而在众多的中小型城市和农村，我国的胃癌仍以进展期为主，早期胃癌诊断率仅10%，胃癌平均总体的5年生存率也仍徘徊在40%～50%，远较日本和韩国为低。

当前胃癌诊断除应用胃镜及影像学方法外，超声内镜、CT、MRI检查在术前分期中已越来越多地被采用，PET/CT检查的开展也成为评估患者全身状况的有效方法，为临床治疗决策的制订提供依据。

第一节　流行病学

胃癌是人类常见的恶性肿瘤，2012年全世界约有95.16万新发胃癌病例，占全部恶性肿瘤（不包括皮肤癌）病例的6.75%，居常见恶性肿瘤发病的第5位，仅次于肺支气管、乳腺、结直肠、前列腺等部位的肿瘤。其中男性63.13万，居第4位；女性32.03万，居第5位。而同年约有72.31万人死于胃癌，居常见肿瘤死亡数的第3位，仅次于肺支气管癌和肝癌。其中男性46.90万人，居第3位；女性25.41万人，居第5位。

值得一提的是，统计资料同时表明胃癌的发病率和死亡率在发达国家和发展中国家存在着明显的差异。71.15%的新发病例和75.84%的死亡病例均发生在发展中国家。不同的国家和地区胃癌的发病率也相差甚为悬殊，东亚是胃癌发病率最高的。

我国是胃癌的发病大国。根据对全国 72 所癌症机构的数据收集和资料分析显示，2015 年我国有 67.91 万新发胃癌病例，占全部恶性肿瘤新发病例的 15.82%，仅次于肺癌，居第 2 位。其中男性新发病例 47.77 万，女性 20.14 万。同年有 49.80 万人死于胃癌，占全部恶性肿瘤死亡病例的 17.70%，其中男性 33.93 万，女性 15.87 万，也仅次于肺癌，位居第 2。

我国胃癌的发病率和死亡率同样存在着较大的地区差异，而即使在同一地区，也存在城乡间的差异。最新的统计数据表明，我国东部和西南地区各省市胃癌发病最高，东北和南部地区各省市发病最低，两者差距最高可达 7.4 倍。同样西南和东部地区各省市的胃癌死亡病例也是最多，东北和南部地区死亡最低，两者差距最高也可达 7.8 倍。2015 年我国广大的乡村地区胃癌新发病例 44.4 万，远较城市胃癌新发病例 23.52 万多，为其胃癌死亡病例数 33.51 万也远较城市胃癌死亡数 16.29 万为多。

胃癌的发病率和死亡率随年龄的增长呈对数性递增。通常胃癌的发病率在 30 岁以下较低，45 岁以后迅速上升，60 岁以后到 74 岁达到发病高峰。胃癌死亡率也是如此，通常在 30 岁以下较低，45 岁迅速上升，60 岁后达到高峰，占总死亡的 76.10%。在世界各地，男性胃癌的发病率和死亡率均明显高于女性，如我国的统计资料显示，2015 年男性胃癌新发病例是女性的 2.37 倍，男性胃癌死亡病例是女性的 2.14 倍。

（张晓彤）

第二节 临床表现

一、症状

早期胃癌大多无明显的症状，随着病情的进展，可逐渐出现上腹部饱胀不适或隐痛、反酸、嗳气，偶有呕吐。上消化道出血的发生率约为 30%，多数为少量出血，表现为黑粪，大出血的发生率为 7% ~ 9%，表现为大量呕血和黑粪。但大量出血并不提示为晚期病变，因为早期胃癌亦可发生大出血。病灶位于贲门部者可出现进行性吞咽困难；位于幽门部者可出现幽门梗阻，表现为食后上腹部饱胀、呕吐恶臭的宿食。胃癌常伴有胃酸低下或缺乏，约有 10%患者出现腹泻，多为稀便，每日 2 ~ 4 次。当肿瘤侵及胰腺、后腹壁腹腔神经丛时，上腹部呈持续性剧痛，并放射至腰背部。进展期胃癌常伴有消瘦、乏力、食欲缺乏、体重减轻等，晚期胃癌常伴有贫血、下肢水肿、发热、恶病质等。当肿瘤发生转移时可出现相应的症状，如咳嗽、咯血、呼吸困难、腰背痛等。

二、体征

绝大多数胃癌患者无明显体征，部分患者可在上腹部发现轻压痛，有时可扪及肿块，

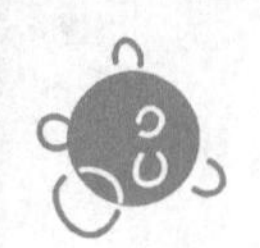

女性患者在中下腹扪及肿块时常提示为Krukenberg瘤可能，癌细胞经肝圆韧带转移至脐部时可扪及结节，经胸导管可转移到左锁骨上淋巴结，有盆腔种植时，直肠指检于膀胱（子宫）直肠窝内可扪及结节。有幽门梗阻时，上腹部可见胃型，并可闻及震水声。肝门淋巴结转移或肝转移时可引起梗阻性黄疸，表现为皮肤和巩膜的黄染，肝转移时，还可扪及肿大的肝脏，并可触及结节状肿物等。肠或肠系膜转移导致肠腔缩窄可出现肠梗阻的体征。晚期患者或伴有腹盆腔种植转移者可出现腹水。当幽门窦、胃体部的进展期胃癌向周围脏器浸润时，常可扪及上腹部结节状、质硬的肿块，当肿块固定而不能推动时多提示手术切除的可能较小。肿瘤穿孔时可引起弥漫性腹膜炎，出现腹肌板样僵硬、腹部压痛等腹膜刺激症状，此时也大多提示肿瘤晚期，丧失了手术根治的机会。

（张晓彤）

第三节　诊断及鉴别诊断

一、胃癌的诊断

（一）X线诊断

X线检查曾是诊断胃癌的有效方法之一，但常规的X线钡餐检查对早期胃癌的诊断常存在一定困难。应用气钡双重对比造影及加压法，可观察胃黏膜微细改变，包括局限性隆起、胃小区和胃小沟的破坏消失、浅在龛影、周围黏膜中断和纠集等，使X线的误诊率＜6%。在如今胃镜、CT等日益普及的情况下，X线检查的使用虽越来越少，但在某些胃癌中（如贲门癌），仍可用于肿瘤定位及明确范围，从而有助于制定手术切除的范围和决定术式。

1. 早期胃癌的X线表现

通常有以下几种类型。

（1）隆起型（Ⅰ型）：X线表现为黏膜面上呈现隆起的结节或软组织块影，在充盈及加压像上可见大小不等的充盈缺损，一般其直径＞30 mm者常提示为隆起型胃癌的可能。

（2）表浅隆起型（Ⅱa型）：气钡造影可见黏膜表面呈圆形、椭圆形或不规则的轻微隆起，隆起高度≤5 mm，其直径为10～30 mm，＜10 mm者常难以检出。由于病灶低平，常需仔细加压检查后才能显示出表面凹凸不平、边缘常有切迹或呈分叶状的充盈缺损。

（3）表浅凹陷型（Ⅱc型）：X线表现为大小不等、不规则形，边缘多较清晰的表浅糜烂，其深度≤2 mm，因而钡斑浅淡，其周围部分黏膜皱襞向凹陷部纠集、增粗或中断。

（4）凹陷型（Ⅲ型）：X线表现为大小不等、不规则形凹陷，边缘大部都清晰，少数可模糊不清，因凹陷或糜烂度深浅不一，故钡斑或浓或淡，凹陷周围黏膜皱襞向凹陷部纠集、缩窄而突然中断，或肥大、增粗融合而呈结节状改变，如凹陷较深，其周围纠集黏膜皱襞可呈现双重轮廓征，如病灶累及大小弯侧，可见胃壁僵硬，伸展不良等改变。

2. 进展期胃癌的 X 线表现

通常有以下几种类型。

（1）巨块型：呈边界锐利的局限性充盈缺损，其隆起表面凹凸不平或有小溃疡。

（2）溃疡型：呈周围隆起、中央凹陷的环堤状溃疡，边缘不整，常有指压征，溃疡周围与正常黏膜间的境界清楚，侧面观可呈半月征。

（3）弥漫浸润型：大部胃壁肥厚僵硬，胃腔缩小变形、狭窄，累及全胃时呈典型的革袋胃。

（4）混合型：为以上各型的混合表现。

（二）CT 检查

CT 检查是一种常用的胃癌检查方法，对于胃癌的定位、范围的确定、术前分期（包括浸润深度、周围器官的侵犯、淋巴结的转移）均有着极大的临床价值，在肿瘤的定性诊断和鉴别诊断方面也有一定意义，特别在术前帮助判断肿瘤能否切除有肯定价值。

胃癌的 CT 检查主要通过对胃壁厚度、肿瘤的浸润深度、周围器官的侵犯、淋巴结的肿大、腹腔其他脏器的改变来诊断胃癌。

正常的胃壁厚度为 5 mm 以下，在肿瘤情况下，局部胃壁增厚、肿块、伴不规则改变、局部强化。通常 Borrmann Ⅰ型表现为胃壁的局部肿块，Borrmann Ⅱ型和Ⅲ型表现为肿块和溃疡，Borrmann Ⅳ型表现为弥漫的胃壁增厚。

肿瘤向周围的侵犯主要表现是肿瘤与邻近器官间的脂肪层的消失，肿瘤与相关器官融合成块等，需结合其他改变综合分析。

胃周围淋巴结的正常大小有不同报道（8 ~ 15 mm）。对于直径＜ 10 mm 的淋巴结很难确定是否转移。如淋巴结较大、呈圆或椭圆形、有融合多为转移性淋巴结。在胃的 CT 上腹部检查中，可同时观察肝、腹膜等器官的转移。

螺旋 CT 对胃癌的诊断具有很高价值，如果采用合理的检查技术，进展期胃癌的检出率可达 100%。进展期胃癌的形态学改变，包括原发病灶和淋巴结转移灶等均可发现。同时螺旋 CT 对胃癌的 T 分期正确性可达 80%以上。

（三）电子纤维胃镜检查

电子纤维胃镜检查是目前最为常用的胃癌诊断方法。通过胃镜可直接观察胃黏膜的色泽和形态改变，包括局部黏膜隆起、凹陷、糜烂、出血等改变，了解肿块或溃疡的部位和范围等，并可做活组织检查而获得病理确诊，还可以进行早期胃癌的 ESD、EMR 治疗及术后吻合口狭窄扩张、放置鼻饲营养管等一系列针对并发症的处理。

1. 早期胃癌的胃镜下表现

通常有以下几种类型。

（1）隆起型：病变呈息肉样隆起，表面凹凸不平，黏膜发红，糜烂或出血，与周围正常黏膜的移行部分界不清，如隆起病灶直径＞ 2 cm，基部无蒂或广基者常提示为恶性。此型多发于幽门窦部、贲门及胃体上部。

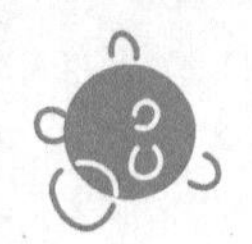

（2）表浅型：病变与周围黏膜几乎等高，亦可稍高或低于周围黏膜，主要是黏膜色泽的改变。此型仅凭肉眼诊断常有困难。

（3）凹陷型：凹陷区与周围正常黏膜的分界线清楚，黏膜呈不规则的高低不平、发红或褪色，并常有污秽的渗出物或出血，向凹陷区纠集的黏膜可骤然变细、增粗或突然中断。此型多发于幽门前区、大弯侧及贲门部。

2．进展期胃癌的胃镜下表现

胃镜对典型的巨块型、溃疡型或混合型进展期胃癌常不难做出诊断，但对于弥漫浸润型胃癌，由于癌细胞沿黏膜下胃壁内蔓延扩展而黏膜通常保持完好无损，因此易于造成漏诊，常需结合 X 线、CT、超声胃镜等其他检查确诊。Shan GD 等分析 55 例皮革样胃的内镜活检结果，发现首次胃镜活检后没有一例病例得到确诊，2 次活检后有 41 例得到确诊，有 12 例在经 3 次胃镜活检后才得到确诊，还有 2 例最终经手术活检确诊。

（四）内镜超声检查

内镜超声检查（endoscopic ultrasonography，EUS）具备内镜和超声双重功能，可在内镜直视下对消化道管壁或邻近脏器进行断层扫描，既可通过内镜直接观察黏膜的病变形态，通过活检孔对靶组织进行活检及细胞学检查，又可进行超声扫描，获得消化道管壁各层次的组织学影像特征及周围邻近重要脏器的超声影像。EUS 对判断病变的浸润深度、有无邻近脏器的侵犯以及周围有无肿大淋巴结等准确性较高，因而对消化系肿瘤可进行准确的术前分期，为确定治疗或手术方案、评估预后疗效评定等提供依据。EUS 现已被称为胃肠道内镜学中最为精确的影像技术。文献报道 EUS 对胃癌术前 T、N 分期的准确率分别可达 70% ~ 88% 和 65% ~ 77%。在皮革样胃癌的诊断中，EUS 有更大的价值。Shan GD 等报道 EUS 在皮革样胃中具有典型的图像，有利于 T 和 N 分期诊断，这些图像包括正常胃在超声影像下的 5 层结构的不规则增厚、紊乱、中断或破坏，常伴有腹水、胃周淋巴结的肿大或肿瘤局部外侵表现等。此外，通过 EUS 还可以进一步进行超声定位下的胃壁肿瘤或胃周淋巴结的细针穿刺（EUS–FNA），从而获得病理诊断。对常规活检易导致 1/3 的黏膜下病变漏诊的病例来说，这无疑成为诊断皮革样胃癌的适宜操作。

（五）MRI 检查

由于快速 MRI 技术的发展，目前 MRI 已为胃癌术前分期提供了与 CT 相当的图像质量。文献报道 MRI 对胃癌 T 分期的判断准确率可达 73.3% ~ 88%，其中 T_1 为 75% ~ 100%，T_2 为 63% ~ 80%，T_3 为 78.6% ~ 96%，T_4 为 40% ~ 100%，并且对淋巴结和肝脏转移的判断准确率也较高。通过与螺旋 CT 的对比研究，发现 MRI 对胃癌 T 分期的判断准确率高于或不低于螺旋 CT，但对 N 分期的判断准确率和对淋巴结转移的敏感度仍低于螺旋 CT。

（六）腹腔镜检查

通过腹腔镜对腹腔的直视检查可以鉴别其他影像学方法难以检出的较小的网膜和腹膜的种植灶，还可以进行腹腔冲洗液的脱落细胞学检查。有作者研究报道诊断性腹腔镜检查对胃癌远处转移的敏感度、特异度和准确率分别为89%、100%和95.5%，成功避免了37.8%的患者施行不必要的剖腹探查术。也基于此，美国《NCCN胃癌指南》建议行新辅助化疗等治疗的胃癌患者应常规接受诊断性腹腔镜检查。然而腹腔镜探查也存在一定的盲区，有时对胃窦癌外侵是否累及胰头、胃窦癌外侵是否累及胰体尾、贲门癌外侵是否累及膈肌等及判断能否手术切除仍不能完全准确，需要临床医生综合判断。

（七）PET/CT检查

PET/CT借助最常用的显像剂^{18}F-氟代脱氧葡萄糖（^{18}F-FDG）可以同时对胃癌的原发病灶、淋巴结转移、远处组织和器官转移做出判断，对肿瘤的分期和治疗计划的制定有着重要的参考价值，而通过进一步测定和比较治疗前后^{18}F-FDG摄取量的变化，区分出化疗反应型与非化疗反应型可用于判断疗效。文献报道，PET对胃癌诊断的敏感度和特异度分别为58%～94%和78%～100%，其中对黏液腺癌、印戒细胞癌、低分化腺癌及弥漫型胃癌（Lauren分型）的检出率较之管状腺癌、中分化腺癌及肠型胃癌为低。虽然PET/CT对进展期胃癌的检出率已达到CT的诊断水平，但仍然存在着对胃癌诊断的敏感度受病理类型影响、对区域淋巴结转移和腹膜转移的诊断敏感度低于CT等诸多不足。相信随着PET/CT技术的不断完善，这些缺陷将逐渐减少，PET/CT在胃癌诊治中的应用也会日趋增多。

（八）细胞学和病理检查

1．脱落细胞学检查

胃脱落细胞学检查是一种简单、有效的定性检查方法。但是由于脱落细胞较少，细胞形态变化大，诊断较困难，需有丰富的临床经验。

食道和胃的脱落细胞可经线网气囊法、加压冲洗法、胃镜刷片法等获得，腹腔的脱落细胞可经开腹探查冲洗或腹腔镜探查冲洗获得。通常胃腔内脱落细胞检查的阳性率约在92%以上，早期胃癌的阳性率约75%。由于脱落细胞的检查有一定的漏误诊率，在临床上多以病理活检切片检查确诊。

2．胃黏膜活组织检查

胃的黏膜活检主要通过胃镜检查时进行。随着胃镜检查的普及，胃活检已经成为病理科的常规检查。由于活检的组织小、组织挤压变形明显，为减少漏诊，一般要求多点活检，且活检肿瘤要取边缘区，不要取坏死区，多处病灶活检要分别放置和标记。

二、胃癌的鉴别诊断

胃癌的诊断在临床上主要需与以下其他几种疾病相鉴别。

（一）浅表性胃炎

通常表现为胃区隐痛或胀痛，常伴有食欲缺乏、饱胀、恶心呕吐、返酸等不适。发病多与天气转变、情绪激动、饮食不节、过度劳累及受寒等因素有关。常反复发作，不伴有极度消瘦、神疲乏力等恶病质征象。做胃镜或钡餐检查很容易与胃癌相区分。

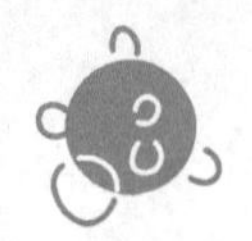

（二）功能性消化不良

常出现饭后上腹饱满、嗳气、反酸、恶心、食欲缺乏等症状，借助上消化道X线检查、纤维胃镜等检查可以明确诊断。

（三）慢性胆囊炎和胆石症

疼痛多与吃油腻东西有关系，疼痛常位于右上腹并可放射到背部，伴发热，伴有黄疸的典型病例与胃癌不难鉴别，对不典型的病例应进行B超或内镜下逆行胆道造影检查加以鉴别。

（四）慢性胰腺炎

早期胃癌的上腹部疼痛与慢性胰腺炎者相似。慢性胰腺炎有反复发作史，发作时可出现黄疸。病程长者可有脂肪泻、肉质泻及糖尿等。一部分患者血清淀粉酶增高，X线腹部平片可发现胰腺钙化阴影。钡餐检查胃无异常所见，经用药物治疗和饮食疗法，症状可缓解。

（五）胃息肉

胃息肉来源于胃黏膜上皮，为肿瘤、炎症、再生或错构瘤样病变，可发现于任何年龄，但以中老年为多见，较小的腺瘤可无任何症状，较大者可引起上腹部饱胀不适、隐痛、恶心呕吐，有时可见黑粪。胃腺瘤需与隆起型早期胃癌相鉴别，需进一步经胃镜活检予以确诊。

（六）胃平滑肌瘤及肉瘤

胃平滑肌瘤可发生于任何年龄，多见于中年以上患者，且肿瘤多为单发。平滑肌瘤在早期位于胃壁内，当其扩展时肿瘤向胃腔突出形成黏膜下肿块，或向胃外突出形成浆膜下肿块，偶可向两侧突出形成哑铃状肿块。临床上无特征性症状，常见上腹饱胀不适、隐痛或胀痛等。当肿瘤表面形成溃疡时可出现消化道出血症状。约有2%可恶变成平滑肌肉瘤，临床表现为上腹部疼痛、不适、恶心、呕吐、胃纳减退、消瘦、发热、上消化道出血等。瘤体一般较大，常在10 cm以上，呈球形或半球形。胃镜检查和活检可区别上述两种病变与胃癌。

（七）胃间质瘤

胃间质瘤是一种独立的、具有潜在恶性倾向的侵袭性肿瘤。其恶性程度目前较经典的是根据肿瘤大小以及有丝分裂指数（MI）来评估，如肿瘤直径＜2 cm、M＜5/50高倍视野通常认为倾向良性。肿瘤大小不等，直径0.8～20 cm，可单发或多发。向腔内生长呈息肉样，常伴有溃疡形成，向浆膜外生长则形成浆膜下肿块。临床上消化道出血与触及肿块是最常见的症状和体征。超声胃镜结合病理活检（特别是穿刺活检）以及免疫组化检测CD117或DOG-1表达阳性、c-kit原癌基因突变等结果是与胃癌的主要鉴别要点。

（八）胃原发性恶性淋巴瘤

胃原发性恶性淋巴瘤约占胃恶性肿瘤的0.5%～8%，多见于青壮年。临床表现与胃癌极为相似，除上腹部饱胀、疼痛、恶心等非特异消化道症状外，还可见贫血、乏力、消瘦等，有 30% ~ 50%患者可见持续高热或间歇热。钡餐检查提示淋巴瘤的表现有：①胃黏膜纹较广泛增粗；②胃内多发肿块且伴有溃疡；③病变较广泛但胃蠕动和收缩均存在；④类似皮革样胃，但胃腔缩小不明显；⑤病灶巨大而患者健康状态仍然较好。胃镜检查见巨大的胃黏膜皱襞、单发或多发的息肉样结节且表面黏膜糜烂或溃疡时应首先考虑为胃淋巴瘤的可能。胃镜下组织学活检将有助于诊断。

（九）肥厚性胃窦炎

大多由幽门螺杆菌感染而引起，可引起胃窦狭窄、蠕动消失，但黏膜正常，多有环形皱襞，胃壁仍保持一定伸展性。而浸润型胃癌黏膜平坦或呈颗粒变形，尤其是胃壁僵硬，低张造影亦不扩张，两者鉴别不难。

除上述疾病之外，胃癌还需与胃黏膜脱垂、胃巨大皱襞症、胃类癌、胃底静脉瘤、假性淋巴瘤、异物肉芽肿等病变相鉴别。当上腹部摸到肿块时尚需与横结肠或胰腺肿块相区别，有肝转移者需与原发性肝癌鉴别。

三、胃癌诊断中值得注意的几个问题

胃癌的诊断由于其症状的不典型性、检查方法的局限性经常容易造成误诊。为了及时、正确地做好诊断，临床医生需要注意以下几点。

（1）早期胃癌通常没有症状，或症状轻微、时隐时现，对偶有胃区不适、隐痛、恶心、返酸、嗳气、腹胀等上消化道症状的患者，不要轻易忽视，而应进行胃的相关检查，最好是胃镜检查，待确定了诊断再进行治疗，而不是先治疗。日本的经验告诉我们：胃镜的普查和有症状患者的全面检查是早期胃癌发现的主要方法。对没有症状的人群尚需普查，有症状的患者如再被医生耽搁，是不应该的。

（2）胃镜是胃癌的最好检查方法，其主要优点是能够发现较小的病变、能够进行病理活检，定性价值肯定，早期胃癌的发现率较高。而 X 线检查容易漏诊较小的病变，定性诊断低于胃镜检查，但肿瘤定位肯定。在小病变时，两者结合使用在术前诊断上相辅相成。对于选定切口、设计切除范围也有重要的临床价值。

（3）在解读经胃镜病理活检的报告时，需注意病理报告为非癌性病变时，不能排除恶性可能。如胃镜或临床高度怀疑为恶性病变时，反复的胃镜检查是必要的。

（4）胃镜检查发现的小病变如经多次活检仍未能证实为恶性肿瘤时，可行正规抗溃疡治疗后复查。临床上经常可以见到经正规抗溃疡治疗后溃疡可以愈合，但随后症状再次出现，检查发现胃病变再出现，病理检查为胃癌。因此愈合后的溃疡最好应在 1 ~ 3 个月内复查，如有症状需短期内复查。对于中年以上的患者特别重要。

（张晓彤）

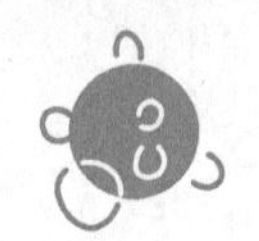

第四节　治疗

一、化学治疗

虽然外科手术能使胃癌患者获得根治的机会，但毕竟临床上只有不足60%的患者才有机会得到治愈性切除，而且术后一半以上的患者还是可能出现远处转移或局部复发，因此化疗至今仍然是胃癌治疗的主要方法之一。近10余年来，肿瘤的化疗发生了很大的变化，新药的发现、新的药物应用途径、新的联合化疗等使胃癌的化疗效果得到了很大的提高。目前，化疗药物在进展期胃癌中的疗效已获得肯定，但开展多中心、大样本的随机对照研究以及不同方案的随机对照研究，仍需要较长时间的观察和总结。一般来说，临床上选择化疗方案，需要根据患者的一般情况、药物的毒性耐受性以及临床医生的经验综合而定。

（一）胃癌常用的化疗药物和化疗方案

自上世纪中期化疗问世以来，用于胃癌的化疗药物至今已达数十种。这些化疗药物包括以下几种类型。①抗代谢药：如氟尿嘧啶（5–Fu）、喃氟啶（FT–207）、替吉奥（S–1）、卡培他滨（CAPE或Xeloda）、培美曲塞（pemetrexed）。②烷化剂：如卡氮芥（BCNU）、顺铂（DDP）、奥沙利铂（L–OHP）。③抗生素类：如丝裂霉素（MMC）、阿霉素（ADM）、表柔比星（EPI–ADM）。④植物类：如足叶乙苷（VP–16）、伊立替康（CPT–11）、紫杉醇（PTX）、多西紫杉醇（TAX）。随着时间的推移，经过临床的不断实践，目前有些药物因疗效不稳定、副反应大而逐渐退出胃癌的化疗，如卡莫司汀、替加氟、丝裂霉素等，另外一些新药陆续进入临床，如紫杉醇、多西紫杉醇、氟尿嘧啶口服制剂、伊立替康及奥沙利铂等，单药或联合治疗胃癌，显示出较好的抗瘤活性。

目前，胃癌常用的化疗方案有以下几种。

1．单一用药方案

（1）卡培他滨（希罗达）：是一种对肿瘤细胞有选择性活性的口服细胞毒性制剂，单药治疗胃癌的有效率达19%，治疗晚期胃癌一线有效率为24%。常用剂量为每日2500 mg/m^2，分早晚2次，于饭后30 min口服，连用2周后停用1周。病情继续恶化或产生不能耐受的毒性应停止治疗，主要不良反应为黏膜炎、胃肠道反应和手足综合征、肝功能损害，骨髓抑制较轻。

（2）替吉奥（S–1）：是一种新一代的口服氟尿嘧啶类药物，它由氟尿嘧啶的前体药物替加氟以及两种生化调节剂吉美嘧啶、奥替拉西钾组成，两种生化调节剂通过发挥对酶的抑制作用，使氟尿嘧啶的有效浓度保持更长时间，并减小对胃肠道的毒副作用。S–1单药治疗转移性胃癌时客观有效率约32%～49%。常用剂量为每日80 mg/m^2，分早晚2次，于饭后30 min口服，连用2周后停用1周。

（3）紫杉类药物：包括紫杉醇、多西紫杉醇，单药治疗晚期胃癌有效率在20%以上，是晚期胃癌一线方案化疗失败后的有效挽救药物。

紫杉类药物作用机制独特，是目前唯一能通过结合微管，促进微管聚合，抑制微管蛋白解聚而发挥抗有丝分裂作用的药物，由于与其他药物无交叉耐药，近年来用于治疗胃癌，无论单药或联合用药，均取得较好疗效。紫杉醇主要在肝脏中代谢，肾功能不全一般不影响 PTX 化疗。常用剂量为 150 ~ 250 mg/m^2，第 1 天；或 90 mg/m^2，第 1、第 8 天。21 d 为一周期。国内多用 135 ~ 175 mg/m^2。严重的过敏反应、神经毒性是其独特副反应，严重的过敏反应可能是致死性的，应严格按操作规范行预处理。

多烯紫杉醇的抗瘤谱比紫杉醇广，与其有不完全交叉耐药，与 DDP、5-Fu 无交叉耐药，对 P 糖蛋白高表达的许多肿瘤也具有活性。一个单药使用多烯紫杉醇的Ⅱ期临床研究显示，作为晚期胃癌一线治疗的有效率为 17% ~ 24%，总生存期 7.5 ~ 8 个月，作为二线治疗的有效率为 20% ~ 24%，可见多烯紫杉醇在胃癌治疗的挽救中显示了无与伦比的优势。国内外有许多学者建议采用每周疗法，常用剂量一般单药剂量为 35 ~ 40 mg/m^2，一周 1 次，连用 6 周，停 2 周。推荐在使用多西紫杉醇前每日开始口服地塞米松 8 mg，每 12 小时 1 次，连用 3 d。水肿综合征（血管水肿、液体潴留综合征）是其独特副反应。

（4）伊立替康：是一种半合成水溶性喜树碱衍生物，为特异性 DNA 拓扑异构酶 I 抑制剂，与拓扑异构酶 I 结合后抑制 DNA 复制及 RNA 的合成，系一广谱抗肿瘤药物，近年来广泛用于多种常见肿瘤的治疗，特别是对胃肠道癌和肺癌有较好的抗肿瘤作用，患者耐受性好。伊立替康单药有效率为 18% ~ 23%。对 ADM、VLB 耐药者仍有细胞毒作用。推荐剂量为 300 ~ 350 mg/m^2，静脉滴注 30 ~ 90 min，每 3 周 1 次。迟发性腹泻是其较为独特的不良反应，需要引起警惕，以免造成水电解质紊乱。

2. 联合用药方案

20 世纪 80 年代，胃癌的联合化疗中曾经广泛应用 FM（即 5-Fu + MMC）和 FAM（即 5-Fu + ADM + MMC）等第 1 代联合方案，其早期报道的有效率可达 40% ~ 50%，但后来经多中心研究发现其有效率不足 20%，而且 MMC 存在着延迟性和积累性的骨髓抑制，显著而持久，因此这些方案现已完全淘汰。80 年代后期设计出更加强烈的第 2 代联合化疗方案，包括 EAP（即 VP-16 + ADM + DDP）、ELF（即 VP-16 + CF + 5-Fu）、ECF（即 EPI + DDP + 5-Fu）、FAMTX（即 5-Fu + ADM + MTX）及 PF（即 DDP + 5-Fu）等方案，虽经多中心试验，最终确定的以 ECF 方案和 PF 方案作为基础的方案取得了较好的疗效，但这些方案依然存在缓解率低、缓解期较短、延长生存期有限且毒性大、难以耐受等不足。随着具有突出疗效的新药（包括紫杉类药物、奥沙利铂、伊立替康、卡培他滨等）不断问世，临床上将其与传统有效单药组合的第 3 代联合化疗方案，包括 TCF 或 DCF（即 TAX/TXT + CDDP + 5-Fu）、FOLFIRI（即 CPT-11 + 5-Fu + CF）、FOLFOX（即 L-OHP + CF + 5-Fu）、XP（即 Xeloda + DDP）、SP（即 S-1 + DDP）、SOX（即 S-1 + L-OHP）、XELOX（即 Xeloda + L-OHP）等方案，成为当今胃癌化疗临床应用和研究的主流。以下介绍部分目前常用的联合化疗方案。

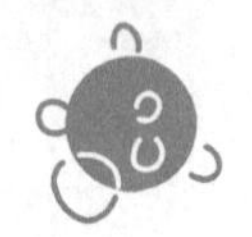

（1）ECF 方案。

1）EPI-ADM：35 mg/m^2，每周 1 次静注。

2）CDDP：40 mg/m^2，每周 1 次静滴。

3）5-Fu：425 mg/m^2，每周 1 次静滴。

这一方案连续应用 8 周，治疗有效率约 50% ~ 60%，不良反应少，患者易于接受。

（2）PF 方案。

1）DDP：80 ~ 100 mg/m^2，第 1 天静滴。

2）5-Fu：500 mg/m^2，第 1 ~ 5 天静滴。

每 4 周重复 1 次。该方案曾在日本等国常用，其有效率为 40% ~ 50%，不良反应主要为胃肠道毒性，但反应较轻。

（3）DCF 方案。

1）DTX（泰索帝）：75 mg/m^2，第 1 天静滴。

2）CDDP：75 mg/m^2，第 1 天静滴。

3）5-Fu：750 mg/m^2，第 1 ~ 5 天静滴。

每 3 周重复 1 次。Ajani 等报道了对进展期胃癌应用 DCF 方案和 DC 方案（即 DTX + CDDP）的多国多中心的Ⅱ期随机对照研究结果，发现两组的客观缓解率（RR）分别为 43% 和 26%，中位疾病进展时间（time-to-progression，TTP）分别为 5.9 个月和 5.0 个月，差异均有显著性，提示 DCF 方案疗效优于 DC 方案，且毒性可以耐受和控制。随后在第 41 届 ASCO 年会上，Ajani 等在上述Ⅱ期研究的基础上再报告了Ⅲ期临床研究的最终分析结果，显示 DCF 方案优于 CF 方案（即 CDDP + 5-Fu），两组的缓解率（RR）分别为 37% 和 25%，中位 TTP 分别为 5.6 个月和 3.7 个月，差异均有显著性。鉴于这一全球范围的随机多中心Ⅲ期临床试验结果，美国 FDA 批准了 DCF 方案可用于以前未接受过化疗的晚期胃癌患者。

（4）FOLFOX 方案。

1）5-Fu：2600 mg/m^2，第 1 天 24 h 静滴。

2）CF（即 LV）：200 mg/m^2，第 1 天静滴。

3）L-OHP：85 mg/m^2，第 1 天静滴。

每 2 周重复 1 次。FOLFOX 方案是含奥沙利铂类联合方案中的典型方案，Al-Batran 等报道了 FOLFOX 方案组（FLO 组，即 5-Fu + LV + L-OHP）与 FLP 方案组（即 5-Fu + LV + PDD）一线治疗进展期胃腺癌的Ⅲ期临床研究，发现两组的无进展生存期（PFS）分别为 5.8 个月和 3.9 个月，其中 65 岁的患者中两组的缓解率分别为 41.3% 和 16.7%；P = 0.012，PFS 分别为 6.0 个月和 3.1 个月，差异有显著性，且 FLO 组的不良反应明显少于 FLP 组，提示在老年进展期胃癌患者中，使用 FOLFOX 方案更为有效和安全。

（5）FOLFIRI 方案。

1）CPT-11：80 mg/m^2，第 1 天静滴。

2）CF：500 mg/m²，第 1 天静滴。

3）5-Fu：2000 mg/m²，第 1 天 24 h 静滴。

每周重复 1 次，共 6 周。报道了使用 CPT-11 + CF/5-Fu（即 FOLFIRI 方案）与 CPT-11 + PDD 两种方案治疗进展期期胃癌的Ⅱ期随机对照研究结果，发现两组的总缓解率分别为 42.4% 和 32.1%，且 CPT-11 + CF/5-Fu 组不良反应小，提示 FOLFIRI 方案有生存与安全的优势。

（6）XP 方案。

1）CAPE：1000 mg/m²，第 1 ~ 14 天每天 2 次口服。

2）CDDP：80 mg/m²，第 1 天静滴 3 h。

每 3 周重复。Kang 等报道了一项包括中国在内的多国、多中心随机Ⅱ期临床研究，比较了 XP 方案与 FP 方案（5-Fu + CDDP）一线治疗 316 例进展期胃癌的疗效及安全性，发现两组的 PFS 分别为 5.6 个月和 5.0 个月，中位总生存时间分别为 10.5 个月和 9.3 个月（P = 0.008），总缓解率分别为 41% 和 29%（P = 0.03），认为 XP 方案的 PFS 不低于 FP，总缓解率明显优于 FP，两方案的安全性相似，希罗达（Xeloda）可以减少住院时间和简化方案，应该成为进展期胃癌治疗的新选。

（7）SP 方案。

1）S-1：80 mg/m²，第 1 ~ 14 天每天口服。

2）DDP：70 mg/m²，第 8 天 24 h 静滴。

每 3 周重复 1 次报道了病理分期为Ⅲ B ~ Ⅳ的胃癌患者术后使用 SP 方案与 FP 方案（5-Fu + DDP）的对照研究，发现作为术后辅助化疗，SP 方案更为简便和容易承受。YeJX 等研究了以往报道的 CAPE 和 S1 各自为基础用于胃癌化疗的相关文献，发现两者无论在有效率还是安全性方面几乎一致。进一步随机对照的Ⅱ期临床研究还在进行中，最终结果预期在不久的将来可以公布。

（8）XELOX 方案。

1）CAPE：1000 mg/m²，一天 2 次，第 1 ~ 14 天每天口服。

2）L-OHP：130 mg/m²，第 1 天静滴。

每 3 周重复 1 次，共 6 个周期。有报道的一个名为 CLASSIC 试验的开放、随机对照的多中心三期临床试验中，研究者将Ⅱ期、Ⅲ期进展期胃癌行 D2 根治术后的 1035 例患者分为手术 + 术后 XELOX 方案化疗组（520 例）与单纯手术组（515 例）两组进行对照研究，经过 5 年的随访，结果显示两组的无疾病生存率分别为 27% 和 39%，预计 5 年的无疾病生存率分别为 68% 和 53%，预计 5 年的总生存率分别为 78% 和 69%，因此建议Ⅱ期或Ⅲ期胃癌 D2 根治术后宜行 XELOX 方案辅助化疗。

（9）SOX 方案。

1）S-1：80 mg/m²，第 1 ~ 14 天每天口服。

2）L-OHP：130 mg/m²，第 1 天静滴。

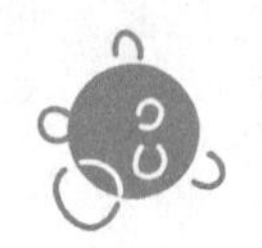

每3周重复1次。近年一份关于SOX方案对比SP方案和S1单药在进展期胃癌的一线治疗中非劣效性研究的荟萃分析显示，SOX方案优于S1单药，且不差于SP方案。

随着对胃癌的研究深入和化疗药物的不断研制开发，相信越来越多的化疗药物和不同的化疗方案组合将在不久的未来用于临床并通过Ⅲ、Ⅳ期临床的验证，显示出其更好的治疗前景。

（二）早期胃癌的化疗

早期胃癌在根治术后一般不必予以化疗，除非病理报告明确提示已有淋巴结转移者。以往不少胃癌专著建议除淋巴结转移外出现以下情况之一者也需考虑辅助化疗：①病理类型恶性度高；②侵犯血管或淋巴管；③浅表广泛型癌灶面积＞5 cm^2；④多发癌灶；⑤青年胃癌患者（40岁以下）。然而这些因素均因缺乏大样本的循证依据而未得到美国《NCCN胃癌指南》的明确推荐。尽管如此，由于多数学者认为在早期胃癌中，肿瘤的恶性程度、浸润深度、脉管累及均与淋巴结转移密切相关，因此对黏膜下层累及的早期胃癌患者，即使淋巴结无转移，但若为低分化癌或脉管累及，均应慎重考虑术后化疗的可能性。Gold等在分析ⅠA～ⅡA期胃癌根治术后行辅助化疗的生存情况后，发现在ⅠB～ⅡA期中存在4个疾病相关生存率（disease-specific survival，DSS）的不良预后因素，即①年龄＞60岁；②肿瘤直径＞5 cm；③近端胃；④分化较差，其5年DSS分别为100%（0项）、（86±4.3）%（1项）、（76±3）%（2项）、（72±2.8）%（3项）和（48±4.9）%（4项）（$P < 0.001$），认为ⅠB～ⅡA期胃癌中具备≥2项不良因素者5年DSS＜76%，需行术后辅助化疗。这些类似的结论值得我们进一步借鉴和研究。

（三）进展期胃癌的化疗

2015年的《NCCN胃癌指南》告诉我们，T2以上的进展期胃癌无论手术与否均有化疗的指征。这些进展期胃癌的化疗主要包括以下方面：①胃癌术前的新辅助化疗；②胃癌获得根治性切除后的辅助性化疗；③对胃癌姑息性切除或未能切除者进行的姑息性化疗；④局部灌注化疗，包括肝脏的介入化疗和腹腔化疗等。

1．新辅助化疗

由于新辅助化疗可以增加进展期胃癌的手术切除率及改善预后而受到越来越多的重视。其主要优点在于：①杀灭癌细胞，缩小肿瘤，降低临床分期，增加手术切除的机会；②杀灭手术区域以外的亚临床转移灶，预防肿瘤血源性播散；③获得肿瘤的体内药敏资料，为术后选择辅助化疗方案提供依据；④对肿瘤迅速进展者可以避免进行不必要的手术；⑤肿瘤对化疗的反应可以作为判断患者预后的指标之一。

2005年美国临床肿瘤学会公布了辅助性胃癌全身化疗试验（MAGIC试验）的最终结果。这是第一个评价胃癌围手术期化疗效果的大规模随机临床试验。在这项多机构参与的试验中，503例Ⅱ、Ⅲ期胃癌患者随机接受了外科手术、手术+手术前后各3个周期ECF方案的化疗。结果显示：与外科手术组比较，化疗+手术组术中可见肿瘤体积更小，术后病理分期大部分为T_1和T_2，完全切除率也较高（79% vs 69%，$P = 0.018$），手术+化疗组患者的无疾病进展时间明显延长（P = 0.000 1，HR：0.66；95% CI：0.53 ~ 0.81），5 年生存率明显提高（36% vs 23%），提示新辅助化疗在胃癌治疗中具有重要的临床意义。鉴于此，更多的药物和化疗方案将用于进展期胃癌的新辅助化疗中。

需要注意的是，新辅助化疗的应用对象主要是进展期的胃癌患者，早、中期胃癌的应用意义不大，伴有腹腔广泛转移和肿瘤远处转移的极晚期患者因绝大多数缺乏根治手术的机会，也不纳入新辅助化疗的范畴内，因此准确的术前分期对病例的选择至关重要。另外，新辅助化疗的疗效好坏还与手术能否根治切除密切相关。为正确指导术后化疗和评估预后，对手术切除标本的病理组织学的准确判断也不容忽视。目前，新辅助化疗大多采用联合化疗方案，一般进行 2 ~ 4 个疗程即能判断疗效。给药途径以静脉或口服为主，也有采用介入治疗，即术前经皮选择性或超选择性动脉内插管将化疗药物直接注入肿瘤血管床，可以大大增加肿瘤区域的化疗药物浓度，而减轻毒副反应，有报道疗效优于静脉全身化疗者。

2. 术后辅助化疗

微小的亚临床转移灶是胃癌术后复发的根源。通常，理论上认为术后辅助化疗可以清除残存的肿瘤细胞，起到预防肿瘤复发和转移的作用。目前，胃癌术后的辅助化疗虽被大多数学者认可并广泛应用，但仍存在争议。持相反观点的学者认为如果肿瘤已彻底切除，则应用辅助化疗不但无益，反而增加了患者的痛苦和经济负担。2016 年，Fujitani 等在国际著名杂志《柳叶刀肿瘤学》（Lancet oncology）上报道了多中心随机对照Ⅲ期试验 REGATTA 研究的最终结果。这项研究的关键是探讨存在一个单一不可治愈因素的进展期胃癌在姑息性胃切除术加化疗对比单纯化疗能否取得更大的生存获益。之前发布的中期结果显示最终结果为阳性的可能性仅有 13.2%，因此研究中止了。此次发表的研究的最终数据及一部分事后分析，显示胃大部切除术序贯化疗不仅不存在生存获益，对于某些亚型的患者，总生存情况比单用化疗更差（2 年总生存率 25.1% vs 31.7%）。虽然研究设计本身存在缺陷，但肯定的术后辅助化疗方案、确切的疗效还有待于不断地探索和证实，有效化疗的周期与持续时间、不良反应与耐药性及合理的多药配伍联合给药等，也均有待于在进一步更为完善的多中心、前瞻性、随机化的临床研究中加以解决。

尽管如此，目前无论是大样本的荟萃分析，还是一国或多国进行的多中心胃癌辅助化疗的研究结果，多数都提示对于Ⅱ、Ⅲ期胃癌在施行根治性手术后，无论辅以单药（如 S-1、ACTSGC 方案）还是多药联合化疗（如 XELOX、CLASSIC 方案等）都能降低肿瘤的复发率、延长无病生存期并最终提高患者 3 年和 5 年生存率。如 Sakuramoto 等报告的 ACTS 试验采用术后口服 S-1 单药 1 年，与单纯手术比较，3 年生存率分别为 80.5% 与 70.1%，复发率分别为 25.1% 与 35.5%。这也是第一个Ⅱ、Ⅲ期胃癌 D2 清扫术后辅助化疗有效的临床研究。

3. 姑息性化疗

姑息性化疗是对胃癌姑息性切除或未能切除者进行的化疗，其目的是杀伤或抑制肿瘤细胞、减轻患者痛苦、延长生存期。由于是姑息性的，因此在选择化疗方案时除了考虑疗效外，更多的还应考虑患者的全身情况和化疗的耐受情况，即安全性问题。通常，姑息性

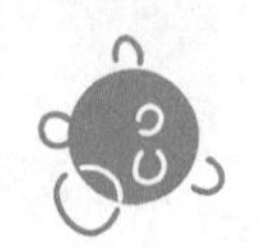

化疗仅适用于全身状况良好、主要脏器功能基本正常的无法切除、复发或姑息性切除术后的患者。在姑息性化疗中，单药方案与联合化疗方案均可选择，但以有效且毒副反应小为首选，同时结合患者的体质状况、基础疾病及患者意愿来最终制订姑息化疗方案。由于患者大多为晚期，不必过分强调治疗的彻底性，也不必过分限定所应完成的化疗周期。化疗期间应密切观察化疗反应、患者的全身情况以及肝肾功能、血常规等主要指标的变化，以便及时调整用药剂量或更改化疗方案。一般认为，姑息性化疗的有效率为30%～50%，有效时间6～9个月。

4. 腹腔化疗

腹膜转移复发是晚期胃癌患者死亡的主要原因之一，通常认为它是导致20%～40%胃癌患者死亡的直接原因。接近20%的胃癌患者在术前或术中诊断有腹膜转移，超过50%的T3或T4期胃癌患者在根治术后发生腹膜转移，转移程度越高，生存期越短。因此如何及早发现腹膜转移、制定合理有效的多学科综合治疗方案、延长胃癌腹膜转移患者的生存时间并改善生活质量是当前研究的热点之一，腹腔化疗就是基于此开展的预防和治疗腹膜转移的主要方法。

根据所使用的技术方法，腹腔化疗可分为以下几种类型。①腹腔直接化疗：即在手术结束时根据肿瘤侵犯浆膜或残留的情况在关腹前给予腹腔内一次性的化疗。②腹腔置管化疗：即在手术结束时直视下放置腹腔化疗管或借助B超、CT引导放置腹腔化疗管进行的腹腔化疗，通常为避免腹腔感染，置管化疗一般不宜超过1月。③腹腔泵化疗：即术中放置腹腔泵进行的腹腔化疗，通常可维持数月至半年以上，若无炎症或渗液，腹腔泵可长期放置于患者体内。④持续性腹腔热灌注化疗（CHPP）：即借助腹腔热灌注化疗仪所进行的持续性化疗。其作用机制有：一是肿瘤细胞与正常细胞对温度的耐受性不同，肿瘤细胞热耐受性差，其在43℃ 1 h即可造成不可逆损害，而正常细胞可耐受47℃ 1 h；二是腹腔化疗可造成腹腔内药物浓度升高，而药物浓度越高，抗癌作用越强；三是化疗药物与热疗具有协同作用，加热可以促进药物与细胞的结合、增强化疗药物的活性、改变肿瘤细胞的通透性、抑制细胞修复，增加对肿瘤细胞的杀伤作用。鉴于此，临床使用CHPP治疗仪将输入温度设定为44～52℃，输出温度设定为42～52℃，对化疗药物（如MMC 8 mg/m^2、DDP 200 mg/m^2）进行加热，使其在腹腔内温度维持在42～43℃，持续60～96 min完成灌注化疗。

根据化疗的目的，腹腔化疗又可分为预防性和治疗性两种。胃癌腹膜转移防治中国专家共识认为，虽然腹腔内热灌注化疗（hyperthermic intraperitoneal chemotherapy，HIPEC）作为预防性手段的临床证据不足，仍需进一步探索，但已有的一些循证学依据显示在具有风险因素的患者中，还是可以考虑术中预防性应用HIPEC。如一项关于HIPEC随机对照试验的Meta分析显示，胃癌根治术后用MMC（RR：0.75；95% CI：0.65～0.86；$P < 0.000\ 01$）或5-Fu（RR：0.69；95% CI：0.52～0.90；$P < 0.000\ 01$）进行腹腔内热灌注的化疗组（HIPC组）较单纯手术的对照组生存时间均明显提高，HIPC降低胃癌浆膜浸润患者腹膜

转移的风险（RR：0.45；95% CI：0.28 ~ 0.72；P = 0.001）。Yonemura 等报道的随机分组研究也显示，在有浆膜侵犯的胃癌术后，给予 CHPP 组的 5 年生存率高于对照组（P = 0.016）；对于Ⅳ期患者，CHPP 组的 5 年生存率更明显高于对照组（P = 0.001）。CHPP 有控制腹水、减少局部复发、延长生命的作用。

在治疗性腹腔化疗中，近年由日本发起的全身化疗联合腹腔灌注化疗的大规模多中心的 PhoENIX-GC 研究再次使胃癌伴腹膜转移的治疗成为研究热点。由于腹膜转移被认为是全身系统性疾病的局部反应，因此全身系统化疗仍为核心治疗方案，腹腔灌注化疗为补充。Ishigami 等在Ⅱ期随机对照临床研究 PhoENIX-GC 中，将 183 例胃癌腹膜转移患者以 2 ∶ 1 的比例随机分配至 IP 组，PTX 腹腔灌注联合 S-1/PTX 全身化疗，第 1、第 8 天 PTX 腹腔灌注 20 mg/m^2，静滴 50 mg/m^2，S-1 第 1 ~ 14 天口服，80 mg/（m^2 · d），3 周重复，或 SP 组，S-1/ 顺铂全身化疗，顺铂静滴 60 mg/m^2，第 8 天，S-1 第 1 ~ 21 天口服，80 mg/（m^2 · d），5 周重复，结果显示，IP 组和 SP 组的中位生存时间（OS）分别为 17.7 月和 15.2 月（HR：0.72；95% CI：0.49 ~ 1.04；P = 0.080）。腹水量是影响预后的重要因素。将基线腹水因素进行校正后，采用 COX 回归分析模型进行敏感性分析，HR 为 0.59（95% CI：0.39 ~ 0.87；P = 0.007 9）。特别是在中量腹水的患者中，IP 组的生存获益显著（13.0 个月 vs 6.8 个月，HR：0.38；95% CI：0.39 ~ 0.87；P = 0.027）。该项研究仍在进行中，有望在不久的将来对胃癌的腹腔化疗有个更为全面的指导性结论。

（四）胃癌化疗的注意事项

1. 化疗的禁忌证

包括以下几种情况：①患者全身情况较差，恶病质，Karnofsky 评分低于 50；②有严重的贫血、白细胞减少和血小板明显降低（WBC 计数 < $3.0 \times 10^9/L$，BPL 计数 < $50 \times 10^9/L$）；③胃肠道有大出血、梗阻、穿孔；④严重的肝肾功能损害；⑤合并严重的全身感染。

2. 化疗的停药指征

包括以下几种情况：①全身情况恶化，Karnofsky 评分 < 50；②化疗严重的不良反应，如呕吐、腹泻（5 次 / 天）；③感染发热超过 38℃以上；④白细胞和血小板计数明显减少（WBC 计数 < $3.0 \times 10^9/L$，BPL 计数 < $70 \times 10^9/L$）；⑤严重的心肌损害、肝肾功能损害等；⑥出现出血、梗阻、穿孔等严重并发症。

二、放射治疗

作为肿瘤治疗主要武器之一的放射治疗，在胃癌的治疗中已有多年的历史，但由于种种原因过去一直没有显示出明显的优势，这些原因包括：①胃癌是放射敏感性较差的恶性肿瘤；②胃周围有肝、胰、肾、肠等脏器包绕，而这些脏器均是放射耐受性较差的器官；③放射治疗设备和技术的限制等等。20 世纪 90 年代以后，由于放射源的发展、放射设备的更新、精确放疗的发展、定位准确性的提高以及放射生物学的发展、治疗方法的改进，尤其在联合化学治疗等多种联合治疗模式的开展，胃癌的放射治疗取得了较为迅速的进展，

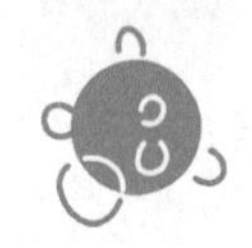

目前放疗已逐渐成为进展期胃癌的有效治疗手段之一。

（一）术前放疗

虽然目前胃癌患者术前开展放射治疗并不普及，但已有的治疗经验告诉我们术前放疗有其特殊优势：首先，从理论上来看，手术前的肿瘤组织血供和氧合性较好，对放射治疗较敏感，因此，对于一些局部病变范围较广而失去了手术治疗机会的患者，通过术前放疗或放疗联合化疗可以降低肿瘤负荷，从而有可能使其从不能手术变为能够手术。其次，实际临床中对一些患者施行术前放疗或联合化疗后，确能提高手术的切除率和R0切除率。如Ajani等报道的RTOC9904二期临床试验结果，术前对局部进展期胃癌给予同步放化疗（先行5-Fu、顺铂和紫杉醇化疗，然后予以45 Gy总剂量放疗，同时以5-Fu化疗每周5次、紫杉醇每周1次），可提高R0切除率达70%～91%，降低肿瘤分期，延长中位生存期达22.1～33.7个月，部分患者（26%）术后病理分期可达pCR或pPR，患者预后有明显改善。复旦大学附属肿瘤医院近年开展了术前联合放化疗提高局部晚期胃癌根治性手术机会的探索性研究，发现40例初治时经过开腹探查排除腹腔种植、脱落细胞（+）、临床诊断为cⅢB、cⅢC期的局部晚期不可切除或潜在可根治性切除的胃癌患者中，有36例完成了1周期SOX化疗+45 Gy放疗+1周期SOX化疗的术前序贯治疗，随后25例（69.4%）获得手术切除，其中24例（66.7%）达到ro根治切除，病理学肿瘤完全消退率（pCR）5例（13%），术后并发症5.7%（1例术后腹腔感染，1例肺炎），无手术死亡，无消化道漏，证实了术前放疗联合化疗能够提高手术的ro切除率且不增加手术的风险。进一步的Ⅲ期临床试验仍在进行中。

（二）术中放疗

胃癌的术中放疗主要应用于2种情况：①胃癌根治性切除后消除肉眼不能察觉的肿瘤残存；②胃癌的姑息性切除后。术中放疗可以最大限度地保护正常器官，而给予可疑的残存肿瘤以最大的放射剂量，达到最好的效果。具体方法是在肿瘤标本切下后，将可疑的残留区暴露出来，同时将周围器官尽量保护起来，给予40 Gy的放射治疗。多数学者认为一次40 Gy的剂量相当于分割治疗的60 Gy的照射。文献报道术中放疗可以提高患者的5年生存率，或提高姑息性放疗的生存时间。

术中放射治疗主要是针对手术中不能完全切除的姑息性切除或是有癌残留或淋巴结转移和周围浸润的患者。术中放射治疗优点是能在直视的状态下照射肿瘤，使肿瘤靶区在得到一个较高剂量照射的同时不影响周围正常组织，能减少放疗的毒性反应，从而改善患者尤其是中晚期胃癌患者的生存期。Abe与Takahashi等随机对27例均为临床Ⅳ期胃癌患者进行术中放射治疗，同时对18例Ⅳ期胃癌患者进行单纯手术治疗，结果显示，5年生存率分别为14.7%和0，显示术中放射治疗组有明显的优势。然而，目前临床上单纯进行手术加术中放射治疗的治疗方案并不多，而主要是与术前、术后或术前加术后的多种放化疗联合治疗模式。有文献报道，Weese等对临床ⅡA期和Ⅳ期的胃癌患者给予新辅助化疗（氟尿嘧啶、甲酰四氢叶酸、多柔比星和顺铂等），并在术中对瘤床照射10 Gy，术后再加用外照射放疗，结果 15 例患者中 10 例获得了无瘤生存，中位生存期为 27 个月。一些回顾性研究也表明，术中放射治疗联合多种模式的辅助治疗并不增加手术的并发症，相反能提高胃癌患者的局控率，使肿瘤明显消退，甚至长期生存或治愈，值得进一步探索研究。然而，术中放疗存在设备较为昂贵且需要符合手术室的相关配置要求、术中需要多学科团队协作、又增加手术时间及风险等等诸多原因，因此目前实际开展依然较少。

（三）术后放疗

自上世纪 70 年代起，一些研究报告已陆续证明了术后放化疗能消灭残留的肿瘤病灶，提高局控率和延长生存期。其中具有里程碑意义的研究当属 Macdonald 等的临床Ⅲ期试验（SWOG9008/INT0116），该试验是将 556 例胃癌高危术后患者随机分为术后同步放化疗、化疗组和单纯手术组，化疗采用氟尿嘧啶，连续 5 天为 1 个周期；同步放、化疗始于第 1 周期化疗的第 28 天，放射治疗的前 4 d 和后 3 d 合并化疗氟尿嘧啶与四氢叶酸，放射治疗剂量 25 次 45 Gy，每次 1.8 Gy，每周 5 次，放射治疗后再行 2 个周期化疗，化疗方案同放射治疗前。结果术后放化疗组与单纯手术组的中位生存期分别为 36 个月和 27 个月，前者较后者提高了 33%。2012 年，杂志上更新了 INT0116 研究的结果，长达 11 年的随访显示辅助放化疗比单纯手术显示出良好效果且没有产生长期毒性反应。但最大的质疑在于 INT0116 研究中 D2 手术的比例仅有 10%。于是针对这一问题，Lee 等报道的 ARTIST 试验做了进一步的研究，选取接受 D2 手术的样本患者，在此基础上再比较放化疗与化疗之间的差别。2015 年，ARTIST 更新的研究报道显示，经过 7 年的随访报道，就整体而言放化疗与化疗在 OS 及 DFS 上差异不大。分析造成这两种互为矛盾结论的原因，可能在于这两项研究均存在一定的局限性，如 INT0116 研究的局限性在于手术自控问题，而 ARTIST 研究的Ⅰ/Ⅱ期患者所占比重达到 60%，而且研究覆盖例数存在较大不足，同时这 2 项研究存在患者手术上的差别，入组患者疾病弥漫分布程度也存在差异。后期的 ARTIST 研究中弥漫型患者更多。以上这些差异均有可能对化疗作用的研究产生影响。

值得一提的是，2004 年美国临床肿瘤学会 ASCO 会议已提出将中晚期胃癌术后同步化放疗作为标准的治疗方案，这一方案在此后得到了更多作者的支持，相信随着研究的深入，放化疗将达到最大的优化。

当然，在胃癌的放射治疗中，除了严格掌握放疗指征、合理选择放疗方案以外，设定准确的放疗范围和合适的放射剂量也极其重要，因其不仅对放疗有重要影响，而且能最大限度地保护正常组织，减少放疗并发症，提高患者对放化疗的耐受性。目前，美国《NCCN 胃癌指南》推荐的辅助放疗的总剂量为 45 ~ 50.4 Gy。另外，进一步筛选和使用有效的热疗增敏剂、探索和应用新的放疗技术（如调强适形放射治疗，IMRT）、发现和正确处理各种放射治疗损伤（如胃穿孔、胃溃疡、肠管坏死、吸收不良等）也是胃癌放疗中今后研究的重点。

三、分子靶向药物治疗

目前，胃癌的分子靶向药物治疗已经进入临床应用阶段。2010 年，Bang 等发表

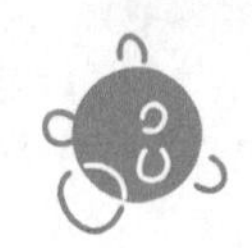

了 TOGA Ⅰ期的临床研究报告，针对人表皮生长因子 -2（Her-2）表达阳性、无法手术切除的局部晚期、复发或转移的 594 例胃癌患者，给予曲妥珠单抗（trastuzumab，又名 herceptin）、氟尿嘧啶类药物与顺铂联合治疗，结果发现联合曲妥珠单抗治疗组较之单纯化疗组总生存期延长 2.7 个月（13.8 个月 vs 11.1 个月，P = 0.004 8），无进展生存期从 5.5 个月提高到 6.7 个月（P = 0.000 2），联合治疗组患者的临床反应率从 34.5%提高到到 47.3%（P = 0.001 7）。这项研究成为首个在胃癌治疗中有效的靶向治疗。随着 Her-2 阳性患者在多种肿瘤中使用曲妥珠单抗靶向治疗的有效开展，2015 年美国《NCCN 胃癌指南》强化了曲妥珠单抗作为胃癌标准治疗的地位。然而，由于胃癌 Her-2 阳性人群通常占比低于 15%，因此实际临床中胃癌的靶向治疗与其他实体瘤尚有很大差距。

近年在胃癌的靶向药物治疗方面，还有 Hecht 等报道的阿帕替尼治疗晚期胃癌的Ⅲ期研究和 Pavlakis 等报道的一项由国际多中心共同完成的瑞格非尼用于难治性晚期胃癌的Ⅱ期临床研究（名为 INTEGRATE）。前者是一项关于阿帕替尼在二线以后治疗转移性胃癌、胃食管交界癌患者的多中心随机双盲安慰剂对照Ⅲ期试验，研究显示与安慰剂相比，阿帕替尼单药能将中位 OS 延长 1.8 个月，中位无进展生存（PFS）延长 0.8 个月，且不良事件可控。后者研究中的瑞格非尼则是一种多激酶抑制剂，美国 FDA 已经批准用于治疗转移性结直肠癌和晚期胃肠间质瘤。作者在研究中发现瑞格非尼可延缓难治性晚期胃癌肿瘤进展，其中中位治疗持续时间在瑞格非尼组和安慰剂组分别为 1.8 个月和 0.9 个月，中位 PFS 分别为 2.6 个月和 0.9 个月（HR 为 0.40）。研究还发现，瑞格非尼在生存时间方面与安慰剂相比，可能具有潜在的优势（5.8 个月 vs 4.5 个月，P = 0.147）。INTEGRATE 研究证实瑞格非尼在晚期胃癌中具有一定的治疗前景且安全性尚可。上述这些研究均显示了胃癌分子靶向治疗的有效性，为今后临床上探索更为有效的分子靶向药物治疗提供了有益的经验。

需要说明的是，胃癌的治疗除了上述提及的手术、化疗、放疗、靶向等治疗外，还有免疫、中医中药等其他多种治疗方法，尤其是免疫治疗近年尤为受到关注，由于研究时间尚短且缺乏大数据的临床随机对照，研究结果还有待于进一步观察和总结。

四、胃癌的多学科综合诊治

随着基础医学和临床医学的发展，如今针对肿瘤的治疗已不再片面强调进行某一单一疗法或局限在某一临床科室中完成。相反，在多学科中进行最合理的综合诊治已成为必然趋势。胃癌的综合治疗仍是以外科手术为主要治疗手段，在此基础上积极辅以化疗、放疗、靶向治疗、免疫治疗等形成规范化的综合治疗，这一模式涉及放射诊断科、超声诊断科、核医学科、内镜室、病理科、麻醉科、外科、化疗科、放疗科等多个学科，并贯穿于诊断、治疗、随访的各个环节。因此，为进一步提高胃癌的临床疗效、形成有利的工作机制、凝练专业化的医疗团队，努力探索各相关学科间的充分协作、最大限度地综合各学科的优势，并根据患者个体情况制定最合理的综合诊治方案，是今后我们的工作重点。

在胃癌的多学科综合诊治中，我们应重视并做好以下几个方面。

（一）充分利用各学科的资源，完善检查，努力提高早期胃癌的诊断率，并选择最合理的术式

在胃癌的各种检查中，都不可避免地存在着优点和缺陷，造成诊断的偏差，尤其是在早期胃癌的诊断中。因此，充分利用现有的诊断设备和技术，联合放射诊断科、超声诊断科、内镜中心、病理科等多个科室，开展包括X线气钡双重对比造影、螺旋CT、电子胃镜、色素胃镜、变焦放大胃镜窄带显像的电子染色、超声胃镜定位深部穿刺或活检、免疫组化染色等多项检测方法，可以提高早期胃癌诊断的敏感性与准确性。复旦大学附属肿瘤医院胃外科近年收治的早期胃癌患者比例由本世纪初期的15%左右上升至接近30%，可能与各学科多项检测手段的合理应用有关。诊断明确后，应根据肿瘤部位、大小、形态、病理类型、分化程度、浸润深度、有无胃周淋巴结转移及患者的全身情况，综合分析，并严格掌握各种手术指征，最终选择ESD、腹腔镜下胃癌手术、开腹根治术或局部切除术等手术中最为合理的术式。

（二）充分利用各学科的资源，扬长避短，力求提高胃癌分期的准确性

准确的分期是合理治疗的前提。由于目前各种检查的缺陷，目前胃癌分期的准确率总体徘徊在80%左右，因此开展多种检查方法，扬长避短，可以提高胃癌分期的准确性。如判断肿瘤的范围，可选择上消化道造影、电子胃镜、CT等检查；判断肿瘤的T分期和N分期，可选择CT、MRI、超声胃镜等检查；判断肿瘤有无腹、盆腔转移，可选择超声检查、CT或腔镜探查；判断肿瘤有无肝、肺、卵巢、骨等远处转移，可选择超声检查、CT、PET/CT和同位素骨扫描等等。当一种检查不能明确分期时，需要采用两种或两种以上的检查。

（三）充分利用各学科的资源，有理有据，制订最合理的治疗方案

根据分期，遵循循证医学的原则，制订出包括术前、术中和术后分阶段、序贯性的综合治疗方案，是取得胃癌治疗最好疗效的关键。综合治疗方案应在诊疗之初即开始制订，在治疗过程中根据患者实际变化情况不断予以修正、更改。通常，根据胃癌病灶大小、浸润深度、淋巴结转移和远处转移情况，结合癌灶的生物学行为（包括生长方式、大体形态、组织类型等）以及患者的全身状况来制订综合治疗的方案。如对浸润至黏膜层的局限早期胃癌，行选择性D2手术后的5年生存率可达95%以上，故无须再行化疗。但对恶性程度较高、有淋巴管浸润、病灶虽不大的早期胃癌，由于其侵袭性强并易于转移播散的特性，至少须行D2手术。对Ⅱ期胃癌如仅浸润浅肌层，又无脉管、淋巴管内癌栓，淋巴结无转移者，可考虑行D2根治术，术后密切观察或辅以替吉奥或卡培他滨等单药方案化疗。对进展期胃癌已浸润全层并伴有N2转移者，有条件的医疗机构可考虑术前新辅助化疗或放化疗后，再行根治手术，术后继续完成全身辅助化疗等。

（四）充分利用各学科的资源，探索开拓，努力寻求和开展转化研究

转化研究是指将医学生物学基础研究成果迅速、有效地转化为可在临床实际中应用的理论、技术、方法和药物，在实验室与病房之间架起相互沟通的桥梁。对临床医学而言，转化医学是指一类医学研究，能够很好地将基础研究与解决患者实际问题结合起来，将基

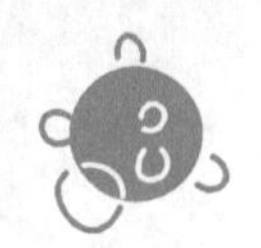

础研究的成果“转化”为实际患者的疾病预防、诊断和治疗及预后评估，实现从实验室与临床研究的双向转化。在胃癌的治疗中，就是要求能充分利用多学科的资源，将基础研究与临床诊治完美地结合起来，来获得最佳的治疗效果。比如，在获得了一部分胃癌患者在分子水平上的发生、发展机制后，运用靶向药物进行相关治疗，可以取得更好的疗效。放化疗的联合应用研究，可以使原本无法手术的患者获得根治切除并长期生存。腹腔转移的基础与临床的转化型研究，也可能使一部分晚期患者得到生存获益。相信在胃癌未来的诊治中，有更多的转化型研究值得我们去探索发现。

（李海峰）

第五节 预后

随着早期胃癌发现率的提高、手术方法的改进、综合治疗的深入应用以及新技术、新药物的不断开发应用，胃癌的整体治疗水平呈现出不断上升的趋势，但各国的水平差异较大，比如日本胃癌协会 2017 年报道的对手术切除的 118 367 例胃癌病例的回顾性分析，显示患者的中位年龄为 67 岁，ⅠA、ⅠB、Ⅱ、ⅢA、ⅢB 和Ⅳ期的比例分别为 44.0%、14.7%、11.7%、9.5%、5.0% 和 12.4%，术后 30 d 内死亡率为 0.5%，术后总的 5 年生存率为 71.1%，病理分期ⅠA、ⅠB、Ⅱ、ⅡA、ⅡB 和Ⅳ期的 5 年生存率分别为 91.5%、83.6%、70.6%、53.6%、34.8% 和 16.4%。美国国家癌症数据库（NCDB）对 2004—2008 年的 7306 例胃癌的研究分析显示，Ⅰ（$T_1/_2N_0$）、ⅡA（$T_1/_2N+$）、ⅡB（$T_3/T_{4a}N_0$）、Ⅲ（$T_3/T_{4a}N+$）、Ⅳ（T_{4b} & M +）期的 5 年生存率分别为 56.7%、47.3%、33.1%、25.9% 和 5.0%。相比之下，一份对欧洲 2000—2002 年常见肿瘤年龄标化后的 5 年生存率研究中显示，胃癌的平均 5 年生存率仅为 24.9%（23.7% ~ 26.2%），远较日本为低。

我国的胃癌生存率数据尚缺乏全国多中心的大样本的统计资料，通常单个治疗中心的数据显示疗效介于日本与美国之间。复旦大学附属肿瘤医院对 2000—2013 年收治手术的 7918 例胃癌的资料统计显示，术后总的 5 年生存率为 52.5%，其中ⅠA、ⅠB、ⅡA、ⅡB、ⅠA、ⅡB、ⅡC 和Ⅳ期的 5 年生存率分别为 97.8%、93.7%、73.8%、63.3%、55.6%、39.5%、19.8% 和 7.8%，根治切除的患者术后总的 5 年生存率为 64.0%。

大多数的学者认为在诸多影响预后的因素中，癌肿浸润深度与淋巴结转移情况是影响预后最重要的因素，其次是肿瘤的病理类型及其生物学行为，手术类型、淋巴结清除范围、患者的年龄、性别等对预后也有一定影响。日本和韩国的胃癌生存率普遍较高，与早期胃癌占比 50% 以上有相当大的关系。复旦大学附属肿瘤医院收治手术的 7918 例胃癌中ⅠA 和ⅠB 期仅占 23.6%。因此，除了注重规范化的手术和合理的综合治疗外，提高早期胃癌在整个胃癌治疗中的构成比，也是改善胃癌预后的关键，值得我们为之努力。

（李海峰）

第九章 肾癌

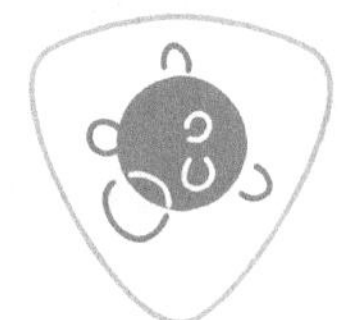

第一节 概述

一、流行病学

肾癌的发病率约占所有恶性肿瘤的3%，发达国家的发病率普遍高于发展中国家。男女发病率约为2 ：1，发病高峰在60岁至70岁之间。中国癌症数据统计（年份跨度：2000—2011年）显示，我国肾癌总体发病率已经达到6.68人/10万人，死亡率为2.34人/10万人。年龄标化的发病率，中国城市于2011年接近5人/10万人，中国农村接近2人/10万人。

肾脏肿瘤中约90%的为恶性肿瘤，其中几乎80%的肾癌均为透明细胞癌，其次为乳头状肾细胞癌和嫌色细胞癌。剩下一些少见类型的肾癌例如XP11.2基因易位相关肾癌、集合管癌、肾髓样癌，以及家族遗传性肾癌等。

二、遗传性肾癌研究进展

大部分肾细胞癌是散发性的，然而有5% ~ 8%的肾细胞癌具有家族遗传背景。这些遗传性肾癌的患者大部分具有典型的遗传性综合征的临床表现，少部分患者的临床表现不典型或者不明确，甚至不为人所熟知。遗传性肾癌的共同特征为发病较早，肿瘤为双侧或者多灶性，除了肾癌外同时拥有该综合征的其他表现。临床上遇到如下人群可能是遗传性肾癌的潜在患者：①年龄≤46岁的患者；②双侧/多发肾脏肿瘤；③肾癌家族史（至少一位一级亲属，至少两位二级亲属）；④肾癌合并其他肿瘤病史（嗜铬细胞瘤，GIST，神经系统血管网状细胞瘤，胰腺神经内分泌肿瘤等等），肺囊肿，气胸；⑤不寻常的皮肤病变（平滑肌肉瘤，血管纤维瘤等）；⑥个人或家族有肾癌相关综合征病史。目前研究较透彻的遗传性肾癌综合征包括VHL综合征（von Hippel-Lindau），遗传性乳头状肾细胞癌，BHD综合征（Birt-Hogg-Dube），遗传性平滑肌瘤病和肾细胞癌（HLRCC）还有结节性硬化。剩下的少见综合征包括SDH（succinate dehydrogenase）功能缺失相关的遗传性肾癌，遗传性

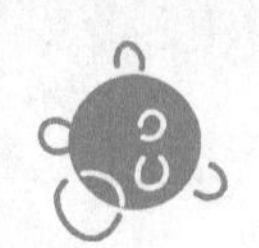

镰状细胞血红蛋白病和肾髓质癌，Cowden 综合征，甲状旁腺功能亢进 – 颌骨肿瘤综合征，BAP1 相关遗传性肾癌，3 号染色体易位相关性肾癌，MiT 家族易位性肾癌。遗传性肾癌患者因年龄较轻，往往双肾均可能发生肿瘤，其外科治疗以最大化保留肾功能为原则。常用的治疗方法为保留肾单位的手术、冷冻消融、射频消融等。在对患者本人治疗的同时，还需要对患者及家属提供必要的遗传咨询及建议。

三、主要致病因素

（一）吸烟

肾癌公认的外部致病因素之一是吸烟，相对于非吸烟人群，吸烟者患肾癌的概率将上升 1.4 ~ 2.5 倍。任何种类的烟草都可能增加患癌风险，而且该风险随着总吸入量和烟龄正比升高。同样的，随着戒烟时间的延长患肾癌的相对风险会降低。据称，20% ~ 30%的男性肾癌和 10% ~ 20%的女性肾癌与吸烟有关。

（二）肥胖

肥胖是肾癌的另外一个主要危险因素。BMI 每上升 5 kg/m^2，男女性肾癌的发生率就会分别上升 1.24 和 1.34 倍。目前在欧美国家，肥胖的发生率与日俱增，这可能是肾癌发病率逐年上升的间接原因之一。在美国约 40%的肾癌可能和肥胖相关。肥胖引起肾癌的可能原因可能是脂质过氧化引起 DNA 损伤，IGF–1 表达量升高，循环雌激素水平上升和引起局部炎症等。复旦大学附属肿瘤医院泌尿外科的医师在对 500 多名患者的长期的观察中就发现，肾癌中最常见的透明细胞癌的发生与中心性肥胖相关。透明细胞癌的患者的内脏脂肪面积平均比患其他类型肾脏肿瘤的患者大 25 cm^2。内脏脂肪除了储存能量外，还担负了一部分内分泌的功能，它们所分泌的很多细胞因子或许是造成这一系列结果甚至发生肾癌的原因。

（三）高血压

高血压为肾癌第三大主要危险因素。除了高血压本身，有研究者称利尿剂和其他抗高血压药物也可能是肾癌的诱发因素之一。高血压引起肾癌的可能机制是高血压能引起肾单位损伤，诱导局部炎症，或者通过引起肾脏代谢、功能变化从而提高肾小管对致癌物质的敏感性。

（四）其他因素

其他致癌因素例如病毒感染、芳香类化合物，含铅化合物，三氯乙烯等都可以增加肾癌风险，然而其结果并不十分明确。也有少量研究提示工作涉及金属、化学制剂、橡胶、印刷行业、石棉、镉的工人有轻度增加的肾癌风险，但是相关的数据尚缺乏说服力。有病例对照研究显示在经济条件欠发达的地区人们的肾癌发病率较高，但是具体原因不明。常见的西方化的饮食例如高脂肪、低蔬菜水果摄入、碳酸类饮料、咖啡和茶可能会引起肾癌，可是这些研究结果有时会相互矛盾。当然，家族史可能是肾癌的发病因素之一，据称如果 1 级或者 2 级亲属中有肾癌患者，那么其患肾癌的风险将上升 2.9 倍。其他的可能发病因素还包括放射性物质接触、儿时曾患肾母细胞瘤、化疗、终末肾病等。

四、临床表现及诊断

无症状肾癌的发现率逐年升高。既往血尿、腰痛、腹部肿块的“肾癌三联征”临床出现率 < 15%。30%的病例为转移性肾癌，可由于肿瘤转移所致的骨痛、骨折、咳嗽、咯血等症状就诊而发现。在男性患者，如果肿瘤巨大或左侧肾肿瘤伴有肾静脉瘤栓，可压迫生殖静脉导致回流障碍，引起患侧睾丸精索静脉曲张。另外，10% ~ 40%的中晚期患者可出现副瘤综合征，表现为高血压、贫血、体重减轻、恶病质、发热、红细胞增多症、肝功能异常、高钙血症、高血糖、血沉增快、神经肌肉病变、淀粉样变性、溢乳症、凝血机制异常等变化。肾癌的临床诊断主要依靠影像学检查。B 超检查腹部脏器已是体检中的常规项目，其能发现直径为 1 cm 的肾脏占位，根据内部回声可初步鉴别肾癌、肾血管平滑肌脂肪瘤、肾囊肿等。CT 或 MRI 检查是对肾癌的重要检查，其诊断正确率均在 95% ~ 98%，它们可早期发现肾脏肿瘤并可判断其性质和分期。腹部 CT 平扫和增强扫描及胸部 X 线片是术前临床分期的主要依据。腹部 X 线片可为开放性手术选择手术切口提供帮助；核素肾图扫描或静脉肾盂造影可评价对侧肾功能情况；腹部 MRI 检查可排除下腔静脉是否存在瘤栓；如若怀疑有骨、脑转移，可分别行核素骨扫描和头部 CT（或 MRI）检查。实验室检查作为对患者术前一般状况、肝肾功能，以及预后判定的评价指标，确诊则需依靠病理学检查。

五、WHO 病理分类和基因分型

2016 版 WHO 肾脏肿瘤组织学分类的命名基于细胞质特征及免疫表型（如透明细胞肾细胞癌和嫌色细胞肾细胞癌）、病理结构特征（如乳头状肾细胞癌）、细胞类型（如肾嗜酸细胞瘤）、细胞质形态及病理结构特征（透明细胞乳头状肾细胞癌）、与胚胎结构的相似性（后肾腺瘤）、肿瘤解剖部位（集合管癌和肾髓质癌）、与原发肾脏疾病相关（获得性囊性肾病相关性肾癌）、特殊的分子改变（如 MiT 家族易位肾癌和琥珀酸脱氢酶缺陷相关的肾癌）、家族遗传性（遗传性平滑肌瘤病肾细胞癌综合征相关性肾癌）等。

六、ISUP 分级与免疫组化标记

（一）ISUP 分级系统

以往在临床上应用最广泛的肾癌分级系统是 Fuhrman 分级系统，通过同时评价细胞核的大小、形态，以及核仁突出情况来分级的系统。近年来研究表明，对于透明细胞肾细胞癌和乳头状肾细胞癌，单独评价核仁的大小就可以把肿瘤分为 1 ~ 4 级，是更有力的预后因素。这套基于核仁突出情况的分级系统称为肾癌 ISUP 分级系统，取代以前的 Fuhrman 分级系统。肾癌 ISUP 分级系统的 4 个分级，以及与 Fuhrman 分级的对比见表 9-1 所示。ISUP 分级系统适用于透明细胞肾细胞癌和乳头状肾细胞癌。由于目前尚无证据表明该系统对嫌色细胞肾细胞癌分级具有预后意义，共识指出无须对嫌色细胞肾细胞癌进行 ISUP 分级。

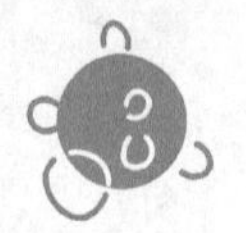

表 9-1　肾癌 Fuhrman 分级和 ISUP 分级的对比

分级	Fuhrman 分级	ISUP 分级
G_1	直径 10μm 圆形，一致核仁不明显或没有	400 倍下瘤细胞无核仁或核仁不明显
G_2	15μm，不规则，有核仁，光镜 ×400 倍	400 倍下瘤细胞可见清晰的核仁，但在 100 倍下核仁不明显或不清晰
G_3	20μm，明显不规则，大核仁，光镜 ×100 倍	100 倍下可见清晰的核仁
G_4	≥ 20μm，怪异或分叶，大核仁、染色质凝块，梭形细胞	瘤细胞显示明显多形性的核、瘤巨细胞、肉瘤样或横纹肌样分化

（二）诊断肾癌的免疫组化标志物

诊断肾癌的免疫组化标志物如表 9-2 所示。

表 9-2　诊断肾肿瘤的免疫组化标志物

肿瘤类型	阳性	阴性
透明细胞肾细胞癌	波形蛋白（vimentin）、角蛋白（keratin）、EMA、CD10、RCCm、PAX2、PAX8、CAIX	CK7、Ksp- 钙黏着蛋白（cadherin）、parvaumn
乳头状肾细胞癌	keratin、CK7、AMACR、RCCm	CD117、Ksp- 钙黏着蛋白（cadherin）、parvalbumin、WT1
嫌色细胞肾细胞癌	E- 钙黏着蛋白（cadherin）、Ksp- 钙黏着蛋白（cadherin）、CD117、EMA、CK、CK7	波形蛋白（vimentin）、CAIX、AMACR
集合管癌	EMA、CK7、HMWCK、PAX2、PAX8	CD10、RCCm、CK20、p63
透明细胞（管状）乳头状肾细胞癌	CK7、PAX2、PAX8、CAIX	AMACR、RCCm，CD10
易位性肾细胞癌	TFE3、TFEB、CD10、RCCm	CK（常弱表达或阴性）
嗜酸细胞腺瘤	Ksp- 钙黏着蛋白（cadherin）、CD117、Parvalbumin、S100A1	CK7、MOC31、EpCam、EA-BA、CD82
后肾腺瘤	S-100、WT1、CD57	AMACR、RCCm
具有肉瘤样特征的肾细胞癌	CK7、PAX2、PAX8、CD10、波形蛋白（vimentin）、AMACR	
血管平滑肌脂肪瘤	HMB45、Melan-A、SMA	CK、CD10、RCCm、PAX2、PAX8
尿路上皮癌	CK、CK7、CK20、p63、GATA3、thrombomodulin、uroplakin Ⅲ	RCCm、CD10、PAX2、PAX8

（马进华）

第二节 手术治疗

一、外科治疗原则

（一）Ⅰ期肿瘤（T_{1a}）

T_{1a} 期肾脏肿瘤以保留肾单位的手术治疗为主，主要原则为保证肿瘤切除的同时最大化保留肾功能。其主要适应证为：肾癌发生于解剖性或功能性的孤立肾，根治性肾切除术将会导致肾功能不全或尿毒症的患者，如先天性孤立肾、对侧肾功能不全或无功能者，以及双侧肾癌等，还推荐应用于家族遗传性肾癌患者。根据手术医师的经验、肿瘤位置及大小，可选择开放或者腔镜手术。若 T_{1a} 期肾脏肿瘤因位置内生、与集合系统及重要血管关系密切，可选择肾癌根治术进行治疗。对于一些 T_{1a} 期肿瘤还可以选择消融治疗或者积极随访观察。积极随访策略尤其适用于预期生存时间较短、有其他严重并发症的患者，这些患者往往不适于有创操作。研究显示对于偶然体检发现的小肾癌，延迟手术时间并不会过多影响治疗结果，因此对于特殊患者进行积极随访具有一定理论依据及可行性。据统计，消融等介入治疗方法，在远处转移的概率上和常规手术相似，但是局部复发率略高，因此只能作为次于手术的选择。

（二）Ⅰ期肿瘤（T_{1b}）

对于直径为 4 ～ 7 cm 的肿瘤，由于肾部分切除术及肾癌根治术具有相似的治疗结果，因此 T_{1b} 期肿瘤患者若符合条件，均可选择肾部分切除术。通过回顾性分析 T_{1b} 期肾癌 30 例的手术过程及疗效，结果如下：1 例因术中切穿肾盂，开放血流后出血不能控制，中转开放性肾切除术；29 例成功完成 NSS，动脉阻断时间 14 ～ 30 min，中位 17 min；术中出血量 20 ～ 100 mL，中位 40 mL，无输血。术后 3 个月肾功能无明显变化。随访 36 ～ 72 个月，中位 56 个月，患者均存活，肿瘤无复发。因此临床 T_{1b} 期肾癌选择性肾部分切除术治疗安全、有效，肿瘤位置及相对肿瘤大小是肾部分切除术的重要影响因素。

（三）Ⅱ及Ⅲ期肿瘤

对于这部分患者，不适宜选用保留肾单位的手术，因此最佳治疗方法为肾癌根治术，特别是对于下腔静脉存在癌栓的患者更应行根治性手术。对于需要取出癌栓的患者，往往需要心血管外科的医师联合手术治疗。《美国 NCCN 指南》建议，肾癌根治术为 T_2、T_3 期肿瘤最佳选择，肾部分切除术仅适用于小的、单侧的 T_{2a} 期肿瘤。曾报道过对于直径＞12 cm 的巨大肾癌进行经腹肾根治术的临床分析，证实对于这部分患者进行手术是安全、有效的，术后并发症可控，肿瘤能得到良好控制。

（四）Ⅳ期肿瘤

Ⅳ期肿瘤患者仍可能从手术获益。例如，CT 上显示的肿大淋巴结可能是反应性增生引起的而非转移性的，因此局部个别淋巴结肿大并不是术前否定手术方案的理由。另外，

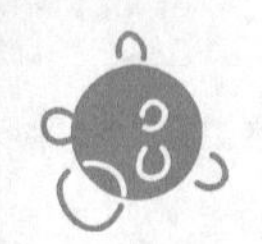

部分患者的肿瘤及转移灶都是可切除的：①发现时原发灶可切除，而且只有单个转移灶；②肾根治术后复发的单个转移灶。特别是对于肺、骨、脑的孤立转移灶可以选择局部治疗，例如手术、放疗等。在靶向治疗时代，还可以使用新辅助靶向治疗，在原发灶缩小后再行手术以提高手术成功率。

二、手术的应用解剖

肾脏为后腹膜器官，位置相当于第 12 胸椎至第 3 腰椎水平，肾前方与周围脏器毗邻，最前方有肋骨保护，而后方的上部与膈肌接触，内侧为腰大肌，外侧为腰方肌。两肾的上部内侧均有肾上腺覆盖；右肾前上部紧贴肝右叶下面，下部与结肠肝曲相邻，内侧与十二指肠降部相接；左肾前上部与胃底及脾脏相邻，中部有胰尾横过，下部与结肠脾曲相接；两肾内侧之间则为下腔静脉和腹主动脉。肾周筋膜（Gerota 筋膜）被覆肾周脂肪表面，其结构在肾癌根治术中相当重要，肾周筋膜起自于腹膜后连接组织的中间层，分为前后两层，覆盖肾脏及其肾周围间隙内的毗邻结构。肾筋膜前后层上方与膈肌固有筋膜在肾上腺上方融合，内侧方在脊柱前面，与腹主动脉和腔静脉的结缔组织融合，于外侧与腰方肌椎状筋膜融合，向下两层分离，延续至骨盆。在骨盆，肾周筋膜后层与横筋膜融合，而前层包绕输尿管鞘，并延续至膀胱。肾动脉进入肾门之前，一般分为前后两干支，前干支粗大，继续分为尖、上、中、下 4 个段支，分别供给肾上极、肾前段、肾后段、肾下极；后干分出一支支配后段。肾前段区最大，超过肾外侧面与后段区相邻。重要的是，虽然肾动脉分支进入肾脏后继续有分支，但这些分支没有相互吻合支，损伤分支段将导致供应区肾组织功能失活。肾静脉与肾动脉不同，肾静脉在肾内存在广泛的吻合支，肾静脉在出肾之前，常由 2 ~ 3 个属支逐渐汇合成一支粗大的肾静脉，在肾动脉之前与其伴行，垂直并汇入下腔静脉。右肾静脉较左肾静脉短 1/3 ~ 1/2，左肾静脉接受左肾上腺和性腺静脉，而右侧并不接受肾外组织器官的静脉。肾脏的淋巴分为浅深两组淋巴丛，浅组引流肾脂肪囊及肾被膜的淋巴，深组引流肾实质内淋巴，深浅两组在肾蒂处汇合成较粗的淋巴管，并注入肾门处淋巴结，再将淋巴液汇入腹主动脉和下腔静脉周围的腰淋巴干。肾脏发生癌瘤时，可侵犯肾门处的淋巴结，但也常常沿腰淋巴干远处转移，这是近年来肾癌根治术不主张区域或扩大淋巴结清扫的主要原因。左肾扪及淋巴结受侵时，可影响左侧精索的回流而发生左侧精索静脉曲张。

三、术前准备

术前行常规检查，评价患者的一般情况、心肺功能、肝肾功能、凝血功能，明确或排除是否合并慢性疾病，如糖尿病、高血压等，术前要求血压和血糖控制在正常范围内。了解肿瘤大小、部位及是否合并静脉瘤栓，如合并瘤栓将进一步评估瘤栓的位置。

根据肿瘤的大小、部位及与周围脏器毗邻关系，选择经后腹腔或经腹入路的方式。肿瘤直径≤ 7 ~ 10 cm，推荐选择经后腹腔入路，直径≥ 10 cm 者推荐选择经腹腔入路。经后腹腔入路时，需要再根据腹部X线平片（或静脉肾盂造影）明确患肾位置，选择经第11肋、11肋间或第12肋切口。备血300 ~ 900 mL，术前晚灌肠。经腹入路者，术前留置胃管。通常选择硬膜外和气管内联合麻醉的方法，麻醉后留置尿管。

术前常规将患者的全身情况和局部病变告知患者或其家属，有必要讲述根治性肾切除术的特点、各种风险和可能常见的副损伤，如胸膜、血管、肠管损伤等。经腰入路根治性肾癌切除术取侧卧位，患侧向上，健侧腰部对准腰桥并被抬高，身体的头端和足端降低以张开手术侧腰部。健侧下肢髋、膝关节屈曲，手术侧下肢伸直，两者间填以衬垫保护并妥为固定。

四、手术方式及要点

（一）经腰入路肾癌根治术

根治性肾切除术是局限性肾癌首选的治疗方法。经典的根治性肾切除范围包括：肾周筋膜、肾周脂肪、患肾、同侧肾上腺、肾门淋巴结及血管分叉以上输尿管。现代观点认为，如临床分期为Ⅰ或Ⅱ期，肿瘤位于肾中、下部分，肿瘤直径 < 8 cm、术前CT显示肾上腺正常，可以选择保留同侧肾上腺的根治性肾切除。另外，不推荐同时行区域或扩大淋巴结清扫术，但如果术中可见淋巴引流区域肿大淋巴结，可同期行肿大淋巴结切除术。根治性肾切除术可经开放性或腹腔镜手术进行。

1. 开放性手术

可选择经腹或经腰部入路，有学者认为经腰入路，锐性解剖性分离肾癌根治术是一种可常用的安全有效的肾癌根治术式。

手术步骤：第11肋间切口适用于大多数肾癌根治手术，术野显露满意，最为常用。切口起于第11肋间隙骶棘肌外缘，沿第11肋间向前延伸，根据需要可将切口终止于腹直肌外缘。切开皮肤和皮下组织，依次切开背阔肌和腹外斜肌，下后锯肌和腹内斜肌。于第12肋尖前少许的腰背筋膜做一小切口至腹膜外脂肪层，以食指伸入切口下间隙推开筋膜下的肾周筋膜、腹膜及腹膜外脂肪，沿切口方向将腰背筋膜和腹横肌切开。剪断第12肋尖端附着的肋横韧带，于第12肋上缘切开肋间外肌。用左手食指钝性推移肋间内肌，此时多能看到肋间内肌深层的肋膈肌和其上方的胸膜反折，剪断部分膈肌脚，胸膜反折部即退缩至切口上方。此时用撑开器撑开切口两侧显露肾区。于肾区背侧，沿腰方肌外缘纵行切开侧椎筋膜与腰方肌筋膜的延续部，显露腰方肌及其前方的肾筋膜后叶，两者之间有间隙，顺此间隙向上游离肾上极（或包括肾上腺）、肾周前间隙，当肾上极与背侧间隙游离后，即可在弓状韧带水平显示肾动脉。游离并骨骼化肾动脉，近端结扎和缝扎；游离并骨骼化肾静脉，结扎和缝扎。确认无异位血管，提起肾脏及周围脂肪组织向输尿管远端游离，接近入盆腔处，切断输尿管及周围脂肪结缔组织。创面用氯己定和生理盐水先后浸泡清洗，仔细检查创面无活动性出血，常规在术床放置引流管，逐层缝合切口各层肌肉、皮下脂肪和皮肤。手术过程要求电刀锐性（解剖性）分离，术野清晰、操作轻柔，遇血管则电凝或结扎。

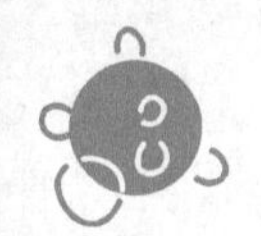

2. 腹腔镜手术

相对于开放手术，腔镜治疗已经成为一种安全、有效、微创的手术方法。随着手术技术及器械的日新月异，腔镜根治性肾癌根治术与开放手术的肿瘤相关生存率无明显差异。

手术步骤：①患者采用健侧卧位，垫高腰部。②气囊扩张法建立腹膜后腔隙，可分别以分离钳及超声刀、电钩或者剪刀进一步扩大腹膜后间隙。③清除腹膜外脂肪。④沿腰大肌内侧打开腰背筋膜，沿腹壁背侧 Gerota 筋膜外向上进行分离，依次分离显露肾脏背侧、肾动静脉、下极、腹侧、上极，完整切除肾周围脂肪囊。⑤充分游离显露肾脏动脉 1 ~ 2 cm，应用 hemo-lock 分别钳夹肾动脉后予以切断，近心端应至少钳夹 2 道。⑥游离肾脏下极，找到输尿管后离断，远端以钛夹夹闭。⑦提起输尿管和肾下极，向上往肾门方向分离，找到肾静脉，游离清楚后予 hemo-lock 阻断并切断。⑧将腹膜分离推向前方，松解肾周粘连，将肾上极与肾上腺之间的组织切断。⑨切下标本后，创面仔细止血。延长切口至 5 ~ 7 cm 取出标本。留置双套引流管一根自切口下方开口引出固定。清点纱布器械无误后，逐层关闭手术切口。

（二）经腹腔入路肾癌根治术

经腹腔入路可有不同的选择，肋缘下切口、旁正中切口或腹直肌切口均为常用，有时加侧腹横切口以取得更好的暴露。肋缘下切口使用肝脏拉钩拉起肋弓，几乎可以将肾脏及肿瘤完全显露，该种方法是笔者常用切口。不论采取哪一种经腹切口，后腹膜均于结肠外侧沟处切开，完全游离结肠翻向健侧显露肾脏。然后游离肾静脉和其后方的肾动脉，可使用静脉拉钩牵拉肾静脉，先结扎肾动脉后，再处理肾静脉。最后按顺序游离并切除肾脏和其肿瘤。手术要点：根据肾脏位置，以及与第 11、第 12 肋关系，选择经第 12 肋切口、第 11 肋切口或第 11 肋间切口，以求最好的术野暴露和最小的损伤。切口位置越高，损伤胸膜的机会越多，因此，熟悉胸膜与第 11、第 12 肋的关系很重要。避免损伤胸膜，切除肋骨时紧贴肋骨面，勿损伤肋骨下骨膜，否则容易损伤骨膜深面的胸膜；处理肋间内肌时宜钝性推断，忌锐性切开，剪断膈肌脚时应直视下贴近后下方处理。此时多能看到肋间内肌深层的肋膈肌和其上方的胸膜反折，剪断部分膈肌脚，胸膜反折部即退缩至切口上方。上述步骤十分重要，否则容易破损胸膜。如发生胸膜损伤，多数情况下在肾癌切除后处理，此时应在麻醉师的配合下，使肺膨胀，抽出胸膜腔内气体，用细线将胸膜及周围组织缝合。由于胸膜较薄，单纯缝合胸膜时稍有张力破口会更大。如该方法无效，则于第 7 肋间放置胸管闭式引流。游离肾脏时，通过游离肾脏后上方组织到达肾蒂，多数情况下能分别游离并结扎肾动脉和肾静脉，如肾蒂周围粘连，可孤立肾蒂适当粗细时，用肾蒂钳两把钳夹肾蒂，然后进行结扎和缝扎。关切口前，常规将切除标本剖开明确诊断，如为肾盂癌则应再补充行残余输尿管和膀胱袖口状切除。

（三）保留肾单位手术

1. 适应证

（1）保留肾单位手术（nephron sparing surgery，NSS）的绝对适应证：肾癌发生于解剖性或功能性的孤立肾，根治性肾切除术将会导致肾功能不全或尿毒症的患者，如先天性孤立肾、对侧肾功能不全或无功能者，以及双侧肾癌等。

（2）NSS 相对适应证：肾癌对侧肾存在某些良性疾病，如肾结石、慢性肾盂肾炎或其他可能导致肾功能恶化的疾病（如高血压、糖尿病、肾动脉狭窄等）患者。NSS 适应证和相对适应证对肿瘤大小没有具体限定。

（3）NSS 可选择适应证：临床分期 T_{1a} 期（肿瘤直径≤ 4 cm），肿瘤位于肾脏周边，单发的无症状肾癌，对侧肾功能正常者可选择实施 NSS。

2. 手术方式

（1）开放性手术：麻醉成功后，取健侧 90° 卧位，腰部垫枕。常规消毒铺巾，取患侧 11 肋间切口。切开皮肤、浅筋膜、腰背部各层肌肉，进入腹膜后间隙，上自动牵开器，将腹膜分离推向前方，胸膜分离推向上方。打开肾脏背侧腰背筋膜，将患肾牵拉向腹侧，找到肾动脉备用。松解肾周粘连，清除肾周脂肪组织，找到肾肿瘤。使用哈巴狗钳暂时阻断肾动脉，计时阻断肾动脉时间。在肿瘤周边 0.5 cm 处肾包膜表面行切口，将肿瘤完整切除。4–0 可吸收线将肾创面明显渗血处 8 字缝合止血，同时缝合肾盂破口。再取 1 号可吸收线连续缝合肾皮质创面。放松哈巴狗钳，检查创面和肾周无明显活动性出血。可使用医用胶水、止血棉辅助止血，必要时补充加固缝合，同时关注尿色、尿量。留置引流管一根，自切口下方引出固定。清点纱布器械无误后，逐层关闭手术切口。

（2）腹腔镜手术：麻醉成功后，取健侧 90° 卧位，腰部垫枕。常规消毒铺巾，取患侧 12 肋脊角腋后线、11 肋下腋前线、髂前上脊腋中线 3 个点作为操作孔，分别置入腹腔镜 trocar。气腹满意后，清除腹膜外脂肪，打开腰背筋膜和肾周筋膜，找到肾动脉，备用。将腹膜分离推向前方，充分松解肾周粘连，定好肿瘤边界，对于内生性肿瘤可辅助使用腔镜下 B 超探头确定肿瘤边界。哈巴狗钳暂时阻断肾动脉，计时热缺血时间。沿肿瘤边缘 0.3 ～ 0.5 cm 仔细切除肾肿瘤，肾脏创面仔细止血，使用钛夹夹闭所见小动脉，4–0 可吸收线连续或间断缝合肾盂和肾创面血管。1 号可吸收线连续缝合肾皮质创面，hemo-lock 夹锁边加固。松开哈巴狗钳，检查肾创面无渗血，同时关注尿色尿量。检查腹膜后及肾周无明显出血，使用止血材料覆盖肾脏创面，将肾脏重新固定于腰背筋膜。将标本套入标本袋自切口取出。留置引流管一根自切口下方开口引出固定。清点纱布器械无误后，逐层关闭手术切口。

（四）下腔静脉瘤栓的外科治疗

多数学者认为 TNM 分期、瘤栓长度、瘤栓是否浸润腔静脉与预后有直接关系。建议对临床分期为 $T_{3b}M_0N_0$，且行为状态良好的患者行下腔静脉瘤栓取出术。不推荐对 CT 或 MRI 扫描检查提示有下腔静脉壁受侵或伴淋巴结转移或远处转移的患者行此手术。静脉瘤栓尚无统一的分类方法，推荐采用美国梅约医学中心（Mayo Clinic）的五级分类法。0 级：瘤栓局限在肾静脉内。Ⅰ级：瘤栓位于下腔静脉内，瘤栓顶端距肾静脉开口处≤ 2 cm。Ⅱ级：瘤栓位于肝静脉水平以下的下腔静脉内，瘤栓顶端距肾静脉开口处＞ 2 cm。Ⅲ级：瘤栓位于

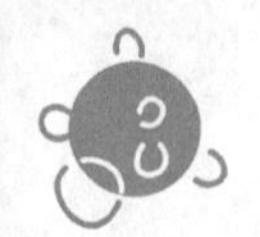

肝内下腔静脉，膈肌以下。Ⅳ级：瘤栓位于膈肌以上下腔静脉内。肿瘤仅伸至肾静脉远端，只要在肾静脉瘤栓近端结扎肾静脉即可。瘤栓如长入下腔静脉，则根据不同类型进行处理。

1．肾周瘤栓

瘤栓位于肾静脉开口附近的下腔静脉内。分离、结扎、切断肾动脉、输尿管，肾周筋膜外游离肾脏，仅留肾静脉与下腔静脉相连。由于瘤栓远端位于肾静脉开口附近，游离能控制下腔静脉的长度，用哈巴狗钳同时阻断对侧肾静脉及瘤栓近、远端下腔静脉，然后袖口状切开下腔静脉，即可取出瘤栓，腔静脉切口用 5–0 血管缝合线缝合。

2．肝下瘤栓

瘤栓上界位于肝主要静脉以下。须游离较长段下腔静脉。切开肝右三角韧带、冠状韧带，将肝右叶完全翻转向左，分离结扎肝小静脉，充分显露肝主要静脉水平之下的下腔静脉。游离肾脏，切断肾动脉及输尿管，仅留肾静脉与下腔静脉相连。用 Satinsky 钳于瘤栓上方阻断下腔静脉，用止血带阻断对侧肾静脉及瘤栓下方的下腔静脉。环状切开肾静脉开口处，必要时切开下腔静脉，轻轻分离瘤栓，将其与肾肿瘤一并切除。5–0 血管缝合线缝合腔静脉切口。在缝合下腔静脉前，先松开远端腔静脉止血带，使下腔静脉充盈，排出空气以免发生空气栓塞，再松开近端腔静脉 Satinsky 钳，最后松开对侧肾静脉止血带。如瘤栓与下腔静脉粘连无法分离，则须切除受累的下腔静脉，并处理对侧肾静脉。

3．肝后及肝上瘤栓

瘤栓位于肝主要静脉以上。如瘤栓上界在右心房以下，可予右心房下阻断下腔静脉，切开下腔静脉取瘤栓。先游离肝脏，切断镰状韧带、三角韧带、冠状韧带，分离结扎肝小静脉，充分显露肝后面下腔静脉。切开下腔静脉邻近之膈肌，用血管止血带于瘤栓上方暂时阻断下腔静脉。如侧支循环未充分建立，阻断下腔静脉会导致下肢静脉内血液淤积，使回心血流量大大减少，引起体循环障碍。此时应于腹主动脉裂孔处阻断腹主动脉。用止血带套住心包内的下腔静脉。同时，阻断对侧肾静脉，用无损伤钳阻断肝门，记录肝门阻断时间。常温下肝耐受缺血时间为 15 ~ 30 min。于肝静脉水平切开下腔静脉，切口向下延长，绕过患肾静脉开口处。从下腔静脉切口插入 F20 号气囊导尿管，向上至瘤栓顶部上方，用生理盐水充胀气囊，轻轻将瘤栓拖出。瘤栓拖出后清洗下腔静脉。用 Satinsky 钳钳住下腔静脉切口，Allis 钳钳夹切口对缘之下腔静脉壁，以防下腔静脉从 Satinsky 钳下滑出。肾静脉切口及下腔静脉切口用血管缝合线缝合。间断开放 Satinsky 钳，排除下腔静脉内空气。先松开左肾静脉止血带，肝门止血带，然后松开腹主动脉、下腔静脉远侧、近侧止血带。

4．体外循环、心肺分流、心脏停搏下取瘤栓

如侧支循环不足以代偿阻断膈上下腔静脉，或瘤栓已延伸至右心房，则须使用心肺分流。经右心耳插管至上腔静脉，经股静脉插管至髂总静脉起始部稍上的下腔静脉，经股动脉或升主动脉插管提供动脉血循环。常规阻断门静脉，减少取瘤栓时出血。瘤栓取出后，将瘤栓上方的止血带调整至肝静脉下，开放门静脉，这样缝合下腔静脉时，可使血液经肝静脉回流。由于上述方法须阻断门静脉，且阻断时间一般≤ 20 min，因此，如估计手术时

间较长或瘤栓已达右心房，最好采用心肺分流、心脏停搏的情况下取瘤栓。大脑常温下缺血 5 ～ 6 min 即可造成不可逆损害，常须降低体温以延长耐受缺血时间。当体温降至 18℃时，可阻断循环 45 ～ 60 min。采用胸腹正中联合切口，从胸骨切迹至耻骨联合上，锯开胸骨，显露心包。先分离结扎肾动脉、输尿管，游离肾脏。打开心包、右心房，主动脉弓插管，开始心肺分流后，将患者体温降至 18℃，当体温接近 20℃时即可夹住主动脉，输入 500 mL 冷心脏停搏液使心脏停搏。停体外循环机，将患者体内 95%血液引流至泵内，而不流入任何器官，从而使手术视野保持无出血状态。环绕肾静脉开口切开下腔静脉，如瘤栓扩展至右心房则同时切开右心房。瘤栓与腔静脉无粘连时则容易将瘤栓完整拖出。但多数情况下瘤栓与下腔静脉有少许粘连，可通过上、下切口分块取出，也可借助气囊导尿管将瘤栓拖出。将所有瘤栓取出后，用 5-0 血管缝线缝合下腔静脉及右心房切口。开始心肺分流，缓慢复温，随着复温，心脏纤颤可自发停止，但多数情况下需电除颤。心脏复跳后，泵内储存血液逐渐回流至体内。拔除导管后使用鱼精蛋白中和肝素，同时用血小板及冷冻血浆防止术后出血。术前未能明确诊断，术中未在瘤栓近侧阻断下腔静脉，可导致瘤栓肺栓塞；瘤栓切除不完整，瘤细胞可在短期内发生肺部播散，因此，术前明确诊断，术中在瘤栓近端阻断下腔静脉，完整切除瘤栓是防止此并发症的关键。术中意外损伤下腔静脉或腔静脉取瘤栓手术阻断下腔静脉及对侧肾静脉时间过长，可造成术后肾衰竭，须按急性肾功衰竭处理。肝后及肝上腔静脉瘤栓取瘤栓时，为减少术中出血，须阻断肝门，此时应特别注意常温阻断时间≤ 30 min，否则容易发生肝功能衰竭。如手术复杂，估计手术时间长，最好在心肺分流、低温下进行。

五、并发症防治

（一）出血

出血是较常见的并发症，损伤肾静脉及营养肾肿瘤的血管是出血的主要原因。肿瘤越大，肿瘤血运越丰富，术中越容易出血，肾静脉管壁薄，粘连、视野不清、受到牵拉时容易损伤，所以肿瘤直径≥ 10 cm 者常选择经腹入路或胸腹联合切口，以便充分显露及直视下操作，血管损伤的机会将会减少。

（二）下腔静脉损伤

下腔静脉损伤可发生大出血，其损伤多发生在肾蒂周围粘连、肿瘤浸润牵拉时。出血时视野模糊，不可盲目使用带齿血管钳钳夹止血，应用手指或盐水纱布按压出血部位，此举多能暂时止血。必要时可延长手术切口，使手术视野充分暴露，术者右手持无损伤血管钳，按压止血的左手徐徐移开，看清出血点开始出血时，用血管钳准确钳夹，出血停止后，根据下腔静脉损伤程度进行不同的处理。如下腔静脉裂口很小，可用无损伤圆针细线缝合结扎；较大的撕裂口可用 Satinsky 钳部分阻断下腔静脉，裂口用 5-0 血管缝合线连续缝合。如部分断裂，则在裂口上、下方将下腔静脉游离一段，用无损伤血管钳分别钳夹，阻断血流，进行修补。

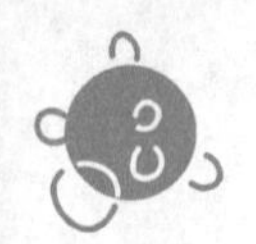

（三）十二指肠损伤

十二指肠损伤多发生在肿瘤体积大，手术视野较小时，术中如肠壁被钳夹或结扎而当时未发现，术后可能发生肠瘘。当右肾周围有粘连，尤其是上极内侧粘连，强行钝性分离可撕破十二指肠。手术野如发现胆汁样液体，应考虑十二指肠损伤。应先切除患肾，充分显露十二指肠裂口。小裂口可用细丝线做两层横形内翻缝合；严重损伤者，应延长切口，进入腹腔，充分显露破裂的十二指肠，按肠吻合原则仔细修补。并在十二指肠处放置多孔胶管引流，术后行胃肠减压，禁食 3 ~ 5 d，根据具体情况决定何时拔引流管。

（四）结肠损伤

肾门或肾下极严重粘连，常与腹膜和结肠粘连在一起，腹膜增厚与结肠浆膜不能分离。肾肿瘤术中分离周围粘连时，可损伤结肠。结肠破裂后，可闻到粪便臭味，有黄色肠液外溢，应马上清洗局部。用细丝线内翻缝合修补伤处，腹膜后放置引流管。结肠瘘多在术后数天发生，应充分引流瘘口，控制感染，瘘口多可自愈。如经久不愈，可在结肠近端做暂时性结肠造瘘。

（五）肝脾损伤

肝脾损伤多因拉钩用力过大或脏器与肾粘连分离时出血，小的出血压迫或医用胶水粘连即可，大的出血可用可吸收线缝合。

六、术后处理

术后禁食至肛门排气。经腹腔途径胃肠功能恢复较慢，如出现肠胀气较重，可行胃肠减压。术后鼓励患者深呼吸，咳嗽排痰，必要时行雾化吸入，以防肺部感染或肺不张。静脉给予抗生素预防伤口及肺部感染。加强支持治疗，改善机体营养状况。伤口引流物如无分泌物排出，于 2 ~ 3 d 后可以拔除。

七、临床经验或建议

保留肾实质切除范围应距肿瘤边缘 0.5 ~ 1.0 cm，不选择肿瘤剜除术治疗散发性肾癌。对肉眼观察切缘有完整正常肾组织包绕的病例，术中可不必常规进行切缘组织冰冻病理检查。保留肾单位手术后局部复发率 0 ~ 10%，而肿瘤≤ 4 cm 者手术后局部发率 0 ~ 3%。术前须向患者说明术后潜在复发的危险。孤立肾术后急性肾衰竭发生率 26%，常由于肿瘤巨大、切除肾脏一半以上或肾缺血时间＞ 1 h，但多数能够恢复肾功能。

八、预后

Ⅰ期肾癌手术治疗 5 年生存率高达 90% 以上，Ⅰ ~ Ⅱ期肾癌手术后 1 ~ 2 年内有 20% ~ 30% 的患者发生转移。Ⅱ期、Ⅲ期、Ⅳ期 5 年生存率分别为 65% ~ 80%、40% ~ 60% 和 20%。

（马进华）

第三节 辅助治疗、新辅助治疗研究进展

长期以来，根治性肾切除手术是局限性肾癌患者的标准治疗方案，近年来保留肾单位手术已经成为 T_{1a} 期（甚至部分 T_{1b} 期）肾癌患者的推荐治疗方案。在手术完整切除肾脏肿瘤后，大部分患者可以获得治愈的机会，但仍有接近 1/3 的患者在术后会出现复发和（或）转移，进展为晚期肾癌，并最终因肾癌广泛转移影响重要脏器而死亡。如何降低此类患者的复发转移率，提高治愈率，改善这些患者的生存，一直是肿瘤临床和科研工作者的研究重点，其中肾癌的术后辅助治疗和术前新辅助治疗更是重中之重。

一、术后辅助治疗

已有多种药物通过临床试验的形式尝试用于局部进展性肾癌术后辅助治疗，包括细胞因子（干扰素 -α、白介素 -2），肾癌肿瘤疫苗，分子靶向药物（索拉非尼、舒尼替尼、girentuximab）等。其中，以细胞因子作为肾癌辅助治疗的临床试验均未能使肾癌患者获得生存获益。2015 年，Hass 等在 ASCO 年会上报道了首项分子靶向药物作为术后辅助治疗局限高危肾癌的Ⅱ期临床试验（ASSURE 研究）结果。该研究共入组 1943 例 UISS 评分为中 - 高危的局限性肾癌患者，随机分为索拉非尼治疗组（649 例）、舒尼替尼治疗组（647 例）和安慰剂组（647 例），持续治疗 1 年，中位随访时间 5.2 年。结果显示：3 组的 5 年无疾病生存率分别为 52.8%、53.8%和 55.8%，P 值为：3 组的 5 年总生存率分别为 80.7%、76.9%和 78.7%。然而，短短 1 年之后的 2016 年 ESMO 年会上，报道了另一个使用舒尼替尼术后辅助治疗高危肾透明细胞癌的 S-TRAC 研究。结果显示，经舒尼替尼治疗 1 年的受试者至术后复发的中位时间为 6.8 年，而安慰剂组为 5.6 年，总体风险降低了 24%。舒尼替尼治疗组最常见的不良反应（> 20%）为疲乏、衰弱和发热，3 级及以上不良事件的发生率为 62.1%，高于安慰剂组的 21.1%。为何两个相似的Ⅱ期临床试验（相似的肿瘤患者、相似的药物、相似的治疗时间）结果却截然不同？通过比较这两个临床试验的入组标准，不难发现，S-TRAC 研究入组的所有病例都是组织学确诊的透明细胞癌，并且是 UISS 明确为高危的患者；而 ASSURE 研究还包含有其他病理类型的肾癌，以及危险分层为中危的患者。S-TRAC 研究在一定程度上依靠更严格的入组标准获得了无疾病生存上的阳性结果。该结果是现有唯一支持局限性高危肾癌术后辅助靶向治疗的循证学依据。另一项关于靶向肾癌细胞表面抗原 CA- Ⅸ的单克隆抗体 girentuximab 术后辅助治疗高危肾癌的 RENCAREX 临床试验入组了 864 例患者随机分为 girentuximab 治疗组和安慰剂组，无疾病进展生存和总生存在整个治疗组和安慰剂组之间无统计学差异；但亚组分析显示，高表达 CA- Ⅸ的患者在接受 girentuximab 治疗后获得更长的无疾病进展生存时间（HR：0.55；P = 0.01），因此，后续需要在高表达 CA- Ⅸ的患者中进一步开展大样本的随机对照研究以证实 girentuximab 的辅助治疗价值。目前还有多项与靶向药物相关的肾癌术后辅助治疗临

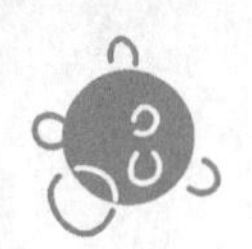

床试验正在进行中，包括阿昔替尼的ATLAS研究、培唑帕尼的PROTECT研究、依维莫司的EVEREST研究，这些研究的结果将进一步明确靶向药物在临床高危肾癌术后辅助治疗中的价值。综上，目前仅有舒尼替尼被证实可以延长高危肾癌患者的术后无病进展生存时间，其他药物，包括细胞因子和肿瘤疫苗，都未能降低患者的术后复发率或延长生存时间。然而，随着肾癌治疗领域出现越来越多的新药，相信不久的将来就会出现真正能够提高高危肾癌患者治愈率和延长总生存的术后辅助治疗方案。

二、术前新辅助治疗

新辅助治疗通常被用于局部晚期肿瘤，希望在术前通过药物治疗缩小肿瘤体积，使肿瘤降期，以提高肿瘤切除率，更好地保留肿瘤周围的正常组织器官。对于那些瘤体巨大、与周围脏器关系密切、伴有下腔静脉瘤栓或者孤立肾肾癌的患者，如果在术前通过新辅助治疗缩小肾脏肿瘤负荷，就有希望获得更高的手术切除率。长期以来，基于肾癌对放化疗耐药的特性，肾癌的新辅助治疗领域几乎是一个空白。近年来，肾癌分子靶向药物的应用，可以使部分肾癌的肿瘤体积缩小，具有一定的客观反应率（11%～47%），因此这些药物是术前新辅助治疗的可选药物。靶向药物作为肾癌术前新辅助治疗的可能获益主要有以下几点：①提高根治性肾切除手术的切除率和安全性；②降低下腔静脉瘤栓分级，减少手术难度；③更好地保留周围的正常组织和器官；④提高保留肾单位手术的可行性。截至目前，肾癌新辅助靶向治疗仅有一些小样本、单中心的Ⅱ期临床研究结果，提示肾癌术前新辅助应用靶向药物具有良好的安全性，且有一定缩小肾脏肿瘤或降低下腔静脉瘤栓的作用，为临床应用新辅助靶向治疗提供了初步的循证学依据。国内的一项回顾性研究分析了18例高危局部进展性肾癌使用索拉非尼治疗的疗效，平均术前治疗时间96 d，肿瘤直径从治疗前的7.8 cm缩小到6.2 cm，所有患者都成功进行了肾癌根治术，术中平均出血量380 mL，并发症方面除1例术后出血外，其他患者未出现手术相关并发症，也无切口不愈合的情况。另一项使用阿昔替尼作为新辅助药物治疗局限性肾癌的Ⅱ期临床研究显示：24例患者在术前使用中位12周阿昔替尼5 mg每日2次，术前36 h停药；所有患者的肿瘤直径在术前均缩小，从10 cm缩小到6.9 cm，客观反应率达到45.8%。主要的药物治疗不良反应有高血压、乏力、口腔溃疡和手足皮肤反应。所有患者均接受了手术治疗（根治性肾切除或保留肾单位手术），术后仅1例并发出血。以上2项研究结果均显示，使用靶向药物作为术前新辅助治疗，可以使肾脏肿瘤直径缩小，有较好的缩瘤效果。

伴有下腔静脉瘤栓的肾癌一直是外科手术治疗的难点，该手术过程中存在很高的并发症发生率（35%～70%）和手术相关死亡风险（5%～15%），因为需要在根治性肾切除时联合下腔静脉切开甚至心包切开进行瘤栓取出。通过术前靶向药物是否能降低癌栓分级也是目前泌尿外科的研究热点。一项回顾性研究纳入14例肾癌伴下腔静脉瘤栓的患者，术前进行舒尼替尼或索拉非尼治疗，治疗后6例瘤栓出现下降，中位缩短2 cm，1例瘤栓分级从药物治疗前的Ⅱ级下降至Ⅰ级；6例瘤栓长度无变化；另2例出现瘤栓长度增加。该

14 例患者的既定手术方案均未因术前靶向治疗而改变，提示靶向药物对瘤栓降级的效果有限，可能只有少数患者可以从治疗中真正获益。在保留肾单位手术方面，Rini 等开展了一项前瞻性Ⅱ期临床试验，共入组 25 例 RENAL 评分≥ 10 分的局限性肾癌患者，其中 13 例经评定无法进行保留肾单位手术。所有患者在术前接受 8 周培唑帕尼 800 mg 治疗，结果发现治疗后肿瘤直径从 7.3 cm 缩小至 5.5 cm，13 例无法行保留肾单位手术的患者经新辅助治疗后有 6 例（46%）最终成功接受了保留肾单位手术。该研究提示术前新辅助靶向治疗可提高 RENAL 高评分患者保留肾单位手术的可能性，在临床实践中尤其适用于孤立肾肾癌患者的治疗。

由于缺乏随机对照的大样本临床试验数据，新辅助靶向药物治疗是否能够延长患者的无疾病生存或总生存，目前尚不得而知；新辅助靶向治疗的用药剂量、疗程、手术时机等重要问题都需要进一步临床研究来明确。

（马进华）

第十章 结肠癌

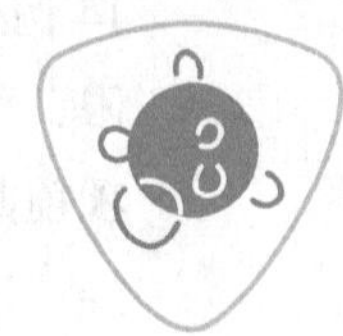

结肠癌和直肠癌过去统称为大肠癌，欧洲肿瘤内科学会相关治疗指南目前也是一并发布，但两者无论是治疗模式还是预后方面均有明显差异。

手术是结肠癌最重要的治疗方法，化疗能在一定程度上提高结肠癌的无病生存（DFS）和总生存（OS），并且在姑息治疗中起着重要作用，新靶点药物的问世为晚期结肠癌的治疗提供了新的手段。放疗在结肠癌中的应用价值有限，一般仅用于姑息治疗。

第一节 检查

常规检查包括大便常规及隐血、肝肾功能、心电图、血和尿常规，它们有助于治疗方案的确立和治疗副反应的监测。其他重要的检查有以下几种。

一、结肠镜及病理活检

结肠镜及病理活检是基本的检查，除非存在以下禁忌证：急性腹膜炎、肠穿孔、腹腔内广泛粘连。2% ~ 10%的结直肠癌患者初诊时即存在肠内多发病灶或合并腺瘤及息肉，因此全结肠检查十分必要。

二、CT 和 MRI

两者均能提示病变向壁外蔓延的范围和肝、肺、腹膜后淋巴结等有无转移，但 MRI 发现腹膜，以及肝被膜下病灶更为敏感。CT 仿真结肠镜（CTVC）是一种无创检查，它具有以下优势：①患者易于接受，无出血、穿孔并发症之虞，对老年、体弱或不能行结肠镜检查者尤为适合；②结肠镜检查失败率为 5% ~ 10%，此时 CTVC 不失为一种有效的补充；③增强扫描有助于粪块与隆起性病变的鉴别，更可清晰地显示肠管结构。溃疡性结肠炎仅表现黏膜层增厚，其余各层正常，如为全层不规则增厚则需要考虑恶性的可能。CTVC 的缺陷在于：①不能显示黏膜的细微表现，评价浅小溃疡和直径 < 5 mm 的扁平隆起性病变时具有局限性；②无法提供病理资料；③图像后处理费时费力；④所受影响因素较多，如呼吸、肠蠕动、肠道准备不满意者均可影响检查结果。

三、超声

超声可方便快捷地了解有无复发转移及腹腔积液，但不能作为疗效评价的手段。腔内超声为中低位直肠癌诊断及分期的常规检查，但在结肠癌应用价值不大。

四、钡剂灌肠

钡剂灌肠检查特别是气钡双重造影检查是诊断结肠癌的重要补充，一般用在结肠镜检查无法进行时，其缺点是乙状结肠处病灶容易漏诊，此外 < 2 cm 的病灶也不易被检出，有肠梗阻者应当谨慎选择。

五、PET 及 PET-CT

在结肠癌中的应用价值有限，仅用于怀疑有远处转移灶的筛查，以避免不必要的手术。结肠癌肝转移化疗后的 4 周内，PET 假阴性率高。

六、排泄性尿路造影

排泄性尿路造影适用于肿瘤可能侵及尿路的患者。部分结肠癌患者伴有浆膜腔积液，对于这些患者需要明确积液的性质，这时积液的常规、生化、细胞学及微生物检查是必要的。我国还建议检查肿瘤标志物 CA199、CA724 和 CA242。

（吴健松）

第二节　鉴别诊断

早期结肠癌可无明显症状，有些患者是在检查中被偶然发现的。病情发展到一定程度可能出现排便习惯及性状的改变、腹部肿块、肠梗阻、贫血、低热等。肠梗阻提示病情较晚，其他症状不一定与病情平行。临床表现也可能因病变部位不同而有差异，如左半结肠癌多为隆起型病变且此处粪便干燥更容易并发肠梗阻，右半结肠癌更容易出现贫血。有典型症状的结肠癌常不难诊断，但有时也会因以下原因而误诊。

一、阑尾炎

回盲部癌可因局部疼痛和压痛而诊断为阑尾炎。晚期回盲部癌可发生局部坏死溃疡和感染，临床表现有体温升高、白细胞计数增高、局部压痛或触及肿块，常诊断为阑尾脓肿而采取保守治疗。有文献报道结肠癌同时合并急性阑尾炎的高达 29.3%，对年龄≥ 45 岁的阑尾炎患者应警惕是否合并结肠癌。

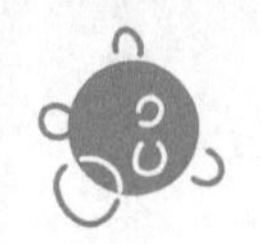

二、肠结核

肠结核好发于回肠末端、盲肠及升结肠，临床症状与结肠癌相近。但肠结核的全身症状更明显，表现为午后低热或不规则发热、盗汗、消瘦乏力、血沉快，结核菌素试验可能阳性。

三、溃疡性结肠炎

结肠癌发展到一定程度常可出现腹泻、黏液便、脓血便、大便次数增多、腹胀、腹痛、消瘦、贫血等症状，伴有感染者尚可有发热，这些都与溃疡性结肠炎的症状相似。X线检查时，两者也有类似之处。故而在临床上很容易引起误诊，特别是对于年轻患者。

四、血吸虫病肉芽肿

血吸虫卵在肠黏膜下沉积，早期为慢性炎症性肉芽肿，后期结肠纤维组织增生与周围组织粘连形成炎性肿块，结肠黏膜不断形成溃疡和瘢痕。由于溃疡修复组织增生，可形成息肉样增生。少数病例可癌变，在流行区结肠癌同时合并肠血吸虫病者占48.3% ~ 73.9%，应当予以重视。

五、腺瘤及息肉

多在结肠镜检查中被发现，它们可能和结肠癌同时存在，因取材部位不当而使结肠癌漏诊或被误诊，有些腺瘤特别是绒毛状腺瘤、乳头状腺瘤本身就有较高的恶变概率，必要时需要重复结肠镜检查。

六、恶性淋巴瘤

原发于结肠的淋巴瘤临床表现不典型，确诊有赖于活检和病理。

七、贫血相关的疾病

结肠癌特别是右半结肠癌可能以不同程度的贫血起病，老年患者尤其多见，易被没有经验的医师所忽视，鉴别诊断首先是要识别贫血，其次是要查明贫血的原因。

（吴健松）

第三节　病理诊断及分子生物学检测

一、大体分型

结肠癌大体类型分为两种。①早期结直肠癌，癌细胞限于结直肠黏膜下层（pT_1）。②进展期结直肠癌，可进一步分为：隆起型，肿瘤主体向肠腔内突出；溃疡型；浸润型，

肿瘤向肠壁各层弥漫浸润，使局部肠壁增厚，但表面常无明显溃疡或隆起。

二、临床和病理分期

结直肠癌分期有美国癌症联合会（American Joint Committee on Cancer，AJCC）/ 癌联盟（UICC）结肠癌 TNM 分期系统、Dukes 和改良 Astler-Coller 分期。目前，TNM 分期系统已历经 7 次修改，较 Dukes 分期和 MAC 分期更为科学，应用更为广泛，现有结肠癌重要规范、指南或共识都是基于 TNM 分期系统，因此本章对后两种分期系统不再赘述，有兴趣的读者可查阅相关资料。在结直肠癌 T 分期中，T_{is} 为肿瘤细胞局限于腺体基底膜或黏膜固有层，未穿过黏膜肌层到达黏膜下层。N 分期中，区域淋巴结包括结肠淋巴结、结肠旁淋巴结、系膜血管淋巴结、系膜根部淋巴结。区域淋巴结的检查数目应≥ 12 枚，否则影响分期的可靠性。M 分期中，M_1 又被分为 M_{1a} 和 M_{1b}，两者的预后存在明显差异。结直肠癌临床分期和病理分期原则是一致的，但应该注意以下几点。①结直肠癌尤其是结肠癌局部浸润深度术前难以准确地做出判断，因此临床 T 分期可靠性差。②肿瘤肉眼见与其他器官或结构粘连时为 CT_{4b}，具体包括：肿瘤穿透浆膜侵犯其他肠段；腹膜后或腹膜下肠管的肿瘤穿破肠壁固有肌层后直接侵犯其他的脏器或结构，例如降结肠后壁的肿瘤侵犯左肾或侧腹壁，或者中下段直肠癌侵犯前列腺、精囊、宫颈或阴道，但如果显微镜下该粘连处未见肿瘤存在则分期为 pT_3。

三、病理分级

病理分级取决于腺样结构成分的多少。腺样结构在 95% 以上为高分化腺癌（Ⅰ级），50% ~ 95% 为中分化腺癌（Ⅱ级），5% ~ 50% 为低分化腺癌（Ⅲ级），不足 5% 为未分化癌（Ⅳ级）。黏液腺癌和印戒细胞癌归为低分化腺癌（Ⅲ级），髓样癌归入未分化癌（Ⅳ级）。

四、分子生物学检测

主要包括：K-ras、BRAF 基因、表皮生长因子受体（EG-FR）、错配修复（MMR）蛋白。这些基因和蛋白检测对于结直肠癌个体化治疗及预后评估有一定参考价值。

（1）K-ras：K-ras 为 EGFR 信号传导通路的下游基因，突变后其编码的 p21 蛋白 GTP 酶活性降低，p21 蛋白酶水解，有活性的 p21-GTP 至无活性的 p21-GDP 能力下降，p21 与 GTP 牢固结合，结果使得信号传导一直处于激活状态，持续刺激细胞生长、发育、增生，引起细胞恶变。K-ras 可在怀疑或确认转移时检查，原发灶或转移灶标本的检测效果相近。结直肠癌有 30% ~ 40% 发生 K-ras 突变，单纯化疗及贝伐珠单抗的疗效不受其影响，但西妥昔单抗及帕尼单抗疗效差。CRYSTAL 研究的回顾性分析显示，K-ras 野生型患者中西妥昔单抗 + FOLFIRI 联合组的客观有效率显著优于 FOLFIRI 治疗组（59.3% vs 43.2%），两组的无进展生存（progression-free survival，PFS）分别为 9.9 个月和 8.7 个月，而在 K-ras

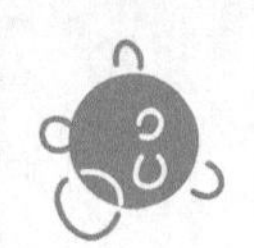

突变型人群中两组有效率差异无统计学意义，西妥昔单抗 + FOLFIRI 的 PFS 反而有下降趋势（7.6 个月 vs 8.1 个月）。OPUS 研究中西妥昔单抗联合 FOLFOX4 方案在野生型患者中 PFS 明显高于 FOL-FOX4 方案（61% vs 37%；7.7 个月 vs 7.2 个月），而 K-ras 突变型人群相反，分别为 33% vs 49%，5.5 个月 vs 8.6 个月。帕尼单抗应用于结直肠癌三线治疗的Ⅲ期随机对照表明，帕尼单抗联合最佳支持治疗，野生型 K-ras 和突变型 K-ras 的中位 PFS 分别为 12.3 周和 7.4 周，有效率分别为 17% 和 0。然而，用统计学的概率指导具体患者的治疗并不十分可靠，有报道以 K-ras 突变来预测结直肠癌从 EGFR 治疗无应答的敏感性仅有 47%，而阴性比例达 57%。还有学者认为，化疗耐药的转移性结直肠癌患者中，K-ras13 密码子突变患者接受西妥昔单抗治疗可较其他突变类型患者获得更长的 OS 和 PFS。

（2）BRAF 基因：除 K-ras 突变外，MET 扩增、BRAF 基因突变、EGFR 基因拷贝数等有可能影响 EGFR 单抗疗效。有指南建议，如果 K-ras 无突变，应检测 BRAF 基因。BRAF 基因是 RAF 家族的成员之一，位于 K-ras 的下游，编码一种丝 / 苏氨酸特异性激酶，是 RAS/RMAPK 通路重要的转导因子。在 K-ras 野生型的患者中，BRAF 基因突变者西妥昔单抗的疗效较野生型差。但在一线 FOLFIRI 联合西妥昔单抗的治疗中，BRAF 基因突变与西妥昔单抗的疗效并没有显著相关。如果 BRAF 基因发生突变，不建议在非一线治疗中加用 EGFR 单抗。BRAF 基因突变的患者预后也较差。

（3）EGFR：在结直肠癌中其表达率为 75% ~ 89%，它的表达水平与 EGFR 抗体疗效之间并不存在相关性。EGFR 阴性的患者仍可能从西妥昔单抗的治疗中获益，不常规推荐 EGFR 的检测，也不建议根据 EGFR 的检测结果选择或排除西妥昔单抗的治疗。

（4）错配修复缺失（dMMR）：会导致 DNA 重复单元的插入或缺失而导致微卫星高度不稳定性（MSI-H）及 MMR 蛋白缺失。所以，dMMR 的另外一个代名词就是 MSI-H。MSI-H 结肠癌具有相类似的临床病理表现，称之为 MSH 样病理特征，它们均有类似表现：肿瘤内淋巴细胞浸润（每个高倍视野超过 3 个淋巴细胞）、瘤周克罗恩病样淋巴细胞浸润（肿瘤边缘淋巴组织 / 滤泡形成）、黏液腺癌 / 印戒细胞癌分化、髓样生长方式、多见于右侧结肠。有研究认为 dMMR 的Ⅱ期结肠癌不能从 5-Fu 的辅助化疗中获益，可能还有相反的作用。因此，从 2010 年以来，NCCN 指南推荐拟行氟尿嘧啶类单药化疗的Ⅱ期结肠癌患者均应接受 MMR 检测，如属于 dMMR，则无须辅助化疗，单纯观察即可。dMMR 是预后良好的标志物，这样的Ⅱ期结肠癌单纯手术的 5 年生存率高达 80%，但也有不少研究认为其与预后无关。

（吴健松）

第四节　治疗原则

结肠癌的治疗原则取决于临床及病理分期、患者体能状况和治疗意愿。

一、Ⅰ期

肿瘤浸润黏膜下层和固有肌层，无淋巴结及远处转移（$pT_{1\sim2}N_0M_0$）。$T_1N_0M_0$ 如果切除完全而且具有预后良好的组织学特征，则无论是广基还是带蒂，不必再行相应结肠切除加淋巴结清扫。如果是带蒂但具有预后不良的组织学特征，或者非完整切除、标本破碎切缘无法评价，需行相应结肠切除术加区域淋巴结清扫。我国结肠癌患者初治时 T_{is} 及 T_1 病变不足 10%，加之术前影像学检查难以实现准确分期，因此几乎所有患者都接受了相应结肠切除加区域淋巴结清扫。$T_2N_0M_0$ 手术方式是相应结肠切除加区域淋巴结清扫。区域淋巴结清扫须包括肠旁、中间和系膜根部淋巴结。如果怀疑清扫范围以外的淋巴结有转移须完整切除，否则被认为姑息性手术。Ⅰ期根治性术后不需行辅助治疗，定期随访即可。

二、Ⅱ期

肿瘤穿透固有肌层到达浆膜下层或侵犯无腹膜覆盖的结直肠旁组织（T_3）；肿瘤穿透腹膜脏层（T_{4a}）；肿瘤直接侵犯或粘连于其他器官或结构（T_{4b}）；无区域淋巴结及远处转移。除非存在原发灶不能根治性切除或全身状况不能耐受手术的情况，Ⅱ期结肠癌治疗以手术为主，标准术式是开腹下行相应结肠切除加区域淋巴结清扫；有条件的可选择腹腔镜下结肠癌根治术。是否需要辅助化疗尚存在争议，应由医师和患者进行讨论，充分交流预后、辅助化疗效果和毒性，由患者自己决定是否进行化疗。虽然 Connor 等分析 6234 例无不良预后因素和 18 613 例至少具有一种不良预后因素的Ⅱ期结肠癌患者后发现，辅助化疗不能改善 65 岁以上、具有高危特征的Ⅱ期结肠癌患者的生存期。但一般认为，高危Ⅱ期结肠癌应辅助化疗，其定义是具有以下任一种因素：病理分级Ⅱ～Ⅳ级（低分化癌、印戒细胞癌和黏液腺癌归属此级别）、淋巴管或血管侵犯、肠梗阻、送检淋巴结 < 12 枚、神经侵犯、局限肠穿孔或接近穿孔、切缘阳性或不确定。不过，具有 MSI-H 样病理特征的Ⅱ期结肠癌可能例外。

三、Ⅲ期

任何区域淋巴结转移≤ 3 枚（ND）或≥ 4 枚（N_2），无远处转移。Ⅲ期结肠癌有Ⅲ A、Ⅲ B 和Ⅲ C 之分，它们的预后明显不同，但手术原则与Ⅱ期相同，术后 6 个月的辅助化疗能提高患者的 5 年生存率并减少局部复发率，增加治疗周期并不能明显提高疗效。旨在证实 3 个月辅助化疗的疗效不劣于 6 个月的研究还在进行中。

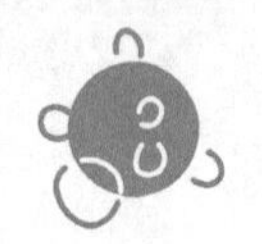

四、Ⅳ期

任何 T，任何 N，有远处转移。结肠癌好发转移部位为肝脏和肺，其他部位包括腹膜、腹膜后淋巴结、骨、脑等。和其他恶性肿瘤不同的是，部分结肠癌的肝脏和（或）肺转移仍可望通过手术而获得根治。

五、复发、转移及不能手术

术后局部复发者，应判定是否有机会再次切除，不能手术者考虑联合化疗 ± 放疗。转移无论是在初诊还是术后，治疗原则相近。因全身状况不能手术者，可酌情选择氟尿嘧啶类单药或联合化疗 ± 放疗，或仅给予最佳支持治疗。

（吴健松）

第五节　治疗方法

一、手术

（一）结肠切除术加区域淋巴结清扫

结肠切除术加区域淋巴结清扫为结肠癌的标准术式。有遗传性非息肉病性大肠癌（hereditary nonpolyposis colorectal cancer，HNPCC）或明显的结肠癌家族史，或同时多原发结肠癌者，需行广泛的结肠切除术加区域淋巴结清扫。若肿瘤已侵犯周围组织器官可以联合脏器整块切除。已有梗阻者可将病灶 1 期切除端 - 端吻合或近端造口远端闭合，或造瘘术后Ⅱ期切除。

（二）肝转移手术

无论是否治疗过，初诊 6 个月之内发生的肝转移称为同时性肝转移，这部分患者占结肠癌患者的 15% ~ 25%，有些患者甚至是先发现肝转移然后查出原发病灶在结直肠。同时性肝转移能根治性切除者，中位生存期为 35 个月，5 年生存率为 30% ~ 50%。初诊 6 个月之后发生的肝转移称为异时性肝转移，疾病终末期约 60%的患者死于肝转移。无论是同时性还是异时性肝转移，均可分为可切除、潜在可切除（初始不能切除或者临界可切除，但通过有效的治疗缩小肿瘤后可以变为可切除）、不可切除。可切除者可以直接手术，特别是在术中发现的病灶，或具有良好预后因素的明显可切除肝转移灶，直接切除可能要胜过新辅助化疗。潜在可切除、不可切除者考虑新辅助化疗。全部肝转移中，80% ~ 90%无法获得根治性切除，仅行减瘤手术没有益处。因此，手术适应证应该从严把握：①结肠癌原发灶能够根治性切除；②肝转移灶可完全切除，且肝脏残留容积应≥ 50%，如分阶段原发灶和肝转移灶切除，肝脏残留容积应≥ 30%；③没有不可切除的肝外转移病变。肝转移的外科治疗有三种模式：原发和转移灶同步切除、先切除原发灶后切除转移灶，以及先切除

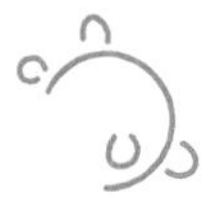

转移灶后切除原发灶。三种手术模式在疗效及安全性上均无显著差异。术后约70%的患者在2年内肝内会复发或远处转移，其危险因素包括：原发肿瘤切除至出现转移的时间＜12个月，肝转移灶数目＞4个，肝脏中最大的转移灶＞5 cm，原发肿瘤淋巴结阳性，CEA＞200 ng/mL。每个因素1分，0分者5年生存率高达60%，中位OS达74个月；5分者仅分别为14%和22个月。因此，≥2分者应先行新辅助化疗后酌情手术。

（三）肺转移手术

结肠癌肺转移和肝转移诊断和处理原则相似。结肠癌肺转移手术的原则：①强调手术是以根治为目的，即肺转移和原发灶（如存在）能被完整切除；②肺切除后必须能维持足够功能。对于一些同时出现肝和肺转移的结肠癌患者，如能根治也可考虑手术治疗。同时性可切除肺转移患者可选择同期切除或分期切除。结肠癌肺转移R0切除后5年生存率在24%～61.4%，术前纵隔淋巴结转移及CEA水平高者预后较差。结肠癌肺转移患者术后应当给予辅助化疗。

（四）腹腔镜手术

腹腔镜下结肠癌根治术具有失血少、恢复快、住院时间缩短的优势，局部复发和远期生存与传统手术相当，但要满足如下条件：①手术者必须具有腹腔镜技术和大肠癌手术经验；②原发灶不在横结肠；③无严重影响手术的腹腔粘连；④无局部进展或晚期病变的表现；⑤无急性肠梗阻或穿孔。肿瘤直径＞6 cm并与周围组织广泛浸润、重度肥胖者不适合腹腔镜手术。

二、化疗及新靶点药物治疗

（一）新辅助化疗

新辅助化疗也称为术前化疗，结肠癌和直肠癌新辅助化疗适应证迥异：对直肠癌而言，其新辅助化疗限定在术前分期局部T_3和不论局部浸润程度但淋巴结阳性的患者；T_4或局部晚期不可切除的直肠癌患者，也可通过新辅助化疗获得肿瘤降期和降级的良好结果。对于结肠癌来说，除结直肠癌患者合并肝转移和（或）肺转移、可切除或者潜在可切除外，不推荐结肠癌患者术前行新辅助治疗。可手术的同时肝转移和（或）肺转移本质上属于Ⅳ期，治疗复发转移癌的方案均可用于新辅助化疗。以5-Fu为基础的两药化疗有效率为45%～70%。新辅助化疗一般不宜超过2～3个月，注意每2个月复查，有手术可能者即应手术。如果病灶因化疗完全或几近消失，术中转移灶定位可能困难，此时可以观察和等待，再次进展时手术不晚。新辅助化疗不一定都有效，对于直接可切除的转移灶，有可能因病情进展而失去手术机会，这一风险应当告知患者。其实，新辅助化疗后出现的进展是肿瘤本身的生物学行为所决定的，而与延误手术时间无关。它能筛选、甄别出预后不良、快速进展的患者，如果化疗无效，那些诊断时已经存在的微小病灶就有足够的时间长大到临床上能够被发现，这些患者不大可能从手术中获益，从而避免不必要的手术。

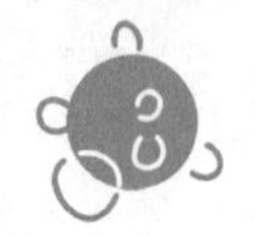

（二）辅助化疗

Ⅰ期结肠癌根治术后通常不需辅助化疗。Ⅱ期结肠癌根治术后是否需要辅助化疗存在争议，到目前为止，除 QUASAR 试验认为Ⅱ期患者应用 5-Fu/醛氢叶酸（leucovorin，LV）化疗具有生存获益外，其他荟萃分析基本是阴性结论。但 MOSAIC 试验亚组分析显示，与 5-Fu/LV 方案相比，高危Ⅱ期患者采用 FOLFOX 方案治疗组 DFS 有改善趋势。Ⅲ期及可手术的Ⅳ期患者，术后均应接受辅助化疗。Ⅳ期转移性结肠癌如能获得根治性切除，术后辅助化疗原则上参照Ⅲ期结肠癌来进行。只要患者可以耐受，辅助化疗应在术后尽早启动，疗程通常为期 6 个月。有研究表明辅助化疗每延迟 4 周，OS 就降低 14%。

辅助化疗的基本药物为 5-Fu 单药配合 LV 或与奥沙利铂联合，含伊立替康、贝伐珠单抗、西妥昔单抗或帕尼单抗的方案在辅助化疗中未带来临床获益，不推荐用于辅助化疗。5-Fu/LV 的两种最常用给药方法即 Mayo 方案与 Roswell Park 方案，二者疗效相近，静脉推注与持续输注在疗效上无明显差异，但持续输注全身毒性较小，手足综合征发生率会增加。氟尿嘧啶类的口服制剂包括卡培他滨、替加氟和替吉奥等，疗效与 5-Fu 静脉使用相当，用药方便是其最大优势。含其他氟尿嘧啶类药物的方案治疗失败后应用卡培他滨单药挽救治疗无效。MOSAIC 及 NSABP C-07 试验均证实 5-Fu 联合奥沙利铂的 OS 及 PFS 均优于 5-Fu 单药。LV 作为生化调节剂能增强 5-Fu 的抗肿瘤作用，高剂量 LV（200 mg/m^2）的疗效并不优于低剂量 LV（20 mg/m^2），且可能增加不良反应。辅助化疗的方案介绍如下。

（1）CapeOX（奥沙利铂 + 卡培他滨）：奥沙利铂，130 mg/m^2，静滴 2 h，d1；卡培他滨，1000 mg/m^2，bid，口服，d1 ~ 14。每 3 周重复，共 24 周。

（2）FLOX（奥沙利铂 + 亚叶酸钙 + 5- 氟尿嘧啶）：奥沙利铂，85 mg/m^2，静滴 2 h，第 1、3、5 周各 1 次；亚叶酸钙，500 mg/m^2，静滴 2 h，第 1 ~ 6 周，每周 1 次；5- 氟尿嘧啶，500 mg/m^2，静滴，第 1 ~ 6 周，每周 1 次。每 8 周重复，共 3 周期。

（3）FOLFOX4（奥沙利铂 + 亚叶酸钙 + 5- 氟尿嘧啶）：亚叶酸钙，200 mg/m^2，静滴 2 h，d1 ~ 2；奥沙利铂，85 mg/m^2，静滴 2 h，d1；5- 氟尿嘧啶，400 mg/m^2，静注，d1；或 5- 氟尿嘧啶，600 mg/m^2，静滴 22 h，d1 ~ 2。每 2 周重复。

（4）Mayo 方案（亚叶酸钙 + 5- 氟尿嘧啶）：亚叶酸钙，200 mg/m^2，静滴，d1 ~ 5；5- 氟尿嘧啶，370 ~ 400 mg/m^2，静滴，d1 ~ 5。每 4 周重复，共 6 个周期。

（5）mFOLFOX6（奥沙利铂 + 亚叶酸钙 + 5- 氟尿嘧啶）：亚叶酸钙，400 mg/m^2，静滴 2 h，d1；奥沙利铂，85 mg/m^2，静滴 2 h，d1；5- 氟尿嘧啶，400 mg/m^2，静注，d1；或 5- 氟尿嘧啶，1200 mg/m^2，静滴 23 ~ 24 h，d1 ~ 2。每 2 周重复。

（6）Roswell Park 方案（亚叶酸钙 + 5- 氟尿嘧啶）：叶酸钙，500 mg/m^2，静滴 2 h，每周 1 次，共 6 周；5- 氟尿嘧啶，500 mg/m^2，静注，亚叶酸钙给药 1 h 后，每周 1 次，共 6 周。每 8 周重复，共 4 个周期。

（7）SOX（奥沙利铂 + 替吉奥）：奥沙利铂，130 mg/m^2，静滴 2 h，d1；替吉奥，40 mg/m^2，bid，口服，d1 ~ 14。每 3 周重复。SOX 在疗效上不劣于 CapeOX，患者耐受性

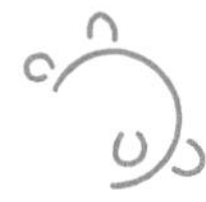

良好。2003 年日本批准替吉奥治疗结直肠癌，但目前主要用于晚期结直肠癌患者，欧美尚未获得批准。

（8）简化的双周 5- 氟尿嘧啶输注 / 亚叶酸钙方案：亚叶酸钙，400 mg/m²，静滴 2 h，d1；5- 氟尿嘧啶，400 mg/m²，静注，亚叶酸钙给药后，d1；5- 氟尿嘧啶，1200 mg/（m²·d），静滴，d1 ～ 2（持续 46 h）。每 2 周重复。

（9）卡培他滨：1250 mg/m²，bid，口服，d1 ～ 14。每 3 周重复，共 24 周。

（三）姑息及挽救化疗

结肠癌多发转移无法手术，潜在可手术患者经新辅助治疗后仍然无法手术者及复发转移性结肠癌患者是姑息化疗的主要对象。复发转移性结肠癌过去未曾化疗者，上述辅助化疗方案可以使用；如果含奥沙利铂的化疗方案时间已过去 12 个月或由于神经毒性而停用奥沙利铂可重新使用。否则，选择原先未用过的药物，如伊立替康和（或）新靶点药物为基础的治疗方案，后者主要有贝伐珠单抗、西妥昔单抗、帕尼单抗和阿柏西普（aflibercept），它们单药疗效有限，通常需要与化疗联合使用。此外，雷替曲塞 ± 顺铂、TAS-102 及瑞格非尼均可以考虑。伊立替康单药用于初治的晚期结直肠癌患者的有效率为 26% ～ 32%。在 5-Fu 耐药后的结直肠癌，伊立替康单药较最佳支持治疗 1 年生存率提高 22%（36% vs 14%）。Saltz 等比较了 IFL、Mayo 方案和伊立替康单药用于转移性结直肠癌一线化疗的疗效，结果显示联合化疗组较单药组在反应率、PFS 和 OS 期方面均有优势，中位生存时间提高了 2 个月。常用的化疗及新靶点药物治疗方案包括以下几种。

（1）OFOLFIRI 方案（伊立替康 + 亚叶酸钙 + 5- 氟尿嘧啶）：伊立替康，180 mg/m²，静滴 30 ～ 90 min，d1；亚叶酸钙，400 mg/m²，静滴 30 ～ 90 min，d1；5- 氟尿嘧啶，400 mg/m²，静注，d1；或 5- 氟尿嘧啶，2400 mg/m²，持续静滴 46 h。每 2 周重复。或者伊立替康，180 mg/m²，静滴 1 h，d1；亚叶酸钙，100 mg/m²，静滴 2 h，d1 ～ 2；5- 氟尿嘧啶，400 mg/m²，静注，d1 ～ 2；或 5- 氟尿嘧啶，600 mg/m²，静滴 22 h，d1 ～ 2。每 2 周重复。

（2）FOLFIRI 和 FOLFOX 方案在有效率和生存期方面没有差异，均可作为晚期结直肠癌患者的一线化疗方案，疾病进展后可互换作为二线方案。但不良反应不同，前者以腹泻为主，后者主要是神经毒性和中性粒细胞缺乏。三药联合 FOLFOXIR 方案较两药方案在疗效上可能具有一定的优势，但其毒性明显增大，多数患者难以耐受，较少采用。

（3）FOLFOXIRI（伊立替康 + 奥沙利铂 + 亚叶酸钙 + 5- 氟尿嘧啶）：伊立替康，165 mg/m²，静滴 1 h，d1；奥沙利铂，85 mg/m²，静滴 2 h，d1；亚叶酸钙，200 mg/m²，静滴 2 h，d1；5- 氟尿嘧啶，3200 mg/m²，持续静滴 48 h。每 2 周重复。

（4）IFL 方案（伊立替康 + 亚叶酸钙 + 5- 氟尿嘧啶）：伊立替康，125 mg/m²，静滴 90 min；亚叶酸钙，20 mg/m²，静注；5- 氟尿嘧啶，500 mg/m²，静注。每周给药 1 次，共 4 周，休息 2 周为 1 周期。

（5）TAS-102：是一种口服核苷类抗肿瘤制剂，用于标准治疗无反应的晚期转移性结

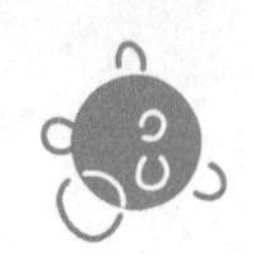

肠癌，用法为 35 mg/m²，口服，bid，28 d 为 1 周期。最初 2 周中，连续 5 d 给药后停用 2 d，然后休息 14 d。接受 TAS-102 治疗的晚期转移性结肠癌患者中位 OS 期为 9 个月，而安慰剂组为 6.6 个月；死亡的风险比那些服用安慰剂的患者降低 44%。患者耐受性良好，少数患者可出现白细胞减少和（或）贫血。

（6）雷替曲塞 ± 顺铂：雷替曲塞，3 mg/m²，静滴 15 min，d1；在此基础上可加用顺铂，每 3 ~ 4 周重复，对部分患者或有一定效果。

（7）伊立替康单药：伊立替康，125 mg/m²，静滴 30 ~ 90 min，d1、8。每 3 周重复。或伊立替康，300 ~ 350 mg/m²，静滴 30 ~ 90 min，d1。每 3 周重复。

（8）阿柏西普：是一种血管生成抑制剂，为重组人融合蛋白，它与循环 VEGF 紧密结合使后者不能与细胞表面受体结合。阿柏西普适应证是联合 FOLFIRI 方案二线治疗含奥沙利铂方案疾病进展的晚期结直肠癌。用法为 4 mg/kg，静滴＞1 h，d1，结束后立即开始 FOLFIRI 方案化疗，每 2 周重复。Ⅲ期临床试验结果显示阿柏西普使转移性结直肠癌的 PFS 提高了 2 ~ 3 个月，OS 从 12.0 个月上升到 13.5 个月。阿柏西普最常见的不良反应为中性粒细胞减少、腹泻、口腔溃疡、疲劳、高血压、蛋白尿、体重减轻、食欲减退、腹痛、头痛，有可能引起消化道出血、穿孔，影响伤口愈合。

（9）贝伐珠单抗：贝伐珠单抗可联合化疗用于晚期结直肠癌的一线化疗。ECOG 3200 Ⅱ期临床试验比较了在 5-Fu/LV 和（或）伊立替康治疗进展后的患者随机接受 FOLFOX4、FOLFOX4 联合贝伐珠单抗和贝伐珠单抗单药的效果，贝伐珠单抗联合化疗组的中位生存期为 12.5 个月，高于 FOLFOX4 组的 10.7 个月，减少了 24% 的死亡风险。贝伐珠单抗单药组因疗效差早期即被叫停。贝伐珠单抗常与以下化疗方案联合。① FOLFOX 或 FOLFIRI：贝伐珠单抗 5 ~ 15 mg/kg，静滴，d1。输注完毕后开始 FOLFOX 或 FOLFIRI 方案化疗，每 2 周重复。② CapeOX：贝伐珠单抗 5 ~ 15 mg/kg，静滴，d1；输注完毕后开始 CapeOX 方案化疗，每 3 周重复。贝伐珠单抗的主要副反应为高血压、出血、胃肠道穿孔、动脉血栓等，这些严重不良事件的发生率较低，但如果发生可能致命。贝伐珠单抗增加术中出血、影响术后切口愈合，手术应在贝伐珠单抗末次使用后 6 ~ 8 周进行。近年来，有研究显示部分一线贝伐珠单抗治疗的转移性结直肠癌患者在疾病进展后，二线继续接受贝伐珠单抗治疗（即跨线治疗）的 OS 与疾病进展后停用贝伐珠单抗治疗者相比有延长＜1.4 个月，这表明一线贝伐珠单抗治疗后，二线继续使用仍可能使患者获益。

（10）帕尼单抗：帕尼单抗是第一个完全人源化抗 EGFR 单抗，用于化疗失败后的转移性结直肠癌。帕尼单抗单药方案：帕尼单抗，6 mg/kg，静滴 60 ~ 90 min，d1，每 2 周重复。或 2.5 mg/kg，静滴 60 min，d1，每周 1 次，连续 8 周后休息 1 周。K-ras 野生型患者接受帕尼单抗联合 FOLFOX 或 FOLFIRI 方案的治疗有显著 PFS 获益且耐受性良好，但不改善 OS。在 K-ras 野生型患者中，帕尼单抗联合方案对比单纯 FOLFOX4 化疗显著改善了患者的 PFS（9.6 个月 vs 8.0 个月），但两组患者的 OS 无显著差异（23.9 个月 vs 19.7 个月）。在 K-ras 突变型患者中，帕尼单抗联合方案对比单纯 FOLFOX4 化疗的 PFS 显著降低，OS

也无显著差异（15.5 个月 vs 19.3 个月）。

（11）瑞格非尼（regorafenib）：可通过三种途径（肿瘤血管生成、肿瘤基质、癌基因）发挥抗肿瘤作用的多靶点酪氨酸激酶抑制剂，但究竟是哪种途径起到关键作用尚不得而知。FDA 于 2012 年获准治疗转移性结直肠癌，推荐用法 160 mg，口服，每天 1 次，连续服用 21 d，4 周为 1 疗程。CORRECT 试验中瑞格非尼组的中位 OS 为 6.4 个月，而安慰剂组为 5.0 个月，生存期增加了 29%，最常见的不良反应为疲乏无力、手足综合征、腹泻、食欲降低、高血压、口腔溃疡、感染、音量和音质改变、疼痛、体重降低、腹痛、皮疹、发热和恶心。低于 1%的患者可出现严重的不良反应，包括肝损害、严重出血、皮肤发疱和剥离、需急诊治疗的极高水平的血压、心脏病发作和肠穿孔。

（12）西妥昔单抗：在转移性结直肠癌的治疗中，西妥昔单抗可以单独使用，首次 400 mg/m^2，以后每周 250 mg/m^2，静滴。西妥昔单抗也与化疗联合应用，但在化疗方案配伍上具有选择性，西妥昔单抗与含奥沙利铂的化疗方案联合并未提高化疗疗效，副反应反而增大，NCCN 指南中因此删除了西妥昔单抗与含奥沙利铂的化疗方案。而对伊立替康耐药的患者，西妥昔单抗（500 mg/m^2，静滴，每 2 ~ 3 周 1 次）可使 9%的患者达到 PR，联合伊立替康有效率可达 22.9%，提示西妥昔单抗可逆转伊立替康的耐药性。西妥昔单抗和帕尼单抗任一治疗失败后不建议用另外一种，也不建议跨线治疗。在姑息及挽救性化疗中，5- 氟尿嘧啶或卡培他滨均可用替吉奥替代。

（四）维持治疗

复发及转移性结肠癌的治疗中，一个重要问题是维持治疗的持续时间、间隔和方案的选择，因为这些患者中长期生存者并不少见，持续治疗必然以不良反应和经济负担作为代价，甚至有过犹不及之虞。在 OPTIMOX1 试验中，研究组采用 FOLFOX7 方案化疗 6 个周期，然后改 5-Fu/LV（双周方案）维持 12 个周期，再继续用 FOLFOX7 方案 6 个周期；对照组持续使用 FOLFOX4 直至肿瘤进展，两者有效率分别为 58.3%和 58.5%，PFS 分别为 9.2 个月和 9.0 个月，OS 分别为 21.6 个月和 20.0 个月，后者的Ⅲ度神经毒性明显增多。该试验提示 6 个疗程的 FOLFOX7 治疗足够达到最佳的临床疗效，但由于 FOLFOX7 组的奥沙利铂剂量强度较 FOLFOX4 提高了约 37%，影响了结果的判断。OPTIMOX2 试验的设计中，A 组 FOLFOX7 方案 6 个周期后改 5-Fu/LV 方案维持，直至肿瘤进展至基线水平，再重新使用 FOLFOX6 方案；B 组则在 6 周期后完全停用化疗，进展至基线水平后重新使用 FOLFOX7 方案。结果显示，A 组的中位 PFS（9 个月 vs 7 个月，$P = 0.01$）和中位生存期（26 个月 vs 19 个月）均优于 B 组。OPTIMOX2 试验的结果进一步提示，在维持治疗进展后重新使用奥沙利铂有效，患者又可再次获得一定时间的 PFS，而不必急于改用二线方案。GISCAD 研究比较了 FOLFIRI 方案间断应用（化疗 2 个月，休息 2 个月）与持续应用的疗效和耐受性，结果显示两组的客观有效率分别为 29%和 35%，PFS 为 8.8 个月和 7.3 个月，OS 为 16.9 个月和 17.6 个月，而两组Ⅲ / Ⅳ度腹泻和中性粒细胞减少的发生率差异无显著性，提示 FOLFIRI 间断给药的方案可以取得与连续给药相似的效果。DREAM 临床试验将

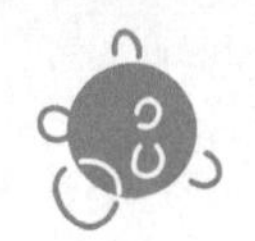

700例接受贝伐珠单抗联合一线化疗后疾病未进展的446例转移性结直肠癌患者随机分组，给予贝伐珠单抗联合或不联合厄洛替尼行维持治疗直至疾病进展，结果表明在贝伐珠单抗基础上联合厄洛替尼可进一步显著延长患者PFS近1.2个月，联合厄洛替尼组腹泻和皮疹发生率有所增加。DREAM试验也为转移性结直肠癌开启了双重靶向治疗模式。有不少学者提出“打打停停”（GO and STOP）的策略，采用这种策略可以在不牺牲疗效的前提下减少持续化疗的弊端。但在临床实际操作中，多少周期后“STOP”，“STOP”多长时间、采用何种方案“GO”（原方案还是更改方案），基本上是取决于医师经验和患者意愿。

（五）最佳支持治疗

常规治疗失败者，后续治疗需要高度个体化。一般状况较差、广泛的远处转移或多种方案多种药物均告无效的，可能要及时转入对症支持治疗。

三、放疗及其他治疗

（一）放疗

在结肠癌治疗中的价值有限，主要用于晚期患者的姑息治疗，但结肠癌浸润周围脏器（T_4）时可考虑给予术后辅助放疗，放疗也可有选择地用于肺转移。

（二）射频消融

射频消融可重复进行，脏器功能损伤小，主要用于肝、肺等内脏转移。肝转移射频消融的指征是：肝转移灶的最大直径＜3 cm且一次消融最多3枚，也有学者认为可放宽到＜5个且最大结节直径＜5 cm。转移灶毗邻膈肌、胃、肠道等脏器，以及门静脉、下腔静脉及胆总管等大脉管时，不宜进行射频消融。

（三）化学消融

可用于以下情况：①直径＜5 cm的单个或多个转移癌，尤其是位置深、手术困难者，或其他原因不能耐受手术者；②转移性肝癌术后复发不宜再次手术者；③作为射频消融等局部治疗的补充治疗手段。具体操作：在超声引导下应用多孔注射针经皮穿刺，瘤内注射无水乙醇，一般每次3～10 mL，每周2～3次。

（四）肝动脉灌注化疗

肝动脉灌注化疗可提高肿瘤病灶内的药物浓度，但疗效是否优于全身治疗尚有争议。

（吴健松）

第十一章　膀胱癌

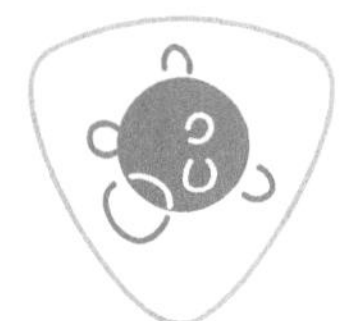

第一节　概述

膀胱肿瘤是泌尿系统最常见的肿瘤之一，组成膀胱的各种组织都可以发生肿瘤，上皮细胞发生的尿路上皮癌、鳞状细胞癌、腺癌，占全部肿瘤的 95%以上，其中尿路上皮癌约占 90%。其他组织发生的纤维瘤、平滑肌瘤、血管瘤、嗜铬细胞瘤等，以及膀胱以外异位组织发生的横纹肌肉瘤、软骨瘤、皮样囊肿等均极罕见。膀胱肿瘤中最直接威胁生存的是膀胱癌。临床上膀胱癌诊断时基本上属于两大类肿瘤，一类是非肌层浸润性肿瘤，发生率高，约为 80%，预后佳，其中 10% ~ 15%日后会发展成浸润性癌。另一类是肌层浸润性肿瘤，约为 20%，在诊断之初就表现为浸润性生长，甚至转移，预后不佳。认识这两类生物学行为截然不同的肿瘤对于膀胱癌的诊断，治疗选择，预后评估，监测随访均具有重要意义。

世界范围内，膀胱癌位列男性最常见实体瘤的第 4 位，在女性位列第七位，每年新诊断的膀胱癌患者超过 350 000 名。美国癌症协会统计 2006 年美国膀胱癌新发病例为 61 420 例，死亡病例为 13 060 例。在我国，膀胱癌目前仍是最常见的泌尿系统恶性肿瘤，2005 年男性标化发病率为 4.0/10 万，女性为 1.5/10 万。近几年，我国部分城市膀胱癌的发病率呈现稳中有升的趋势。国内大城市中如北京，上海，天津，膀胱癌的发病率已位列男性常见恶性肿瘤的第六位，而死亡率位列第七位。以上海为例，2005 年膀胱癌男性发病率为 15.26/10 万，女性为 4.37/10 万，与世界其他国家相比，如北美和西欧，我国仍属膀胱癌发病率较低的国家之一。膀胱癌好发年龄 51 ~ 70 岁，发病高峰为 65 岁，罕见于 30 岁以前。发病时 80% ~ 85%患者肿瘤局限于膀胱，15% ~ 20%有区域淋巴结转移或远处转移。复旦大学附属肿瘤医院泌尿外科住院患者中，膀胱肿瘤占 35%，发病年龄在 24 ~ 90 岁，发病中位年龄 61 岁。

（胡　争）

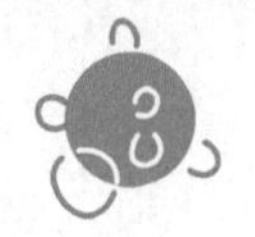

第二节　病因学和分子生物学

膀胱癌的发病是一个多因素混合、多基因参与、多步骤形成的过程，异常基因型的积累加上外在环境的作用最终导致恶性表型的出现。目前比较公认的观点是病毒或某些化学致癌物作用于人体，使原癌基因激活成癌基因，抑癌基因失活而致癌。80%以上的膀胱癌发病与致癌的危险因素相关。吸烟和职业接触芳香胺是目前明确的膀胱癌两大危险因素。吸烟者患膀胱癌的危险性是不吸烟者的 2 ～ 4 倍，发病危险与吸烟数量、持续时间和吸入程度有关。欧美国家约一半的膀胱癌发病与吸烟有关。吸烟的可能致癌机制为：烟雾中亚硝胺、2- 萘胺和对氨基联苯使得尿液中的色氨酸代谢产物升高，尿液中的这些致癌成分长期刺激并诱导膀胱上皮细胞癌变。长期职业接触芳香胺是另一重要的致癌危险因素，这样的高危人群，包括从事纺织、染料制造，橡胶化学、药物制剂和杀虫剂生产，油漆、皮革及铝、铁和钢等生产的从业人员。此外，经常使用有毒染料染发者也有可能增加膀胱癌患病的危险性。动物实验和流行病学研究确认，2- 萘胺和联苯胺等芳香胺物质是主要的膀胱致癌物质。接触这些物质后发生膀胱癌的潜伏期为 3 ～ 30 年，平均为 20 年。这些致癌物质通过皮肤、呼吸道或消化道进入人体，在尿中以邻羟氨基酚类物质排出而使尿路上皮细胞发生癌变。除了上述两大因素外，其他与膀胱癌发病有关的危险因素还包括。①饮水中的致癌物：长期饮用经氯消毒并且含有氯化副产物的自来水或砷含量高的水，可使膀胱癌危险性增加。②咖啡：饮咖啡者的膀胱癌危险性高于不饮者，但两者无剂量和时间趋势，流行病学研究显示咖啡与膀胱癌之间有一定相关性。③尿路疾病：尿路上皮长期受到慢性刺激或人体代谢产物使尿中致癌物水平增高，可使尿路上皮增生后癌变，例如膀胱鳞癌与埃及血吸虫感染或膀胱结石有关。④药物：大量服用含非那西汀的止痛药，以及环磷酰胺治疗者患膀胱癌危险性增加。⑤人工甜味剂：可能使男性膀胱癌危险性增加 60%。⑥家族史：膀胱癌患者的直系亲属患膀胱癌的危险性约为无家族史者的 2 倍，年轻膀胱癌患者的直系亲属危险性更高。此外，有研究显示大量摄入液体、蔬菜和水果，可使膀胱癌的发病危险降低。我国人群膀胱癌发病的主要危险因素为吸烟、职业接触芳香胺、膀胱癌家族史、饮用乙醇与咖啡，以及性别。近几年，随着分子生物学研究的快速发展，使得人们可以从分子水平研究膀胱癌的发病机制，了解相关基因及其蛋白在膀胱癌发生发展中的作用。研究者们已确认不少膀胱癌的分子事件，对膀胱癌的生物学行为也有了更深的认识。目前与膀胱癌相关的已知癌基因和可疑癌基因包括 H-ras、c-erbB-2（Her-2/neu）、c-myc、FGFR3、CDC911 等，已经确定的或候选的与膀胱癌相关的抑癌基因包括，RB、TP53、INK4A/ARF、PTEN 等。上述这些分子在膀胱癌的发生发展中起了至关重要的作用。

（胡　争）

第三节　病理学

一、病理类型和特点

根据组织发生学，膀胱肿瘤可以分为上皮性肿瘤和非上皮性肿瘤。上皮性肿瘤占膀胱肿瘤的95%以上，以尿路上皮癌为主，占90%，其次为鳞癌和腺癌，分别占3%～7%和2%。其他少见的类型还有小细胞癌、类癌、恶性黑色素瘤等。近20%～30%的尿路上皮癌有区域性鳞状或腺样化生，是预后不良的指标。按照肿瘤生长方式分3类：一类是肿瘤和间质共同组成向膀胱腔内生长成为乳头状瘤或乳头状癌，占70%；另一类是肿瘤在上皮内浸润性生长，形成内翻性乳头状瘤或浸润性癌，占25%；非乳头和非浸润性者（原位癌）占5%。肿瘤侵犯膀胱壁以3种方式进行：肿瘤浸润呈一致密团块的包裹性浸润，占70%；孤立的凸出式浸润，占27%；沿肌肉内平行或垂直于黏膜表面的淋巴管浸润扩散，占3%。由于肿瘤实际侵犯膀胱壁的范围远比临床所见广泛，故肿瘤不能被充分切除而易复发，这是临床上膀胱肿瘤易复发的重要原因之一。膀胱肿瘤可发生在膀胱的任何部位，但以三角区和输尿管口附近最多，占一半以上，其次为膀胱侧壁、后壁、顶部、前壁。非上皮来源的恶性肿瘤主要来自间叶组织，占全部膀胱肿瘤的2%以下，如横纹肌肉瘤、平滑肌肉瘤、淋巴瘤、血管肉瘤等。膀胱癌的转移途径包括血道、淋巴道、直接扩散、种植转移等。淋巴道转移发生最早，是最常见的转移途径，最多转移至闭孔淋巴结，其次为髂外淋巴结，骶前、髂内、髂总和膀胱周围淋巴结。晚期患者常发生血行转移，常见转移脏器为肺、肝、骨、肾上腺等处。膀胱癌可侵出膀胱壁直接侵及前列腺、尿道、子宫、阴道等处，甚至直接侵及盆壁和腹壁。种植转移常发生在术中，是术后发生切口和尿道残端复发的原因之一。

二、组织学分级

膀胱癌的组织学分级与其复发和侵袭行为密切相关。WHO 1973年出版的膀胱癌组织病理学分级系统是根据癌细胞的分化程度将其分为高分化、中分化和低分化3级，分别用G_1、G_2、G_3表示。膀胱癌的分级与浸润性正相关，G_1发生浸润的可能性为10%，G_2为50%，G_3为80%。1998年WHO和国际泌尿病理协会（ISUP）提出了乳头状非浸润性尿路上皮肿瘤的新分类法，并于2004年正式出版，称作WHO/ISUP 2004分级系统。它主要基于光镜下膀胱肿瘤的显微组织特征，相关形态特征的细胞类型和组织构型，将乳头状尿路上皮肿瘤分为低度恶性潜能的尿路上皮乳头状肿瘤（papillary urothelial neoplasm of lowmalignant potential，PUNLMP），低级别尿路上皮癌和高级别尿路上皮癌（表11-1）3类。与WHO1973年的老系统相比，新系统最主要的改变之一是增加了PUNLMP这一新分类，该类肿瘤形态上类似于外生性尿路上皮乳头状瘤，但上皮细胞显著增生，厚度超过7

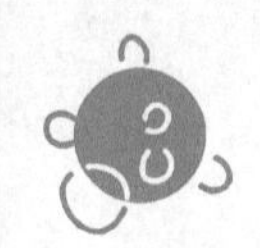

层，细胞排列有序，核分裂象少见，且位于基底部。PUNLMP 绝大多数不会进展为癌，但不完全属于良性病变，仍有复发的可能，需要长期随访。而浸润性尿路上皮癌一般均是高级别的癌，相当于 WHO 1973 年分级系统的 G_2 和 G_3 级别的肿瘤。虽然 WHO/ISUP 2004 系统改善了 WHO 1973 年老系统在形态学分类标准上的模糊和定义不清，减少病理医师在诊断时主观因素的干扰，但目前仍未被充分验证，也未得到泌尿科、肿瘤科医师的广泛接受。因此，在证明 WHO/ISUP 2004 新分类法比 WHO 1973 分类法更合理之前，可以平行运用这两套分类系统。

表 11-1　膀胱乳头状尿路上皮肿瘤分级系统

WHO 1973 分级	WHO/ISUP 2004 分级
乳头状瘤	乳头状瘤
尿路上皮癌 1 级，高分化	低度恶性潜能的乳头状尿路上皮肿瘤 乳头状尿路上皮癌，低级别
尿路上皮癌 2 级，中分化	乳头状尿路上皮癌，低级别 乳头状尿路上皮癌，高级别
尿路上皮癌 3 级，低分化	乳头状尿路上皮癌，高级别

（胡　争）

第四节　诊断

一、临床表现

（一）血尿

无痛性肉眼血尿是最常见的症状，有 80% 以上的患者可以出现，其中 17% 者血尿严重，但也有 15% 者可能开始仅有镜下血尿。血尿多为全程，间歇性发作，也可表现为初始血尿或终末血尿，部分患者可排出血块或腐肉样组织。血尿持续的时间，出血量与肿瘤恶性程度、分期、大小、数目、范围、形态有一定关系，但不一定成正比。原位癌常表现为镜下血尿，膀胱脐尿管癌血尿可以不明显。非尿路上皮来源的膀胱肿瘤如果病变没有穿透膀胱黏膜，可以没有血尿。

（二）膀胱刺激症状

尿频、尿急、尿痛，约占 10%，与广泛分布的原位癌和浸润性膀胱癌有关，尤其病变位于膀胱三角区时。故长期不能痊愈的“膀胱炎”应警惕膀胱癌可能，尤其是原位癌。

（三）尿流梗阻症状

肿瘤较大、膀胱颈部位的肿瘤及血块堵塞均可引起排尿不畅甚至尿潴留。肿瘤浸润输尿管口可引起上尿路梗阻，出现腰痛、肾积水和肾功能损害。

（四）晚期肿瘤表现

晚期肿瘤侵犯膀胱周围组织、器官或有盆腔淋巴结转移时导致膀胱区疼痛、尿道阴道瘘、下肢水肿等相应症状，远处转移时也可出现转移器官功能受损、骨痛及恶病质等表现。肿瘤较大时，采用阴道或直肠双合触诊可扪及包块，但该方法不够精确，加上双合触诊未必能检查到膀胱所有部位，松弛不佳的腹壁更是难以检查清楚，近年随着影像学的进步，此项检查已少用。

二、影像学检查及器械检查

（一）B 超检查

B 超能较好地提示膀胱肿瘤大小、数目、部位和浸润情况，帮助判断膀胱癌的分期，了解局部淋巴结有无转移，是否侵犯相邻器官，并可同时检查双肾、腹部、腹膜后及盆腔。B 超不易发现直径 ＜ 0.5 cm 且位于膀胱前壁的肿瘤，而 83% 直径＞ 1 cm 的肿瘤和 95% 直径＞ 2 cm 的肿瘤可以通过 B 超发现。此外，采用经尿道和经直肠的超声检查，图像更清楚，对分期可能也有帮助，但因为是创伤性检查，临床应用不多。

（二）尿路平片和静脉肾盂造影

临床怀疑膀胱肿瘤的患者，一般均应考虑行此检查，它对早期膀胱肿瘤诊断的阳性率不高，但可以发现和排除上尿路异常情况，判断肾盂、输尿管有无并发肿瘤，同时了解双侧肾脏的功能。较大膀胱肿瘤表现为膀胱充盈缺损，输尿管受侵可表现为肾积水，严重时肾脏不显影，但大多数膀胱内小肿瘤和原位癌不能被发现。

（三）膀胱造影

一般不常规做，除非怀疑有膀胱憩室或输尿管反流。

（四）CT 检查

CT 检查对膀胱肿瘤的诊断有一定价值，常用作膀胱癌的临床分期，有助于发现肿瘤浸润深度，邻近脏器侵犯范围和淋巴结的转移，也可用作鉴别阴性结石，乳头状肿瘤和血块。但不能发现直径 ＜ 5 mm 的肿瘤和原位癌，当淋巴结直径＞ 1.5 cm 时，常提示转移病灶。以往盆腔手术史、经尿道手术后的膀胱壁改变，与周围组织的粘连可影响诊断。

（五）MRI 检查

MRI 可三维成像，对软组织显示优于 CT，能够更准确地判断膀胱肿瘤的大小和浸润深度，分期作用优于 CT 和 B 超，准确性可达 85%。当肾功能不全导致静脉肾盂造影肾脏不显影时，还可采用 MRI 水成像使无功能肾的集合系清晰显像，有助于发现上尿路肿瘤。近来 MRI 仿真膀胱镜技术被用于诊断膀胱癌，据报道对直径 ＜ 1 cm 的肿瘤检出率达 70% 以上。但 MRI 不能区分膀胱壁各层的结构，且容易受出血影响，临床应用有一定限制。

（六）盆腔动脉造影

一般不需要。盆腔动脉造影可以发现膀胱肿瘤血管，对于动脉插管化疗或动脉栓塞止血有一定价值。

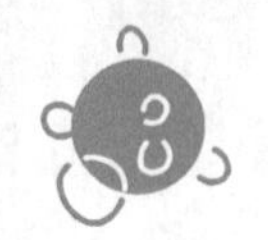

（七）膀胱镜检查和活组织病理检查

所有怀疑为膀胱肿瘤的患者均应接受膀胱镜检查，以确定有无肿瘤存在。膀胱镜检查可以了解膀胱内肿瘤数目、大小、位置、形态（乳头状、实性块状、扁平状）和基底情况（有蒂、广基），并对肿瘤、邻近黏膜和其他怀疑部位进行活检。膀胱黏膜充血，呈天鹅绒样的苔藓状改变，应怀疑原位癌存在，检查时出现膀胱激惹或痉挛提示可能有广泛的原位癌，应该行随机多处活检证实。表浅的 T_a 期和 T_1 期乳头状肿瘤常表现为水草状突起，在水中漂浮，粉红、有细长的蒂；浸润肌层的 T_2 期肿瘤表现为结节或团块状，深红或褐色，广基或短蒂，表面有坏死，相邻黏膜增厚，有充血和水肿；浸润更深的 T_3 期和 T_4 期肿瘤表现为无蒂的结节状隆起，表面坏死有溃疡，并覆盖脓苔或有磷酸盐类沉淀，肿瘤附近黏膜皱缩，相邻黏膜水肿，充血或出血，膀胱内尿液混浊并混有腐肉样坏死物。膀胱镜活检时需要注意尽可能在肿瘤深部进行，对判断肿瘤分期和制订治疗计划有指导意义。此外，在切除膀胱内肿瘤的同时也可以进行选择性黏膜活检，如肿瘤对侧、膀胱顶部、三角区、前列腺尿道等处，对判断预后和早期发现原位癌有一定价值。但也有研究认为膀胱黏膜的随机活检没有必要，因为有可能破坏膀胱黏膜的完整性，容易造成肿瘤种植，从而增加复发的概率。欧洲泌尿外科协会（EAU）指南建议尿细胞学阳性或存在原位癌的患者应行随机活检。虽然膀胱镜检查是一种有创性检查手段，但其在膀胱肿瘤的诊断中占有非常重要的地位，一些无创性检查手段至今无法完全替代。免疫荧光膀胱镜，也就是近年兴起的光动力学诊断技术。其原理是利用膀胱肿瘤细胞对某些光敏物质具有特异性的黏附作用，如光福啉（photofrin）、5- 氨基乙酰乙酸（5-ALA）等，这些光敏物质可在一定波长的光源激发下产生特异性荧光，据此可显示膀胱内是否有肿瘤。此方法结合活检可准确地诊断一些普通膀胱镜难以发现的小病灶，提高了早期膀胱肿瘤的检出率，减少了术后病灶的残余和复发，有助于在随访中早期发现肉眼无法可见的病灶。此项检查的敏感性可达 90% 以上，但特异性低于传统的膀胱镜，仅有 50% ~ 60%，较高的假阳性率主要是由于光敏物质的结合易受到炎症、膀胱灌注、近期膀胱手术等因素的影响。窄谱成像（NBI）膀胱镜，是一种利用窄谱光的成像技术，窄谱光穿透黏膜表层后即能被黏膜内的血红蛋白大量吸收，从而能够细微地反映毛细血管和黏膜表面变化，改善图像的对比性和可视性，能较普通白光膀胱镜提高膀胱肿瘤诊断的敏感性和准确性，而且与荧光膀胱镜光动力学诊断方法相比，NBI 不需使用光敏剂，避免了光敏剂灌注的不良反应，也不受光漂白对诊断时间的限制，具有一定优势。

三、实验室检查

（一）尿液常规检查

尿液常规检查是一种简单易行的实验室检查，尤其某些膀胱肿瘤在发病开始肉眼血尿不严重，仅为镜下血尿且间歇出现时。如果离心后的尿沉渣中每高倍镜视野下红细胞数目超过 5 个，应引起重视。

（二）尿脱落细胞学检查

尿脱落细胞学检查对泌尿系统上皮肿瘤的诊断有重要意义，此法取材方便，无痛苦，患者易于接受，是较好的诊断方法，但也存在一定局限性，如分化较好的肿瘤细胞和正常细胞相近，细胞间粘连紧密不易脱落，所以对诊断低分级的膀胱癌敏感性差，阳性率仅有3%；而对原位癌、高分级的膀胱癌诊断阳性率较高，可达50%～90%以上。此外，炎症、结石、异物、放疗、化疗、导尿和膀胱内器械操作等可引起尿路上皮脱落和影响细胞形态而造成一定假阳性率，为5%～10%。由于细胞在膀胱内存留时间太长会发生变性，故早晨起床第1次排尿不能用作检查，通常留取清晨第2次新鲜尿液，连续送检3 d。使用膀胱冲洗标本进行检查的准确性优于排泄性标本，因为冲洗可增加脱落细胞数，并得到质量较好的细胞。尿脱落细胞检查可以作为职业性膀胱癌患者的筛查方法，是接触化学致癌物人群普查的首选。

（三）尿液肿瘤标志物检查

近年来，对于膀胱肿瘤标志物的研究发展迅速，该方法是以自然排出的尿液为标本的无创性分子生物学诊断技术，对于膀胱癌的早期诊断和监测随访具有重要意义。理想的肿瘤分子标志物检测应该是敏感性高、特异性高、快速简便且费用低廉。

1. 膀胱肿瘤抗原

膀胱肿瘤抗原（BTA）是膀胱肿瘤在生长过程中释放的蛋白水解酶降解基底膜的各种成分形成的胶原片段、糖蛋白和蛋白多糖等释放进入膀胱腔内形成的复合物。主要包括3种不同的实验，BTA检测是将尿标本与含人IgG包裹的乳胶颗粒相混合，再通过特定试纸观察有无凝集现象，定性测定尿中的基底膜蛋白抗原。BTA-STAT和BTA-TRAK均是检测患者尿中的补体成分H，前者也是一种定性实验，5 min即可出结果，而后者是一种定量实验，对于低级别膀胱癌诊断的敏感性较尿脱落细胞学检查更好，且随着肿瘤分期、分级的提高，敏感性和特异性也随之提高。BTA-stat与BTA-TRAK的敏感性分别为70%和66%，特异性为75%和65%。虽然BTA在临床上有比较广泛的运用，但是当合并有泌尿系良性疾病，如炎症、结石、尿路损伤或泌尿生殖系其他恶性肿瘤时可有假阳性存在，接受膀胱腔内化疗对结果也有一定影响。

2. 核基质蛋白

核基质蛋白22（NMP-22）是核基质蛋白家族成员之一，为细胞核的结构成分，在核形态维持、DNA重组、转录、复制，以及RNA的加工中具有重要作用。NMP-22检测是用于测定尿中NMP复合物，尤其是测定NMP-22含量的酶联免疫法。在膀胱恶性肿瘤中，NMP通过凋亡细胞核的溶解释放入尿液中，正常人尿中仅有少量的NMP-22，但在复发或浸润性膀胱癌患者的尿中NMP-22水平可以很高。美国FDA批准NMP-22检测可指导泌尿外科医师决定患者是否需要做膀胱镜检查，但不能代替膀胱镜检查，其敏感性为48%～81%，特异性为60%～86%，远高于尿细胞学检查30%～40%的敏感性。然而，不同作者对于NMP-22检测的特异性报道大不相同，其正常值目前尚未完全确定。此外，

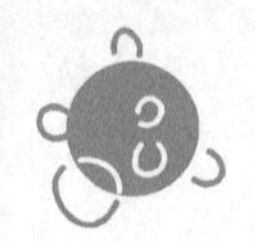

NMP-22 在尿石症、前列腺增生症及其他泌尿系疾病患者中有较高的假阳性，若排除上述病史者其测定的特异性可提高至 95.6%。值得一提的是，膀胱癌的病理分期和分级不影响 NMP-22 检测的特异性和敏感性。

3. UroVysion

UroVysion 是利用 3 个染色体探针，CEP17、CEP3 和 CEP7，通过免疫荧光原位杂交（FISH）试验，检测尿脱落细胞基因拷贝数，由于该技术是检测染色体的异常而非细胞形态的异常，因而能较好地鉴别恶性肿瘤细胞和由于炎症而导致的细胞改变。目前在美国已经有商品化的检测试剂，敏感性为 70%，特异性较高，可达 90%，但尚无法取代膀胱镜检查。

4. 其他分子标志物

还有透明质酸（HA）、透明质酸酶、端粒酶（telomerase）、存活蛋白（survivin）、Immunocyte、微卫星（microsatellites）检测等。

以上所涉及的几种膀胱肿瘤标志物在诊断的敏感性、特异性，检测方法的便捷性等方面均不令人十分满意。此外，缺乏标准化和可重复性差也妨碍了上述大部分肿瘤标志物的临床应用。尽管与尿细胞学相比有较高的敏感性，特别对于低级别肿瘤，但特异性仍不超过尿细胞学检查。故目前尚不能取代膀胱镜检查和尿细胞学，但其临床应用可减少膀胱癌高危人群监测及随访中的膀胱镜使用频率，临床价值也会随着未来研究的深入进一步提升。

四、鉴别诊断

膀胱肿瘤的主要症状是血尿，因此要与以血尿为表现的疾病做鉴别。

（一）上尿路肿瘤

肾盂、输尿管尿路上皮肿瘤出现的血尿和膀胱肿瘤相似，都表现为无痛性全程肉眼血尿。膀胱肿瘤血尿可同时伴有膀胱刺激症状，有时影响排尿，可以尿出血块或“腐肉”。但肾脏或输尿管肿瘤一般没有膀胱刺激症状，排尿通畅，尿出的血块呈条状，不含“腐肉”。通过影像学检查，以及膀胱镜检查可以区分血尿的来源。需要注意的是部分膀胱肿瘤可合并有上尿路肿瘤。

（二）非特异性膀胱炎

多为女性，血尿突然发生，常伴随膀胱刺激症状。尿常规检查可见白细胞、脓细胞，中段尿培养发现细菌生长可确诊。

（三）尿石症

一般血尿较轻，以镜下血尿多见，劳动后可有加重，常伴有尿路结石的疼痛症状，根据结石部位不同症状表现有区别，膀胱结石可有膀胱刺激症状，上尿路结石可有恶心、呕吐，B 超检查，腹部平片和静脉肾盂造影检查可以确诊结石。

（四）良性前列腺增生

良性前列腺增生也可以出现无痛性肉眼血尿，往往由于腺体表面静脉怒张破裂出血引起。由于常常有排尿梗阻症状，有时合并感染和结石，血尿症状和膀胱肿瘤类似，且两者也可同时存在。但良性前列腺增生的血尿常为一过性，间歇期长达数月或数年。尿细胞学检查，尿肿瘤标志物，以及膀胱镜检查可以帮助鉴别。

（五）腺性膀胱炎

临床表现和膀胱肿瘤很相似，血尿一般不严重，通过膀胱镜检查和活检可以鉴别。

（六）尿路结核

常有一般结核感染的全身表现，出现低热、盗汗、消瘦，血尿终末加重，常合并膀胱刺激症状，以尿频为主。尿中出现结核杆菌，结核杆菌培养可为阳性。膀胱镜检查和活检可以明确诊断。

（七）前列腺癌

前列腺癌侵犯尿道和膀胱可以出现血尿，但常伴有排尿困难症状。血清前列腺特异抗原（PSA）测定、直肠腔内 B 超加前列腺活组织检查等有助于诊断前列腺癌，有时需要行膀胱镜检查。

（八）放射性膀胱炎

盆腔脏器肿瘤放射治疗后可发生放射性膀胱炎，急性期出现在放疗后数天，主要表现为血尿和膀胱刺激症状，膀胱镜检可见到膀胱黏膜毛细血管放射状扩张，局部有溃疡和肉芽肿，慢性期一般在放疗后数年出现，可致膀胱挛缩、膀胱直肠瘘等，一般需行膀胱镜检查和活组织病理检查确诊。

（九）子宫颈癌

女性晚期宫颈癌侵犯膀胱时可出现血尿，但一般先有阴道流血，膀胱镜检查可见浸润性癌病灶，活组织检查和妇科检查可以鉴别。

（胡　争）

第五节　分期

目前，膀胱癌的临床和病理分期按照膀胱肿瘤的浸润深度和转移程度，多采用 AJCC（美国癌症联合会）分期方法（表 11–2）。

表 11–2　膀胱癌的 AJCC 分期（2017 年，第 8 版）

浸润深度或转移程度	临床分期
原位癌	T_{is}
非浸润性乳头状癌（黏膜层）	T_a
侵犯黏膜下层（固有层）	T_1
侵犯浅肌层（不超过肌肉层一半）	T_{2a}
侵犯深肌层（超过肌肉层一半，但未超过全肌层）	T_{2b}

（续 表）

浸润深度或转移程度	临床分期
侵犯膀胱周围组织	T_{3a}（镜下） T_{3b}（肉眼）
邻近器官转移	T_{4a}（前列腺、子宫阴道） T_{4b}（盆壁、腹壁）
区域淋巴结转移	$M_{1\sim3}$
远处淋巴结转移	M_{1a}
远处器官转移	M_{1b}

注：N_1，真骨盆内单个淋巴结转移或膀胱周围的单个淋巴转移；N_2，真骨盆内多个淋巴结转移；N_3，髂总淋巴结转移。

非肌层浸润性膀胱癌包括 T_a、T_1 和 T_{is} 期的膀胱癌，又称为表浅性膀胱癌。肌层浸润性膀胱癌是指 T_2 期以上的膀胱癌。局限于黏膜（$T_a \sim T_{is}$）和黏膜下（T_1）的非肌层浸润性膀胱癌占 75% ~ 85%，肌层浸润性膀胱癌占 15% ~ 25%，前者中大约 70% 为 T_a 期病变，20% 为 T_1 期病变，10% 为 T_{is}。原位癌（carcinoma in situ，T_{is}）虽然也属于非肌层浸润性膀胱癌，但一般分化差，属于高度恶性肿瘤，向肌层浸润的概率较高。因此，应将 T_{is} 与 T_a、T_1 期膀胱癌加以区别。

（胡　争）

第六节　术前准备

一、经尿道膀胱肿瘤电切术（TURBT）

术前应积极控制尿路感染，严重血尿者应于血止后手术，特别要注意患者是否适合摆截石位、有无尿道狭窄等情况。术前谈话应告知下列重要内容：有因膀胱穿孔而致大出血、肠管损伤而改行开放手术的可能；有术后复发的可能；根据电切当中肌层是否浸润的情况及术后病理可能还需行根治性膀胱全切术；术中损伤输尿管管口；根据电切的情况有些可能在短期内还需重复 TURBT；术后可能发生 TUR 综合征；术后出血须进手术室清除血块、止血，对合并存在的前列腺增生和膀胱颈抬高须一并处理；根据术后病理情况决定术后辅助治疗方案等。检查清楚电切器械、准备大量冲洗液（等渗非电解质溶液，如 5% 葡萄糖、4% 甘露醇或山梨醇、1.1% 甘氨酸），等离子电刀可用生理盐水。麻醉选择气管插管全身麻醉，连续硬膜外麻醉或腰麻，对于极小的膀胱肿瘤，也可根据情况选择全身静脉用药，可酌情安排在门诊进行。

二、膀胱部分切除术

术前应积极控制尿路感染，改善全身情况。耻区、外阴皮肤准备。术前谈话应告知下列重要内容：术后复发转移的可能，切口种植可能，输尿管再植可能，尿漏可能，术后可能需要放化疗等辅助治疗手段。麻醉选择连续硬膜外或腰麻。

三、根治性膀胱全切除及尿流改道术

根治性膀胱全切除术前应诊断明确（包括活检病理），避免术中打开膀胱探查可能造成肿瘤种植。术前常规行肠道准备，包括饮食、口服抗生素、泻药、清洁灌肠并补充水电解质。肠道准备的效果要以患者至少拉出淡黄色稀水样便为止。胃管可不必留置。准备充足的血源。纠正贫血、低蛋白血症和营养不良。在部分患者可考虑分期手术，先行尿流改道。与家属谈话说明尿流改道的可能术式并慎重选择术式。麻醉选择连续硬膜外或全麻。

（胡　争）

第七节　手术方式及要点

一、经尿道膀胱肿瘤电切术（TURBT）

TURBT 可以是所有膀胱癌患者的最初处理方式，TURBT 有两个目的：一是切除全部肉眼可见的肿瘤，二是切除的组织进行病理分级和分期。TURBT 术应将肿瘤完全切除直至露出正常的膀胱壁肌层。肿瘤切除后，建议进行基底的组织活检，便于病理分期和下一步治疗方案的确定。所以应该说，TURBT 是膀胱癌患者的重要诊断方法，同时对非肌层浸润的膀胱癌患者来说，TURBT 也是主要的治疗手段。患者呈截石位。手术台的升降，前后倾斜应灵活好用，便于各部位操作。手术者先向尿道内注入润滑剂，以大号金属探子探查尿道，然后将插入内芯的电切镜鞘插入膀胱，换入电切镜。做 12° 或 30° 镜从各个角度观察，仔细全面地检查膀胱内的情况，注意观察肿瘤的大小、部位、形态、是否多发，以及肿瘤与膀胱颈和输尿管口之间的关系，这项检查是确定手术策略的重要依据。最基本的切除方法是从肿瘤顶部开始，一层一层地切到底部，最后处理基底部。一般少量出血不必怕，可在肿瘤完全切除后再止血。切割时应先将切割环越过肿瘤最高处，启动切割电流，拉回切割环，向着手术者的方向切割。一般不用逆行切割的方法，但是如果肿瘤位膀胱三角区或底部有蒂，也可采用逆行切割法，自基底部切下肿瘤，可缩短手术时间，减少出血量。并且这些部位较易看清肿瘤的基底部，采用逆行切割法比较容易。手术范围应包括肿瘤 0.5 ~ 1 cm 的正常黏膜，深度应达到肌层，必要时可将肌层切除一部分。这部分最深层的标本最好单独保留，做病理分析，以确定肿瘤侵及肌层的情况。如果是多发性浅表肿瘤，应先切除不容易到达的、远处的前壁和侧壁肿瘤，距离近的如三角区的肿瘤待最后切除，

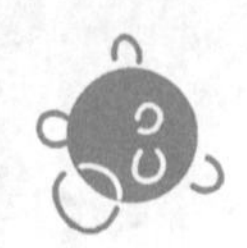

如果先切除近的肿瘤，则可能由于创面渗血使视野不清，增加手术的难度和危险性，甚至因此而遗漏应被切除的远处肿瘤。不太大的肿瘤可在完全切除后再进行止血，在基底部血管可看得很清楚。较大的肿瘤，如采用垂直切割的方法，最好在每次切到膀胱黏膜平面时即进行止血。在松软的肿瘤组织内，要凝固一个动脉几乎是不可能的，因为肿瘤组织容易移动，出血点看不清，切割环不容易对准出血处，在肿瘤基底部组织较稳定，止血较容易。寻找出血点时要注意调节灌洗液的流速与电切镜末端的位置。先凝固较大的血管，然后减慢灌洗液流速，处理小的出血点。凝固小静脉时一般不用灌洗液。在手术即将结束时，可用切割环将创面周围黏膜与肌肉之间都轻轻电凝一下，闭合膀胱肌纤维深处的动脉有一定的难度，有时需用锥形的凝固电极插进去进行凝固。一般地说，切除膀胱肿瘤时止血并不难，但在切除膀胱内广泛的乳头状瘤变时，应切一处随即彻底止血，然后再切另一处。切割 1 ~ 2 次后，要注意电流的强度是否合适。要学会调节电流的强度，以能满足切割与电凝为准，不要太强。普通切除镜需要不停注入灌洗液，以保持视野清晰，但需要定时排出灌洗液，以防膀胱过度充盈。膀胱壁变薄，容易发生穿孔。对持续冲洗设备，也要时刻注意进出水量的平衡，以防膀胱过度充盈。根据肿瘤所处位置的不同应注意。

（一）膀胱顶部肿瘤的切除

一般部位的肿瘤是在切割环退回镜鞘时进行切割，而膀胱顶部的肿瘤最好是用侧向移动进行切割，这样操作很不方便。现在有些厂家提供一种切割环，它向末端突出。而不是向侧方突出，可以像镰刀割草一样，向侧方移动进行切割，也有人将一般切割环掰直用，使切割环向远程突出。两种方式均很方便。切割时切割环可左右或上下移动，但要注意膀胱顶部的轮廓。动作应与膀胱壁的轮廓一致。器械在尿道内可稍做内外移动。熟练操作需要经过一段时间的锻炼。这一部位的膀胱壁有腹膜覆盖。膀胱穿破即进入腹腔，特别是一些老年女患者，膀胱壁很薄，要特别谨慎。采用普通切割环来完成此项工作当然也可以，但要一小块一小块小心地切。

（二）膀胱侧壁肿瘤的切除

从手术技术上看，这个部位的肿瘤并不存在什么困难，但有时会出现闭孔神经反射，造成强烈的内收肌收缩，因此有造成膀胱穿孔的风险，特别是在侧壁、后壁与顶部交界处。操作不得手，又容易发生闭孔神经刺激。这里发生肿瘤的机会较多，操作时要特别当心，一下失误就可以将膀胱穿破。闭孔神经阻滞能避免这种肌肉收缩，但效果并不一定完全可靠，操作时仍应小心，麻醉师静脉给小剂量的氯化琥珀酸胆碱也可消除闭孔神经反射，但麻醉的风险加大，只宜时间较短，而且要有气管插管做全麻的准备。注意切割环外伸不要太多，每次切的组织不要太大，电流强度应尽量小一些，多点踩电切、电凝开关。电凝相比电切反跳的强度要比较弱一些。膀胱充水不要太多，这样膀胱壁距闭孔神经远一些，膀胱壁也稍厚一些，用斜镜鞘，每次少切、快切，均能顺利完成手术。目前，钬激光、等离子电刀可减少或避免膀胱反跳的发生。

（三）邻近男性尿道内口处肿瘤的切除

这一部位有肿瘤时须切除一部分前列腺。切除前列腺的目的是便于切除肿瘤，但需要提防肿瘤种植前列腺创面可能。应尽量少切一些，特别是在年轻人更是如此，尽量避免发生逆行射精。尿道内口附近的浸润癌则应切得彻底一些。有前列腺中叶增生或膀胱颈抬高时。须将隆起的中叶或抬高的膀胱颈予以切除，以便于以后做膀胱镜检查。

（四）女性尿道内口处肿瘤的切除

对于一些乳头状瘤或早期的乳头状癌，此处的肿瘤应尽量切得浅一些，过深有尿失禁的危险。但对于一些浸润性癌，此处的切除较困难，应在尿失禁的危险与肿瘤切除不彻底二者之间权衡轻重，必要时考虑做膀胱全切，经阴道可触及的浸润者，如采用经尿道切除的方法，一般均无治愈的希望。

（五）膀胱前壁肿瘤的切除

切除膀胱前壁的肿瘤在技术上存在一定的难度。术者经常需要用左手从耻骨上按压腹壁，使肿瘤便于切除，也可由助手来进行这项工作。但经常由术者定准位置和告知按压力的大小，助手才能与术者配合得更好。调节手术台的高低与前后倾斜度很重要。尽量不要用术者的腰和颈部来适应术者的要求，要把调节手术台高低与前后倾斜，以及耻骨上按压腹壁作为解决这一难题的重要措施。

（六）输尿管口处肿瘤的切除

术前 B 超检查或尿路造影如发现一侧输尿管扩张，肾积水或一侧肾脏无功能，在做膀胱镜检查前，可大致判断肿瘤已侵及输尿管口。肿瘤在输尿管口附近，也可造成尿路梗阻，输尿管口周围的非浸润性肿瘤，切除时可无损于输尿管口。如输尿管口看不到，应注意观察对侧输尿口的位置。两侧的位置一般是对称的。肿瘤切不净的危害要比以后输尿管发生反流或狭窄的危害大得多，如发生狭窄或反流，必要时以后还可以给予治疗，所以这一部位的肿瘤像其他部位的肿瘤一样，同样应当切除彻底。个别病例肿瘤已进入输尿管的膀胱壁内段，这种情况首先试用 TURBT，应有意识地将输尿管壁内段切除，肿瘤切除干净时可以看到输尿管腔断端的正常黏膜。切除不干净则仍能看到管腔内有肿瘤突出，日后需要再行输尿管切除手术。

二、膀胱部分切除术

一般来说，膀胱部分切除术并非膀胱癌的标准术式，在现行条件下已运用得越来越少，但在下列情况下如肿瘤位于膀胱憩室内、较大的局限性非肌层浸润性癌（TURBT 有很大的难度），输尿管开口周围波及输尿管下端（估计 TURBT 不会彻底）或肿瘤位于经尿道手术操作盲区的患者，有严重尿道狭窄和无法承受截石位患者仍应考虑行膀胱部分切除术，不能耐受或不愿接受全膀胱切除术的浸润性膀胱癌患者如 TURBT 有难度，也可考虑膀胱部分切除术，近来也有人主张用扩大的膀胱部分切除术来手术治疗脐尿管腺癌。行膀胱部分切除术前必须排除别处有原位癌的存在。膀胱部分切除术要求能切除肿瘤周围 2 cm 范围的

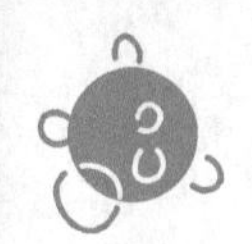

正常组织，且部分切除之后膀胱仍有足够的容量和顺应性。如果肿瘤在输尿管开口附近，有必要同时行输尿管下端切除、输尿管膀胱再吻合术。手术取正中腹膜外切口，推开腹膜显露膀胱前壁，在膀胱侧面和后方分离，范围超过肿瘤周围。在远离肿瘤的膀胱壁上（根据术前膀胱镜检查确定）切开膀胱。轻轻牵拉展开膀胱壁，用电刀环行切开距肿瘤 2 cm 外的膀胱壁，将肿瘤连同周围膀胱全层一并切除。小心避免挤压或夹持肿瘤，以免将肿瘤细胞扩散。留下的正常膀胱壁不应做过于广泛的剥离，以免损伤膀胱的血液循环。如输尿管开口距肿瘤直径 <2 cm，须切除输尿管开口后再植输尿管，并放置支架管。为防止肿瘤在伤口种植，一般不放膀胱造瘘管，只需经尿道放一根三腔气囊导尿管。分两层缝合膀胱壁（先用 2-0 可吸收肠线缝合膀胱黏膜、肌层，再用 2-0 可吸收肠线缝合膀胱壁外膜）。同时，还需要行盆腔淋巴结清扫术，术毕在膀胱周围间隙放置负压引流管，关闭下腹切口。与任何肿瘤切除手术一样，膀胱部分切除术最为关键的是充分切除和避免肿瘤种植。进入膀胱后浅表电灼膀胱黏膜以标记出距肿瘤 2 ~ 3 cm 外的膀胱壁切缘是必要的，可保证切除范围。肿瘤血供可用肠线先予以缝扎止血。切除膀胱壁应为全层（先膀胱外分离出切除范围或直接电刀切开至膀胱外脂肪）。膀胱壁缝合最好分两层，盆腔淋巴结清扫有助于分期及进一步治疗。

三、根治性全膀胱切除术

根治性全膀胱切除术是肌层浸润性膀胱癌的标准治疗，是提高浸润性膀胱癌患者生存率，避免局部复发和远处转移的有效治疗方法。根治性膀胱切除术的基本手术指征为 $T_2 \sim T_{4a}N_{0 \sim x}M_0$ 的浸润性膀胱癌，其他指征还包括高危非肌层浸润性膀胱癌 T_1 HG 肿瘤，BCG 治疗无效的 T_{is}，反复复发非肌层浸润性膀胱癌，保守治疗无法控制的广泛乳头状病变等，以及保留膀胱手术后非手术治疗无效或肿瘤复发者和膀胱非尿路上皮癌。以上手术指征可独立选用，也可综合应用。但应除外有严重并发症（心、肺、肝、脑、肾等）不能耐受根治性膀胱切除术者。根治性膀胱切除术的手术范围包括：膀胱及周围脂肪组织，输尿管远端，并行盆腔淋巴结清扫术；男性应包括前列腺、精囊，女性应包括子宫、附件和阴道前壁。如果肿瘤累及男性的前列腺部尿道或女性的膀胱颈部，则须考虑施行全尿道切除。

（一）男性根治性膀胱尿道切除术

传统的根治性膀胱切除术后，几乎所有男性患者均发生勃起功能障碍，其原因主要是术中损伤了盆丛神经和海绵体的动脉血供。避免该神经及海绵体血供的损伤，保存术后性功能，无疑将提高患者术后的生存质量。目前对根治性膀胱切除术改进的一个进展，是彻底切除肿瘤的同时保留术后性功能。正常的性生理功能包括阴茎勃起、射精动作（有关肌肉的节律性收缩）及性高潮。膀胱、前列腺、精囊及尿道是否存在，并不影响性生理活动的全过程，保留性功能的根治性膀胱切除术，可使大部分患者保留术后性功能。此处即介绍保存性功能的根治性膀胱尿道切除术：①常规消毒铺巾后手术台上留置 F18 双腔气囊导

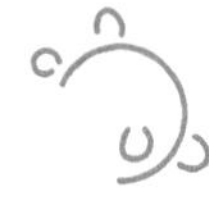

尿管，耻区正中切口，左侧绕脐向上延长，进入腹腔，探查腹内脏器后，于肚脐下方（脐尿管癌则包括肚脐）找到脐尿管或其韧带切断，钳夹提起，沿脐尿管切除前壁腹膜至顶部向膀胱两侧延长，分离切断膀胱前侧方与盆壁的联系，此时多要切断结扎输精管，输精管近端留线提起可作为后面分离膀胱与直肠的重要标志。②完成盆腔淋巴清扫术后（见下述），在右侧盲肠下方、髂血管分叉上方切开后腹膜，切口向盆腔延长，分离输尿管，于靠近膀胱处将其切断远端结扎，近端用 Allis 钳夹剪除少许送冰冻，近心端结扎留置线较长放于切口内注意保护。同法处理左侧输尿管。③ Douglas 窝膀胱侧分离出后腹膜并切断，提起输精管，沿其近端向精囊方向分离，直至精囊顶部。同法处理对侧。将膀胱向前方牵引，显露精囊三角，于精囊后方、前列腺基底部后方用钳提起前列腺精囊筋膜后层并切开，在该筋膜前后层间的腔隙内紧贴前列腺钝性分离至前列腺尖部，将前列腺与直肠分开。④用拇指和食指夹持膀胱后侧韧带。用两个大弯钳钳夹、切断并缝扎后侧韧带，达精囊顶部。⑤于膀胱颈的前外侧游离，去除脂肪组织，以使盆底、耻骨前列腺韧带及阴茎背静脉复合体暴露清晰，于前列腺的前侧方打开盆底筋膜并将 Denonvilliers 筋膜后层剪开，此时海绵体神经血管束可钝性向外侧推离前列腺。紧贴精囊和前列腺分别钳夹、切断及缝扎精囊门的血管蒂、前列腺的上下蒂。用同法处理另一侧，在完成前列腺侧韧带的分离后，紧贴耻骨切断前列腺韧带、将前列腺充分下压暴露阴茎背静脉复合体，钳夹切断阴茎背静脉复合体，远心端用 2–0 可吸收线双重缝扎，近心端于前列腺膀胱交界处丝线缝扎止血。钝性游离前列腺尖部前的尿道，剪开尿道前壁，看到留置的导尿管，将其提起剪断，继续断离尿道后壁，沿前列腺尖部紧贴前列腺将前列腺与直肠分离，膀胱上下游离面相通后，整个切除标本取出。⑥取出手术切除的标本后，直肠侧面及精囊床的小出血点尽可能压迫止血，无效时用可吸收缝线缝扎止血，慎用电凝止血。⑦需切除尿道者，取截石位，做会阴部弧形或倒“Y”形切口，于中线切开球海绵体肌，剥离尿道球部。将尿道与阴茎海绵体分离，将阴茎海绵体拉至会阴部切口处，分离到尿道舟状窝部，将阴茎复位，环绕尿道口切开皮肤，剥离末端尿道，从会阴部切口处取出前尿道标本，缝合阴茎头皮肤创缘。在耻骨联合下方相对无血管区处、先分离出球部尿道的背侧，充分显露位于其后外侧的尿道球动脉，紧贴尿道球部结扎。将尿道球部向远侧牵引，显露尿道球部近端、膜部的远端，切除尿道膜部的黏膜和平滑肌，保存其横纹括约肌。膀胱尿道全切除术时，在分离前列腺时可不切断尿道。在会阴部将尿道完全分离后，从腹部切口将标本整块取出，可避免切断尿道时污染创面。缝合会阴部切口并放置多孔橡皮管引流。

（二）女性根治性膀胱切除术

手术步骤：①取膀胱截石位，做下腹正中切口进入腹腔，同男性处理脐尿管或韧带。在骨盆沿切开后腹膜，达卵巢漏斗韧带。分离、切断及结扎卵巢血管，将腹膜切口向圆韧带方向延长，结扎并切断圆韧带。②完成盆腔淋巴清扫术后将子宫提起以增加显露。认清膀胱上动脉及其后方横跨输尿管的子宫动脉，将这两条动脉及其他髂内动脉前组的分支钳夹、切断及结扎。若分离有困难，可于臀上分支的远侧结扎，切断髂内动脉。③于靠近主

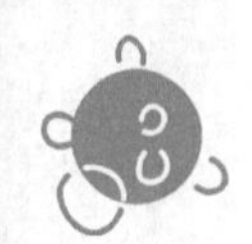

韧带处切断输尿管，结扎远端，近心端剪少许送冰冻后结扎留置保护。同法处理对侧。④将双侧的阔韧带、输卵管和卵巢拉向中线，互相结扎在一起。用子宫颈钳钳住子宫底，供牵引之用。于阔韧带基部切开腹膜，切口横过子宫直肠上方。用手指于子宫颈后方做钝性分离，将子宫颈及阴道上部与直肠分开。分离阔韧带及主韧带，靠近盆壁将其钳夹、切断，用10号丝线做贯穿结扎，直达阴道与直肠交界处的后穹隆。⑤切开覆盖膀胱顶的腹膜，切断膀胱韧带。将膀胱与周围组织分离。手用持纱布球的卵圆钳从阴道插至后穹隆，并向头侧抬高，将阴道壁顶起，分离阴道侧壁与直肠交界处的上缘，显露位于阴道侧的膀胱外侧韧带。钳夹、切断及结扎该韧带，直达盆腔深部、盆内筋膜壁层和脏层及反折处。沿壁层、脏层交界处切开盆筋膜，显露远侧段的阴道壁。用持纱布球的卵圆钳在后穹隆顶起阴道壁，于与直肠交界的上方切开阴道壁，去除持纱布钳，术者用中指及示指夹持阴道壁，用手掌握住子宫及膀胱并向上提起，以便将阴道切口向侧壁延长，直达阴道入口。阴道壁创缘静脉窦出血较多，宜用3-0肠线缝合止血。⑥直视下切断耻骨尿道韧带，贴近耻骨缝扎静脉丛，或将周围筋膜缝合覆盖出血点，亦可达到止血目的。⑦取会阴途径绕尿道口前缘切开，切口与阴道侧壁切口相会合，将标本从盆底分离，经腹部取出。用生理盐水冲洗创面。需保存性功能的患者，宜尽可能缩小阴道壁切除范围，必要时将部分阴道壁从直肠前壁分离。用3-0铬制肠线将阴道壁纵行缝合。肿瘤浸润膀胱三角区或尿道，须广泛切除阴道前壁者，则将阴道后壁向前反折，与阴道口前侧缘缝合。并将两侧壁靠拢缝合，形成短腔阴道。从阴道插入多孔橡皮引流管做盆腔负压引流。

（三）盆腔淋巴结清除术

男女两性在行根治性膀胱全切术中均须行盆腔淋巴结清扫术。可以在取出膀胱前进行，也可在取下膀胱后进行，因男女手术相似。故在一起叙述。其手术过程为：①沿右髂外血管切开血管鞘，自髂总动脉分叉处纵行切开，直至旋髂动脉。在动脉外膜与淋巴组织间用剪刀或直角钳细心分离，直至完全显露髂外动、静脉。②在髂外动、静脉的远侧分别结扎、切断旋髂动、静脉。③将表浅的脂肪和淋巴组织向下牵拉，分离髂内动脉，予以结扎和切断。④将髂血管旁的淋巴组织钝性分离，直至全部清除髂血管外组淋巴结。在处理盆腔壁时须注意防止损伤与髂血管并行的生殖股神经。⑤剥离髂血管内侧的淋巴组织，其上方应重点清除髂总动脉分叉及髂内动脉周围的淋巴结。⑥在显露髂血管内侧的盆腔壁时，应清晰地看到闭孔神经和闭孔动脉挑起后结扎和切断。⑦自上而下地分离淋巴组织，直至闭孔窝。在清除淋巴组织时应分别结扎留下组织。在清除闭孔组淋巴结时特别要注意防止损伤进入闭孔窝的闭孔神经。⑧再用相同方法处理左侧。

四、尿流改道

根治性膀胱切除术后均须尿流改道，其尿流改道术式繁多，此处有代表性地介绍输尿管皮肤造口术、回肠膀胱术（Bricker 术）、膀胱重建术（Studer 术）。神经衰弱、精神病、预期寿命短、肝或肾功能受损对于有复杂操作的尿流改道术属于禁忌证。

（一）输尿管皮肤造口术

腹膜外游离输尿管，避免将输尿管血管剥净。耻区戳创将输尿管引出腹壁。如腹膜外分离输尿管困难，可进腹于髂血管表面找到输尿管，打开后腹膜分离输尿管下段后潜行腹膜外隧道引出腹壁。

（二）回肠膀胱术（Bricker 术）

根治性膀胱切除术后找出两侧输尿管并进一步向上游离，将左侧输尿管通过乙状结肠系膜隧道引至右侧，确保输尿管与肠吻合时无成角、打折、扭转、不过短。于回肠末段距回盲瓣 10 cm 处取带系膜的游离回肠 15 ～ 20 cm（要求最好保留 2 支弓状血管）。吻合回肠恢复原肠道连续性。缝合关闭回肠段近端，用生理盐水反复冲洗回肠段。两输尿管相距 5 mm 分别吻合于近心端回肠段系膜对侧缘（用 4–0 可吸收线黏膜对黏膜间断缝合 6 ～ 8 针，留置支架管回肠远端引出）。右下腹（髂前上棘与脐连线中点）切除直径 2 cm 皮肤，十字切开腹外斜肌腱膜，劈分肌层并扩张两指后引出回肠远心端，将之外翻呈乳头与皮肤缝合。此时，再在腹腔内将回肠段后腹膜化并侧腹壁化，闭合肠系膜裂孔。回肠段留置粗引流管，盆腔留置粗引流管，逐层关闭切口。

（三）膀胱重建术

膀胱重建手术术式很多。有早期的回肠代膀胱（Camey）术、去肠管化的回结肠代膀胱（Indiana）术、回盲肠代膀胱（Mainz）术及 Studer 术等，在此处介绍 Studer 术。手术步骤为：距回盲部 25 cm 截取 55 ～ 60 cm 长的回肠段，恢复自身肠道的连续性后，关闭肠系膜裂孔。闭合回肠段的近端，远心端 40 ～ 45 cm 沿系膜对侧缘打开，并将其折叠成 U 形，朝向患者的右侧。连续缝合 U 形肠袋的后板，双侧输尿管与近心端回肠输入段吻合，输尿管支架管通过近心段回肠管从新膀胱前壁引出，新膀胱的最低处与尿道行 6 针间断缝合，U 形回肠板的左边拉向患者的右侧，形成新膀胱形状。内置 F24 号导尿管支撑，同时做新膀胱造瘘。盆腔置粗引流管，逐层关闭切口。

（胡　争）

第八节　术后处理

一、经尿道膀胱肿瘤电切术（TURBT）

术后常规持续膀胱冲洗。冲洗液一般用蒸馏水，可使残留肿瘤细胞胀破，保持冲洗通畅。正常情况下。膀胱肿瘤电切术后，第 2 ～ 3 天可拔除导尿管，如创面较大较深导尿管应适当延长至 1 周左右拔管。电切术后并发症少。如止血不满意引起血块积存。可经膀胱镜冲洗净后电凝止血处理。偶有手术者未察觉的膀胱穿孔，可导致尿外渗。患者可有腹痛、发热，一般只需留置导尿 7 ～ 10 d，尿外渗严重或并发感染者，可穿刺或手术引流。发生 TUR 综合征即低钠血症时应严密观察病情变化，酌情应用呋塞米（速尿）、高渗盐水对症

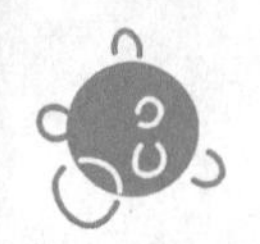

处置。术后按计划定期膀胱灌注药物、定期膀胱镜检查。

二、膀胱部分切除术

膀胱部分切除术术后负压引流管 1 周后拔除，保留导尿管 9 ~ 14 d。保持引流通畅非常重要。术后膀胱冲洗同 TURBT，如发生尿外渗，应适当延长引流时间。如有留置输尿管支架管，可于术后 2 周 ~ 1 个月拔除。应用抗生素预防感染。术后膀胱灌注药物及膀胱镜检查同 TURBT。

三、尿流改道术

应用肠道尿流改道患者应禁食直到度过肠麻痹期，嘱患者早期下床活动能促进肠功能恢复。肛门有排气时，先少量饮水、进流质，再慢慢过渡到半流、普食，循序渐进，不可操之过急。保持各引流管的通畅，并注意左右输尿管支架管引流是否平衡，发现一多一少时，如果不是哪侧肾功能的问题，则应及时排除堵塞情况，双侧盆腔引流如连续 3 d 少于 50 mL，可考虑拔除，如有发热应 B 超检查排除盆腔积液，当引流液较多、不像淋巴液时。应及时通过引流液的肌酐检查鉴别是否尿漏。Bricker 术后一般 2 周左右拔双侧输尿管支架，观察患者有否腰酸痛及发热情况，过后拔除回肠段内引流管。Studer 术后一般也是 2 周左右拔输尿管支架，然后拔除新膀胱造瘘管，待膀胱造影无异常后可拔除导尿管训练排尿应用肠道术后应注意观察水电解质、酸碱平衡。术后早期肠道并发症有肠袢坏死、肠梗阻、血便、腹膜炎，尿路并发症有尿漏、尿路感染、附睾炎等。注意观察尿量、引流量、造口肠袢色泽、肠鸣音及腹部体征，有关并发症的临床诊断不难，应及时处理。晚期并发症有肠造瘘口狭窄、切口或造瘘口疝、新膀胱术后尿失禁或排尿不畅、反复尿路感染、电解质紊乱等。

（胡　争）

第九节　外科临床经验及建议

一、经尿道膀胱肿瘤电切术（TURBT）

由于膀胱肿瘤形态各异，手术方法既不相同，手术难度也有较大差别。同一病例有些部位相对安全，手术速度可以快一些；有些部位则易于穿破。应非常谨慎。要把肿瘤完全切除干净。又不要把膀胱切穿，有些部位的操作似乎像做精细的雕刻。一般 TURBT 时首先切除肿瘤突入膀胱内的部分，使肿瘤基底部与邻近的正常黏膜相平。然后再开始向肌层深处切割，将肿瘤基底部切除干净，这样可避免早期即致膀胱穿孔。先切除突出部分，再切基底部的优点是，如在某处切穿肌层，手术也可结束，或接近结束。如穿孔发生在膀胱的腹膜覆盖以外部分，残留的肿瘤基底组织可继续切除。但应特别小心，膀胱内水压应尽量

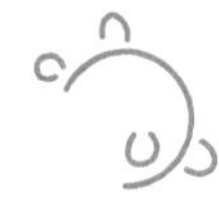

低一些，以减少冲洗液外渗。经验丰富者必要时可有意识地切至膀胱周围脂肪组织。经尿道电切膀胱肿瘤需要澄清一个错误的概念——经尿道电切膀胱肿瘤是指用电切环将肿瘤连同其根部一起切除，包括其周边 0.5 ~ 1 cm 范围的正常膀胱组织，而不是肿瘤电烙术。很难想象保留肿瘤根部的不完全切除会获得好的治疗效果，有些医师为了避免切穿膀胱不敢做深入切除，残留部分加以电烙，这种做法是错误的。电烙组织的炭化层能保护肿瘤的根部不受损害，术后患者残存的肿瘤很快复发，且受刺激后肿瘤恶性程度会升级，加速其恶化转移。有些患者因前列腺增生症，为解除梗阻而来医治的，当尿道膀胱镜检时发现伴有膀胱癌时，是两个问题同时处理还是分两次处理？有学者认为如膀胱肿瘤是单个或者是极少数的浅表肿瘤，可以同时做两个手术。即先切除浅表肿瘤，并完全将其冲洗出后，再做前列腺电切术，一般不会发生什么麻烦，很少发现有前列腺窝创面种植现象。但是如果膀胱肿瘤是浸润型的，采用上述措施就不适宜了，因为切除浸润型肿瘤需切到足够深度，切除较深时膀胱壁薄弱，易发生液体外渗或膀胱破裂。所以，对伴有浸润性肿瘤或较大的膀胱肿瘤，宜将手术分两步进行，即切除肿瘤后，留置导尿管 3 ~ 4 周，然后再做前列腺增生手术。一次 TURBT 有时并非想象那么彻底，而且分期也不准确，手术后仍有较高的肿瘤阳性率，有报道 T_1 期膀胱癌可达 33% ~ 53%，分期升高至 T_2 期可达 4% ~ 25%。因此，近年二次电切（Second TUR）的价值越来越受到重视，并在国内外膀胱癌诊疗指南中获得一致推荐，已成为目前标准的治疗方法。二次电切适用于以下患者：T_1 期，高级别膀胱癌，初次电切标本中未见肌层，肿瘤直径＞ 3 cm 或肿瘤多发初次电切不彻底。二次电切一般安排在初次电切手术后的 2 ~ 6 周进行，特别强调手术需要切除初次电切时的肿瘤创面。

二、膀胱部分切除术

膀胱收缩时距肿瘤 1 cm 即相当于膀胱被牵开时距肿瘤 2 cm 的范围。切除应包括膀胱全层及膀胱周围脂肪，如疑黏膜病变应做多处膀胱黏膜活检。双层缝合膀胱时，均应使用肠线进行缝合，避免术后放疗致膀胱内丝线暴露，继发感染和结石。此类手术一般不打开腹腔。在腹膜外进行，但如果肿瘤长在膀胱顶部（如脐尿管肿瘤）则打开腹腔手术切除较为容易。术中应充分切除受侵的腹膜。一般认为放置膀胱造瘘管有增加伤口种植的危险，但对于大的膀胱肿瘤笔者主张术中仍应放置膀胱造瘘管，因为此类手术本身并非是根治性治疗手段，如术后发生尿漏则较为麻烦，可能更会增加切口周围肿瘤种植的危险。

三、根治性膀胱全切术

该手术需要根据肿瘤的病理类型、分期、分级、肿瘤发生的部位、有无累及邻近器官等情况，结合患者的全身状况进行选择。根据文献报道，浸润性膀胱癌患者盆腔淋巴结转移的可能性为 30% ~ 40%，淋巴清扫的范围应根据肿瘤的范围、病理类型、浸润深度和患者的情况决定。目前根治性膀胱切除术的方式可以分为开放手术和腹腔镜手术两种。与开放手术相比，腹腔镜手术具有失血量少、术后疼痛较轻、恢复较快的特点，但手术时间

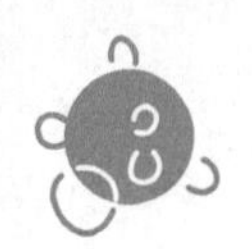

没有明显优于开放性手术，并且腹腔镜手术对术者的操作技巧要求较高。近来机器人辅助的腹腔镜根治性膀胱切除术可以更精确和迅速，并减少出血量。盆腔淋巴结清扫不仅是一种治疗手段，而且为预后的判断提供重要的信息。目前主要有局部淋巴结清扫、扩大淋巴结和常规淋巴结清扫清扫三种。局部淋巴结清扫仅切除闭孔内淋巴结及脂肪组织；扩大淋巴结清扫的范围包括主动脉分叉和髂总血管（近端），股生殖神经（外侧），旋髂静脉和Cloquet淋巴结（远端），髂内血管（后侧）包括闭孔、两侧坐骨前，骶骨前淋巴结，清扫范围向上达到肠系膜下动脉水平；常规淋巴结清扫的范围达髂总血管分叉水平，其余与扩清扫范围相同。有学者认为扩大淋巴结清扫对患者有益，可以提高术后的5年生存率，但该方法仍存在学术争议。阳性淋巴结占术中切除淋巴结的比例（淋巴结密度）可能是淋巴结阳性高危患者的重要预后指标之一。目前，国际上对于膀胱癌的盆腔淋巴结清扫并无统一的淋巴结清扫的规范，但建议一般至少需清扫至标准范围。

四、根治性膀胱切除术后尿流改道

根治性膀胱切除术后尿流改道尚无标准治疗方案，目前有多种方法可选，包括不可控尿流改道、可控尿流改道、膀胱重建等。对于手术方式的选择需要根据患者的具体情况，如年龄、伴发病、预期寿命、盆腔手术及放疗史等，并结合患者的要求及术者的经验认真加以选择。术前应告知患者有几种手术方式，并且泌尿外科医师应与患者充分沟通，意见一致后再决定手术方式。保护肾功能、提高患者生活质量是治疗的最终目标。在此对各种尿流改道做一简单评价。

（一）不可控尿流改道

回肠膀胱术（Bricker）是一种简单、安全、有效的术式。主要缺点是需要腹壁造口、终身佩戴集尿袋。经过长期随访。患者出现肾功能损害约为27%，造瘘口并发症约为24%，输尿管回肠吻合口并发症约为14%，死亡率约为1%。伴有短肠综合征、小肠炎性疾病、回肠受到广泛射线照射的患者不适于此术式。乙状结肠膀胱术在有原发性肠道疾病或严重放射性盆腔炎和不愿意接受可控性膀胱术的患者，可作为回肠膀胱术的替代术式。横结肠在进行过盆腔放疗或输尿管短的患者可选用。输尿管皮肤造口术适用于预期寿命短、有远处转移、姑息性膀胱全切、膀胱旷置、肠道疾患无法利用肠管进行尿流改道或全身状态不能耐受其他手术者。

（二）可控性尿流改道

1. 可控贮尿囊

在无原位新膀胱术适应证的情况下，可控贮尿囊为一种可选术式。可控贮尿囊必须满足肠道去管重建成高容量低压贮尿囊、抗反流和控尿、能自行插管导尿的原则。随访发现早、晚期并发症分别为12%和37%。晚期并发症主要有输尿管狭窄或梗阻、尿失禁、排尿困难和尿路结石，代谢并发症也比较常见。在多种术式中值得推荐的是使用窄的末端回肠做输出道的回结肠贮尿囊，使用原位阑尾做输出道的回肠结肠贮尿囊，以及去带盲升结肠

贮尿囊。可控贮尿囊适用于：预期寿命较长，能耐受复杂手术；双侧肾脏功能良好，可保证电解质平衡及废物排泄；无上尿路感染；肠道未发现病变；能自行导尿。笔者认为此类手术也需腹壁造口、操作又较烦琐、易出现并发症，而且随着生产工艺的进步，集尿袋的质量较前有很大进步，回肠膀胱术仍是当今尿流改道术中的主流。

2. 利用肛门控制尿液术式

利用肛门括约肌控制尿液的术式包括尿粪合流术，如输尿管乙状结肠吻合术，输尿管结肠、结肠直肠吻合术；尿粪分流术，如直肠膀胱术，直肠膀胱、结肠腹壁造口术。输尿管乙状结肠吻合术由于易出现逆行感染、高氯性酸中毒、肾功能受损和恶变等并发症，现已少用。但这种术式的改良可以减少并发症的发生，所以还被一些治疗中心选择为标准术式。采用肛门括约肌控制尿液的术式患者肛门括约肌功能必须良好。

（三）膀胱重建术或原位新膀胱术

原位新膀胱术由于患者术后生活质量高，近 10 年内已被很多的治疗中心当作尿流改道的首选术式。此术式的主要优点是不需要腹壁造口，患者可以通过腹压或间歇清洁导尿排空尿液。缺点是夜间尿失禁和可能需要间歇性的自我导尿。早期很少发生尿潴留，但长期随访发现一半的患者出现尿潴留。早、晚期并发症分别为 20% ~ 30% 和 30%，主要由输尿管与肠道或新膀胱与尿道吻合口引起。另一缺点是尿道肿瘤复发，为 4% ~ 5%，如膀胱内存在多发原位癌或侵犯前列腺尿道则复发率高达 35%，建议术前男性患者常规行前列腺尿道组织活检，女性行膀胱颈活检，或者术中行冰冻切片检查，术后要定期行尿道镜检和尿脱落细胞检查。原位新膀胱术的先决条件是完整无损的尿道和外括约肌功能良好，术中尿道切缘阴性。前列腺尿道有侵犯、膀胱多发原位癌、骨盆淋巴结转移、高剂量术前放疗、复杂的尿道狭窄及不能忍受长期尿失禁的患者为原位新膀胱术的禁忌证。

（四）腹腔镜

腹腔镜手术已应用于多种尿流改道术。现多采用在腹腔镜下行膀胱切除后通过小切口在腹腔外行尿流改道术。腹腔镜下尿流改道方式选择的原则与开放手术相同。腹腔镜下膀胱全切 – 尿流改道术在熟练掌握腹腔镜技术、掌握严格的指征并且在患者的意愿下可选择。

（胡　争）

第十二章　睾丸癌

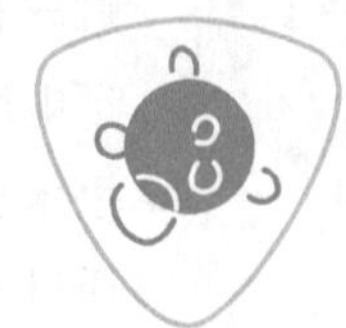

睾丸癌占男性的恶性肿瘤的1%～1.5%，约占男性泌尿系统恶性肿瘤的5%。睾丸肿瘤虽然是一种并不常见的肿瘤，但在15～34岁男性中发病率列于所有肿瘤之首。在睾丸肿瘤中，其中90%～95%为生殖细胞肿瘤，其余为非生殖细胞肿瘤。而精原细胞瘤在生殖细胞肿瘤中最常见，在20～30岁年轻男性中发病率最高，而非精原细胞瘤在30～40岁男性中发病率最高。睾丸肿瘤在不同国家和地区发病率存在差异，北欧的睾丸肿瘤发病率最高，为3.2/10万，美国、英国次之，为（2.1～2.3）/10万，中国睾丸肿瘤的发病率为1/10万。上海市肿瘤登记资料（2007年）的发病率为0.71/10万。20世纪以来，全球发病率有逐渐增加的趋势。睾丸肿瘤右侧多于左侧，这与右侧隐睾的发病率较高相关，双侧同时发病者少见，双侧睾丸肿瘤占1%～2%。睾丸肿瘤多经淋巴和血行扩散，转移较早，其中精原细胞瘤以淋巴转移为主。近年来，睾丸肿瘤的生存率发生很大的改变，由于治疗上的进步，睾丸肿瘤的生存率由20世纪60年代的60%～65%升至90年代的90%以上，是少数可被治愈的恶性实体肿瘤之一。

第一节　病因学

睾丸肿瘤病因尚不清楚，与其发病相关的先天因素包括隐睾、一级亲属的家族史、不育症、多乳症、女性睾丸综合征；后天因素则有睾丸遭受物理及化学性损伤、激素代谢紊乱及感染等。在上述因素中，隐睾和异位睾丸是睾丸肿瘤发病的重要因素，隐睾患者睾丸肿瘤发生率较正常人群高20～40倍，在睾丸肿瘤患者中约30%患有隐睾。其原因可能与隐睾或异位睾丸未降，导致睾丸所处的环境温度比阴囊内要高2～4℃，促使睾丸萎缩，精子生成障碍，易恶性变相关。隐睾与睾丸癌的发生还可能与伴先天性睾丸发育不良，或有先天性缺陷，而容易恶性变有关，单侧隐睾还会增加对侧睾丸睾丸癌的发病率。隐睾与精原细胞瘤的关系比较密切，发生于隐睾患者的肿瘤80%以上是精原细胞瘤。创伤则被认为是睾丸肿瘤的另一相关因素，但尚难肯定是否为已患睾丸肿瘤的患者因创伤而使病情加

重，或引起播散。睾丸是产生激素的器官，因而也有学者认为内分泌功能障碍可能与睾丸肿瘤的发生有一定关系。

（胡　争）

第二节　分类

有关睾丸肿瘤的分类标准有很多，目前主要将睾丸肿瘤分为原发性及继发性两大类。而又通过病理分类将原发性睾丸肿瘤分为睾丸生殖细胞肿瘤和睾丸非生殖细胞肿瘤。睾丸生殖细胞肿瘤主要有精原细胞瘤、胚胎癌、精母细胞性精原细胞瘤、绒毛膜上皮癌、畸胎瘤、卵黄囊肿瘤、生精小管生殖细胞内瘤七种细胞类型。其中，精原细胞瘤是最常见的睾丸肿瘤，约占全部睾丸肿瘤的 30% ~ 60%；畸胎瘤，占 5% ~ 10%；胚胎癌占 3% ~ 4%；绒毛膜上皮癌约占 1%。睾丸非生殖细胞肿瘤中又分为性索 / 性腺间质肿瘤以及其他非特异性间质肿瘤，在性索 / 性腺间质肿瘤中，来自生殖基质肿瘤的为间质（leydig）细胞瘤，占睾丸肿瘤的 1% ~ 5%，其次是支持（sertoli）细胞瘤；其他非特异性间质肿瘤还包括卵巢上皮类型肿瘤，集合管和睾丸网肿瘤等。继发性睾丸肿瘤主要来自网状内皮组织肿瘤及白血病淋巴瘤等转移性肿瘤，如白血病睾丸肿瘤，显微镜下可见白血病细胞在睾丸间质内浸润。睾丸肿瘤可为单一组织类型，但一半以上为多种组织类型的混合肿瘤。

（胡　争）

第三节　临床分期

睾丸肿瘤的临床分期基于胸部和腹膜后的影像学检查及病理学诊断。通过病理学诊断分为不同的组织学类型，恶性淋巴瘤不包括在内。为明确是否存在转移灶，评价患者的血清肿瘤标志物的半衰期，检查回路淋巴结，排除内脏转移是必要的。病理检查是确定 TNM 的最低要求。其中区域淋巴结指的是主动脉旁及腔静脉旁淋巴结，在阴囊手术后同侧腹股沟淋巴结也包括在内。邻区淋巴结是指盆腔内淋巴结、纵隔与锁骨上淋巴结。

推荐国际抗癌联盟（UICC）2009 年公布的分期标准，包括：明确肿瘤解剖学范围、评价肿瘤的标记物水平（hCG、AFP、LDH 睾丸切除术后的最低值）及区域淋巴结累及（表 12–1）。

表 12–1　TNM 分期方法

原发肿瘤（T）
T_x：如未行睾丸切除术，则用此表示
T_0：未见原发性肿瘤
T_{is}：导管内肿瘤，非浸润性（原位癌）

（续 表）

原发肿瘤（T）
T_1：肿瘤局限于睾丸体部和附睾（无血管及淋巴侵犯，肿瘤可侵犯白膜，但无睾丸鞘膜侵犯）
T_2：肿瘤局限于睾丸体部和附睾，但有血管及淋巴侵犯），或肿瘤侵犯睾丸鞘膜
T_3；肿瘤侵及精索
T_4：肿瘤侵及阴囊
区域淋巴结或邻区淋巴结（N）
N_x：不能评估区域淋巴结受侵的范围
N_0：无区域淋巴结受侵的征象
N_1：同侧淋巴结受侵，最大直径不超过 2 cm
N_2：同侧淋巴结受侵，直径为 2 ~ 5 cm
N_3：任何淋巴结转移直径≥ 5 cm 远处转移（M）
M_x：未能确定远处转移的范围
M_0：无远处转移征象
M_1：有远处转移征象
M_{1a}：非区域淋巴结转移或肺转移
M_{1b}：其他远处转移
血清肿瘤标志物（S）
S_x：血清肿瘤标志物未检测
S_0：血清肿瘤标志物正常
S_1：LDH–1.5 × N；hCG 5000 mIU/mL；AFP ＜ 1000 ng/mL
S_2：LDH 1.5 ~ 10 × N；hCG 5000 ~ 50 000 mIU/mL 或 AFP 1000 ~ 10 000 ng/mL
S_3：LDH ≥ 10 × N：hCG ＞ –50 000 mIU/mL 或 AFP ＞ 10 000 ng/mL
N 表示 LDH 检测的正常值上限。

分期归类如表 12–2 所示。

表 12–2　睾丸癌临床分期

分期	肿瘤情况
Ⅰ期	肿瘤限于睾丸，无腹膜后淋巴结转移
Ⅱ期	有腹膜后淋巴结转移
Ⅱ a 期	转移性淋巴结，直径≤ 2 cm
Ⅱ b 期	转移性淋巴结，直径为 2 ~ 5 cm

（续　表）

分期	肿瘤情况
Ⅱc期	转移性淋巴结，直径≥ 5 cm
Ⅲ期	淋巴结转移越过横膈以上，或者有实质性脏器的癌转移

（胡　争）

第四节　临床表现

一、症状

睾丸肿瘤好发于 30 ~ 40 岁，睾丸肿瘤较小时，患者很少自己发觉，往往在体检或治疗其他疾病时被发现。肿块较大时，常在洗澡时偶然发现阴囊内肿块，在睾丸肿瘤患者中约占 88%。患者睾丸往往呈不同程度肿大，睾丸感觉消失，无痛感，有时睾丸完全被肿瘤取代，质地坚硬，正常的弹性消失。部分患者则因睾丸肿大引起下坠感而就诊。约 20%的患者以阴囊疼痛为首发症状，睾丸肿瘤一般是无痛性阴囊肿块，疼痛不常见。在临床还可以见到大约 10%以急性疼痛表现的睾丸肿瘤，发生疼痛的原因是肿瘤内出血、梗死、中心坏死、合并附睾炎或因睾丸肿瘤侵犯睾丸外的组织而发生疼痛。睾丸间质细胞瘤、支持细胞瘤和绒毛膜上皮癌患者，可出现乳房肥大，乳头乳晕色素沉着。约 10%的睾丸肿瘤以转移癌症状就诊。睾丸肿瘤以淋巴转移与血行转移为主，常见转移淋巴结有髂内、髂总、腹主动脉旁及纵隔淋巴结。若转移灶侵犯腰肌和神经根可引起腰背痛，十二指肠后淋巴结转移可引起食欲缺乏性呕吐、甚至消化道出血。肺转移则引起呼吸困难，颈部肿块一般为锁骨上淋巴结转移，髂静脉腔静脉梗阻或栓塞引起下肢水肿。

二、体征

对怀疑睾丸肿瘤患者检查应该从健侧睾丸开始，对比两侧的大小、硬度和轮廓，同时检查附睾、精索和阴囊是否有异常，10% ~ 15%睾丸肿瘤可累及附睾或精索。精原细胞瘤常在睾丸内发展成大而沉重的肿块，但睾丸的形态仍然保持。胚胎癌、畸胎瘤常表现为睾丸内的不规则肿块。早期表面光滑，晚期表面可呈结节状，与阴囊粘连，甚至破溃，阴囊皮肤呈暗红色，表面常有血管迂曲。透光试验检查时，不透光。隐睾发生肿瘤时多于下腹部、腹股沟等处扪及肿块，而同侧阴囊是空虚的。部分睾丸肿瘤患者可同时伴有鞘膜积液。体检还应包括检查锁骨上、胸部、腹部、腹股沟和乳腺有无异常。

（胡　争）

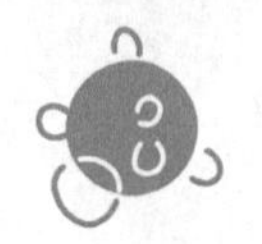

第五节　诊断及鉴别诊断

一、诊断

1. 病史和体征

对于不断增大的阴囊肿块，有下坠感，无压痛，而睾丸正常时的敏感性消失的患者，应首先考虑睾丸肿瘤。但应注意迅速肿大的肿瘤内出血会产生触痛和剧痛。

2. B 超检查

不仅可较准确测定睾丸的大小、形态及有无肿瘤发生，灵敏度接近 100%。特别是隐睾患者，可了解睾丸发育情况及是否肿大、恶变等，还可了解有无肾积水，腹膜后淋巴结肿大、腹腔脏器转移灶，对诊断及分期都很有帮助。精原细胞瘤的典型 B 超声像图为边界清晰、均匀一致的低回声团块，而胚胎癌往往是边界不清、回声不均的团块。畸胎瘤示混合回声、质地不均、边界亦不清、常有钙化，表明骨和软骨成分，绒毛膜上皮癌见有坏死、出血和钙化灶同时存在。

3. 肿瘤标记物

甲胎蛋白（AFP）、绒毛膜促性腺激素（hCG）、乳酸脱氢酶（LDH）是睾丸肿瘤常用的 3 种主要肿瘤标记物，有助于睾丸肿瘤早期诊断、分期、判断疗效和术后随访。其中甲胎蛋白（AFP，正常值＜ 25 μg/L）有助于判断胚胎性肿瘤，全部卵黄囊肿瘤、50% ~ 70%胚胎癌和畸胎瘤可有 AFP 升高，而绒毛膜上皮癌和精原细胞瘤不升高。绒毛膜促性腺激素（hCG）阳性（血 hCG，正常值＜ 5 μg/L），对判断睾丸肿瘤有无滋养层成分具有参考价值，精原细胞瘤 5% ~ 10%阳性，胚胎癌 40% ~ 60%阳性，绒毛膜上皮癌 100%阳性。同时检测 AFP 和 hCG，大约 90%睾丸肿瘤有一种或两种肿瘤标记物升高。乳酸脱氢酶（LDH）是普遍存在于不同组织的细胞中，其特异性较差，在 80%的进展性睾丸癌患者中 LDH 水平可升高。

4. 静脉尿路造影

有助于判断输尿管有无受压、移位及尿路扩张积水，以发现直接或间接的转移证据，对协助诊断与分期均有帮助。

5. 胸部 X 线检查

可了解有无肺、骨转移。绒毛膜上皮癌容易转移到肺，胸部平片可发现肺及纵隔淋巴结有无转移。

6. CT 检查

能更准确地、详细地反映睾丸肿瘤及全身各处的转移情况，对睾丸肿瘤的临床分期、综合治疗以及预后的指导都有重要价值。腹盆部 CT 可较为精确地了解腹膜后有无转移，灵敏度为 70% ~ 80%，对尚未隐睾摘除、可能已恶变的患者获益更加明显。CT 已能检出直径＜ 2 cm 的转移淋巴结，从而可替代有创的淋巴管造影。另外，对所有睾丸肿瘤患者均推荐行胸部 CT 以排除远处转移。

7．MRI 检查

MRI 在诊断睾丸肿瘤时的灵敏度近 100%，特异度为 95% ~ 100%，睾丸肿瘤在 T_2WI 通常表现为低信号，造影后呈快速、早期增强。MRI 的优势在于无辐射危险，但费用较昂贵，推荐当超声和 CT 结果不一致时使用。

8．PET 检查

可较早发现淋巴结等转移灶，是目前最为敏感和可靠的检查。但也有报道认为 PET 与 CT 比较，检查发现转移灶相似。

二、鉴别诊断

1．附睾炎

有炎症症状，急性发作期有红肿热痛。血象可有白细胞计数增高，偶有难以鉴别的案例，应当先积极抗感染治疗，后密切随访复查。

2．阴囊血肿

患者往往有外伤史，阴囊肿块在外伤初期较大，后随时间延长血肿吸收后肿块大小可逐渐缩小，但对于阴囊血肿机化者应当注意与肿瘤鉴别。

3．睾丸扭转

常发生于青少年，病史中有突发的睾丸疼痛及肿胀。提睾反射消失，多普勒超声检查示患侧睾丸无血流或明显减少。

4．鞘膜积液

表现为阴囊的囊性、软质肿块，透光试验阳性，抽出液体后可以触及正常睾丸，B 超检查易于鉴别。继发于丝虫病引起的睾丸鞘膜积液使阴囊皮肤与皮下组织水肿，往往同时有象皮肿存在。

5．附睾结核

附睾触诊表现为无痛性的硬结，开始局限于附睾尾部，进一步发展可以累及全部附睾以及睾丸，输精管可呈串珠样改变。询问患者结核病史，PPD 试验等可进一步鉴别。

6．难以鉴别诊断的睾丸肿物

可严密随访或行手术探查，于术中冷冻切片行病理检查，根据病理结果回报决定手术方式。

（胡 争）

第六节 治疗

虽然睾丸肿瘤的组织类型较多，包括有起源于生殖细胞的肿瘤，起源于非生殖细胞的肿瘤，或者是转移性睾丸肿瘤，但是，无论哪一种类型的睾丸肿瘤都要先行根治性睾丸切

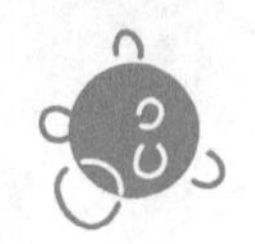

除，确认肿瘤的组织类型，再根据临床分期决定进一步的治疗方案。另外，因为睾丸肿瘤混合病理类型者并不罕见，对标本应进行多处连续切片，以了解可能存在的多种成分。如为混合性肿瘤则按恶性程度最高的一种治疗。单纯手术的疗效远不如综合治疗的结果，另外，因为即使是早期的睾丸肿瘤，仍有10%～15%的患者已经出现腹膜后淋巴结转移，故术后应当进行常规的辅助性化疗或放射治疗。

一、手术治疗

1. 根治性睾丸切除术

该术式适用于任何类型的睾丸肿瘤，强调采用经腹股沟途径的根治性睾丸切除术。手术采用腹股沟斜形切口，达阴囊上方，分离精索，在腹股沟内环处先将精索、血管结扎切断，然后再切除睾丸及其肿瘤。应注意手术时尽可能先结扎精索血管及输精管，尽可能地高位切除精索，术中防止挤压肿瘤以免促使扩散。单纯根治性睾丸切除往往达不到彻底的手术切除效果，根据睾丸肿瘤的病理，需配合施行腹膜后淋巴结清除术、化疗或放疗以达到根治的目的。如精原细胞瘤要加放疗或化疗，胚胎癌或恶性畸胎瘤要加腹膜后淋巴结清除术及化疗或放疗，绒毛膜上皮癌要加化疗。

2. 腹膜后淋巴结清除术

适用于非精原性生殖细胞瘤，如胚胎癌、恶性畸胎瘤，使Ⅰ期中的高危患者（存在睾丸血管网侵犯）和Ⅱ期的病例可以得到治愈的机会，Ⅰ期低危且依从性好的患者可推荐密切随访5年以上。手术采用从剑突至耻骨联合的腹部正中切口，其优点是：能充分暴露腹膜后间隙，在直视下进行手术操作，肾蒂和大血管周围均能完善地暴露和彻底清除。其范围包括同侧下2/3肾筋膜内所有的淋巴结、脂肪和结缔组织。腹膜后淋巴结清除术有几种术式较为常用，不同术式各有利弊。

3. 根治性腹膜后淋巴结清除术

由肾蒂平面以上2 cm起，两侧输尿管内侧为界，结扎两侧腰动、静脉，使腹主动脉和下腔静脉完全游离，可提起腹主动脉和下腔静脉，将腹膜后区域内的淋巴结、脂肪组织全部清除，以达到完全清除的目的。睾丸肿瘤腹膜后转移主要位于肠系膜上动脉根部水平以下的肾周围到大血管分叉水平之间的范围内，对该区域行彻底清除是提高手术疗效的关键。至于大血管后方是否需要清除，意见尚不一致。该术式手术范围广，创伤大，并发症多，交感神经丛容易受损，易发生射精功能障碍和不育，易发生淋巴漏、血肿等。

对于低分期的患者，根治性腹膜后淋巴结清除术（RPLND）能帮助精确分期并指导下一步治疗方式，也简化了患者的随访形式，并且避免了化疗导致的远期毒性。高分期的患者，通过化疗与RPLND的综合治疗，也可使大部分患者达到治愈效果。

4. 改良的腹膜后淋巴结清除术

（1）右侧：应由肾蒂平面以上2 cm起，沿下腔静脉到腹主动脉分叉处，切除所有的脂肪、结缔组织与淋巴组织，同时也切除腹主动脉与下腔静脉之间的淋巴结及腹主动脉前的

淋巴结，以达到脊柱前韧带，再由腹主动脉分叉处向右、向下切除髂淋巴结，与内环精索结扎处会合，将其残端一并切除，保留两侧交感神经链和肠系膜下动脉。

（2）左侧：沿腹主动脉自肾蒂上 2 cm 向下解剖直至腹主动脉分叉处，切除所有的脂肪，结缔组织与淋巴组织，同时也切除腹主动脉与下腔静脉之间的淋巴结，保留肠系膜下动脉，再由腹主动脉分叉处向左、向下沿髂血管解剖，保护骶腹神经丛，切除髂淋巴结达左侧内环处，将精索结扎残端一并切除。

有学者回顾性分析 39 例施行 RPLND 的睾丸生殖细胞肿瘤患者临床资料。年龄 20 ~ 58 岁，中位年龄 29 岁。左侧 17 例，右侧 22 例。精原细胞瘤 1 例，非精原细胞瘤 38 例。提出精原细胞瘤的诊断与随访中应警惕存在非精原细胞成分，必要时行 RPLND。对于临床 I 期非精原细胞瘤，应积极行保留性神经的改良 RPLND 术，病理Ⅱ期的患者术后应接受化疗。

5. 保留神经的腹膜后淋巴结清除术

为了避免和减少勃起功能障碍、射精功能障碍、不育和排尿功能障碍的并发症，在腹膜后淋巴结清除时，尽量保护神经，包括下腔静脉后方或腹主动脉左侧的腰交感干、交感神经链，腹主动脉周围的网状交感神经支干、交感神经丛，手术较费时，大血管旁剥离淋巴结更需要谨慎轻巧。

6. 腹腔镜腹膜后淋巴结清除术

具有创伤小，痛苦少，恢复快的优点，并且可行腹腔镜下保留神经的腹膜后淋巴结清除术，但手术难度大，技术要求高，文献报道和病例数尚不多，需要进一步随访以确定其疗效。

关于腹膜后淋巴结清除术的时机及操作一般认为：①手术时间，在睾丸切除术的同时或两周后进行；②清除淋巴结应按解剖顺序，争取做整块切除；③在腹膜后大血管旁剥离淋巴结应谨慎轻巧，以免损伤大血管，并且不应过度牵拉肾蒂血管；④术后若需要化疗，应在两周之后进行；⑤腹膜后巨大淋巴结转移可先行化疗或放疗，使转移灶缩小后，再清除淋巴结。

7. 孤立转移灶的切除

对于有肺、肝和孤立转移灶的患者，经过观察一定时间及化疗或放疗后，病灶未消退，并且无新病灶出现时，可考虑手术切除，以争取治愈。

二、放射治疗

精原细胞瘤对放射线高度敏感，根治性睾丸切除后对于Ⅱ期患者应采用放射治疗。对于 I 期患者尤其是低危且随访依从性好的患者，推荐密切随访。

1. 术前照射

适用于腹部隐睾并发精原细胞瘤，而且睾丸肿瘤或腹部转移灶巨大，估计手术困难时采用。一般照射量以 10 Gy 左右为宜。

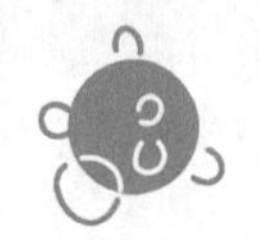

2．术后照射

适用于Ⅱ期或Ⅲ期精原细胞瘤患者，睾丸切除术后行淋巴引流区照射；或局部肿瘤处于较晚期，腹部未触及包块，但经影像学检查证实或估计有转移者；或腹膜后淋巴结清除术后，病理检查为阳性或未能清除彻底者；或晚期肿瘤已有腹腔内转移，行姑息性切除术后加以补充放疗。方法：目前多采用“五野照射治疗”，即耻骨上、脐部、腰椎、上腹部、胸部下方。照射剂量如下：预防照射为 25 ~ 30 Gy/2 周，治疗量为 30 ~ 35 Gy/（3 ~ 4）周。

三、化学治疗

睾丸肿瘤单药化疗有一定疗效，但不如联合化疗。其中顺铂（DDP）最有效，两个疗程的顺铂适用于Ⅰ期高危精原细胞瘤患者（肿瘤直径＞4 cm 或肿瘤侵犯睾丸血管网）。睾丸肿瘤的全身联合化疗是比较有效的治疗方法，完全缓解率和长期生存率较高。适用于腹膜后淋巴结清除术后组织中有癌浸润者；手术、放疗后，或化疗完全，或部分缓解后的维持、挽救治疗；以及不宜手术或不愿手术的Ⅱ、Ⅲ期患者。化疗禁忌证包括：①心、肝、肾等重要脏器功能障碍者；②有感染以及发热等严重并发症者；③年老体衰或呈恶病质者；④有严重骨髓抑制者。目前较常用的联合化疗方案如下。

1．PEB 方案（优于 PVB 方案）

顺铂（DDP，P），20 mg/m^2，静脉滴注，第 1 ~ 5 天（配合水化利尿等）；依托泊苷（VP–16，E），100 mg/m^2，静脉滴注，第 1 ~ 5 天；博来霉素（BLM，B），每周 30 mg，静脉滴注，第 1、第 8、第 15 天。

对于不愿进行密切随访的Ⅰ期低危患者或者进行了后腹膜淋巴结清扫发现肿瘤浸润的Ⅰ期患者，推荐以上药物每 3 周重复，共 2 个周期。

对于Ⅱ期患者，以上药物每 3 周重复，共 3 ~ 4 个周期。

2．PEI 方案

用于首次治疗失败或复发的解救方案。

顺铂（DDP，P），20 mg/m^2，静脉滴注，第 1 ~ 5 天（配合水化利尿等）；依托泊苷（VP–16，E），75 ~ 100 mg/m^2，静脉滴注，第 1 ~ 5 天；异环磷酰胺（IFO），1.2 g/m^2，静脉滴注，第 1 ~ 5 天。

以上药物每 3 周重复，共 4 个周期。

3．TIP 方案

用于首次治疗失败或复发的解救方案。

紫杉醇（TAX，T），250 mg/m^2，第 1 天 24 h 泵入；异环磷酰胺（IFO），1.5 g/m^2，静脉滴注，第 2 ~ 5 天；顺铂（DDP，P），25 mg/m^2，静脉滴注，第 2 ~ 5 天（配合水化利尿等）。

以上药物每 4 周重复。

大剂量顺铂（DDP）治疗主要副作用是胃肠道反应（恶心、呕吐）和肾毒性，应用时要积极应用镇吐药物，并进行水化。20 世纪 80 年代初，临床上有开始使用卡铂（JM-8）的报道，卡铂适应证与顺铂相同，该药对睾丸肿瘤具有高度亲和性，而毒性低于 DDP，但治疗睾丸生殖细胞肿瘤卡铂的效果不如顺铂好。博来霉素（BLM）主要不良反应为发热、肺纤维化和皮肤色素沉着等。治疗非精原细胞瘤的方案亦可以用于精原细胞瘤患者。

而睾丸恶性淋巴瘤的化疗方案与上述有所差别，睾丸恶性淋巴瘤好发于老年男性，其预后可能与临床分期、病理类型和治疗方法有关。建议对所有患者在手术后进行放疗，并给予 4 ~ 6 个疗程的 CHOP/CHOP 方案化疗。

近几年来，以 DDP 为主的联合化疗治疗播散性睾丸生殖细胞肿瘤，90%的完全缓解者能无瘤长期生存。

（胡　争）

第十三章　前列腺癌

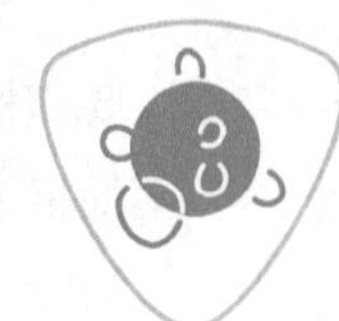

第一节　概述

在英国，前列腺癌发病率居男性恶性肿瘤首位；在美国，居男性恶性肿瘤第二位，死亡率仅次于肺癌。如果所有前列腺癌患者均可以生存 5 年，那么全世界前列腺癌患者将超过百万。我国前列腺癌发病率远低于欧美，但发病率和死亡率的增长速度惊人。不同于其他大多数肿瘤的是，前列腺癌有一个发病的高峰年龄，随年龄增长其发病率继续上升。一个 50 岁男性发生隐匿型前列腺癌的终生危险性为 40%，大多数前列腺癌患者是隐匿和无关紧要的，而其余的前列腺癌则很严重，如不能及时诊断治疗，必然会导致患者死亡。

每 10 万男性人口发病率最高达 150，最低为 1。发病率最低的是亚洲和北非，移居美国的东方人前列腺癌发病率明显升高，但低于当地白人。前列腺癌的发病率除了人群临床发病率外，应包括潜伏癌和偶发癌。美国 80 岁以上男性尸检中 2/3 有前列腺癌，其中仅有一小部分出现临床症状。大部分以潜伏癌形式存在；对前列腺增生手术标本进行病理检查发现的前列腺癌，即偶发癌，约占前列腺增生手术的 8% ~ 22%，我国统计为 4.9%。近年来，随着前列腺特异性抗原（PSA）检测的广泛应用，前列腺癌的发病率明显增高，从全世界范围看，每年前列腺发病率增长 3%，死亡率却有下降趋势。BPH 手术治疗、PSA 测定和针刺组织学活检可以发现“潜伏癌”，可能是发病率增高的原因，这类患者前列腺癌多属于 T_{1a} ~ T_0 期，一般不危及生命，5 年生存率大约为 75% ~ 81%，局部和远处扩展少于 10%，这就是发病率上升而死亡率稳定的原因。

（马进华）

第二节　病因学

Waterhouse（1979 年）提出前列腺癌与激素、种族、地理环境等因素有关，也可能与细菌或病毒感染、饮食等因素有关。近年来，通过基因分析提示肿瘤的发生进展是特定的基因组改变，引起 DNA 损伤的蓄积所致，前列腺癌的发生也不例外。已确定在人类基因组

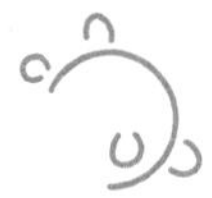

中有几个区可能含有与前列腺癌相关的抑癌基因。公认的有染色体 8p、10q、13q、16q、17p 和 18q 区。前列腺的发育、生长、分化、维持结构与功能均由雄激素调控，但不是直接的作用，是介导多种类的多肽类生长因子来调控的。生长因子的调控失衡可能引起前列腺细胞的增生、分化，进一步促使癌发生。

一、与流行病学有关的病因因素

前列腺癌可能与 BPH 发病情况相似，也可能与遗传因素或环境因素有关。遗传因素可能涉及基因的问题。前列腺癌的发病有家族性，也有种族差异。美国黑人比白人发病率高，黑人出现临床症状时间比白人晚；有明确家族史的人比无家族史者发生前列腺癌的危险性要高，其成员的发病年龄也对亲属患病的风险有影响。如发病年龄为 70 岁，其亲属患病的风险是常人的 4 倍；发病年龄为 60 岁，则为常人的 5 倍；如果是 50 岁发病就增加到 7 倍；同卵孪生者的前列腺癌发病率较异卵孪生的高，前列腺癌患者亲属中的女性易发生乳腺癌。亚洲人移居西方国家后前列腺癌发病率增高与环境因素有关，但也有饮食、接触致癌物质、日晒、生活习惯等因素参与。接触镉可以增加前列腺癌发生的风险。镉一般存在于烟草、碱性电池和焊接材料中。发病率高的西方国家人群饮食中脂肪含量较高，皆为高热量饮食，而亚洲发病率低的地区人群饮食为低脂肪，且含有较多量的纤维素。一组研究发现食用肉类食品的量也与前列腺癌的发病有关，维生素 A 及类胡萝卜素能增加前列腺癌发病率，这一点还有争论。有报告认为维生素 D 有促癌作用，但体外试验却发现 1，25-（OH）$_2$D$_3$ 有抗细胞增生作用。维生素 E 一般认为有预防发癌的作用。乙醇与前列腺癌的发病关系目前没有确定的结论。蔬菜、水果、谷类均有防癌作用，这些食物中除有丰富的纤维素外，还有较多的特殊物质起着防癌作用，黄豆及其制品、番茄及番茄酱有明显减少前列腺癌发病的作用。某些微量元素有降低前列腺癌危险的作用，哈佛公共卫生院专家发现，凡体内有高水平硒元素的男性患前列腺癌的危险要低于体内硒水平低者。

二、肿瘤基因

与肿瘤发生有关的有原癌基因与抑癌基因。前者被激活，可以促进发癌，后者丢失抑癌功能之后也能促进发癌。癌的发生是基因调控不平衡的结果，前列腺癌也是如此。与前列腺癌发病有关的基因可能有以下几种。

（1）ERBB2 肿瘤基因：也称 HER-2/neu 基因，它的表达主要是基因扩大。Ware 等（1991 年）的研究发现，在前列腺癌组织中有 88%的 ERBB2 免疫反应性（过表达）出现。Visakorpi（1993 年）也取得类似结果，并认为 ERBB2 的表达在前列腺癌的发病上有重要意义。

（2）Ras 肿瘤基因：Ras 肿瘤基因的突变，将导致构造激活的 Ras-GPT 复合物的聚集，Viola（1986 年）研究正常前列腺及肿瘤组织的 Ras 蛋白 P21 的表达，正常前列腺组织是阴性表达而前列腺癌可能有 P21 表达。Ras 基因的过表达或是突变，与前列腺癌的进展和转

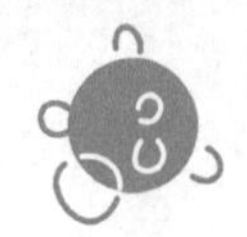

移有关，RasP21 的表达，也有同样的意义。

（3）RB 基因：RB 基因又称 RB 敏感基因，是第一个被分离出来的抑癌基因，功能是调控细胞周期，阻碍细胞由 G_0 期向 G_1 期发展。

（4）p53 基因：p53 基因是一种抑癌基因，也能调控细胞周期。p53 基因突变可能与 50%的恶性肿瘤的发生有关，前列腺癌也不例外。

（5）BRCA–1 基因：BRCA–1 基因位于染色体 17q 的近端，也是一种抑癌基因。调节细胞正常生长、增生的是癌基因与抑癌基因功能的体现。癌基因被活化，抑癌基因活性的丢失去掉了癌基因表达的抑制，因而细胞无限制的增生乃形成肿瘤。在动物模型的研究中提示前列腺癌的生长、分化及进展不仅依赖于癌细胞内在的遗传学改变，也与宿主器官的微环境有密切关系，即与前列腺基质和上皮细胞间的细胞有内在联系。前列腺癌的发生和染色体变异有关，染色体是基因的载体，每条染色体上约有 2000 个基因，染色体某些位置上含有肿瘤抑制基因，前列腺癌细胞染色体上约有 30%的等位基因丢失，主要是在染色体 8p、10q 及 16q 区，这里有什么肿瘤抑制基因目前还不清楚。

三、性激素

（一）雄激素

前列腺具有雄激素依赖性，受到血清睾酮的调控，幼时切除睾丸的男性不会发生前列腺癌，前列腺癌患者的性活动普遍较活跃。青春期开始越早，对女性感兴趣的年龄越小，患前列腺癌的危险性越大；30 岁以前每周性交次数大于 8 次者易患前列腺癌，手淫与之也有相关性；失去性功能的年龄越大，前列腺癌的危险性越大；某些男性运动员应用合成甾体，在较年轻时就发生前列腺癌。雄激素与靶细胞上特异性受体（AR）结合，传递信号，AR 是一种 90 kD 的蛋白质，是浅表核受体的一种。前列腺基质覆盖着对雄激素敏感（依赖）的上皮，雄激素对正常的前列腺上皮细胞没有单纯的、直接的刺激作用，在有基质细胞的情况下出现促生长现象。

（二）雌激素

过去一直认为雌激素对前列腺癌发病有预防作用，现在发现雌激素虽然有抗雄激素的作用，但雌激素可刺激前列腺基质增生。对雌激素在前列腺癌发病中的作用的研究，还处在初始阶段。

四、生长因子

雄激素作用到前列腺基质，产生一些生长因子，作用到前列腺上皮细胞，促进细胞生长。由前列腺分离出来的生长因子有很多种类，总的包括促生长因子、抑制生长因子。正常情况下两类因子作用是相对平衡的，这样前列腺才能正常发育、生长、分化及维持结构，一旦平衡失调，就会出现不正常的生长。这种前列腺基质促进上皮生长的作用称为基质上皮细胞相互作用，这个作用从胚胎到成年之后始终是调控前列腺体内平衡的主要作用机制，

如调控失衡，可能促进前列腺癌发生。与前列腺癌发生有关的重要的生长因子有上皮样生长因子（EHF）、成纤维细胞生长因子（FGF）、转移性生长因子（BLTGF-β）、胰岛素样生长因子（IGF）、角化细胞生长因子（KGF）。

五、细胞凋亡与前列腺癌

细胞凋亡又称细胞程序死亡，是一种机体的生理功能，是主动的、有控制的，是正常的细胞新陈代谢过程。破坏（撤除）雄激素可导致前列腺细胞凋亡，补充后即可恢复。去势后，雄激素环境改变，出现几种基因表达异常，对细胞凋亡产生影响，而这些基因表达，正常情况下是受到抑制的。任何器官，包括前列腺，其正常组织或功能（包括发育、生长、分化），只有在细胞有丝分裂（生长、增生）数目与被细胞凋亡清除数目相等，相对平衡的情况下方能维持。当细胞 DNA 有改变，导致细胞生长、增生与细胞凋亡不平衡时，从量变到质变，就能发生癌变。

（马进华）

第三节　病理学

一、前列腺癌

前列腺癌中，95%以上为腺癌，其余的 5%中有 90%为移行细胞癌，余者为神经内分泌（小细胞）癌或肉瘤。本文仅仅对腺癌进行讨论。前列腺癌的细胞学特征为深色染色质，核大，核仁明显，胞质丰富，所以核浆比对前列腺癌的诊断帮助不大，不如在其他肿瘤诊断中应用广泛。胞质常呈浅蓝或呈嗜碱性，这一点在诊断中很有帮助。前列腺癌的诊断主要依据细胞的形态结构。基底细胞层在前列腺癌中缺如，而在正常前列腺细胞或增生的前列腺细胞，以及前列腺癌癌前病变中基底细胞层存在。前列腺癌的诊断有困难时，可选用高分子量角蛋白免疫组化染色技术，因为，此染色技术只对基底细胞染色，如未染色，则考虑前列腺癌。

二、前列腺上皮内肿瘤（PIN）

前列腺上皮内肿瘤是浸润性前列腺癌的癌前病变。浸润性前列腺癌的显著特征是腺体结构的基底细胞层缺如。而 PIN 也有前列腺癌的细胞学特征（基底细胞层缺如）。PIN 一般分为两类：高分化（HGPIN）和低分化（LGPIN）。临床上对 HGPIN 和 LGPIN 的鉴别方法是针吸活检。HGPIN 与浸润性前列腺癌的 80%有关，而 LGPIN 仅与 20%有关。

三、分级和分期

西方国家常用的是 Gleason 分级法，根据显微镜低倍镜下腺体结构进行分级。此种分

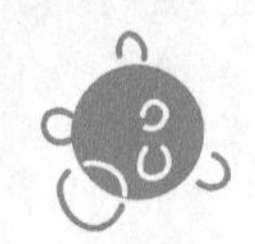

级法把前列腺癌标本中占最常见的癌细胞类型定为主要（最流行的）分级，把次常见的类型定为次要（次流行的）分级，每类癌细胞分为五级，由第一至第五级，表示癌细胞分化渐趋恶性。如果整个肿瘤标本中所有细胞形态一致，就把主要分级和次要分级认为是同一级。Gleason 评分法就是把主要分级的级数和次要分级的级数相加成一总和，于是总分由 2 分（即 1 + 1 = 2）至 10 分（即 5 + 5 = 10），代表分化很好到分化很差。高分化的肿瘤的 Gleason 分级为 2 ~ 4 分，中分化为 5 ~ 6 分，低分化为 8 ~ 10 分。分数愈高则预后愈差。有时把评分为 7 分的肿瘤划入中分化一组，但也有人把它划入低分化一组。需要强调的是 Gleason 分级中的主要分级对患者的预后的判断最有意义。Gleason 评分为 7 分而主要分级为 4 分的患者（4 + 3）比主要分级为 3 分（3 + 4）的患者预后要差。许多临床资料都忽略了这一点。Gleason 分级为一至二级的前列腺癌的形态特征是形态一致的小腺体紧密排列，基质含量极少。Gleason 分级为三级的特征是不同大小的腺体散布在正常的基质中。三级还可表现为一种特殊的筛网样结构：成簇的细胞间有数个腺腔通过，而无基质成分，这使得细胞巢看起来像切开的饼干，网状腺体边缘光滑。Gleason 分级为四级有几种组织学形态，共同特征是腺体不完整，有时腺体融合，多个腺体只有一个细胞边界。有时可以见到片状细胞巢和条索状细胞团。Gleason 分级四级中有时也会见到筛网状腺体，但细胞团大、边缘呈密集的指状突起形侵入而凹凸不平。Gleason 分级为五级通常只有单一的浸润细胞，没有腺体或腺腔样结构。粉刺状癌是五级中少见的类型，表现为中央有坏死的筛网状腺体。关于前列腺癌的 TNM 分期见表 13-1，其中包括原发肿瘤的分期（T 期）。临床分期系统则根据 DRE 和经直肠超声（TRUS）检查结果而不考虑活检结果。以下举例说明。如果患者前列腺一侧触及异常，即便活检双侧都有癌变，他的临床分期就是 T_2 期。如果直肠指检正常，而 TRUS 显示一侧有病变而活检证实为癌，他的临床分期仍为 T_2 期（根据 DRE 和 TRUS 检查结果）。而 T_1 期患者指检和 TRUS 检查均正常。

表 13-1 前列腺癌 TNM 分期

T- 原发肿瘤
Tx：无法估测原发肿瘤
T_0：没有原发肿瘤的证据
T_1：原位癌（PIN）
T_{1a}：在切除的前列腺组织中发现有癌，癌的体积≤切除组织的 5%，DRE 正常
T_{1b}：在切除的前列腺组织中病理检查发现有癌，癌的体积＞ 5%，DRE 正常
T_{1c}：单独由 PSA 增高诊断前列腺癌，DRE 和 TRUS 正常
T_2：DRE 和 TRUS 发现肿瘤，肿瘤仅侵犯前列腺的一叶，肿瘤局限于前列腺内
T_{2b}：DRE 和 TRUS 发现肿瘤，肿瘤侵犯前列腺的两叶，肿瘤局限于前列腺内
T_{3a}：肿瘤经过前列腺的被膜向外延伸到单侧或双侧

（续　表）

T_{3b}：肿瘤侵犯精囊
T_1：肿瘤侵犯膀胱颈、外括约肌、直肠、肛提肌或与盆壁固定
N- 局部淋巴及（闭孔、髂内、髂外、低前淋巴结）
Nx：无法估测淋巴结转移
N_0：无区域淋巴结转移
N_1：有一个或有多个区域淋巴结转移
M- 远处转移
M_x：不能估测是否有远处转移
M_0：无远处转移
M_{1a}：有远处转移，但无区域淋巴结转移
M_{1b}：有骨转移
M_{1c}：其他部位转移

表 13-2 是修订后的 whitmore-Jewett 分期，有助于读者查阅早期文献时参考。TRUS 检查是在这种分期法出现之后开始应用，因此，未归入临床检查结果。

表 13-2　前列腺癌 Whitmore-Jewett 分期

A 期：不能触及肿物，在前列腺增生或筛选时发现
A1：≤ 3 cm 的局灶癌或在切除的前列腺组织中发现有癌，癌的体积≤切除组织的 5%，Gleason 评分＜ 7
A2：＞ 3 cm 的弥漫癌或在切除的前列腺组织中病理检查发现癌，癌的体积＞ 5%，Gleason 评分≥ 7
B 期：直肠指诊能触及肿瘤
B1：触及结节≤ 1.5 cm，肿瘤局限于前列腺内
B2：触及结节＞ 1.5 cm，肿瘤局限于前列腺内
C 期：肿瘤穿出前列腺包膜
C1：包膜外小肿瘤
C2：肿瘤侵及精囊
D 期：转移
D0：临床发现肿瘤，骨扫描阴性，但血清酸性磷酸酶升高
D1：骨盆淋巴结转移
D2：骨转移
D3：内分泌治疗无反应

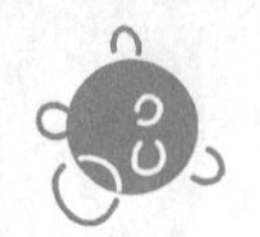

四、肿瘤进展模式

体积小（< 4 cm）和高分化的肿瘤（1 级和 2 级）通常局限于前列腺内，而体积大（> 4 cm）和低分化的肿瘤（4 级和 5 级）常有局部浸润或转移到区域淋巴结及骨。穿出前列腺包膜后，癌组织通常沿会阴间隙发展，浸润精囊，出现局部或远处转移病灶。局部的晚期前列腺癌常侵犯膀胱三角区而导致输尿管梗阻。而由于 Denovilliers 筋膜强有力的屏障作用，罕见有直肠受累。淋巴结转移最常见于闭孔淋巴结组。其他可能受累的淋巴结有髂总淋巴结、骶前淋巴结和主动脉淋巴结组。远处转移最常见于脊椎骨，其中腰椎最常见，其次是股骨、骨盆、胸椎、颅骨、肱骨。前列腺癌转移导致的典型骨损害是成骨性反应。如长骨受累可能导致病理性骨折。椎体受累时如肿瘤侵犯至硬膜外腔可能导致神经根受压。内脏转移常见于肺、肝和肾上腺。中枢神经系统受累多因为骨转移灶直接浸润所致。

（马进华）

第四节　临床表现

一、症状

前列腺癌缺乏特有的早期症状，早期诊断前列腺癌需要用敏感的方法进行筛选。原发于外周带的前列腺癌，只有当结节增大至一定程度时，在肛门指诊时才能发现。原发于移行带的癌，往往伴有 BPH，临床上表现为前列腺增生引起的梗阻症状，此种早期的潜伏癌只在病理检查切除的标本中被发现。出现症状常提示局部扩散或有远处转移。30% 的患者在直肠指诊中首次发现，10% 在经尿道前列腺切除（TURP）的组织中检出病灶。如果前列腺癌患者有血尿、会阴部疼痛或下尿路梗阻症状时，接近 45% 的病例出现转移灶。骨痛、消瘦、贫血、乏力是较明显的转移症状，14% ~ 40% 的晚期前列腺癌患者有这些症状。

二、体征

体格检查包括 DRE，这是常规检查。如果 DRE 触及硬结，医师必须警惕癌的可能性并做进一步检查（如 PSA、TRUS 和活检）。大量的局部淋巴结转移可引起下肢淋巴水肿。是否出现脊索受压的典型症状取决于受压的水平，这些症状包括有肌无力、下肢肌肉痉挛和球海绵体反射亢进。

三、实验室检查

PSA 是最重要的前列腺癌标志物，前列腺酸性磷酸酶敏感性较差。碱性磷酸酶增高者应注意是否有广泛骨转移，晚期前列腺癌压迫双侧输尿管可致血肌酐、尿素氮增高。前列腺外的转移可引起血清酸性磷酸酶值升高。

四、肿瘤标志物 – 前列腺特异抗原（PSA）

PSA 是一种主要由前列腺上皮细胞产生的酶，是一种糖蛋白，它能使精液的凝块水解，其作用与男性生育力有关。存在于血液和精浆内。PSA 比 PAP 敏感，但特异性仍不高。PSA 对前列腺组织有特异性，但对前列腺癌并无特异性。目前，有许多方法可以提高 PSA 检测的准确性，其共同目的就是降低检测结果的假阳性率。这有助于增加特异性和阳性预测值、减少不必要的活检、降低诊断成本、避免因各种检查操作引起的并发症。提高 PSA 检测准确性的方法包括：测定 PSA 速度（即测定 PSA 随时间变化的程度）、密度（单位体积前列腺中 PSA 的标准含量）、年龄校正后 PSA 参考值范围（考虑年龄因素对前列腺大小和隐性前列腺疾病产生的影响）和 PSA 结构分析（即游离和结合 PSA 比值）。

（1）PSA 速度测定：即测定血清 PSA 水平的变化速率。一项回顾性研究报道，前列腺癌患者在疾病诊断前几年的血清 PSA 升高速度比正常人群的 PSA 的变化速度要快得多。如果血清 PSA 增长速度超过 0.75 μg/（L・年）则提示荷瘤的风险增加。在一项研究中测定 PSA 速率的敏感性和特异性分别为 72% 和 90%，而单独测到 PSA 升高的敏感性和特异性分别为 78% 和 60%。只有在同一个实验室对患者血清 PSA 速度进行 18 个月的连续性检测得到的结果才有显著意义。

（2）PSA 密度测定：每克增生前列腺组织 PSA 的含量升高约 0.12 μg/L，因此，BPH 患者因腺体的增大可以引起 PSA 的升高。PSA 浓度的定义就是 PSA 值与前列腺体积的比值。有人主张只有在 PSA 密度超过 0.1 或 0.15 时做前列腺活检，而有人则认为 PSA 密度的测定没有临床意义。影响这种方法的准确性的因素有：①每个人的前列腺上皮基质比例有个体差异，而只有上皮组织产生 PSA。②对前列腺的体积的测定结果有 25% 的误差。

（3）年龄校正后 PSA 参考值范围：表 13–3 是正常人群年龄校正后 PSA 参考值范围。PSA 随年龄增长的升高是由于 BPH 患者的腺体增生、亚临床前列腺炎发病率的升高，以及病理和临床都不易发现的癌的增多引起。由于这些参考值源于对美国中西部男性白人调查，对这些参考值范围的临床应用推广应引起关注。

表 13–3　年龄校正后 PSA 参考值范围

年龄（岁）	PSA 正常值范围（μg/L）
40 ~ 49	0 ~ 25
50 ~ 59	0 ~ 2.5
60 ~ 69	0 ~ 2.5
70 ~ 79	0 ~ 2.5

（4）PSA 诊断中的种族差异：虽然有关前列腺癌的发病率和死亡率与种族差异间的关系的研究证据很多，但关于种族差异对 PSA 诊断的影响方面的报道并不多。最近在一项回

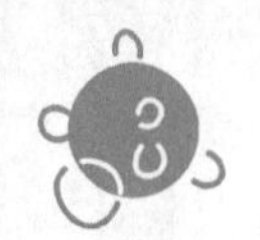

顾性研究中提到针对在美国黑人和白人 PSA 诊断中应该采用不同的 PSA 年龄校正参考值范围。

对 297 个患者做 PSA 密度检测（其中，黑人 97 例，白人 200 例），以估计 PSA 的种族差异。在 DRE 检查正常的病例中，如 PSA 密度减 0.1，在黑人组中漏诊的患者为 1 人（5%），而 20 例避免了活检。但在白人组中则大不一样，漏诊率为 14%，如该实验结果真实可信的话，说明测定 PSA 密度更适合于黑人人群。

（5）PSA 的分子结构：最近，有关更准确的检测 PSA 方法就是确认了 PSA 分子的存在形式包括游离和结合 PSA。近 90% 的血清 PSA 与 α-1- 抗凝乳蛋白酶结合，其他为游离形式或与 α-2- 巨球蛋白结合在一起。后者没有能与目前实验中常用抗体相结合的抗原决定簇，而前者的 5 个抗原决定簇中有 3 个被掩饰。早期研究显示前列腺癌患者的游离 PSA 水平比其他良性疾病的 PSA 水平低，一项大规模多中心研究显示指检正常，PSA 水平在 4 ~ 10 μg/L 的人群中，如果游离 PSA 降低至 25%，前列腺癌的确诊率会升高到 95% 且有 20% 的患者避免了不必要的活检。游离 PSA 水平大于 25% 的肿瘤多见于老年患者，通常恶性程度不高。还需要进一步实验来确定不同的测定法中游离 PSA 最佳下降水平，同时种族差异对 PSA 的影响也要考虑在内。

（马进华）

第五节　辅助检查

一、前列腺组织活检

六分法前列腺活检技术是最常用的前列腺癌检查手段。通常在超声引导下，从前列腺尖、中央部、腺体侧叶与中线之间距中央矢状线 1/2 处的两侧基底部取活检组织。活检主要是为了诊断肿瘤，而对于肿瘤的分期则并未得到充分的利用。结合其他的诊断方法，六分法活检技术在判断肿瘤包膜外浸润和根治性前列腺切除术后复发方面很有价值。目前，正在研究如何改进活检技术来提高肿瘤的检出率。除传统的六分法外，最近还有报道从前列腺两侧在外周带基底部和中部直接取组织活检的方法。有 235 例因 DRE 异常或 PSA > 4 μg/L 而连续随访的患者通过这一方法检测出 103 例前列腺癌患者（44%）。侧叶活检的方法在前列腺癌的诊断方面比传统方法检出率提高了 14%，并且避免了传统方法对前列腺造成的损伤。最近，还有对前列腺体积大于 50 cm^2 的患者采用移行带活检的报道。213 例患者均为 DRE 异常或 PSA > 4.0 μg/L，TRUS 估计前列腺体积超过 50 cm^3。在超声引导下，用六分法分别在外周带和移行带取活检组织，标本总数为 12 块。结果显示通过移行带活检，增加了检出率 13%。有学者建议在经直肠 B 超检查时做系统活检。活检要注意以下几点。

（1）若 DRE（直肠指诊）正常，PSA ≤ 4 μg/L，继续观察。

（2）DRE 正常，PSA 4.1 ~ 10μg/L，做 TRUS，此类患者查出前列腺癌只占 5.5%，没有必要常规做穿刺活检，若 PSA > 10μg/L，不论 DRE 有无异常，立即做 TRUS 和系统活检。

（3）DRE 或 TRUS 可疑或阳性，PSA 4.1 ~ 10μg/L，做系统活检。

二、影像学检查

（一）经直肠超声检查（TRUS）

TRUS 对前列腺活检和肿瘤分期很有帮助。前列腺穿刺活检在 TRUS 引导下完成，能保证在前列腺不同部位均匀取材，并可能直接在病灶处取活检。如能发现的话，前列腺癌病灶通常表现为外周带的亚回声区。和 DRE 相比，TRUS 能提供更准确的前列腺癌分期信息，TRUS 诊断前列腺包膜外浸润的要素是前列腺轮廓向外突出或侧缘有成角表现。而精囊受累的诊断条件是精囊基底部向后突出或前列腺基底部低回声区同时伴有精囊区回声不均匀。TRUS 还可检测前列腺体积，以便计算 PSA 密度。典型的扁椭圆体的计算公式是：π/6× 前列腺前后径 × 横径 × 矢状径。TRUS 还可用于辅助实施冷冻治疗和的近距离放疗。

（二）经直肠磁共振成像

据报道经直肠螺旋磁共振（MRI）进行前列腺癌分期的准确率为 51% ~ 92%。能否得到高清晰的成像有赖于操作者的经验和技术。一项前瞻性实验比较了在肿瘤分期中 TRUS 和 MRI 各自的优点，结果显示二者效果没有什么差别，所以目前不主张使用 MRI，除非 MRI 在临床上能提供更有意义的应用价值有益于患者。在这方面的试验还在进行。

（三）轴位成像（CT，MRI）

对前列腺癌患者骨盆的断层扫描可选择性地应用于判断高危患者的淋巴结转移，扫描结果将决定患者的治疗方案是手术治疗，还是放射治疗。在这方面 MRI 和 CT 均可供选择。一旦怀疑患者有淋巴结转移，就应在 CT 引导下进行穿刺活检。被证实有淋巴结转移的患者，将接受其他的治疗方案。然而，目前在根治性前列腺切除术中，很少发现有淋巴结转移（< 10%）。另外，此类检查的成本较高，且灵敏度有限。在一篇回顾性文献中对 5 组共 1354 例患者进行了分析，其中 22% 发生了淋巴结转移。结果显示 CT 和 MRI 的灵敏度和特异性分别为 36% 和 97%。可以用不同的标准来鉴别这类患者，包括骨扫描阴性，分期为 T_3 期，或 PSA > 20μg/L，或 Gleason 分级为四或五级。同时对若干组已经确诊的前列腺癌患者进行对照分析，结果显示淋巴结转移的危险性很低，而且它的危险度可以通过对 PSA 浓度测定和肿瘤分期分级来量化。血清 PSA 浓度与肿瘤体积和分期密切相关。但是由于许多其他前列腺疾病也可引起 PSA 的升高，所以，单独用 PSA 浓度来进行分期很不准确。与单独应用相比，血清 PSA 测定与分期、分级同时应用分析淋巴结转移的状态有很高的灵敏度和特异性。一些研究人员已总结出的计算图和近似曲线有助于预测前列腺癌的病理分期。

（四）骨扫描

前列腺癌最常转移的部位是骨。软组织（肺、肝）的转移在早期很少发生。骨扫描通

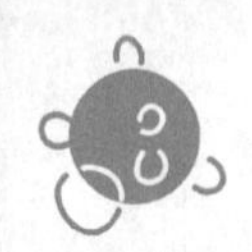

常作为前列腺癌新发病例的一项常规检查内容，但有证据说明通过血清 PSA 测定就可以排除大部分疑似患者。有学者研究分析了 PSA 测定对预测骨扫描结果的意义，结论是对于那些已确诊，但未接受治疗的患者，如果无临床症状，PSA 浓度 < 10μg/L，就没必要做骨扫描检查。在他们的研究中，66%的患者为新近确诊患者，PSA 浓度 < 10μg/L，而且其肿瘤分期在当前美国新近确诊患者中很有代表性。血清 PSA 水平是骨扫描结果最好的预测指标。肿瘤分级分期联合或单独使用对预测骨扫描结果没什么意义。

三、分子学分期

对前列腺癌患者外周血中循环的前列腺细胞进行测定并据此进行分期即为分子学分期。通过反转录聚合酶链反应（RT-PCR）技术查找外周血样本中 PSA 相关的信使 RNA 存在。如果能找到，就是外周血中有前列腺癌细胞的间接证据。但目前 RT-PCR 技术在临床中的应用价值尚有争议。许多肿瘤细胞都可以脱落进入血液循环，但这并不都意味着肿瘤发生转移或治疗失败，所以，这种技术的推广应用尚待进一步研究。

（马进华）

第六节　治疗

一、局限性肿瘤

与其他大多数肿瘤不同的是前列腺癌的自然病史不一定以险恶结果结束，大多数患者肿瘤可以潜伏很长时间，因其他疾病死亡后在尸检中发现。局限性肿瘤很少在 10 年内引起死亡，故对早期前列腺癌采取何种治疗一直存有争论。处理局限性肿瘤的困难在 T_1 期、T_2 期。当前，治疗的决策是基于以下几方面：肿瘤的分期分级、患者的预期寿命、接受不同治疗后的无瘤存活率、并发症，以及医师和患者的选择。

（一）等待观察

目前还没有哪项随机化实验能证明根治性前列腺切除对早期前列腺癌的治疗有显著优越性。前列腺癌患者多为高龄且伴有其他疾病。此外，在这一人群中发现的体积小、分化良好的肿瘤往往生长缓慢。有研究表明，单独跟踪观察对精心选择的部分前列腺癌患者可能是一种恰当的方法。适合采用这一方法的多为高龄患者且其肿瘤体积小、分化好。即便如此，其死亡率仍能达到 10%，另外，对于采用随访观察的患者，何时采用手术治疗尚无定论。

（二）根治性前列腺切除术

第一例经会阴根治性前列腺切除术由 Hugh Hampton Young 在 1904 年完成，Millin 在 1945 年首次介绍了耻骨后根治性前列腺切除术式。但因其术后尿失禁和勃起功能障碍发生率很高，这一术式很少被采用。随着盆腔解剖的研究进展，根治性手术又逐渐被采用。背侧静脉丛的解剖学研究使手术技术得到改进，从而减少了术中失血。另外，手术设计的改

进使前列腺尖的分离更加精确，从而能够更好地重建尿道、改善尿控。膀胱黏膜外翻可以确保吻合时黏膜与黏膜对齐。解剖游离前列腺加深了对前列腺尖解剖结构，以及远端尿道括约肌之间的解剖关系的认识。通过对海绵体神经走行的研究，进一步改进了外科技术，使性功能的保留成为可能。根治性前列腺切除术术后患者的预后与标本的病理分期有关。如果有淋巴结转移，远处转移是不可避免的。根治性前列腺切除术术中发现有精囊侵犯的大部分患者术后都注定有远处转移，严格控制手术适应证十分重要。一些调查者根据血清 PSA 水平、临床 DRE 分期和活检组织的 Gleason 分级，设计了能预测最终病理分期的估算图。几项调查显示，肿瘤局限于前列腺内的患者术后 10 年无瘤生存率为 70%到 85%。包膜外局灶性浸润的患者术后 5 年和 10 年生存率分别为 85%和 75%。包膜外转移范围更广的患者术后 5 年和 10 年生存率分别为 70%和 40%。评分高者（Gleason 积分＞ 7 分）比评分低者的肿瘤进展风险大。Gleason 积分在 2 ～ 6 分的患者 10 年无瘤生存率大于 70%；积分为 7 分的患者，10 年无瘤生存率为 50%；大于 8 分的患者其 10 年无瘤生存率只有 15%。包膜外浸润的肿瘤为手术相对适应证，是否对符合相对手术适应证的患者实施根治性手术尚有争议。目前正在尝试对局限性肿瘤患者采用根治手术辅助加以激素治疗或辅助放射治疗。相对适应证患者术后复发时间的量大的随机化研究表明，在血清学上出现复发迹象的期限为 4 年。且这些患者也不全都会复发，其中什么样的人应接受辅助治疗还不清楚。根治性前列腺切除术的并发症很多，且与外科医师的临床经验有一定关系。术中并发症，包括出血、直肠损伤和输尿管损伤。出血多见于耻骨后入路，而在经会阴入路手术中较少见。因为在前一种术式中，必须剥离背侧静脉丛。在耻骨后入路的手术中直肠损伤很少见，但在经会阴入路手术中发生率较高，通常只要立即修补，一般不会留下远期后遗症。输尿管的损伤则极少发生。围术期出现的并发症包括深静脉血栓、肺栓塞、淋巴囊肿的形成，以及感染。远期并发症包括尿失禁和勃起功能障碍。虽然出现完全性尿失禁的比例很小（＜ 3%），但出现压力性尿失禁的概率仍可达到 20%。术后排尿控制的恢复是个渐进的过程。术后 3 个月可恢复 50%，6 个月可恢复 75%，余者在 9 ～ 12 个月可完全恢复。对于排尿控制的恢复，年龄是最重要的因素。术中保留一侧或双侧神经血管束可使术前有性功能的男性保持勃起功能。但保留神经的术式在手术中应根据具体情况进行选择，因为原估计是局限性前列腺癌的患者在术中常常发现已有包膜外浸润。此时如果坚持保留血管神经束，必然会大大增加术后复发的概率。术后性功能的恢复依据患者的年龄、术前性功能、术中保留一侧或双侧神经束而定。有报道称，60 岁以下保留双侧神经束的患者术后恢复性功能的比例为 40% ～ 82%，而仅保留一侧神经束的患者术后恢复性功能的比例为 20% ～ 60%。在 60 ～ 69 岁接受手术的患者中，保留双侧神经者性功能恢复的占 25% ～ 75%，而保留单侧神经者仅占 10% ～ 50%。性功能一般在术后 6 ～ 12 个月恢复。

（三）放疗

放疗也可分为外放疗和近距离放射疗法两种。外放疗（XRT）：应用传统 XRT 技术进

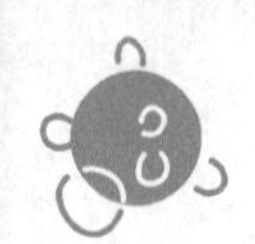

行前列腺放疗安全剂量为6500 ~ 7000 cGy。标准XRT技术依靠骨标志做参照确定治疗范围，通过CT扫描层面确定标靶的大小。这种标准XRT技术总体上使用开放的正方形或矩形照射域。采用这类标准XRT技术的患者中有20% ~ 41%常因照射域太小不能覆盖整个靶区而导致放疗失败。改进的成像技术和三维治疗设计软件的应用可以保证照射区的精确定位。这种软件的优点是使靶器官在接受较大剂量照射的情况下其周围组织不受伤害。计算机辅助生成的射线视野可用来设计斜面的、平面外的或非共面的照射，这就是常用的三维共型放射技术。这种技术的优点就是可以推算三维照射剂量（更精确地计算分散的照射剂量），界定照射范围，设计照射剂量直方图。三维照射范围的界定可以识别所谓的热点和冷点（分别为超剂量照射区和低剂量照射区），而照射剂量方图可以比较不同照射技术对靶器官周围正常组织产生的影响。相对于标准XRT技术，三维照射技术因为应用了复合照射视野而减少了对正常组织的影响。几个不同中心的回顾性调查分析证明，相对于标准放射疗法，共型放射疗法可以降低放射毒性。一些回顾性调查报道应用三维放射疗法可以降低血清PSA值。尽管这些结果令人欣慰，但仍需有随机实验和长期随访来证实。近距离放射疗法：随着技术的发展，在体内准确放置放射源已成为可能，短射线疗法再次引起人们的关注。此前，单纯依靠人工放置放射源技术曾被应用于临床，但因其失败率很高，该技术实际上已经被放弃。目前，通过计算机软件，人们可以在TRUS引导下，在前列腺病灶内精确置入预先设定好剂量的放射源。一些研究人员报道了他们使用这项技术的最初成果。其中一项是：197名T_1或T_2期前列腺癌患者，在TRUS引导下将 $<$ ^{125}I种子置入前列腺内。治疗组疗效显著，其中，30%的患者PSA降至4.0μg/L以下，53%的患者Gleason评分在2 ~ 4分，88%的患者肿瘤分期低于T_2期。置入放射种子5年后，统计得到的生化失败率或局部复发率为7%。另一项研究中，92例T_1和T_2期的患者在CT引导下经会阴置入^{125}I种子，随访1 ~ 7年，平均3年，统计治疗4年后，无生化失败的比例为63%。治疗失败最严格的评价标准是：PSA $>$ 10μg/L，Gleason评分为5 ~ 7分，肿瘤分期 $> T_2$期。第三项研究报道了130例在TRUS引导下行^{125}I前列腺置入术的疗效，其中95%的患者为T_2期，65%的患者治疗前PSA $<$ 10μg/L，只有9%的患者Gleason评分为2 ~ 4分。平均随访时间只有9个月。21个月后继续接受随访的76个患者中的76% PSA水平恢复到正常。前列腺体积较小，分级较低的早期患者适合接受内放射治疗。但是需进一步随机对照试验将近距离放射疗法和其他放疗进行比较，同时，也要评价勃起功能障碍和尿路梗阻的发病率。

（四）冷冻手术

在过去几年中，应用冷冻手术方法治疗局限性前列腺癌再次兴起，这得益于人们对局限性前列腺癌微创治疗的日益关注，同时，也得益于最近的几项技术革新。包括：经皮穿刺技术的改进、TRUS的应用、冷冻技术的发展，以及人们对低温生物学的更深入了解。前列腺冷冻是通过使用一种多探针冷冻手术设备来完成的。几个中空探针在TRUS引导下经皮穿刺入前列腺，一般需要5个：2个置于前列腺前中部，2个置于侧后部，1个置于后部。大多数外科医师常规上放置2个冻融环。如果冰珠的剂量不足以冷冻前列腺尖，就把

冷冻探针推至前列腺尖部，同时加用第三个冻融环。冰珠周围的温度一般在 0 ~ 2℃，而实际上破坏细胞所需要的温度为 -25 ~ 50℃，因此，组织的破坏只发生在冰珠周围几毫米范围内。即便有超声定位也无法测定冷冻范围。双倍冷冻可造成更大面积组织的破坏，理论上使冰珠与被破坏组织边缘更加接近。1993 年 7 月 ~ 1995 年 2 月，旧金山的加州大学（UCSF）对 107 例局限性或局部浸润性前列腺癌患者实施了冷冻手术治疗。术前临床检查和术中 TRUS 显示，44 例（41%）肿瘤局限于包膜内（T_1 或 T_2 期），其余已出现局部浸润：31 例（29%）为 T_1 期，27 例（25%）为 T_a 期，3 例（3%）肿瘤已经累及邻近器官（T 期），2 例（2%）为根治性手术后复发。冷冻术后 6 个月对 74 例患者进行了 PSA 测定，其中 35 例（48%）PSA 值 < 0.1 μg/L，22 例（30%）PSA 值在 0.1 ~ 0.5 μg/L 之间，17 例（22%）PSA 值 > 0.5 μg/L。术后 3 ~ 6 个月对 91 例患者进行活检，21 例（23%）患者有一个或多个标本存在残留癌灶，其余 70 例（77%）未发现癌灶。T_1 期且术前 PSA 值 < 10 μg/L 的患者冷冻效果最好。107 例患者中共有 55 例出现并发症（除勃起功能障碍外），发病率为 51%。除勃起功能障碍外，冷冻手术最常见的并发症为尿路梗阻。107 例患者中有 25 例出现了尿路梗阻。解决方法就是经尿道切除坏死的前列腺组织。最新的研究表明，冷冻手术后短期内前列腺组织活检结果为阴性，血清 PSA 值很低或测不到。但冷冻手术的并发症很多，远期效果不确切。目前这种方法已很少被采用，因为其他的微创疗法越来越受到欢迎，如近距离放射疗法。

二、局部浸润性癌

放射疗法目前大部分 T_3 期前列腺癌的治疗采用激素新辅助治疗加用外放疗（XRT）。一些随机对照实验已证明这种治疗方法优于单纯放疗。在一项研究中，筛选出 456 名可评估的分期在 T_2、T_3 和 T_4 期体积较大的前列腺癌患者，随机分为两组，一组接受 XRT 加用 4 个月的全激素阻断新辅助治疗（XRT 前后分别 2 个月）。而另一组单纯接受 XRT。研究表明，新辅助疗法可以明显控制局部浸润，提高无瘤存活率。另一项研究报道了对 401 例可评估的局部浸润性前列腺癌（主要是 T_3 期）患者随机分为抗雄激素治疗加 XRT 组和单 XRT 组治疗 3 年的对照结果。结果显示联合治疗可以显著提高患者的存活率。放疗前后激素治疗的最佳时间，目前尚未确定。

三、复发性肿瘤

（一）根治术后复发癌

根治术后肿瘤的复发与癌的分级、病理分期，以及包膜外浸润的程度有关。术后发现阳性手术切缘、已有包膜外或精囊浸润、肿瘤评分高的患者，术后复发率更高。根治术后发现 PSA 水平升高的患者，可根据术后到 PSA 升高水平时间和 PSA 增倍时间，选择应用影像学检查和局部活检来判断肿瘤复发的部位（局部或远处）。术后立即出现 PSA 水平持续升高、术后早期 PSA 水平升高和 PSA 水平快速增倍均提示患者极有可能出现复发。根治术

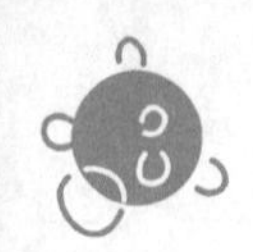

后最初测不到PSA，经过较长一段时间后才能检测到，尤其是PSA浓度增倍时间延长，提示患者可能出现局部复发。局部复发者出现PSA升高的平均时间比远处复发长（分别为33个月和20个月）。PSA增倍时间为6个月或更短，常提示术后转移。有证据说明有53%的患者术后出现局部复发。但还需要一些活检病理结果来证明术后局部复发率。首次活检诊断前列腺癌的阳性率为67%，第二次为18%，第三次为10%，第四次为5%。对已确诊的孤立性局部复发患者应给予放射治疗。

（二）放疗后复发癌

有效放疗之后PSA水平升高提示肿瘤复发。前列腺活检可用来确定局部复发，骨扫描和CT可用来确定远处转移。不论复发部位在哪里，绝大多数患者都应该接受抗雄激素治疗。有临床证据表明仅仅是局部复发的患者可以考虑采用补救性根治手术或冷冻手术治疗。这类患者术后再复发率也很高，且预后不佳。

四、转移性肿瘤

（一）初期内分泌治疗

由于造成前列腺癌患者死亡的主要原因是不能有效控制其远处转移，所以目前的研究主要集中在如何控制肿瘤的远处转移。众所周知，大多数前列腺癌是激素依赖性的，因此，70%～80%的转移性前列腺癌患者对各种形式的抗雄激素治疗均有反应。睾酮是血液循环中雄激素的主要存在形式，主要由睾丸间质细胞分泌（95%），仅少量是由外周甾体转化而来。98%的血清睾酮是与蛋白质结合形式存在，游离形式的睾酮可进入前列腺细胞转化成为主要的细胞内雄激素-双氢睾酮（DHT）。DTH与细胞内蛋白受体结合后进入细胞核，在核内调节转录。可以在垂体-性腺轴不同水平的多个环节用不同的方法或药物来对抗雄激素的作用（表13–4）。通过注射的方式，每个月或每隔三个月将一组药物（LHRH激动剂）注射入体内诱导抗雄激素作用，从而避免了睾丸切除或长期服用雌激素。目前，口服LHRH激动剂和睾丸切除还是最常采用的抗雄激素疗法。由于酮康唑起效快，所以常用于晚期前列腺癌伴有脊索压迫和弥漫性血管内凝血的患者。虽然睾酮是循环中雄激素的主要形式，但肾上腺也分泌脱氢表雄酮、硫酸脱氢表雄酮和雄烯二酮。一些研究者认为，同时抑制睾丸和肾上腺雄激素（完全雄激素阻断法）比单独抑制睾丸雄激素起效快且作用持续时间更长。通过一种抗雄激素药物与LHRH激动剂或睾丸切除联合应用能够达到完全性的雄激素阻断。抗雄激素药物似乎是通过竞争性结合促进前列腺成长和发育的细胞内雄激素DHT的受体而起作用的。对转移性前列腺癌患者按照肿瘤范围和全身状态分类，其中肿瘤比较局限且全身状态良好的患者，采用联合雄激素阻断法（LHRH激动剂与抗雄激素药物）治疗的患者比单独使用LHRH激动剂的患者存活期要长。另一项研究比较了抗雄激素法在睾丸切除组和未切除睾丸组中的差别，结果是两组没有明显差异。目前，有实验正在研究间歇性抗雄激素治疗能否延迟激素非依赖性的发生。

表 13-4　前列腺癌的抗雄激素治疗

水平	药物	途径	剂量（mg）	用药次数
垂体				
	己烯雌酚	口服	1 ~ 3	每日 1 次
	戈舍瑞林	皮下注射	10.8	每 3 个月 1 次
	戈舍瑞林	皮下注射	3.6	每月 1 次
	醋酸亮丙瑞林	肌内注射	22.5	每 3 个月
	醋酸亮丙瑞林	肌内注射	7.5	每月 1 次
肾上腺				
	酮康唑	口服	400	每日 1 次
	氨鲁米特	口服	250	每日 4 次
睾丸				
	睾丸切除术			
前列腺细胞				
	比卡鲁胺	口服	50	每日 1 次
	氟他胺	口服	250	每日 3 次
	尼鲁米特	口服	150	每日 1 次

关于前列腺癌患者什么时候开始接受内分泌治疗，多年以来一直存在分歧。退伍军人管理局协作研究组从 20 世纪 60 年代就开始的研究并未证明对晚期前腺癌患者早期应用抗雄激素疗法能够提高患者的存活率。但是，来自医学研究委员会的一项随机比较早期与延迟应用内分泌治疗的研究结果表明，对晚期前列腺癌患者较早采用内分泌治疗可以提高生存率、减少并发症（如脊髓神经压迫、输尿管梗阻、膀胱颈梗阻的病理性骨折）的发生。

（二）内分泌治疗失败的早期处理

接受完全雄激素阻断治疗的患者，一旦出现血清 PSA 水平升高，目前的处理方法就是终止抗雄激素治疗。这类患者中大约有 20% ~ 30%会出现继发性 PSA 反应。病理生理学把这种继发性反应称之为抗雄激素撤退综合征，其机制尚未明了。有人把激素非依赖性状态的出现归因于雄激素受体的突变。抗雄激素药物通常竞争性抑制雄激素受体，但也有可能是这类药物实际诱发了雄激素受体的突变。停止这种刺激（终止抗雄激素治疗），就可以产生继发性反应。

（马进华）

第十四章　霍奇金淋巴瘤

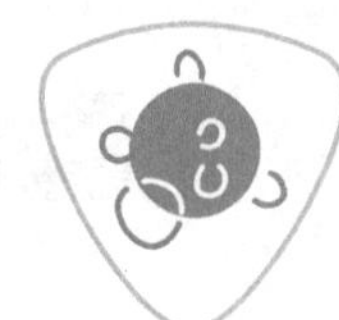

第一节　临床表现

霍奇金淋巴瘤（HL）主要侵犯淋巴系统，年轻人多见，早期临床进展缓慢，主要表现为浅表淋巴结肿大。与NHL病变跳跃性发展不同，HL病变沿淋巴结引流方向扩散。由于病变侵犯部位不同，其临床表现各异。

一、症状

（1）初发症状与淋巴结肿大：慢性、进行性、无痛性浅表淋巴结肿大为最常见的首发症状，中国医学科学院肿瘤医院5101例HL统计表明，HL原发于淋巴结内占78.2%，原发于结外者占20.2%。结内病变以颈部和隔上淋巴结肿大最为多见，其次见于腋下和腹股沟，其他部位较少受侵。有文献报道，首发于颈部淋巴结者可达60%～80%。淋巴结触诊质韧、饱满、边缘清楚，早期可活动，晚期相互融合，少数与皮肤粘连可出现破溃等表现；体积大小不等，大者直径可达十厘米，有些患者淋巴结可随发热而增大，热退后缩小。根据病变累及的部位不同，可出现相应淋巴结区的局部症状和压迫症状；结外病变则可出现累及器官的相应症状。

（2）全身症状：主要为发热、盗汗和体重减轻，其次为皮肤瘙痒和乏力。发热可以表现为任何形式，包括持续低热、不规则间歇性发热或偶尔高热，抗感染治疗多无效。约15%的HL患者表现为周期性发热，也称为Murchison-Pel-Ebstem热。其特点为：体温逐渐上升，波动于38～40℃数天，不经治疗可逐渐降至正常，经过10 d或更长时间的间歇期，体温再次上升，如此周而复始，并逐渐缩短间歇期。患者发热时周身不适、乏力和食欲减退，体温下降后立感轻快。盗汗、明显消瘦和皮肤瘙痒均为较常见的症状，瘙痒初见于局部，可渐发展至全身，开始轻度瘙痒，表皮脱落，皮肤增厚，严重时可因抓破皮肤引起感染和皮肤色素沉着。饮酒痛为另一特殊症状，即饮酒后出现肿瘤部位疼痛，常于饮酒后数分钟至几小时内发生，机制不清。

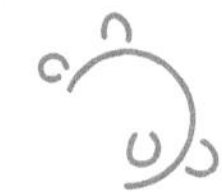

（3）压迫症状：深部淋巴结肿大早期无明显症状，晚期多表现为相应的压迫症状。如纵隔淋巴结肿大，可以压迫上腔静脉，引起上腔静脉压迫综合征；也可压迫食管和气管，引起吞咽受阻和呼吸困难；或压迫喉返神经引起麻痹声嘶等；病变也可侵犯肺和心包。腹腔淋巴结肿大，可挤压胃肠道引起肠梗阻；压迫输尿管可引起肾盂积水，导致尿毒症。韦氏环（包括扁桃体、鼻咽部和舌根部）肿大，可有破溃或疼痛，影响进食、呼吸或出现鼻塞，肿块触之有一定硬度，常累及颈部淋巴结，抗感染治疗多无效。

（4）淋巴结外受累：原发结外淋巴瘤（PENL）由于受侵部位和器官不同临床表现多样，并缺乏特异性症状、体征，容易造成误诊或漏诊。有人曾报道 PENL 误诊率高达 50%～60%，直接影响正确诊断与治疗，应引起足够重视。原发于结外的 HL 是否存在一直有争议，HL 结外受累率明显低于 NHL，以脾脏、肺脏等略多见。

1）脾脏病变：脾原发性淋巴瘤占淋巴瘤发病率不到 1%，且多为 NHL，临床诊断脾脏原发 HL 应十分小心，HL 脾脏受累较多见，约占 1/3。临床上判断 HL 是否累及脾脏可依据查体及影像学检查，确诊往往要采用剖腹探查术和脾切除，但由于是有创操作，多数患者并不接受此方式，临床也较少采用。

2）肝脏病变：首发于肝的 HL 极罕见，随病程进展，晚期侵犯肝者较多见，可出现黄疸、腹腔积液。因肝脏病变常呈弥漫性，CT 检查常不易诊断；有时呈占位性病变，经肝穿刺活检或剖腹探查可确诊。临床表现为肝脏弥漫性肿大，质地中等硬度，少数可扪及结节，肝功检查多正常，严重者可有肝功异常。

3）胃肠道病变：HL 仅占胃肠道恶性淋巴瘤（ML）的 1.5%左右。其临床表现与胃肠道其他肿瘤无明显区别。病变多累及小肠和胃，其他如食管、结肠、直肠、胰腺等部位较少见。临床症状常为腹痛、腹部包块、呕吐、呕血、黑便等。胃 HL 可形成较大肿块，X 射线造影显示广泛的充盈缺损和巨大溃疡。与胃 HL 相比，小肠 HL 病程较短，症状也较明显，80%表现为腹痛；晚期可有小肠梗阻表现，甚至可发生肠穿孔和肠套叠。

4）肺部病变：HL 累及肺部较 NHL 常见，以结节硬化型（NS）多见，女性和老年患者多见。病变多见于气管或主支气管周围淋巴结，原发 HL 累及肺实质或胸膜，病变压迫淋巴管或致静脉阻塞时可见胸腔积液。临床患者可表现呼吸道和全身症状，如刺激性干咳、黏液痰、气促和胸闷、呼吸困难、胸痛、咯血，少数可出现声音嘶哑或上腔静脉综合征；约一半患者出现体重减轻、发热、盗汗等症状。由于肺 HL 形态多变，应注意与放射治疗及化疗所致的肺损伤，以及肺部感染相区别。肺原发 HL 极少见，必须有病理学典型 HL 改变，病变局限于肺，无肺门淋巴结或仅有肺门小淋巴结，以及排除其他部位受侵才可诊断。

5）心脏病变：心脏受侵极罕见，但心包积液可由邻近纵隔 HL 直接浸润所致。可出现胸闷、气促、上腔静脉压迫综合征、心律失常及非特异性心电图等表现。

6）皮肤损害：皮肤 HL 多继发于系统性疾病，原发者罕见。有报道 HL 合并皮肤侵犯的发生率为 0.5%，而原发性皮肤霍奇金淋巴瘤（primary cutaneous HL，PCHL）约占霍奇金淋巴瘤的 0.06%。HL 累及皮肤通常表明病变已进入第Ⅳ期，预后很差。而 PCHL 临床进展

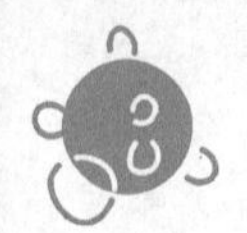

缓慢，一般不侵及内脏器官，预后相对较好。

7）骨骼、骨髓病变：骨的 HL 甚少见，占 0.5%。见于疾病进展期血源性播散，或由于局部淋巴结病变扩散到邻近骨骼。多见于胸椎、腰椎、骨盆，肋骨和颅骨次之，病变多为溶骨性改变。临床主要表现为骨骼疼痛，部分病例可有局部发热、肿胀或触及软组织肿块。HL 累及骨髓较 NHL 少见，文献报道为 9% ~ 14%，但在尸检中可达 30% ~ 50%。多部位穿刺可提高阳性率。

8）神经系统病变：多见于 NHL，HL 少见。HL 引起中枢神经系统损害多发生在晚期，其中以脊髓压迫症最常见，也可有脑内病变。临床可表现为头痛、颅内压增高、癫痫样发作、脑神经麻痹等。

9）泌尿系统病变：HL 较 NHL 少见。肾脏受侵多为双侧结节型浸润，可引起肾肿大、高血压及尿毒症。原发于膀胱病变也很少见。

10）其他部位损害：少见部位还有扁桃体、鼻咽部、胸腺、前列腺、肾上腺等器官，而生殖系统恶性淋巴瘤几乎皆为 NHL。类脂质肾病的肾脏综合征是一种霍奇金淋巴瘤的少见表现，并且偶尔伴有免疫复合物沉积于肾小球，临床上表现为血尿、蛋白尿、低蛋白血症、高脂血症、水肿。

二、体征

慢性、进行性、无痛性淋巴结肿大为主要体征。

三、检查

（1）血液和骨髓检查：HL 常有轻或中等贫血，少数白细胞轻度或明显增加，伴中性粒细胞增多。约 1/5 患者嗜酸性粒细胞升高。骨髓被广泛浸润或发生脾功能亢进时，可有全血细胞减少。骨髓涂片找到 RS 细胞是 HL 骨髓浸润依据。骨髓浸润大多由血源播散而来，骨髓穿刺涂片阳性率仅 3%，但活检法可提高至 9% ~ 22%。NHL 白细胞数多正常，伴有淋巴细胞绝对和相对增多。晚期并发急性淋巴瘤细胞白血病时可呈现白血病样血象和骨髓象。

（2）化验检查：疾病活动期有血沉加快，血清乳酸脱氢酶活性增高。乳酸脱氢酶升高提示预后不良。当血清碱性磷酸酶活力或血钙增加，提示骨骼累及。B 细胞 NHL 可并发抗人球蛋白试验阳性或阴性的溶血性贫血，少数可出现单克隆 IgG 或 IgM。必要时可行脑脊液的检查。

（3）彩超检查：浅表淋巴结的检查，腹腔、盆腔的淋巴结检查。

（4）胸部摄片检查：了解纵隔增宽、肺门增大、胸腔积液及肺部病灶情况。

（5）胸部、腹腔和盆腔的 CT 检查：胸部 CT 可确定纵隔与肺门淋巴结肿大。CT 阳性符合率 65%，阴性符合率 92%。因为淋巴造影能显示结构破坏，而 CT 仅从淋巴结肿大程度上来判断。但 CT 不仅能显示腹主动脉旁淋巴结，而且还能显示淋巴结造影所不能检查到

的脾门，肝门和肠系膜淋巴结等受累情况，同时还显示肝、脾、肾受累的情况，所以 CT 是腹部检查首选的方法。CT 阴性而临床上怀疑时，才考虑做下肢淋巴造影。彩超检查准确性不及 CT，重复性差，受肠气干扰较严重，但在无 CT 设备时仍不失是一种较好检查方法。

（6）胸部、腹腔和盆腔的 MRI 检查：只能查出单发或多发结节，对弥漫浸润或粟粒样小病灶难以发现。一般认为有两种以上影像诊断同时显示实质性占位病变时才能确定肝脾受累。

（7）PET-CT 检查：PET-CT 检查可以显示淋巴瘤或淋巴瘤残留病灶。是一种根据生化影像来进行肿瘤定性诊断的方法。

（8）病理学检查。

1）淋巴结活检、印片：选取较大的淋巴结，完整地取出，避免挤压，切开后在玻片上做淋巴结印片，然后置固定液中。淋巴结印片 Wright's 染色后做细胞病理形态学检查，固定的淋巴结经切片和 HE 染色后做组织病理学检查。深部淋巴结可依靠 B 超或 CT 引导下细针穿刺涂片做细胞病理形态学检查。

2）淋巴细胞分化抗原检测：测定淋巴瘤细胞免疫表型可以区分 B 细胞或 T 细胞免疫表型，NHL 大部分为 B 细胞性。还可根据细胞表面的分化抗原了解淋巴瘤细胞的成熟程度。

3）染色体易位检查：有助 NHL 分型诊断。t（14；18）是滤泡细胞淋巴瘤的标记，t（8；14）是 Burkitt 淋巴瘤的标记，t（11；14）是外套细胞淋巴瘤的标记，3q27 异常是弥漫性大细胞淋巴瘤的染色体标志。

4）基因重排：确诊淋巴瘤有疑难者可应用 PCR 技术检测 T 细胞受体（TCR）基因重排和 B 细胞 H 链的基因重排。还可应用 PCR 技术检测 bel-2 基因等为分型提供依据。

（9）剖腹探查：一般不易接受，但必须为诊断及临床分期提供可靠依据时，如发热待查病例，临床高度怀疑淋巴瘤，彩超发现有腹腔淋巴结肿大，但无浅表淋巴结或病灶可供活检的情况下，为肯定诊断，或准备单用扩大照射治疗 HL 前，为明确分期诊断，有时需要剖腹探查，在取淋巴结标本同时切除脾做组织病理学检查。

四、临床分期

根据病理活检结果、全身症状、体格检查、实验室检查、影像学检查等结果做出的临床分期，以及在此基础上通过损伤性操作如剖腹探查、骨髓活检做出的病理分期（pathological stage，PS）对治疗方案的选择、预后判断具有重要意义。目前国内外公认的 HL 分期标准系由 1971 年举行的 Ann Arbor 会议所建议，主要根据临床表现、体格检查、B 超、CT 扫描、下肢淋巴管造影、下腔静脉造影等进行分期。

（胡　婕）

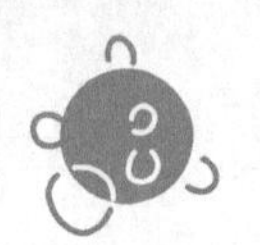

第二节 诊断及鉴别诊断

一、诊断

霍奇金淋巴瘤的诊断主要依靠淋巴结肿大的临床表现和组织活检结果。霍奇金淋巴瘤的诊断应包括病理诊断和临床分期诊断。

1. 结节性淋巴细胞为主型霍奇金淋巴瘤（NLPHL）病理诊断要点

（1）满足 HL 的基本标准，即散在大细胞 + 反应性细胞背景。

（2）至少有一个典型的大结节。

（3）必须见到 L & H 细胞。

（4）背景中的细胞是小淋巴细胞和组织细胞，没有嗜中性和嗜酸粒细胞。

（5）L & LH 细胞总是呈 LCA^+、$CD20^+$、$CD15^+$、$CD30^-$，L & H 细胞周围有大量 $CD3^+$ 和 $CD57^+$ 细胞围绕。

2. 经典型霍奇金淋巴瘤 CHL 病理诊断要点

（1）散在大细胞 + 反应性细胞背景。

（2）大细胞（HRS 细胞）：主要为典型 RS 细胞、单核型和多核型 RS 细胞。

（3）混合性反应性背景：中性粒细胞、嗜酸粒细胞、组织细胞和浆细胞等。

（4）弥漫性为主，可有结节样结构，但无硬化纤维带包绕和包膜增厚。

（5）HRS 细胞总是 $CD30^+$，多数呈 $CD15^+$，少数呈 $CD20^+$，极少出现 EMA^+。

（6）绝大多数有 EBV 感染，即 EBER 和 $LMPI^+$。

二、鉴别诊断

1. 病理鉴别诊断

（1）结节性淋巴细胞为主型霍奇金淋巴瘤 NLPHL 与富于淋巴细胞型霍奇金淋巴瘤 LRHL 相鉴别。LRHL 有两种组织形式：结节性和弥漫性。当呈结节性生长时很容易与 NLPHL 混淆。

（2）富于 T 细胞的 B 细胞淋巴瘤 TCRBCL 与结节性淋巴细胞为主型霍奇金淋巴瘤 NLPHL 相鉴别。NLPHL 的结节明显时，鉴别很容易。根据现在 WHO 的标准，在弥漫性病变中只要找到一个具有典型 NLPHL 特征的结节就足以排除 TCRBCL。但结节不明显或完全呈弥漫性生长时，应与 TCRBCL 鉴别。

（3）生发中心进行性转化（PTGC）与结节性淋巴细胞为主型霍奇金淋巴瘤 NLPHL 相鉴别。由于 PTGC 结节形态与 NLPHL 结节相似，二者也常出现在同一淋巴结，因此应做鉴别。PTGC 是由于长期持续的淋巴滤泡增生而变大的，套区小淋巴细胞突破并进入生发中心，生发中心内原有的中心细胞和中心母细胞被分割挤压，但常能见到残留的生发中心细

胞（CD10$^+$），没有 L & H 细胞。

（4）结节性淋巴细胞为主型霍奇金淋巴瘤 NLPHL 与经典型霍奇金淋巴瘤 CHL 相鉴别。结节性淋巴细胞为主型与经典 HL 不同，NIPHL 的 RS 细胞为 CD45$^+$，表达 B 细胞相关抗原（CD19，CD20，CD22 和 CD79）和上皮膜抗原，但不表达 CD15 和 CD30。应用常规技术处理，NLPHL 病例中免疫球蛋白通常为阴性。L & H 细胞也表达由 bcl-6 基因编码的核蛋白质，这与正常生发中心的 B 细胞发育有关。

NLPHL 结节实际上是转化的滤泡或生发中心。结节中的小淋巴细胞是具有套区表型（IgM$^+$ 和 IgG$^+$）的多克隆 B 细胞和大量 T 细胞的混合物，很多 T 细胞为 CD57$^+$，与正常或 PTGC 中的 T 细胞相似。NLPHL，中的 T 细胞含有显著增大的不规则细胞核，类似中心细胞，往往呈小灶性聚集，使滤泡呈破裂状或不规则轮廓。NLPHL 中的 T 细胞多聚集在肿瘤性 B 细胞周围，形成戒指状、玫瑰花结状或项圈状。尽管几个报道表明，围绕爆米花样细胞的 T 细胞大多为 CD57，但玫瑰花结中缺乏 CD57 细胞也不能否定 NLPHL 的诊断。在结节中，滤泡树突状细胞（FDC）组成了明显的中心性网。滤泡间区含有大量 T 细胞，当出现弥散区域时，背景淋巴细胞仍然主要是 T 细胞，但 FDC 网消失。Ig 和 TCR 基因为胚系，EBV 常阴性。但是，经典型霍奇金淋巴瘤常常没有这些特征。

2. 临床鉴别诊断传染性单核细胞增多症（infectious mononucleosis，IM）

IM 是 EBV 的急性感染性疾病，起病急，突然出现头痛、咽痛、高热，接着淋巴结肿大伴压痛，血常规白细胞不升高，甚至有些偏低，外周血中可见异型淋巴细胞，EBV 抗体滴度可增高。患者就诊时病史多在 1 ~ 2 周，有该病史者发生 HL 的危险性增高 2 ~ 4 倍，病变中可出现 HRS 样的细胞、组织细胞等，可与 LRHL 和 MCHL 混淆，应当鉴别。IM 淋巴结以 T 区反应性增生为主，一般结构没有破坏，淋巴滤泡和淋巴窦可见，不形成结节样结构，没有纤维化。T 区和淋巴窦内有较多活化的淋巴细胞、免疫母细胞，有的甚至像单核型 RS 细胞，但呈 CD45$^+$（LCA）、CD20、CD15$^+$，部分细胞 CD30$^+$。如鉴别仍困难可进行短期随访，因 IM 是自限性疾病，病程一般不超过 1 个月。

（胡 婕）

第三节 治疗

目前 HL 的治疗主要是根据患者的病理分型、预后分组、分期来进行治疗选择，同时还要考虑患者的一般状况等综合因素，甚至还要考虑经济、社会方面的因素，最终选择最理想的方案。综合治疗是治疗 HL 的发展方向，对中晚期 HL 单纯放疗疗效不理想，常以化疗为主，辅以放疗。复发性、难治性霍奇金淋巴瘤的治疗已较多考虑造血干细胞移植。

一、早期霍奇金淋巴瘤的治疗

早期霍奇金淋巴瘤的治疗近年来有较大进展，主要是综合治疗代替了放疗为主的经典

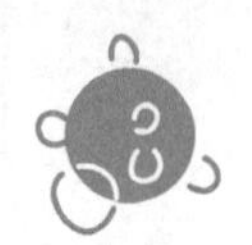

治疗。早期霍奇金淋巴瘤是指Ⅰ、Ⅱ期患者，其治疗方针以往以放疗为主，国内外的经验均证明了其有效性，可获得70%～90%的5年总生存率。近年来国外的大量研究表明，综合治疗（化疗加受累野照射）可以获得更好的无病生存率，大约提高15%，但总生存率相似，预期可以明显减轻放疗的远期不良反应。因此，目前化疗结合受累野照射的方法是治疗早期霍奇金淋巴瘤的基本原则。但是国内尚没有大组病例的相关研究资料。

1．放射治疗

（1）经典单纯放射治疗的原则和方法：早在1950年以后，^{60}Co远治疗机和高能加速器出现后，解决了深部肿瘤的放射治疗问题。对于常常侵犯纵隔、腹膜后淋巴结的霍奇金淋巴瘤来说，为其行根治治疗提供了技术设备条件。由于该病沿着淋巴结蔓延的生物学特性，扩大野照射解决了根治治疗的方式方法问题。对于初治的早期患者来说，行扩大野照射，扩大区DT 30～36 Gy，受累区DT 36～44 Gy，就可以获得满意疗效，5年总生存率80%～90%，这是单纯放疗给患者带来的利益。扩大野照射的方法包括斗篷野、锄形野、倒Y野照射，以及由此组合产生的次全淋巴区照射和全淋巴区照射等放疗方法。特点是照射面积大，疗效可靠满意，近期毒性不良反应可以接受。因此，对于有化疗禁忌证，以及拒绝化疗的患者，还是可以选择单纯放疗。

（2）单纯放疗的远期毒性不良反应：人们对单纯放疗的优缺点进行了较长时间的研究，发现随着生存率的提高，生存时间的延长，缺点逐渐显现，主要是放疗后的不良反应，特别是远期不良反应，如肺纤维化，心包积液或胸腔积液，心肌梗死，第二肿瘤的发生（乳腺癌、肺癌、消化道癌等）。Stanford报道了PSⅠA～ⅢB期治疗后死亡情况分析情况，总的放疗或化疗死亡率为32.8%（107/326），死亡原因：①死于HL，占41%。②死于第二肿瘤，占26%。③死于心血管病，占16%。④其他原因死亡，占17%。可见59%的患者不是死于HL复发，而是死于其他疾病，这些疾病的发生与先前的高剂量大面积放疗相关。Van-Leeuwen等2000年报道的研究发现第二肿瘤的发生与患者治疗后存活时间和接受治疗时年龄有关。患者治疗后存活时间越长，接受治疗时年龄越小，第二肿瘤的发病危险性越大。

（3）放疗、化疗远期并发症的预防：国外对预防放疗、化疗远期并发症已经有了一定研究，制订了两级预防的措施。初级预防：①限制放射治疗的放射野和剂量。②先行化疗的联合治疗模式。③避免用烷化剂和VP-16。④避免不必要的维持化疗。⑤用博来霉素的患者应监护其肺功能。二级预防：①停止吸烟。②放疗后5～7年内常规行乳腺摄片。③限制日光暴露。④避免引起甲状腺功能低下的化学药物。⑤有规律的体育运动。⑥注意肥胖问题。⑦心脏病预防饮食。

2．综合治疗

（1）综合治疗的原则：先进行化疗，选用一线联合方案，然后行受累野照射。但要根据患者的预后情况确定化疗的周期数和放疗剂量。

①预后好的早期霍奇金淋巴瘤：指临床Ⅰ～Ⅱ期，没有不良预后因素者。选用一线联合化疗方案2～4周期，然后行受累野照射，剂量为20～36 Gy。而早期结节性淋巴细胞

为主型 HL 可以采用单纯受累野照射。

②预后不好的早期霍奇金淋巴瘤：指临床Ⅰ～Ⅱ期，具有 1 个或 1 个以上不良预后因素的患者。选用一线联合化疗方案治疗 4 ～ 6 周期，然后受累野照射 30 ～ 40 Gy。

（2）综合治疗和经典单纯放疗的比较：尽管单纯放疗可以治愈早期霍奇金淋巴瘤，疗效满意，但其远期并发症是降低患者生活质量和增加死亡率的重要问题。常规化疗的远期毒性不良反应较放疗轻，因此有人提出化疗后减少放疗面积和剂量，以减少远期并发症的发生，结合两者的优点进行综合治疗。最近 30 年大量临床研究已证明综合治疗模式可以代替单纯放疗治疗早期霍奇金淋巴瘤。到 20 世纪 90 年代后期就已有较大组综合治疗研究结果的报道。1998 年报道的一个 23 组试验的随机对照结果，共 3888 例早期 HL 病例参加试验，包括Ⅰ、Ⅱ期预后好的和预后不良的 HL，也含有少数ⅢA 病例。文中分析了其中 13 组试验涉及单纯放疗或化疗结合放疗的综合治疗随机对照研究，10 年复发率分别是 15.8% 和 32.7%（$P < 0.0001$），10 年实际生存率分别为 79.4% 和 76.5%（$P > 0.05$）。有学者认为综合治疗可以改善无病生存率，但是实际生存率相似。还分析了 8 个单纯放疗的随机对照研究报道，对比局限扩大野照射（斗篷野照射等）与大野照射（次全淋巴区照射或全淋巴区照射）的疗效，全组的 10 年复发率分别为 31.1% 和 43.4%（$P < 0.0001$），10 年实际生存率分别为 77.0% 和 77.1%（$P > 0.05$），结论是大野照射可以减少复发率，提高无病生存率，但是不能提高实际生存率，这从另一个角度提示放射野是可以适当缩小的。缩小放射野后，复发率提高，增加了 HL 的死亡率，但是心脏病等并发症的减少似乎可以抵消这种死亡率的提高。目前的问题是对于预后好的早期 HL 而言，综合治疗是否可以代替单纯放疗。EORTC 对这问题进行了系统研究。1997 年报道了 H7F 号研究结果，该研究对预后好的 333 例临床Ⅰ、Ⅱ期 HL 进行随机对照研究，单纯放疗组为次全淋巴区照射，综合治疗组为 6 周期的 EBVP 方案化疗加受累野照射，6 年无病生存率分别为 81% 和 92%（$P = 0.002$），6 年实际生存率分别为 96% 和 98%（$P > 0.05$）。EORTC-H8F 临床研究中，对 543 例临床Ⅰ、Ⅱ期 HL 患者进行随机对照研究，单纯放疗组为次全淋巴区照射，综合治疗组为 3 周期的 MOPP/ABV 方案化疗加受累野照射，4 年 TFFS 分别为 77% 和 99%（$P = 0.002$），4 年 OS 分别为 96% 和 99%（$P > 0.05$）。德国的霍奇金淋巴瘤研究组（GHSG）也进行了研究，GHSG HD7 研究中有 571 例早期 HL 入组，随机分为两组，第一组为综合治疗组，采用 ABVD 2 周期 + 次全淋巴区照射；另一组为单纯放疗组，采用单纯次全淋巴区照射。2 年 FFTS 分别是 96% 和 84%，实际生存率无差异。SWOG/CALGB 的随机分组研究中有 324 例预后好的 HL 患者入组，分别随机分为综合治疗组（采用 AV3 周期 + 次全淋巴区照射）和单纯放疗组（单纯次全淋巴区照射），3 年 FFS 分别为 94% 和 81%，但是实际生存率无差异。有学者在 2000 年美国血液学年会上报道了 543 例早期（预后好的）HL 的单纯放疗与综合治疗的临床对照研究结果。该研究中单纯放疗组采用 sTNI 常规放疗，综合治疗组采用 MOPP/ABV + 受累野照射，两组 CR 率分别为 94% 和 96%；4 年 FFS 分别为 77% 和 99%（$P < 0.001$），4 年 OS 分别为 95% 和 99%（$P = 0.02$）。上

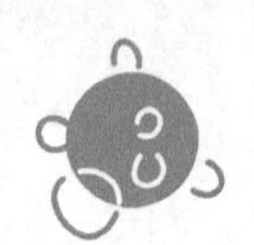

面多组随机分组研究的结果显示，综合治疗组提高了无病生存率，但是没有提高总生存率。还有其他多组研究均表明，综合治疗疗效不低于传统的单纯放疗。但是否可以不用放疗，只用化疗治疗早期霍奇金淋巴瘤呢？目前尚无明确答案。在1995—1998年进行的CCG-5942研究中，501例化疗后获得CR的HL病例进入研究组，其中多数为Ⅰ、Ⅱ期，少数为Ⅱ、Ⅳ期，随机分入受累野照射组和单纯观察组。结果3年无事件生存率分别为93%和85%（P = 0.002 4），实际生存率为98%和99%。化疗后放疗改善了无事件生存率，但是没有改善实际生存率。另一个研究是2002年ASTRO上报道的EORTCH9F研究，入组病例是预后好的Ⅰ、Ⅱ期HL患者，接受EBVP方案化疗达CR后随机分为3组，第一组单纯观察不放疗，第二组行受累野照射20 Gy，第三组为36 Gy。但是由于单纯化疗组的复发率明显增高，故此项研究被提前终止。还有一些试验在进行中。目前单纯化疗虽然还没有结论，但是EORTC H9F的结果应当重视。目前单纯化疗还没有成为标准治疗。对于预后不良的（含有1个或1个以上不良预后因素）Ⅰ、Ⅱ期HL，是否也可以用综合治疗的模式代替单纯放疗，对此也有许多重要的临床试验研究。EORTC-H5 U是随机对照临床研究，296例入组病例均是预后不好的Ⅰ、Ⅱ期HL，病例特点是年龄≥40岁，血沉≥70 mm/h，混合细胞型或淋巴细胞减少型，临床Ⅱ期，但未侵犯纵隔。分为单纯放疗组（全淋巴区照射）和综合治疗组（MOPP×3 +斗篷野照射+ MOPP×3）。两组15年无病生存率分别为65%和84%（P＜0.001），但是实际生存率两组均为69%。在另一组临床研究中，115例膈上受累的病例，病理分期为ⅠA～ⅡB期，随机分入单纯斗篷野照射组或综合治疗组（斗篷野照射+ MVPP方案化疗）。两组10年无复发生存率分别为91%和67%（P＜0.05），实际生存率为95%和90%（P＞0.05）。在EORTC H8 U的预后不良Ⅰ、Ⅱ期随机研究中，495例初步结果显示，4周期和6周期MOPP/ABV +受累野或扩大野照射的4年总生存率和无病生存率无差别。说明对于预后不好的HL来说，综合治疗同样提高了无病生存率，但未改善实际生存率。

（3）综合治疗模式中化疗方案的优化：综合治疗中的化疗方案和周期数是以往较多探讨的问题。根据近些年的临床研究表明，预后好的HL选择ABVD方案、VBM方案，预后不好的HL选用ABVD方案、MOPP/ABV方案、BEAMOPP方案、StanfortV方案等。ABVD方案和MOPP方案是治疗早期霍奇金淋巴瘤的经典方案，许多随机分组的临床研究均已经证明了ABVD方案的优越性，ABVD的疗效明显优于MOPP，毒性不良反应也较低。在EROTCH6U试验中，316例早期HL病例入组，随机分入两组，第一组为MOPP×3 +斗篷野照射+ MOPP×3；第二组为ABVD×3 +斗篷野照射+ ABVD×3。结果6年无进展生存率分别为76%和88%，实际生存率分别为85%和91%。ABVD的血液毒性和性腺毒性均轻于MOPP，但是肺毒性略高，可能与博来霉素有关，使用中应当注意不要超过其限制使用剂量。远期毒性还需继续观察。1988—1992年EROTCH7U的研究中，对预后不好的早期HL随机进入EBVP + IFRT治疗组或MOPP/ABV + IFRT治疗组进行比较，结果两组EFS分别为68%和90%（P＜0.000 1），6年OS分别为82%和89%（P = 0.18）。

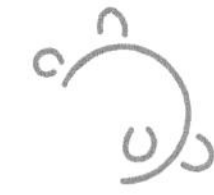

1998—2003 年进行的 GHSGHD11 随机研究中，含有 ABVD 或 BEAMOPP 化疗方案的治疗方案，FFTF 分别为 89% 和 91%，OS 分别为 98% 和 97%，均没有明显差别。由于 ABVD 方案疗效不低于其他方案，不良反应相对较低。因此，对于预后不好的早期 HL 来说还是首选的方案。早期霍奇金淋巴瘤综合治疗中化疗周期数量是长期探讨的问题。一般对于预后好的早期 HL 应采用 2 ~ 4 周期的 ABVD 方案化疗加受累野照射 30 ~ 36 Gy。对于预后不好的应采用 4 ~ 6 周期的 ABVD 方案化疗，加 36 ~ 40 Gy 的受累野照射。有些试验表明并不是增加化疗周期数就可以增加疗效。2000 年 Ferme 等报道 EORTC/GELA H8U 的试验结果，全组为 995 例预后不良的早期 HL，分别采用 6 周期 MOPP/ABV + 受累野照射、4 周期 MOPP/ABV + 受累野照射、4 周期 MOPP/ABV + 次全淋巴区照射 3 种治疗方法进行对照研究，结果 3 组病例的缓解率（CR + PR）分别为 86%、91% 和 88%，FFS 分别为 89%、92% 和 92%，OS 分别为 90%、94% 和 92%。3 组缓解和长期生存情况接近，说明综合治疗方案中化疗 4 个周期与 6 个周期接近。

（4）放射野的大小和放疗剂量：综合治疗中的受累野照射及照射剂量是综合治疗实施的重要问题。综合治疗模式中受累野照射已经可以代替扩大野照射。大多数治疗中心对预后好的早期 HL 受累野照射剂量为 30 ~ 36 Gy，预后不好的受累野照射剂量为 36 ~ 40 Gy。Milan 组研究 103 例早期 HL，两组分别为 ABVD + IF 和 ABVD + STNI，结果 4 年 FFS 分别为 95% 和 94%，OS 为均 100%。这组试验也证明综合治疗中扩大照射野没有益处。1998—2003 年进行的 GHSG HD11 研究中，针对早期 HL 的综合治疗中放疗剂量应该是多少进行了随机分组研究，化疗后受累野照射分为 20 Gy 和 30 Gy 两组，结果 FFTF 91% 和 93%，SV99% 和 98%，没有明显差异。现在关于 HL 的放疗剂量和放射野均有下降的趋势。总之，对于早期 HL 的治疗已不再推荐单纯放疗作为其标准方案，而是推荐综合治疗的方法，较好的方法是 ABVD + IF 的组合。一般对于预后好的早期 HL 应采用 2 ~ 4 周期的 ABVD 方案化疗然后加受累野照射 30 ~ 36 Gy。对于预后不好的应采用 4 ~ 6 周期的 ABVD 方案化疗，然后加 36 ~ 40 Gy 受累野照射。

二、进展期、复发性难治性霍奇金淋巴瘤的治疗

1. 进展期 HL 的治疗

（1）进展期患者成为复发性和难治性 HL 的风险因素：进展期（Ⅲ、Ⅳ期）HL 患者，疗效不如早期患者，更容易变为复发性和难治性的患者。20 世纪 90 年代哥伦比亚研究机构对 711 例 HL 患者进行研究，虽然发现进展期患者复发率和难治性发生率较早期高，但分析后发现有 7 个风险因素对预后影响明显，包括：男性，年龄 > 45 岁，Ⅳ期，血红蛋白 < 10 g/L，白细胞计数 > 15×10^9/L，淋巴细胞计数（0.6×10^9/L 或淋巴细胞分类 < 8%，血浆蛋白 < 40 g/L。其中 0 ~ 1 个风险因素的进展期患者成为复发性和难治性 HL 的风险小于 20%，而还有 4 个或更多风险因素的进展期患者成为复发性和难治性 HL 的风险大于 50%。

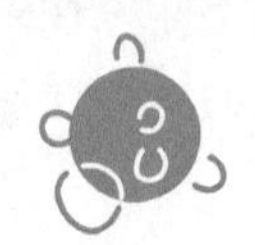

（2）进展期 HL 化疗：鉴于 ABVD 和 MOPP 方案对 HL 治疗效果，许多人提出 ABVD 与 MOPP 不同组合来提高Ⅱ期和Ⅳ期 HL 疗效。但多中心试验表明，不同组合与单独 ABVD 疗效相当，而血液系统和非血液系统毒性明显增加。进展期 HL 其他治疗方案有 StanfordV 方案、BEACOPP 基本和强化方案、BEACOPP-14 方案等。

（3）进展期 HL 的放疗效果：进展期 HL 的常规治疗仍以联合化疗 + 受累野照射为主，化疗方案选用 ABVD、MOPP/ABV、BEACOPP 和 StanfordV 等；受累野照射的剂量为 30 ~ 36 Gy。GHST 进行的一项试验，患者随机分为 2 组，一组是 BEACOPP 强化方案 8 周期或 BEA-COPP 强化方案 4 个周期 + BEA-COPP 基本方案 4 个周期后进行最初发病的淋巴结和残留病灶进行照射（剂量为 30 Gy）；另一组是相同化疗后未进行放疗。两组最终结果无明显差异。最近 EORTC 进行的研究也将进展期 HL 患者化疗 MOPP/ABV 化疗 6 ~ 8 周期后分为继续照射组和不进行照射组。化疗达到 CR 的患者照射剂量为 16 ~ 24 Gy，达到患者照射剂量是 30 Gy。研究也显示，进展期 HL 患者经过 8 周期有效化疗达到 CR 后继续进行放疗并没有显示更好的效果，而且继发 AML/MDS 的概率明显增加。但对于化疗后达到 PR 的患者进行补充放疗效果较好，5 年 EFS 为 97%，OS 为 87%。

2．复发性和难治性霍奇金淋巴瘤

（1）定义和预后：1990 年以后霍奇金淋巴瘤经一线治疗，80% 患者达到治愈，所以对于 HL 的临床研究主要集中在复发性和难治性 HL。有专家提出难治性 HL 的定义为：在初治时淋巴瘤进展，或者虽然治疗还在进行，但是通过活组织检查已经证实肿瘤的存在和进展。复发性 HL 的定义为：诱导治疗达到完全缓解（CR）至少 1 个月以后出现复发的 HL。哥伦比亚研究机构对 701 例 HL 患者进行标准治疗，214 例为早期患者，其中有 6 例复发，460 例进展期患者中 87 例复发，34 例为难治性 HL，可见复发性和难治性 HL 主要集中在进展期的患者。经联合化疗达到 CR 后复发有 2 种情况：①经联合化疗达到 CR，但缓解期 ＜ 1 年，即早期复发。②联合化疗达到 CR 后缓解期 ＞ 1 年，即晚期复发。有报道早期复发和晚期复发的 20 年存活率分别为 11% 和 22%，晚期复发者约 40%，可以使用常规剂量化疗而达到治愈。难治性 HL 预后最差，长期无病存活率在 0 ~ 10%。GHSG 最近提出了对于难治性患者的预后因素：KPS 评分高的、一线治疗后有短暂缓解的、年龄较小患者的 5 年总存活率为 55%，而年龄较大的、全身状况差且没有达到缓解的患者 5 年总存活率为 0。复发和难治的主要原因是难以克服的耐药性、肿瘤负荷大、全身情况和免疫功能差等。

复发性和难治性霍奇金淋巴瘤的挽救治疗：解救治疗的疗效与患者年龄、复发部位、复发时疾病严重程度、缓解持续时间和 B 症状有关［有全身症状，如发热（经常体温 38℃以上），盗汗、体重减轻（就诊前 6 个月内无其他原因体重减轻 10% 以上）为 B 组，无全身症状为 A 组］。

（2）放疗缓解后复发病例的解救治疗：初治用放疗达到 CR 后，复发患者对解救化疗敏感，NCI 长期随访资料表明用放疗达 CR 后复发患者经解救化疗，90% 达到第二次 CR，70% 以上可长期无病存活，疗效与初治病例相似。所以放疗缓解后复发病例一般不首选大

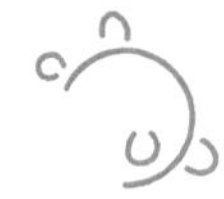

剂量化疗（HDCT）和自体干细胞移植（ASCT）。研究证实，用 ABVD 方案解救疗效优于 MOPP 方案。

（3）解救放疗（SRT）：对于首程治疗未用放疗的复发患者，若无全身症状，或仅有单个孤立淋巴结区病变及照射野外复发的患者 SRT 治疗有效。Campbell 等对 80 例化疗失败后的 HL 患者进行挽救性放疗，27 例（34%）达到完全缓解，7 例（9%）在 SRT 后仍未缓解，46 例（58%）复发。实际中位无进展生存期为 2.7 年，5 年 OS 为 57%。SRT 对化疗失败后 HL 患者的局部病灶效果好，长期缓解率高；对于不适合大剂量化疗加自体干细胞移植的患者，SRT 仍是一个很好的选择。

（4）复发性和难治性霍奇金淋巴瘤的解救方案：目前尚不能确定复发性和难治性 HL 的多种解救方案中哪个解救方案更好。有报道 Mini-BEAM 方案（卡莫司汀、依托泊苷、阿糖胞苷、美法仑）反应率 84%，Dexa-BEAM 方案（地塞米松、卡莫司汀、依托泊苷、阿糖胞苷、美法仑）反应率 81%，DHAP 方案（顺铂、大剂量阿糖胞苷、地塞米松）反应率 89%。Mini-BEAM 方案的疗效肯定，但是此方案影响干细胞动员，一般在 HDC/HSCT 之前要进行最低限度的标准剂量化疗，其原因是安排干细胞采集和移植之前需要使淋巴瘤得到控制，促进有效外周血干细胞的采集。Koln 研究组认为在应用大剂量化疗前使用标准剂量的解救方案疗效最佳，如大剂量 BEAM 化疗前应用 3 ～ 4 个疗程 Dexa-BEAM。其他常用的药物包括依托泊苷、铂化物和异环磷酰胺，这些药物既有抗 HL 疗效又具有较好的干细胞动员效果。

（胡　婕）

第四节　预后

一、不同病理分型的预后

NLPHL 80% ～ 90%的病例经过治疗可达完全缓解，并能存活 10 年以上。晚期是不利的预后因素。3% ～ 5%的病例可能变为大 B 细胞淋巴瘤。患 NLPHL 的患者比患其他类型 HL 的患者发展成 NHL 的风险略高，其中发展成弥漫性大 B 细胞性淋巴瘤（DLBCL）最常见。Hansmann 等报道了在 537 个病例中，这种转变的发生率为 2.6%。英国国家淋巴瘤研究组（BNLI）报道了 182 例患者的转变率为 2%。大细胞性淋巴瘤（LCL）不一定含有典型的淋巴细胞和（或）组织细胞，通常与其他 DLBCL 相似。在某些病例中，通过分子遗传学分析，证实了 NLPHL 和 DLBCL 的克隆关系。有报道由 NLPHL 进展演变的 DLBCL 与原发的 DLBCL 预后相似。除了进展演变为 DLBCL，NLPHL 患者在确诊或复发时，其病变还可和 DLBCL 病变在同一个淋巴结中并存。目前还不知道这种现象发生的频率，但总体上似乎很低。并存型患者的预后明显比一般 DLBCL 患者好。NLPHL 患者较少转变成外周性 T 细胞性淋巴瘤。在 CHL 中，淋巴细胞为主型预后最好，5 年生存率为 94.3%；LDHL 预后最差，5 年生存率仅为 27.4%。采用现代治疗方法后，如果临床分期相同，LDHL 与其他亚型

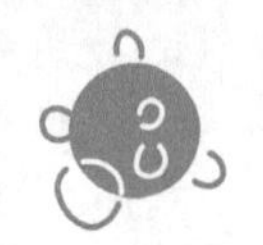

CHL 具有相似的预后。NSHL 的预后略好于 MCHL 和 LDHL，其中部分原因是 NSHL 被发现时多处于较早期（Ⅱ期）。纵隔形成巨大肿块是本病发展成晚期的危险因素。

二、不同临床表现的预后

不同研究组关于 HL 的预后因素的认识略有不同，一般认为不良预后因素包括：①年龄≥ 45 ~ 50 岁。②≥ 3 ~ 4 个淋巴结区域受侵。③ ESR ≥ 50 或 ESR ≥ 30（伴有 B 组症状）。④巨块（直径＞ 10 cm）或纵隔大肿块（纵隔肿物最大横径大于第 6 胸椎下缘水平胸腔横径的 1/3）。⑤男性。⑥ B 组症状。⑦混合细胞或淋巴细胞削减型。有研究者发现，HIV 患者预后较差。EORTC 对早期霍奇金淋巴瘤进行了预后分组、分为预后极好组、预后良好组、预后不良组。

（1）预后极好组的条件是Ⅰ A 期，女性，年龄＜ 40 岁，淋巴细胞为主型或结节硬化型，非巨块或大纵隔肿块。

（2）预后不良组的条件是≥ 50 岁，≥ 4 个淋巴结区域受侵，ESR ≥ 50 或 ESR ≥ 30（伴有 B 组症状），巨块（肿块＞ 10 cm）或纵隔大肿块（纵隔肿物最大横径大于第 5、第 6 胸腔积液平胸腔横径的 1/3 或 0.35）。

（3）预后良好组不符合预后极好组和预后不良组条件的其他临床Ⅰ / Ⅱ期患者。德国霍奇金淋巴瘤研究组（GHSG）提出的预后因素包括纵隔肿块、结外病变等；EORTC 更重视年龄是否＞ 50 岁，GHSG 则更重视是否发生结外病变，其他各项均相似。NCCN 2003 年公布的 HL 诊治指导原则中认为早期 HL 的预后因素主要是：①巨大肿块（纵隔肿块最大宽度 / 胸腔最大宽度＞ 1/3，或任何肿块的直径＞ 10 cm）。②血沉≥ 50 mm/h，并伴有 B 组症状。③＞ 3 个以上的受累淋巴结区。对于进展期 HL 则要参考另一个预后标准，即预后指数。1990 年在哥伦比亚研究机构对 711 例 HL 患者进行研究，发现了 7 个风险因素：①男性。②Ⅳ期。③年龄≥ 45 岁。④ Hb ＜ 10 g/L。⑤ WBC ≥ 15×10^9/L。⑥淋巴细胞绝对计数＜ 0.6×10^9/L，或淋巴细胞比例＜ 8%。⑦血浆蛋白＜ 40 g/L。虽然发现进展期患者复发或难治的发生率较早期高，但含有 0 ~ 1 个风险因素的进展期患者，复发难治的风险小于 20%；而有 4 个或更多风险因素的进展期患者，复发和难治的风险大于 50%。根据这一观点，Moskowitz 等进行了相关研究，1998 年报道了 76 例 HL 病例，将全组病例进行了分组，化疗方案采用 ABVD 44 例，Stanford V 方案 32 例，随访 21 个月。结果发现分值越高，疗效越差。这个评分方法在国际国内尚未广泛使用，但是可以研究探讨。关于 HL 的预后，最近不同的研究者还有新的不同的结论。一线治疗效果不好的难治性 HL 预后较差，长期无病存活率在 0 ~ 10%。2003 年的美国血液年会（ASH）提出了更简单的预后因素：分期早晚，是否有 B 组症状，是否有巨大肿块（肿瘤直径≥ 10 cm）。一般来说，没有上述不良预后因素者为预后良好组，或低危组；相反，具有上述不良预后因素者为预后不良组，或高危组，两组患者在治疗和预后上有区别。

（胡　婕）

病例篇

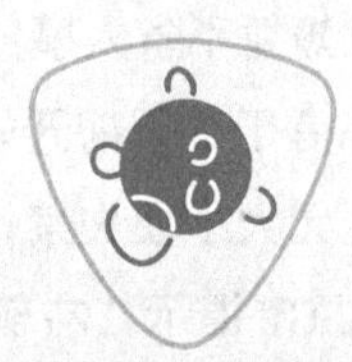

病例篇

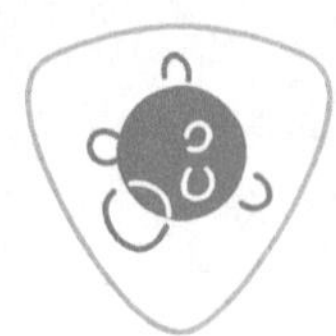

◎ 右额叶神经胶质瘤

一、基本信息

姓名：××× 性别：男 年龄：47 岁

过敏史："头孢类"药物过敏，表现为皮疹。

主诉：突发短暂不省人事伴肢体抽搐 2 天。

现病史：患者于 2 天前开始无明显诱因突发不省人事，呼之不应，伴肢体抽搐，当时无畏寒、发热，无大小便失禁，无呼吸困难，约几分钟后患者抽搐停止逐渐清醒，送我院急诊科，查头颅 CT 提示"右额叶占位"，现为求进一步诊治收住院。起病以来，患者精神、睡眠、胃纳可，二便正常，体重无明显变化。

二、查体

体格检查：T 36.5℃，P 80 次 / 分，R 20 次 / 分，BP 120/70 mmHg。发育正常，营养良好，自主体位，步入室，查体合作。

专科检查：神志清，自动睁眼，对答切题，肢体能自主活动，GCS 评分 15 分，双瞳孔等圆等大，直径约 2.5 mm，对光反射灵敏，颈抵抗阴性，肢体肌力、肌张力正常，腹壁反射、跟腱反射等生理反射存在。

辅助检查：血常规、尿常规、粪便常规、肝肾功能、心酶、血糖、血脂、电解质、凝血功能、乙肝六项、丙肝抗体、梅毒过筛试验、抗 HIV 等均未见明显异常。急诊 CT 检查提示，右额叶颅内占位性病变。术前 MR 结合平扫、增强扫描及增强灌注、波谱成像 / 分析：右额叶异常信号灶，考虑低级别胶质瘤；双侧额叶皮层下、放射冠散在缺血灶较前相仿；DTI 成像白质纤维束示踪显示右侧皮质脊髓束、胼胝体束、扣带束、额叶弓状纤维束受压，右侧额叶弓状纤维束、皮质脊髓束纤维数目稍减少、部分中断；头颅 MRV 示，左侧横窦、乙状窦稍细小，考虑先天性改变；余颅内静脉未见明确异常。免疫组化结果：GFAP（+），

Vimentin（-），IDH1（+），Ki67（约 15%+），P53（-），EGFR（+）。结合 HE 形态及免疫组化结果，（右额叶）考虑间变型星型细胞瘤，WHO Ⅲ级，IDH1 突变型。术后 CT：额部呈开颅右额叶占位病变切除术后改变，颅内积气，右额部颅内板下积血，原右侧额叶残腔内积液、积血，残腔周围右侧额叶-放射冠区脑梗死伴少量出血；左侧额叶小灶性脑梗死。术后 MR 提示，右侧额部呈术后改变，术区头皮软组织肿胀，左侧额部及右侧额顶部硬脑膜增厚、强化；颅内少量积气；右侧额叶术区残腔形成，残腔内积血、积液，残腔边缘脑实质缺血缺氧改变，周围脑实质及左侧额叶脑实质水肿；上述建议随诊复查；蛛网膜下腔出少许血；双侧额叶皮层下、放射冠散在缺血灶较前相仿；DTI 提示，右侧额叶弓状纤维束、皮质脊髓束纤维数目稍减少、部分中断；右侧皮质脊髓束、胼胝体束、扣带束、额叶弓状纤维束受压；颅脑 DSC-PWI 示右侧额叶残腔边缘脑实质及周围水肿区灌注减低，双侧大脑前、中、后动脉供血区灌注未见明显减低或增高。全身 PET/CT：①右额叶占位，代谢减低，请结合 MRI 检查；②余全身其他部位未见明显异常。

三、诊断

初步诊断：右额叶占位性病变。

鉴别诊断：本例需鉴别脑梗死。

支持点：突发短暂不省人事伴肢体抽搐。

不支持点：CT 提示右额叶占位性病变。

结论：基本排除。

最终诊断：右额叶神经胶质瘤（间变型星型细胞瘤，WHO Ⅲ级，IDH1 突变型）。

四、诊疗经过

入院后完善相关检查，排除禁忌，全麻下行机器人导航立体定向右额叶占位病变切除术，术程顺利。术后予防治癫痫、预防感染、补液、脱水降低颅内压等治疗。术后病理示：（右额叶）考虑间变型星型细胞瘤，WHO Ⅲ级，IDH1 突变型。行放疗前模拟定位及 CT 扫描，行放疗计划设计。行颅脑局部放疗，放疗技术为图像引导调强放疗（IGRT），肿瘤靶区处方剂量为：PGTVn × 60 Gy/30F。同时行口服替莫唑胺（75 mg/m^2）同步化疗，过程顺利。同期放化疗后结束后复查磁共振示未见明显肿瘤，予继续口服替莫唑胺（200 mg/m^2）辅助化疗 6 周期，过程顺利。

五、出院情况

患者治疗过程顺利，按计划完成治疗。治疗结束复查颅脑增强 MRI、全身弥散加权磁共振等未见明显肿瘤征象。

根据 RTOG 急性毒性反应评价标准，射野内皮肤反应 1 级，胃肠道反应 2 级。

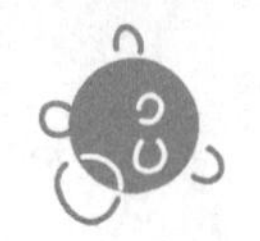

六、讨论

胶质瘤是指起源于神经胶质细胞的肿瘤，是最常见的原发性颅内肿瘤，WHO 中枢神经系统肿瘤分类将胶质瘤分为 WHO Ⅰ ~ Ⅳ级，Ⅰ、Ⅱ级为低级别胶质瘤，Ⅲ 、Ⅳ级为高级别胶质瘤。

胶质瘤治疗以手术切除肿瘤为主，结合放疗、化疗等综合治疗方法。手术可以缓解临床症状，延长生存期，并获得足够标本用以明确病理学诊断和进行分子生物学研究。手术治疗应安全并最大范围切除肿瘤，而常规神经导航和（或）功能神经导航、术中神经电生理监测技术和术中 MRI 实时影像等新技术有助于实现最大范围安全切除肿瘤。

放疗可杀灭或抑制残余肿瘤细胞，延长患者生存期，分割外放射治疗已经成为高级别胶质瘤的标准疗法。胶质瘤具有原位复发特点，且 90% 发生在距原发灶 2 cm 的范围之内，故优化局部放疗方案是治疗的焦点。近年来多种剂量分割方法、多种放疗方式（三维适形放疗、调强放疗、间质内近距离放疗、立体定向外科等），以及新放疗设备的应用，进一步提高了放疗效果。

高级别胶质瘤术后放疗可以取得生存获益。强烈推荐术后尽早开始放疗，建议采用 3D-CRT 或 IMRT 技术进行肿瘤局部放疗，以总剂量≤ 60 Gy，常规剂量分割的方式进行。新一代烷化剂替莫唑胺（TMZ）在治疗高级别胶质瘤中的疗效得到肯定，TMZ 同步放化疗加辅助化疗联合治疗已经成为新诊断 CBM 的标准治疗。

（胡　丹）

◎ 鼻腔 NK/T 淋巴瘤

一、基本信息

姓名：×××　　性别：女　　年龄：53 岁

过敏史：否认食物及药物过敏史。

主诉：反复右鼻塞、流涕 1 年。

现病史：患者 1 年前始无明显诱因出现右侧鼻塞，始时程度轻，呈间歇性发作，后症状进行性加重，鼻塞加重，无畏寒、发热，无咳嗽、咳痰，无潮热、盗汗，无头晕、头痛，无睡眠时打鼾，在当地诊所予药物治疗（具体不详）后无好转，一直未再做进一步检查处理。近期症状持续加重，就诊我院，行电子鼻咽喉镜检查诊为“右鼻腔肿物”，为行进一步诊治收住院。起病以来，患者精神、睡眠、胃纳一般，二便如常，近期体重无明显变化。

二、查体

体格检查：T 36.6℃，P 83 次 / 分，R 20 次 / 分，BP 112/75 mmHg。发育正常，营养良

好，自主体位，步入室，神志清楚，表情自如，查体合作。

专科检查：耳郭无畸形及牵拉痛，耳道畅，鼓膜完好，乳突区无压痛。外鼻无畸形，鼻翼无扇动，鼻中隔左偏，右鼻腔见大量淡红色乳头状肿物堵塞，鼻腔结构窥视不清，左鼻腔稍狭窄，未见新生物及异常分泌物。鼻窦区无压痛。咽喉部：鼻咽部黏膜光滑，咽隐窝对称。口咽黏膜慢性充血，两侧腭舌弓、腭咽弓对称，双侧扁桃体Ⅰ度肿大，表面无瘢痕及脓点，舌根部淋巴滤泡稍增生，声带室带未见异常。

辅助检查：血常规、尿常规、粪便常规、肝肾功能、心酶、血糖、血脂、电解质、凝血功能、乙肝六项、丙肝抗体、梅毒过筛试验、抗 HIV 等均未见明显异常。血 β_2 微球蛋白：1.92 mg/L。病理，（右鼻腔）送检黏膜内见大量淋巴细胞，较多中性粒细胞浸润，另可见血管增生，免疫组化结果：CK（-），Ki67 约 30%（+），CD20（-），Pax-5（-），CD56（+），CD2（+），CD3（+），CD21（-），CD5（部分+），CD7（+），CD4（+），CD8（+），TIA-1（+），GrB（部分+）。原位杂交结果：EBER（+）；结合HE 形态、免疫组化及原位杂交结果，（右鼻腔）符合 NK/T 淋巴瘤，鼻型。骨髓分析，双侧骨髓未见肿瘤细胞浸润。病理：（骨髓）送检破碎骨髓组织，伴有外周血稀释，其内仅见少许粒系及淋巴细胞，未见瘤细胞浸润。流式细胞分析：未见明显异常淋巴细胞。磁共振：①右侧鼻腔异常信号，可符合淋巴瘤改变；②双侧上颌窦、筛窦炎症；③双颈Ⅰ、Ⅱ区数枚小淋巴结。术后腮腺+颈部增强磁共振：左侧腮腺区呈术后改变，左侧腮腺组织术后缺如改变，术区软组织肿胀、渗出，左侧腮腺区异常信号并明显强化，考虑术后炎性改变可能性大；左侧颈部Ⅱ、Ⅲ、Ⅳ稍大/小淋巴结，性质待定；右颈Ⅱ、Ⅲ、Ⅳ区多发小淋巴结，考虑良性改变。全身 PET/CT：①右侧鼻腔条片状高代谢灶，结合病理，可符合淋巴瘤表现；②鼻咽部炎症，筛窦及双侧上颌窦炎症，双侧颈部Ⅱ区淋巴结炎性增生；③全身其他部位未见明显异常。

三、诊断

初步诊断：鼻腔肿物。

鉴别诊断：本例需鉴别鼻腔淋巴瘤、鼻腔癌及慢性鼻窦炎伴鼻息肉。

支持点：可有反复鼻塞、流涕症状。查体及电子鼻咽喉镜示鼻腔肿物。

不支持点：无病理支持。

结论：完善相关检查，行活检病理进一步确诊。

最终诊断：结外 NK/T- 细胞淋巴瘤（鼻型）Ⅰ E 期 NRI 0 低危。

四、诊疗经过

入院后完善相关检查，排除禁忌，全麻下行鼻内镜下右侧鼻腔病损、下鼻甲部分切除术+上颌窦开放术，术后病理示：（右鼻腔）符合 NK/T 淋巴瘤，鼻型。无明显禁忌，予以“P-GEMOX：培门冬酶 3750 IU d1，吉西他滨 1.8 g d1，奥沙利铂 130 mg d1 q3 W”方

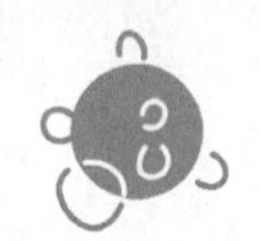

案化疗，同时予以止呕、护胃、抗过敏等对症治疗。放疗前口腔处理及放疗前定位扫描完毕，行鼻腔局部放疗，放疗技术为VMAT，放疗剂量PGTV 56 Gy/26次，PCTV 50 Gy/26次，加强漱口、鼻腔冲洗、射野皮肤保护等处理。放疗结束复查磁共振及电子鼻咽喉镜示肿瘤消退。予行“P-GEMOX：培门冬酶3750 IU d1，吉西他滨1.8 g d1，奥沙利铂130 mg d1 q3 W”方案化疗，过程顺利。

五、出院情况

患者治疗过程顺利，按计划完成治疗。治疗结束复查血 β_2 微球蛋白正常，复查鼻咽+颈部增强MRI、全身弥散加权磁共振等，未见明显肿瘤征象。

根据RTOG急性毒性反应评价标准，口腔急性黏膜炎2级，射野内皮肤反应2级，口干1级，胃肠道反应2级。

六、讨论

结外鼻型NK/T细胞淋巴瘤是我国最常见的外周T细胞淋巴瘤，可占外周T细胞淋巴瘤的47%～55%，占全部淋巴瘤的11%～14%。其以鼻腔为原型，可发生于全身任何结外器官，上呼吸消化道最常见。

由于淋巴瘤是一种全身性疾病，而鼻型NK/T细胞淋巴瘤又是一种原发于结外器官的淋巴瘤，因此分期检查应考虑两方面，一是评估结外病变的侵犯范围，二是评估全身其他部位是否有病变累及。分期检查包括以下几种。①组织病理学检查：淋巴瘤诊断最主要是依靠病理学检查，因此，若临床高度怀疑此病时，需尽可能取相应部位组织行病理形态学、免疫表型及EBV状态检测，明确病理诊断。②局部检查：主要包括头颈部MRI和（或）CT检查、纤维鼻咽喉镜检查、电子胃肠镜检查等。③全身检查：建议常规做PET-CT检查，以排除常规影像学检查难以检出的远处结外病变，其准确性和敏感性均高于常规影像学检查，使分期更准确，指导治疗，此外，其在预后评估方面亦具有一定的优势。④此外，在治疗前尚需行骨髓活检和（或）骨髓穿刺以排查淋巴瘤骨髓浸润的可能，而前者的准确性优于后者。

结外鼻型NK/T细胞淋巴瘤主要根据患者分期及预后指数进行分层治疗（个体化治疗）。早期以放射治疗为主要治疗手段，化疗为辅助治疗，预后较好，5年生存率50%～90%。晚期以化疗为主，预后较差，中位生存期仅6～36个月，5年生存率低于30%。结外鼻型NK/T细胞淋巴瘤对放疗敏感，放疗是早期患者（Ⅰ～Ⅱ期）的根治性治疗手段，其在接受以放疗为主的治疗后5年生存率可达70%以上，而调强放射治疗可以减低放疗副反应，提高患者生存治疗。对于ⅡE期患者，放疗后的辅助化疗可改善总生存率和无疾病进展时间；对于Ⅲ～Ⅳ期患者，化疗是主要的治疗手段。

（胡　丹）

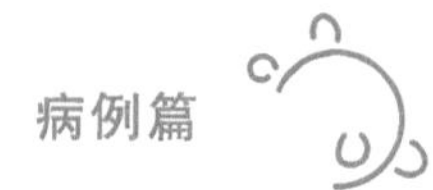

◎ 局部晚期鼻咽癌

一、基本信息

姓名：××× 性别：男 年龄：52岁

过敏史：否认食物及药物过敏史。

主诉：发现左颈肿物半年余。

现病史：患者诉半年余前发现左侧颈部一直径约2 cm肿物，无红肿、疼痛，无发热、消瘦、盗汗，无鼻塞、鼻出血，无耳鸣、听力下降，无复视、面麻等不适，未行特殊治疗，患者左颈肿物逐渐增大，近3月来增大明显。今前来要求诊治，拟“左颈肿物”收治入院。起病以来，患者精神、胃纳、睡眠可，大小便正常，体重无明显变化。

二、查体

体格检查：T 36.2℃，P 94次/分，R 20次/分，BP 134/94 mmHg。发育正常，营养良好，自主体位，步入室，神志清楚，表情自如，查体合作。

专科检查：KPS90，双侧上下颈可扪及多个肿大淋巴结，最大者约7 cm×6 cm，表面无破溃，边界清楚，质硬，活动，无压痛，余浅表淋巴结未及明显肿大，张口门齿距约5 cm，脑神经检查未见异常，心肺腹查体未见明显异常，全身无明显骨压痛。

辅助检查：血常规、尿常规、粪便常规、肾功能、心酶、血糖、血脂、电解质、凝血功能、丙肝抗体、梅毒过筛试验、抗HIV等均未见明显异常。肝功七项：谷丙转氨酶76 U/L↑，谷草转氨酶41 U/L↑。乙肝六项示“小三阳”。超敏HBV-DNA 1.29×10^3 IU/mL。血EB-DNA 3.67×10^3 IU/mL。电子鼻咽镜提示：鼻咽肿物。予活检。肿瘤免疫组化结果，CK（+），EMA（+），CD3（-），CD20（-），CD56（-），Ki67（60%+），P16（-），VEGF（+），EGFR（+）。结合免疫组化结果诊断：（鼻咽）未分化型非角化性癌。鼻咽+颈部磁共振：鼻咽肿物；左侧鼻咽后间隙、双颈Ⅱ、Ⅲ区多发肿大淋巴结，考虑转移，部分结外侵犯，左侧腮腺受累；右侧咽后、双颈Ⅳ、Ⅴ区多发稍大/小淋巴结，未除部分为转移；左侧上颌窦黏膜下囊肿；舌扁桃体及腭扁桃体肿大。全身PET/CT：①鼻咽左侧壁及顶后壁不规则条片状高代谢灶，考虑为鼻咽癌；②左侧咽后及双颈部Ⅱab区多发结节状高代谢灶，考虑为淋巴结转移，另，双颈部Ⅲ～Ⅴ区多发稍肿大/小淋巴结，代谢不高，未除部分转移，请结合临床；③左侧上颌窦黏膜下囊肿，扁桃体炎，右肺中叶内侧段炎性索条，肝S_2段小囊肿，轻度脂肪肝，副脾，前列腺钙化；④余全身其他部位未见明显异常。

三、诊断

初步诊断：左颈肿物查因，颈淋巴结转移癌？淋巴瘤？颈淋巴结结核？

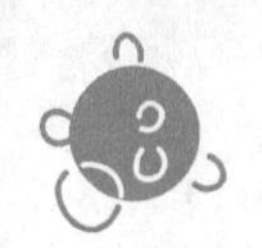

最终诊断：①鼻咽未分化型非角化性癌，$T_1N_3M_0$，Ⅳ a 期（AJCC8th，EGFR+）；②慢性乙型病毒性肝炎。

四、诊疗经过

根据患者各项检查结果，经多学科讨论，患者确诊鼻咽未分化型非角化性癌，$T_1N_3M_0$，Ⅳ a 期（AJCC8th）。T_1 为鼻咽肿瘤局限于鼻咽腔内，N_3 为颈部淋巴结最大径大于 6 cm，治疗方案为诱导化疗 + 同期放化疗 + 靶向治疗。

予行 PICC 植入术，予 PF 方案（顺铂 60 mg d1 ～ 3，5-Fu 7.5 g civ96 h）化疗 2 周期，同时口服恩替卡韦抗乙肝病毒治疗，辅于止吐、补液、护肝对症支持治疗。2 周期化疗后复查电子鼻咽镜及鼻咽 + 颈部磁共振示鼻咽及颈部肿瘤较前缩小，血 EB-DNA：2.78×10^2 IU/mL，疗程评价为 PR。

行放疗前口腔处理，行放疗前定位扫描，行放疗计划设计。予鼻咽及阳性淋巴结放疗，放疗技术为 IMRT，DT 70 Gy/33 次。期间行 2 周期顺铂（第 1 周期顺铂 60 mg d1 ～ 3，第 2 周期顺铂 55 mg d1 ～ 3）同步化疗，同期每周行尼妥珠单抗靶向治疗 7 次。

五、出院情况

患者治疗过程顺利，按计划完成治疗。治疗结束复查血 EB-DNA 恢复正常，复查电子鼻咽喉镜、鼻咽 + 颈部增强 MRI、胸腹部 CT 等示肿瘤明显缩小。

根据 RTOG 急性毒性反应评价标准，口腔口咽部急性黏膜炎 2 级，射野内皮肤反应 1 级，口干 2 级，味觉减退 2 级，胃肠道反应 2 级。

六、讨论

根据患者各项检查结果，经多学科讨论，患者确诊鼻咽未分化型非角化性癌，$T_1N_3M_0$，Ⅳ a 期（AJCC8th），为局部晚期鼻咽癌。几项大型的 META 分析均显示放疗联合各种形式的化疗来治疗局部晚期鼻咽癌，最大的获益来自于同期放化疗。

几项 meta 分析的结果显示，尽管同期放化疗加辅助化疗组可观察到有潜在的获益趋势，但同期放化疗加用辅助化疗后患者的生存结局并没有得到显著改善。患者对根治性放疗后辅助化疗的耐受性相对差，可能是辅助化疗较难带来额外的生存获益的原因。

与辅助化疗相比，诱导化疗具有许多潜在的优势，例如及早缓解患者症状、消除微小转移灶及更好的顺应性等。除了同期放化疗，诱导化疗在调强放疗时代局部晚期鼻咽癌的治疗中起着重要的作用，主要是通过提高远处转移控制率来提高生存获益。

鼻咽癌 IMRT 靶区的 GTV 包括原发灶和颈部淋巴结，勾画主要依据体格检查、电子鼻咽镜和鼻咽、颈部的增强 MRI 检查。勾画原发灶 GTV 推荐 MRI 与计划 CT 融合，有条件的情况下，推荐使用 MRI 兼容的固定装置在治疗体位进行 MRI 扫描。PET/CT 对于未达到 MRI 诊断标准的颈部转移淋巴结的诊断有一定指导意义。鼻咽癌 IMRT 靶区中原发灶的

CTV 的范围主要基于鼻咽癌的局部进展规律，可分为高、中、低风险区，而目前对于 CTV 范围尚无完全统一的标准，因此以发表于 Radiother Oncol 的国际专家共识为参考，国内各中心可根据实际情况进行调整。

肿瘤分子靶向治疗逐渐成为抗肿瘤治疗中的新兴手段，在鼻咽癌靶向治疗中研究最热的两个靶点分别是表皮生长因子受体（EGFR）和血管内皮生长因子受体（VEGFR）。EGFR 在 80% ~ 90%的鼻咽癌组织中高表达，研究表明，EGFR 高表达与鼻咽癌不良预后相关。靶向 EGFR 成为鼻咽癌治疗的理想策略。2007 年中国国家食品药品监督管理局已通过尼妥珠单抗作为晚期鼻咽癌与放疗同时使用的单抗。

（胡　丹）

◎　早期鼻咽癌

一、基本信息

姓名：× × ×　　　性别：男　　　年龄：51 岁

过敏史：“甲硝唑”过敏史，表现为皮疹。

主诉：回吸性涕血 2 月余。

现病史：患者 2 月余前无明显诱因出现回吸性涕血，无发热、消瘦、盗汗，无鼻塞，无耳鸣、听力下降，无复视、面麻，无骨痛等不适，在当地医院行电子鼻咽镜 + 病理活检提示：（鼻咽）未分化型非角化性癌。为求进一步治疗来我科就诊，现拟“鼻咽癌”收入我科。起病以来，患者无头晕、头痛，无胸闷、胸痛、心悸，无恶心、呕吐，无腹痛、腹胀，无全身乏力，精神、睡眠、胃纳一般，大小便正常，体重无明显变化。

二、查体

体格检查：T 37.0℃，P 75 次 / 分，R 16 次 / 分，BP 125/80 mmHg。发育正常，营养良好，自主体位，步入室，神志清楚，表情自如，查体合作。

专科检查：KPS100，张口门齿距约 4.5 cm，鼻咽顶后壁黏膜隆起，全身浅表淋巴结未及明显肿大，脑神经检查阴性。全身无明显骨压痛。

辅助检查：血 EB-DNA 2.36×10^2 IU/mL。外院病理会诊结果，免疫组化结果：CK（+），EMA（+），EGFR（+），VEGF（-），P16（-），Ki67（约 20% +）。原位杂交结果：EBER（+）。结合免疫组化结果诊断：（鼻咽）非角化性鳞状细胞癌。电子鼻咽镜提示：鼻咽癌。鼻咽 + 颈部磁共振：鼻咽腔稍狭窄，鼻咽顶后壁 - 顶壁见一软组织肿物，呈 T_1WI 等信号 T_2WI 高信号，DWI 序列呈局部呈高信号，ADC 值降低，较大轴面范围约 20 mm × 14 mm，高度约 15 mm，注射对比剂后较中度欠均匀强化。与双侧头长肌紧密接触，未见明确受侵。双颈部未见明显肿大淋巴结。全身 PET-CT 示：①鼻咽顶后壁结节状

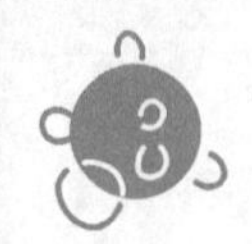

高代谢病灶，考虑为鼻咽癌；②双侧颈部（Ⅰb、Ⅱa区）多个小淋巴结，代谢不高，考虑为炎性增生；③双侧筛窦轻度炎症，腰3、4椎体骨质增生；④全身其他部位未见明显异常。

三、诊断

初步诊断：鼻咽未分化型非角化性癌。

鉴别诊断：本例经病理证实，诊断明确。

最终诊断：鼻咽非角化性鳞状细胞癌，$T_1N_0M_0$，Ⅰ期（AJCC8th）。

四、诊疗经过

患者确诊鼻咽非角化性鳞状细胞癌，$T_1N_0M_0$，Ⅰ期（AJCC8th）明确，T_1为鼻咽肿瘤局限于鼻咽腔内，N_0为颈部无阳性淋巴结。无明显放疗禁忌，经多学科讨论决定行根治性放疗。行放疗前口腔处理，行放疗前定位扫描，行放疗计划设计。予行鼻咽+颈部IGRT根治性放疗，PGTVnx 69 Gy/30次，PCTV1 60 Gy/30次，PCTV2 54 Gy/30次。

五、出院情况

患者治疗过程顺利，按计划完成治疗。治疗结束复查血EB-DNA恢复正常，复查电子鼻咽喉镜、鼻咽+颈部增强MRI、胸腹部CT等示肿瘤明显缩小。

根据RTOG急性毒性反应评价标准，口腔口咽部急性黏膜炎1级，射野内皮肤反应1级，口干2级，味觉减退2级，胃肠道反应1级。

六、讨论

MRI因其软组织分辨率高、多方位及多参数成像、无电离辐射等优点已取代CT成为鼻咽癌诊断、分期、疗效评价及随访监测的首选检查手段。与CT比较，MRI能更好地识别早期鼻咽癌，对于邻近软组织浸润、颅底骨质侵犯、脑神经浸润及咽后淋巴结受累等具有更出色的显示能力。PET/CT是PET和CT相结合的设备，将功能图像和解剖图像融合，在一次扫描中同时收集患者分子代谢和解剖学改变的信息。PET/CT不作为鼻咽癌治疗前的常规检查手段，但它在鼻咽癌的识别中具有较高准确性和敏感性，尤其对于隐匿性鼻咽癌的活检具有重要的指导意义。

鼻咽癌的解剖位置、对局部侵犯和淋巴结转移的特点决定了鼻咽癌不适合手术治疗，鼻咽癌对放疗敏感，放射治疗是鼻咽癌的首选治疗手段。分期是鼻咽癌综合治疗决策的主要考虑因素。该患者经过多学科讨论，确诊为鼻咽非角化性鳞状细胞癌，$T_1N_0M_0$，Ⅰ期（AJCC8th）。根据各项检验检查结果，患者身体一般情况可，无严重的内科并发症影响治疗。NCCN指南建议，Ⅰ期鼻咽癌患者行根治性单纯放疗。

鼻咽癌患者行根治性放疗，口腔及周围正常组织受照射剂量均较高，在放疗前由口腔科医师对患者口腔进行全面细致的检查，进行洁牙、修补和拔除坏牙，有利于减少放疗后口腔感染、溃疡、放射性龋齿，减少放疗后下颌骨并发症的发生。

与传统的二维或三维放疗相比，调强放疗可以产生高度适合肿瘤靶区形状的剂量分布，从而能够在保护邻近重要结构的同时对鼻咽癌进行高剂量照射。多项研究表明，调强放疗提高了鼻咽癌的疾病控制率和生存率。所以各项指南均推荐鼻咽癌的放疗方式为调强放射治疗。CT-sim 是放疗中最为常用的放疗定位技术，定位 CT 影像是治疗计划设计的基础，通过影像 CT 值转换得到的电子密度信息可用于治疗计划精确剂量计算。定位 CT 影像还具备治疗计划三维坐标系的建立、靶区勾画、射野虚拟模拟、疗效评价和作为图像引导放疗的参考影像等功能。图像引导放射治疗（IGRT）可以在患者治疗前、治疗中利用各种先进的影像设备对肿瘤及其周围正常器官的位置、形态进行追踪，最大限度地减少分次放疗间的摆位误差，实现精准照射。CBCT 与计划 CT 图像配准时，配准范围应包含肿瘤靶区与周围正常组织结构，推荐使用骨性配准算法自动配准图像。

鼻咽癌患者放疗中最常见的急性放疗反应是皮肤反应和口腔黏膜反应。皮肤反应主要表现为照射部位皮肤出现红斑、色素沉着、脱发，表皮浮起、水疱、破溃等。放射性口腔黏膜炎主要表现口腔黏膜红肿、疼痛、破溃等，其严重程度与照射剂量呈正相关。由于腮腺和唾液腺在照射范围内，放疗后腮腺和唾液腺功能受到破坏，口腔内唾液分泌功能下降，患者出现口干症状。

（胡　丹）

◎　口腔癌

一、基本信息

姓名：×××　　　性别：男　　　年龄：56 岁

过敏史：否认食物及药物过敏史。

主诉：口底癌术后 1 月余。

现病史：患者于 3 月余前右下颌不慎被树枝撞伤后自觉右下后牙松动伴口底溃烂疼痛，至当地诊所拔除松动牙并予口服消炎药（具体不详）后症状无好转，且随时间延长疼痛明显，完善相关检查后诊断为舌部及口底恶性肿瘤（$CT_4N_4CM_0$），于外院行“双侧口底肿物扩大切除 + 双侧颈部淋巴结清扫 + 下颌骨扩大切除 + 游离右股前外侧瓣修复 + 游离左腓骨肌皮瓣修复 + 钛板钛钉内固定 + 气切”手术治疗，术后病理：（右侧下颌骨、口咽、全舌病灶）鳞状细胞癌（中分化），术后分期为 $pT_{4a}N_1M_0$，ⅣA 期（AJCC8th），现为术后综合治疗收入我科。起病以来，患者无发热，无咳嗽、咳痰，无心悸、胸闷，无鼻塞、流涕，精神、睡眠尚可，留置胃管注食，大小便正常，体重无明显变化。

二、查体

体格检查：T 36.5℃，P 80 次 / 分，R 20 次 / 分，BP 124/87 mmHg。发育正常，营养中

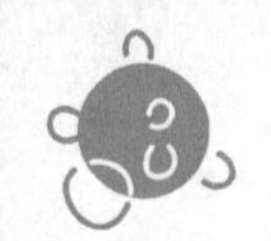

等，自主体位，步入室，神志清楚，表情自如，查体合作。

专科检查：KPS 评分 70 分；头颈部见手术瘢痕，愈合可；右下颌见术后改变，皮瓣愈合可，无明显渗血渗液；双颈、双锁上浅表淋巴结未及明显肿大；张口门齿距 2 cm，口腔内未见明显肿物，脑神经征阴性；左大腿及右小腿分别有一长约 30 cm 手术瘢痕，愈合可；全身无骨压痛点；心肺腹未见明显异常。

辅助检查：鳞状细胞抗原（SCC）0.6 ng/mL。电子胃镜未见明显异常。手术病理：（右侧下颌骨、口咽、全舌病灶）鳞状细胞癌（中分化），侵犯横纹肌及涎腺组织，未侵犯皮肤及骨组织，未见明确脉管内癌栓，皮肤切缘、黏膜切缘及骨切缘未见癌，淋巴结（1/12）转移癌。术前磁共振：右侧口底可见不规则软组织肿物影，整体范围约为 7.4 cm × 4.0 cm × 6.2 cm，病灶边界欠清，周围脂肪间隙模糊。病灶累及范围：向前外侵犯右侧下颌骨牙槽（过中线），可见不规则骨质破坏及软组织肿物影，突破右侧下颌骨，累及右侧颊部口周轮匝肌，邻近皮下脂肪间隙模糊，相邻右侧颌面部皮肤增厚、强化，皮下可见较多渗出，于 T_2WI 压脂序列呈高信号。向后达右侧腭扁桃体水平，侵犯右侧腭扁桃体及右侧舌扁桃体，并与右侧颌下腺分界不清；向内侵犯舌腹右侧部、右侧颏舌肌、右侧下颌舌骨肌及右侧舌下腺，局部与右侧舌体分界欠清，病灶跨越舌中隔，累及左侧颏舌肌前缘及左侧舌下腺。向上达软腭右侧后部水平。向下达右侧颌下区，相应部位脂肪间隙模糊，局部与右侧颈部Ⅰ区肿大淋巴结分界不清。淋巴结：所示双颈Ⅰ、Ⅱ区可见多发肿大、稍大淋巴结影，较大者短径约 0.9 cm，增强扫描部分欠强化。术后磁共振：口底区呈术后改变，原口底区肿物已切除，部分下颌骨体部、下颌角及右下颌骨升支术后缺如，术区较多金属伪影，周围结构显示欠清，右侧口底 - 下颌 - 颈前区类梭形异常信号灶，考虑皮瓣影，术区及右侧颜面部周围软组织肿胀、渗出；原双颈Ⅰ、Ⅱ区多发肿大、稍大淋巴结未见明确显示，现右侧咽后、右颈ⅡA 区、双颈Ⅳ、Ⅴ区数枚小淋巴结，未除部分为转移性（尤需注意右侧咽后、右颈ⅡA 区淋巴结）；双侧颈前区、颌下区多发类圆形、斑点状异常信号灶，考虑淋巴结清扫术后改变。术前全身 PET/CT：①口底偏右侧不规则形高代谢病灶，符合口底癌表现，毗邻关系详上；②双侧颈部Ⅰ区淋巴结增大伴代谢增高，考虑淋巴结转移灶；③另双侧颈部Ⅱ、Ⅲ区多发小 / 稍增大淋巴结，部分代谢轻度增高，考虑淋巴结炎症可能性大，建议密切随诊除外部分转移可能；④左侧筛窦炎症，双肺上叶及右肺下叶背段少许纤维灶，肝 S_2 段囊肿；⑤双侧肾上腺增生改变，建议随诊，双肾小结石，前列腺钙化灶；⑥全身其他部位未见明显异常。

三、诊断

最终诊断：舌部及口底鳞状细胞癌，$pT_{4a}N_1M_0$，Ⅳa 期（AJCC8th）。

鉴别诊断：本例经病理证实，已行根治性手术，诊断明确。

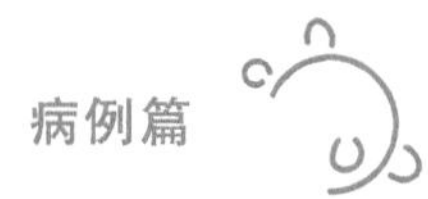

四、诊疗经过

入院后完善相关检查，无明显禁忌，行放疗前口腔处理，行放疗前定位扫描，行放疗计划设计。行口腔及颈部局部放疗，放疗技术为容积调强（VMAT），GTVnd 166 Gy/30 次，PCTV 60 Gy/30 次，同时予漱口、雾化、保护射野皮肤、肠内营养支持治疗等处理，过程顺利。

五、出院情况

患者治疗过程顺利，按计划完成治疗。治疗结束复查血 SCC 正常，复查鼻咽 + 颈部增强 MRI、胸腹部 CT 等未见明显肿瘤征象。

根据 RTOG 急性毒性反应评价标准，口腔口咽部急性黏膜炎 2 级，射野内皮肤反应 1 级，口干 2 级，味觉减退 2 级，胃肠道反应 1 级。

六、讨论

头颈部肿瘤是常见的恶性肿瘤之一，在我国男性中的发生率为第 6 位，死亡率为第 7 位。最常见的病理类型为鳞癌，烟草和乙醇是导致头颈部鳞癌的主要原因。

原发灶的增强 CT 或 MRI 是诊断头颈部肿瘤的常用手段，二者各有利弊。CT 具有简便、快速和普及性强的优点，其缺点是具有一定的放射性辐射，并且不适合碘过敏或肾功能严重不全的患者。MRI 的软组织分辨率较 CT 显著提高，同时具有多种显像参数，尤其适合原发于口腔、口咽和鼻咽的肿瘤，并且对于颅底和神经的显示能力出色。

本例诊断舌部及口底鳞状细胞癌，$pT_{4a}N_1M_0$，Ⅳ a 期（AJCC8th），为局部晚期口腔癌。对于局部晚期口腔癌患者，手术仍然是主要的根治手段，手术方式包括经口、下颌骨舌侧松解和下颌骨切开入路，同时对手术缺损采用必要的修复重建。颈部手术应采用选择性或根治性清扫淋巴结，如为 N_{2c} 期或原发灶位于或靠近中线，应考虑对侧颈部清扫。

术后辅助放疗应在术后 6 周内进行，具有一般高危因素者（$T_{3\sim4}$、$N_{2\sim3}$、淋巴结位于Ⅳ或Ⅴ区、脉管侵犯、周围神经浸润）建议术后单纯放疗，切缘阳性 / 不足或淋巴结包膜外侵者建议同期放化疗。研究显示，有淋巴结包膜外侵和（或）镜下手术切缘距病灶 < 1 mm 者接受了术后同期放化疗较单纯放疗者有明显的生存获益。

（胡　丹）

◎　口咽癌

一、基本信息

姓名：×××　　　性别：男　　　年龄：67 岁

过敏史：“阿莫西林”过敏，表现为皮疹。

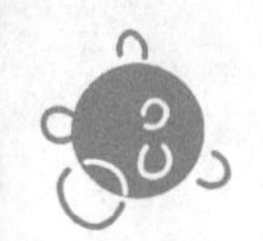

主诉：口咽癌3程化疗后2周。

现病史：患者因“咽部不适半年余”入住外院，入院后完善相关检查，明确诊断为右口咽鳞癌，$cT_3N_2M_0$，Ⅳa期，无明显禁忌，行两疗程诱导化疗，方案为“白蛋白紫杉醇440 mg d1 +顺铂120 mg d1”，过程顺利。化疗后患者无明显不适，复查CT示肿瘤较前缩小。行第三疗程诱导化疗，方案为“白蛋白紫杉醇430 mg d1 +顺铂120 mg d1”，化疗后患者出现Ⅳ度白细胞下降，并出现高热，查血培养示“鲍曼不动杆菌”，予升白及头孢哌酮+环丙沙星抗感染治疗后好转出院。现为行进一步治疗收入我科。末次出院至今，患者精神、睡眠、胃纳可，二便正常，体重无明显变化。

二、查体

体格检查：T 36.6℃，P 100次/分，R 20次/分，BP 136/91 mmHg。发育正常，营养中等，自主体位，步入入室，神志清楚，表情自如，查体合作。

专科检查：KPS90，全身浅表淋巴结未及明显肿大，张口门齿距约4 cm，咽不红，双侧扁桃体无肿大，口腔未见明显肿物，脑神经检查未见明显异常。心肺腹查体未见明显异常。全身无明显骨压痛。

辅助检查：鳞状细胞抗原（SCC）0.6 ng/mL。电子胃镜未见明显异常。病理：（右侧咽部肿物）符合鳞状上皮重度不典型增生、癌变。组化：P16（–）。治疗前颈部磁共振：口咽部右侧壁明显增厚，边缘不光滑，与右侧下颌下腺上缘、扁桃体及舌右后缘分界不清，右侧咽旁间隙变窄，右侧舌动脉穿行于肿块内。考虑口咽癌并右侧颈部多发淋巴结转移，转移周围侵犯。治疗前胸部CT：①拟右肺上叶后段慢性炎症，右肺下叶背段小钙化灶；②左肺下叶背段病灶及双肺散在磨玻璃灶，性质待定；③右肺门钙化灶；④肝内多发低密度灶，性质待定。治疗前全身骨显像：左第4、5侧肋及左侧肩胛骨骨密度增高，代谢活跃，考虑良性骨病变可能性大，建议随诊。2周期化疗后鼻咽+颈部+胸部CT：①口咽癌化疗后改变，右侧口咽壁稍肿胀；②拟双肺多发炎症，较前稍增多；③右下肺钙化灶。3周期化疗后鼻咽+颈部磁共振：口咽右侧壁未见明确异常，请结合临床；现口咽左侧壁增厚并信号异常，考虑恶性肿瘤性病变（口咽癌）可能；左侧咽旁及双侧颈部Ⅰ、Ⅱ、Ⅲ区、左侧颈部Ⅴ区多发小淋巴结，性质待定，建议随诊复查；鼻窦炎。

三、诊断

最终诊断：右口咽鳞状细胞癌，$cT_3N_2M_0$，Ⅳa期（P16–，AJCC8th）。

鉴别诊断：本例经病理证实，已行新辅助化疗，诊断明确。

四、诊疗经过

入院后完善相关检查，无明显禁忌，行放疗前口腔处理，行放疗前定位扫描，行放疗计划设计。行口咽+颈部局部放疗，放疗技术为容积调强，DT 70 Gy/33次，予保护射野皮

肤，保持口腔清洁，加强鼻腔冲洗、漱口等治疗，过程顺利。

五、出院情况

患者治疗过程顺利，按计划完成治疗。治疗结束复查血 SCC 正常，复查鼻咽 + 颈部增强 MRI、全身弥散加权磁共振等未见明显肿瘤征象。

根据 RTOG 急性毒性反应评价标准，口腔口咽部急性黏膜炎 2 级，射野内皮肤反应 2 级，口干 2 级，味觉减退 2 级，胃肠道反应 1 级。

六、讨论

头颈部肿瘤的病理对于分期诊断和治疗选择至关重要。无论是活检或穿刺标本，首先需要根据组织形态学确定良恶性及组织学类型，必要时结合免疫组化染色结果。对于口咽癌，HPV 感染是口咽癌的分期确定和预后判断的重要因素，应进行 p16 的免疫组化检测作为替代指标以明确是否与 HPV 感染相关，有条件的中心可以进行 HPV DNA 或 RNA 检测。

对于局部晚期口咽癌，目前缺乏手术（通常需要联合术后放疗或放化疗）与同期放化疗的前瞻性对照研究。治疗方式的选择应基于肿瘤的大小、位置、手术后可能的功能障碍、手术或放疗医师的治疗水平和经验，强烈建议多学科综合治疗团队对生活质量和治疗结果做出完整评估（治疗的有效性、功能维持、并发症等）后决定。分期 $T_{3\sim4}$ 的患者或手术有可能造成重要功能缺失时，应考虑同期放化疗。对于肿瘤较大的患者，可考虑行诱导化疗以缩小肿瘤负荷，同时有可能降低远处转移的风险。

根治性放疗前患者应进行饮食、言语和口腔的评估，放疗剂量通常为 66 ～ 70 Gy。放疗靶区勾画应基于增强 CT，MRI 扫描可作为很好的辅助参考。放疗靶区包括原发灶和颈部淋巴结，原发灶为单侧（如扁桃体）可行同侧颈部淋巴结的预防性照射，如原发灶位于或靠近中线，如软腭、舌根或咽后壁（侵及中线结构大于 1 cm）则考虑双颈部照射。放疗计划应至少采取三维适形，推荐调强放疗（IMRT）。

（胡　丹）

◎　喉癌

一、基本信息

姓名：× × ×　　　性别：男　　　年龄：68 岁

过敏史：否认食物及药物过敏史。

主诉：喉癌术后 1 年，发现喉部新生物 1 个月。

现病史：患者 1 年前因“进行性声嘶 3 月”来院，行喉肿物活检术，活检病理，喉中分化鳞状细胞癌。行全麻插管下喉裂开喉癌切除及喉功能重建术，术后病理：（上切缘）

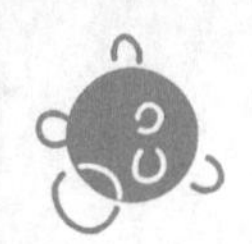

未见癌；（下切缘）未见癌；（前端切缘）查见原位鳞状细胞癌累及；（后端切缘）未见癌；（基底切缘）未见癌；（右侧声带）未见癌，伴组织挤压变形明显。第二次送检：（前端切缘）未见癌。术后 PET-CT 检查示未见全身远处转移。后未定期复查。1 个月前复查电子鼻咽喉镜，结果示“喉癌术后复发？”。患者无咳嗽、咳痰、咯血，无发热、无吞咽困难或呼吸困难等不适。为行进一步诊治收入我科。起病以来，无伴午后潮热、盗汗，精神、睡眠、胃纳一般，二便如常，近期体重无明显变化。

二、查体

体格检查：T 36.5℃，P 85 次 / 分，R 20 次 / 分，BP 120/70 mmHg。发育正常，营养良好，自主体位，步入入室，神志清楚，表情自如，查体合作。

专科检查：耳郭无畸形及牵拉痛，耳道畅，鼓膜完好，乳突区无压痛。鼻部：外鼻无畸形，鼻前庭无红肿，鼻中隔居中，各鼻道未见新生物、分泌物，鼻窦区无压痛。咽喉部：鼻咽部黏膜光滑，咽隐窝对称，未见新生物。咽后壁及舌根部见少许淋巴滤泡增生，咽喉黏膜慢性充血、稍肥厚；左声带缺如，前中三分之一交界处见灰白色新生物，表面稍粗糙，无溃烂；右声带表面尚光滑，声带活动好、对称，声门闭合不全。

辅助检查：鳞状细胞抗原（SCC）1.0 ng/mL。电子喉镜检查示：喉癌术后复发？活检病理，（左声带）至少为鳞状细胞原位癌，送检组织未见明确间质浸润。术后病理，（六区淋巴结）送检物为甲状腺组织，未见淋巴结；（左室带）中分化鳞状细胞癌，基底及切缘见癌累及。食管吞钡检查示：食管未见明确器质性病变。喉部增强 MRI 示，颈前区喉咽部 - 甲状腺水平呈术后改变，术区切口稍肿胀、局部水肿改变；双侧声带、室带不规则增厚（左侧为著），左侧声带肿物样影，考虑肿瘤复发，与邻近甲状软骨分界欠清，请结合喉镜检查；双颈Ⅰ、Ⅱ、Ⅲ数枚小淋巴结，性质待定。全身 PET-CT：①左侧声带术后缺如，左喉室前部片状稍高代谢灶，结合病史，多考虑为术后改变，建议定期复查；②颈部及锁骨上区未见明显淋巴结转移征象；③余全身其他部位未见明显异常。

三、诊断

最终诊断：喉鳞癌术后复发，$rT_2N_0M_0$，Ⅱ期。

鉴别诊断：本例经病理证实，诊断明确。

四、诊疗经过

入院后完善相关检查，在手术室于全麻下行显微支撑喉镜下左侧喉肿物摘除活检术，术后予以抗感染、止血、营养支持等治疗。病理回报：（左声带）至少为鳞状细胞原位癌，送检组织未见明确间质浸润。术后 PET-CT 检查示未见全身远处转移。全麻下行左侧垂直半喉切除术 + 喉重建 + 气管切开 + 6 区淋巴结清扫术，术后予抗感染、营养支持对症治疗。病理示：（六区淋巴结）送检物为甲状腺组织，未见淋巴结；（左室带）中分化鳞状细胞癌，基底及切缘见癌累及。建议术后行局部放疗，行放疗前定位扫描及计划设计。行术后局部放射治疗，放疗技术为容积调强，DT 70 Gy/33 次，辅予雾化、保护射野皮肤及营养支持治疗，过程顺利。

五、出院情况

患者治疗过程顺利，按计划完成治疗。治疗结束复查血 SCC 正常，复查增强 MRI、胸腹部 CT 等示未见明显肿瘤。

根据 RTOG 急性毒性反应评价标准，急性黏膜炎 2 级，射野内皮肤反应 2 级，口干 1 级，胃肠道反应 1 级。

六、讨论

早期喉癌应采用手术或单纯放疗的单一治疗模式，系统性综述显示二者的总体疗效相近。治疗方式的选择应基于肿瘤的大小、位置、手术后可能的功能障碍、手术或放疗医师的治疗水平和经验，强烈建议多学科综合治疗团队对发音功能、生活质量和治疗结果做出完整评估（治疗的有效性、功能维持、并发症等）后决定。

早期声门型喉癌放疗靶区原则上包括原发灶即可，无须行预防性颈淋巴结引流区的照射。对于声门上型喉癌，放疗靶区包括原发灶和双颈部淋巴结。

对于复发性喉癌患者，无论是对于原发病灶或颈部淋巴结，挽救性手术是常用的根治性治疗手段，而手术方式需要根据病灶的部位进行调整。对于不适宜手术的患者，挽救性放疗适用于既往未接受过放疗的患者。对于无法再次接受局部根治性治疗的患者，需要和转移性患者一样接受姑息性系统治疗或最佳支持治疗。

（胡　丹）

◎ 腮腺癌

一、基本信息

姓名：× × ×　　　性别：女　　　年龄：48 岁

过敏史：否认食物及药物过敏史。

主诉：发现左腮腺区肿物 1 月。

现病史：患者于 1 月前无明显诱因发现左腮腺区有一肿物，质较软，约拇指头大小，无伴疼痛、发热、流涎，无声嘶、吞咽困难、咳嗽，无鼻塞、涕中带血、耳鸣，无闭眼不全、口角歪斜，自行用药治疗，肿物无明显变化。后就诊我院，考虑腮腺肿物，故为求进一步诊治入院。起病以来，无伴午后潮热、盗汗，精神、睡眠、胃纳一般，二便如常，近期体重无明显变化。

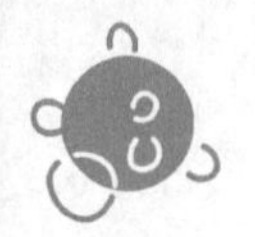

二、查体

体格检查：T 36.9℃，P 96 次 / 分，R 20 次 / 分，BP 120/79 mmHg。发育正常，营养良好，自主体位，步入室，神志清楚，表情自如，查体合作。

专科检查：耳郭无畸形及牵拉痛，耳道畅，鼓膜完好，乳突区无压痛。外鼻无畸形，鼻前庭无红肿，鼻中隔居中，各鼻道未见新生物、分泌物，鼻窦区无压痛。咽喉部：鼻咽部黏膜光滑，咽隐窝对称。口咽黏膜稍充血，双侧扁桃体Ⅰ度，未见糜烂溃疡，隐窝口未见明显脓性分泌物，声带室带未见异常。头颈部：颜面部运动好，面神经功能Ⅰ级。左腮腺区下极可见一肿物，约 2 cm × 2 cm 大小，质软，边界清，活动可，无压痛，无搏动感，表面皮肤正常，按压肿物，未见腮腺导管口有分泌物排出。

辅助检查：鳞状细胞抗原（SCC）1.9 ng/mL ↑。术后病理，左侧腮腺中分化鳞状细胞癌。2 灶，癌灶直径分别为 2.2 cm、1 cm。未见脉管内癌栓及神经侵犯，腮腺包膜未见癌。另见淋巴结 2 枚均未见癌转移。组化，CK5/6（+）；P63（+）；S100（-）；CK8（个别+）；CEA（-）；Ki67（约 40% +）。术前腮腺增强 CT，左侧腮腺见两枚结节状软组织密度影，大小约 1.9 cm × 2.2 cm、0.8 cm × 1.1 cm，增强扫描呈渐进性明显强化。右侧腮腺大小、形态及密度未见异常，增强扫描未见异常强化灶。所示颈部未见明确肿大淋巴结。术后腮腺 + 颈部增强磁共振：左侧腮腺区呈术后改变，左侧腮腺组织术后缺如改变，术区软组织肿胀、渗出，左侧腮腺区异常信号并明显强化，考虑术后炎性改变可能性大；左侧颈部Ⅱ、Ⅲ、Ⅳ稍大 / 小淋巴结，性质待定；右颈Ⅱ、Ⅲ、Ⅳ区多发小淋巴结，考虑良性改变。

全身 PET-CT：①左侧腮腺区呈术后改变，术区皮下组织间隙模糊，代谢增高，并少许气，多考虑为术后炎症改变；②左侧颈部（Ⅰb、Ⅱab 区）数枚小淋巴结，代谢不高，考虑为炎性增生；③全身其他部位未见明显异常。

三、诊断

初步诊断：左侧腮腺肿物。

鉴别诊断：本例需鉴别腮腺癌、腮腺良性肿瘤及腮腺结核。

支持点：发现左腮腺区肿物 1 月。查体示：左腮腺区下极可见一肿物，约 2 cm × 2 cm 大小。

不支持点：无病理支持。

结论：完善相关检查，行活检病理进一步确诊。

最终诊断：左侧腮腺鳞状细胞癌，$T_2N_0M_0$，Ⅱ期。

四、诊疗经过

入院后完善相关检查，排除禁忌，在全麻下行左侧腮腺癌切除术 + 面神经解剖术，术程顺利。因术中肿瘤与面神经粘连，建议行术后放疗，行放疗前口腔处理，行放疗前定位扫描，行放疗计划设计。行左侧腮腺 + 左侧上颈部放疗，放疗技术为 IGRT，DT 60 Gy/30

次。放疗期间同时予加强止痛、雾化、鼻腔冲洗、漱口对症处理，嘱保持口腔清洁，保护射野皮肤，过程顺利。

五、出院情况

患者治疗过程顺利，按计划完成治疗。治疗结束复查血 SCC 正常，复查鼻咽＋颈部增强 MRI、全身弥散加权磁共振等未见明显肿瘤征象。

根据 RTOG 急性毒性反应评价标准，口腔急性黏膜炎 2 级，射野内皮肤反应 2 级，口干 2 级，胃肠道反应 1 级。

六、讨论

本例患者确诊左侧腮腺鳞状细胞癌，$T_2N_0M_0$，Ⅱ期，为早期腮腺癌，行左侧腮腺癌切除术＋面神经解剖术，因术中肿瘤与面神经粘连，建议行术后放疗。

腮腺癌病理类型多样，各种病理类型生物学行为和预后差别较大。治疗以手术为主，术后放疗的适应证为：①肿瘤组织学高度恶性，如分化差的黏液表皮样癌、鳞状细胞癌、腺癌、涎腺导管癌、未分化癌、嗜酸细胞癌等；②侵袭性强容易侵及神经的组织学类型；③治疗前已发生神经麻痹者；④手术切缘阳性或安全边界不够；⑤局部晚期病变，如肿瘤侵犯包膜或包膜外；⑥有区域淋巴结转移；⑦术后复发者。

（胡　丹）

◎　下咽癌

一、基本信息

姓名：×××　　　性别：女　　　年龄：53 岁

过敏史：否认食物及药物过敏史。

主诉：咽痛伴吞咽不畅感 5 月。

现病史：患者于 5 月前无明显诱因出现咽部钝痛，程度不重，吞咽时稍明显，无向其他部位放射，伴吞咽不畅，无伴其他不适，故未作处理。此后咽痛反复发作并渐加重，无伴声嘶、发热、咳嗽、无胸闷、气促、咯血，无呼吸困难，曾于当地予药物治疗（具体不详），效果欠佳，近期症状明显加重，持续无好转，就诊我院，行电子喉镜检查示：下咽肿物，故为求进一步诊治入院。起病以来，无伴午后潮热、盗汗，精神、睡眠、胃纳一般，二便如常，近期体重下降约 8 kg。

二、查体

体格检查：T 37℃，P 98 次 / 分，R 20 次 / 分，BP 110/71 mmHg。发育正常，营养中等，自主体位，步入室，神志清楚，表情自如，查体合作。

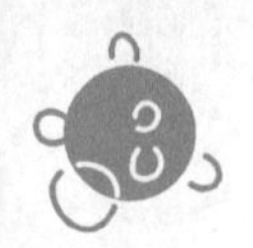

专科检查：KPS90，双颈部浅表淋巴结未及肿大，张口门齿距约 4 cm，口腔口咽部未见明显肿物，脑神经无损害征。心肺未见明显异常。腹部平软，肝脾肋下未及。全身骨无明显压痛。

辅助检查：鳞状细胞抗原（SCC）1.0 ng/mL。病理，（下咽）乳头状鳞状细胞癌，伴局灶间质浅层浸润。24 小时动态心电图提示：①窦性心律；②偶发室性期前收缩；③ ST-T 改变。彩超示：心内结构未见明显异常。左室收缩功能正常，舒张功能减退。食管吞钡检查示：下咽部及食管起始段异常改变，考虑下咽癌侵犯食管起始段。下咽增强 MRI 示：下咽部各壁 – 颈段食管上端不规则增厚并软组织肿物形成，考虑下咽癌并累及食管；右侧咽后区结节，左侧咽后、右颈Ⅱ区、胸 1 上缘水平食管旁数枚稍大淋巴结，考虑淋巴结转移；余双侧颈部Ⅰ ~ Ⅲ区多发小淋巴结，未除部分为转移性。全身 PET-CT：①下咽部各壁 – 颈段食管上段团块状高代谢病灶，考虑下咽癌；②右侧咽后间隙结节状高代谢病灶，考虑淋巴结转移灶；③双侧颈部Ⅱ区多发稍增大淋巴结，代谢轻度增高，考虑部分为淋巴结转移灶，请结合临床；④全身其他部位未见明显异常。

三、诊断

初步诊断：下咽恶性肿瘤?

鉴别诊断：本例需鉴别下咽囊肿、下咽结核。

支持点：该病检查可见下咽肿物存在，可有咽痛或声嘶表现。

不支持点：下咽囊肿表面多光滑，呈淡黄色或淡白色，无糜烂溃疡，不易出血。下咽结核多有低热、消瘦、盗汗等消耗症状。

结论：基本排除。确诊待病理。

最终诊断：下咽乳头状鳞状细胞癌，$T_{4a}N_{2c}M_0$，Ⅳ a 期（AJCC8th）。

四、诊疗经过

入院后完善相关检查，无明显禁忌，行放疗前口腔处理，行输液港植入术。行紫杉醇 + 奈达铂方案新辅助化疗两程，过程顺利。行放疗前定位扫描，行放疗计划设计。行下咽 + 颈部局部放疗，放疗技术为容积调强，肿瘤及阳性淋巴结 DT 70 Gy/33 次，亚临床病灶 DT 60 Gy/33 次。予保护射野皮肤，保持口腔清洁，加强雾化、漱口、肠内营养支持等治疗，过程顺利。

五、出院情况

患者治疗过程顺利，按计划完成治疗。治疗结束复查血 SCC 正常，复查增强 MRI、全身弥散加权磁共振等示肿瘤较前明显退缩。

根据 RTOG 急性毒性反应评价标准，口腔口咽部急性黏膜炎 2 级，射野内皮肤反应 2 级，口干 2 级，味觉减退 2 级，胃肠道反应 2 级。

六、讨论

本例患者确诊下咽乳头状鳞状细胞癌，$T_{4a}N_{2c}M_0$，Ⅳ a 期（AJCC8th），因下咽肿瘤侵犯颈段食管，无法根治性切除肿瘤，采取诱导化疗 + 根治性放疗的治疗方式，治疗结束评价疗效为 CR，近期疗效良好。对于肿瘤负荷过大无法切除或分期 T_4 或 N_{2c} ~ N_3 的患者，可以考虑行诱导化疗联合放疗的序贯治疗，在缩小肿瘤负荷同时，有可能降低远处转移的风险。

对于局部晚期下咽癌患者，除了 T_1 和部分 T_2 病灶以外，大部分患者手术治疗需要包括全喉切除术，通常需要联合术后放疗或放化疗。颈部手术应采用选择性或根治性清扫淋巴结，如为 N_{2c} 期或原发灶位于或靠近中线，如咽后壁、环后隙或梨状窝内侧壁，应考虑对侧颈部清扫。

术后辅助放疗应在术后 6 周内进行，具有一般高危因素者（$T_{3\sim4}$、$N_{2\sim3}$、脉管侵犯、周围神经浸润），建议术后单纯放疗，切缘阳性 / 不足或淋巴结包膜外侵者建议同期放化疗。研究显示，有淋巴结包膜外侵和（或）镜下手术切缘距病灶 < 1 mm 者，接受了术后同期放化疗，较单纯放疗者有明显的生存获益。

（胡　丹）

◎　甲状腺恶性肿瘤 $T_{1a}N_{1b}M_0$ 1

一、基本信息

姓名：×××　　　性别：女　　　年龄：34 岁

过敏史：否认食物及药物过敏史。

主诉：发现颈部肿物 2 月余。

现病史：患者约 2 月前无意中发现颈部肿物，当时未感不适，无胀痛不适感，无发热、寒战，无吞咽困难无耳颞部放射痛，无颜面潮红，无恶心、呕吐，无声音嘶哑，无手足麻木，无食欲亢进，无性情急躁，无双手颤动，无怕热多汗。患者发病后曾到当地医院就诊，考虑肿大淋巴结，未做进一步诊疗，近期彩超提示，右侧胸锁乳头肌下方混合性结构，建议进一步检查，右侧颈部多发低回声、考虑淋巴结肿大。曾到我科门诊就诊，建议住院穿刺明确病情，现为求进一步诊疗，来诊，由门诊收入我院。患者发病以来，神志清楚，饮食可，睡眠可，大小便无异常，体重无明显变化。

二、查体

体格检查：T 36.3℃，P 78 次 / 分，R 18 次 / 分，BP 127/90 mmHg。发育正常，营养良好，正常体形，无病容，表情自如，自主体位，步入病室，神志清楚，查体合作。

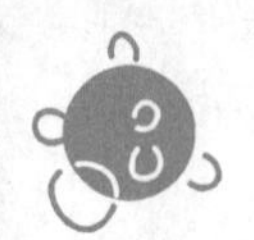

专科检查：颈部无抵抗感，颈静脉正常，气管居中，甲状腺未及肿大，无结节感，未及血管杂音。颈部淋巴结查体，右侧颈部可触及多发肿大淋巴结，最大者直径约 4.0 cm，位于右侧颌下，质韧，活动度差。左侧甲状腺未触及明显异常肿大淋巴结。

辅助检查：彩超（当地医院）。右侧胸锁乳头肌下方混合性结构，建议进一步检查，右侧颈部多发低回声，考虑淋巴结肿大。

三、诊断

初步诊断：①甲状腺肿物；②颈部淋巴结肿大。

鉴别诊断。

（1）甲状舌管囊肿：是与甲状腺发育有关的先天性畸形，本病多见于 15 岁以下儿童，男性为女性的 2 倍。表现为在颈前区中线、舌骨下方有直径 1 ~ 2 cm 的圆形肿物，境界清楚，表面光滑，有囊性感，并能随吞咽或伸、缩舌而上下移动。治疗宜手术切除，需切除一段舌骨以彻底清除囊壁或窦道，并向上分离至舌根部，以免复发。

（2）慢性淋巴细胞性甲状腺炎：又称桥本（Hashimoto）甲状腺肿，是一种自身免疫性疾病，也是甲状腺肿合并甲状腺功能减退最常见的原因。血清中可检出抗甲状腺球蛋白抗体、抗甲状腺微粒体抗体及抗甲状腺细胞表面抗体等多种抗体，本病多为 30 ~ 50 岁女性。临床表现为无痛性甲状腺弥漫性肿大，对称、质硬，多伴甲状腺功能减退，较大甲状腺肿可有压迫症状。基础代谢率低下，血清中多种抗甲状腺抗体增高可协助诊断，必要时穿刺活检以确诊。

（3）甲状腺癌：约占全身恶性肿瘤的 1%，根据肿瘤的病例类型可以分为：乳头状癌、滤泡状腺癌、未分化癌、髓样癌，可发生于任何年龄，早期多为单发结节，病史短，进展快，结节生长快，质硬，表面不光滑，颈部淋巴结常肿大，肿块不能随吞咽动作上下移动，甲状腺扫描为冷结节，穿刺抽吸细胞学检查能帮助确定癌的诊断，血清降钙素测定可协助诊断髓样癌。

（4）脂肪瘤：为正常脂肪样组织的瘤状物，好发于四肢、躯干。境界清楚，呈分叶状，质软可有假囊性感、无痛。生长缓慢，但可达巨大体积。多发者瘤体常较小，常呈对称性，有家族史，可伴疼痛（称痛性脂肪瘤）。

（5）神经鞘瘤：位于颈部者，多为颈丛神经鞘瘤，其包膜为神经纤维，肿瘤呈梭形，手术不慎易切断神经，包膜内剥离出肿瘤，彩超，穿刺可协助鉴别。

（6）颈淋巴结结核：多见于儿童和青年人。结核杆菌大多经扁桃体、龋齿侵入，近 5% 继发于肺和支气管结核病变，并在人体抵抗力低下时发病。临床表现颈部一侧或两侧有多个大小不等的肿大淋巴结，一般位于胸锁乳突肌的前、后缘。初期，肿大的淋巴结较硬，无痛，可推动。病变继续发展，发生淋巴结周围炎，使淋巴结与皮肤和周围组织发生粘连；各个淋巴结也可相互粘连，融合成团，形成不易推动的结节性肿块。晚期，淋巴结发生干酪样坏死、液化，形成寒性脓肿。脓肿破溃后形成经久不愈的窦道或慢性溃疡。少部分患者可有低热、盗汗、食欲缺乏、消瘦等全身症状。

最终诊断：①甲状腺恶性肿瘤 $T_{1a}N_{1b}M_0$，Ⅰ期；②颈部淋巴结继发恶性肿瘤。

四、诊疗经过

患者入院后完善各项检查，考虑颈部淋巴结肿大有甲状腺恶性肿瘤转移的可能性，即给予复查彩超，甲状腺及颈部淋巴结 + 超声计算机图文报告，甲状腺异常所见：①甲状腺结节（TI–RADS–US4 C 级）；②甲状腺实质弥漫性改变（考虑桥本甲状腺炎）；③右颈部异常增大淋巴结。复查彩超后，发现甲状腺恶性肿瘤转移的可能性增大，立即给予穿刺进一步明确诊断。甲状腺及颈部淋巴结彩超见图 15–1。甲状腺及颈部淋巴结细针穿刺结果见图 15–2。

穿刺后进一步明确为甲状腺恶性肿瘤并颈部淋巴结转移，给予颈部增强 CT 检查（图 15–3）。CT 提示右颈Ⅱ区淋巴结转移。完善术前准备，安排手术治疗，术后病理（图 15–4）如下：（左甲状腺）甲状腺乳头状微小癌（直径约 0.1 cm），未累及被膜；桥本甲状腺炎；结节性甲状腺肿伴灶性纤维化。免疫组化结果，蜡块 5：CK19（部分 +），MC（–），CD56（+），Galectin–3（–），TPO（+），TTF– 1（+）；蜡块 6：MC（+），CK19（+），Galectin–3（+），TPO（–）。（右甲状腺）甲状腺乳头状微小癌，直径约 0.7 cm，累及被膜；桥本甲状腺炎。（气管前淋巴结）送检脂肪结缔组织未见癌。（中央区淋巴结）淋巴结查见癌转移（5/6）（右Ⅱ区淋巴结）淋巴结查见癌转移（3/6）。（右Ⅲ、Ⅳ区淋巴结）淋巴结查见癌转移（4/9）。

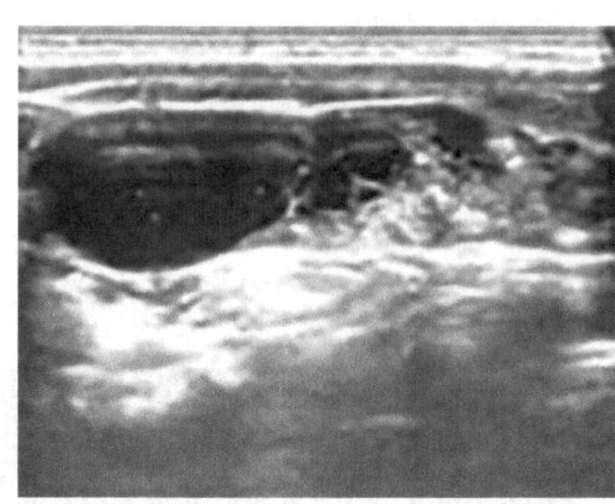

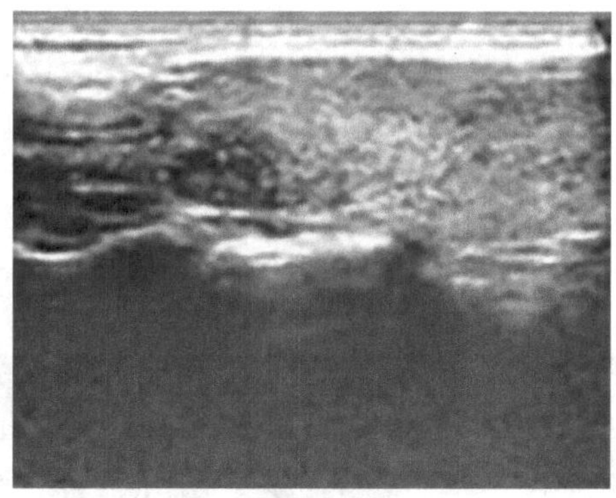

图 15–1　甲状腺及颈部淋巴结彩超

甲状腺右叶、峡部、左叶厚分别约 16.3 mm、1.9 mm、14.5 mm，右叶上极背侧可见一大小约 10 mm × 7 mm 低回声结节，边界不清，形态不规则，内可见点状强回声，血流信号不明显，余实质回声增粗、不均质，呈结节样改变，CDFI 血流信号未见明显异常。右颈部可见数个淋巴结回声，其内伴点状强回声及无回声，较大者位于Ⅱ区（即自述包块处），大小约 42 mm × 16 mm，边界清，内可见不规则无回声，淋巴门结构不清晰，可见少量血流信号，左侧颈部未见明显异常肿大淋巴结。

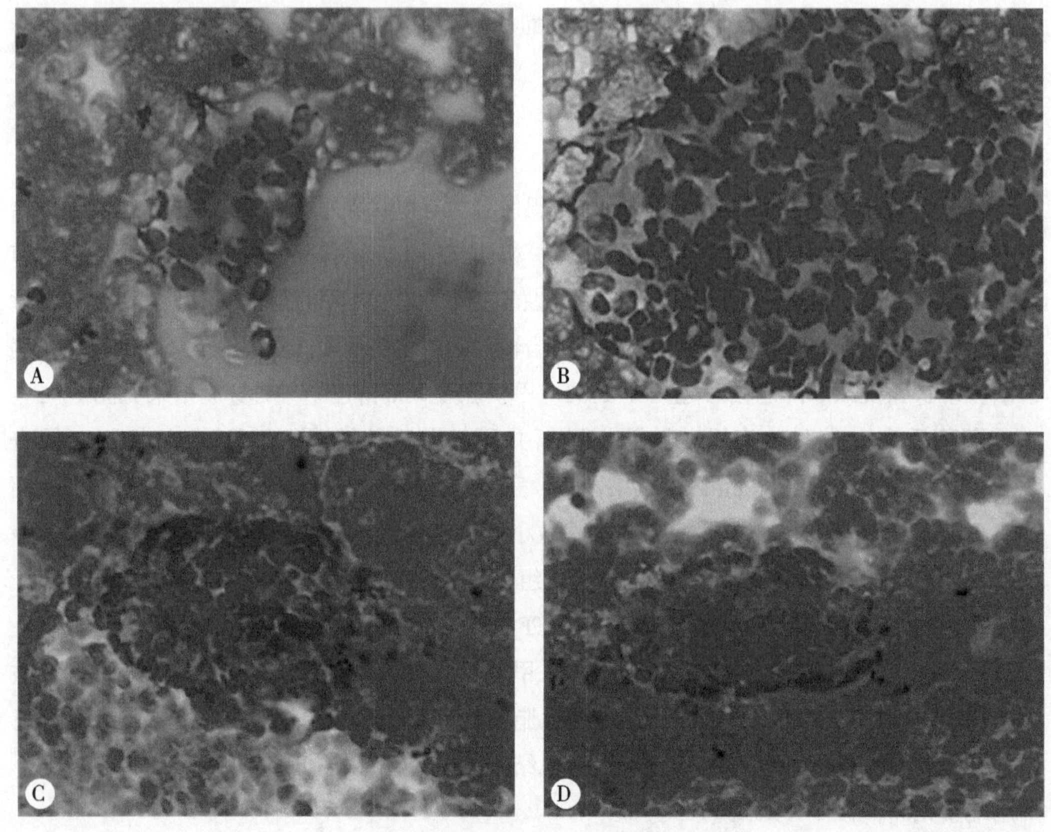

图 15-2 甲状腺及颈部淋巴结细针穿刺结果

A、B．（右侧甲状腺）穿刺涂片，见甲状腺滤泡上皮细胞较多淋巴细胞，部分滤泡上皮细胞呈非典型改变，核增大、淡染，核型欠规则，可见核仁、核沟（TBSRTC-Ⅲ级）。C、D．（右侧Ⅱ区淋巴结）穿刺涂片，见甲状腺滤泡上皮细胞，部分呈巢团排列，细胞核增大、淡染，核型欠规则，可见核仁及核沟，部分细胞呈高柱状，结合穿刺部位，不除外甲状腺乳头状癌细胞可能。

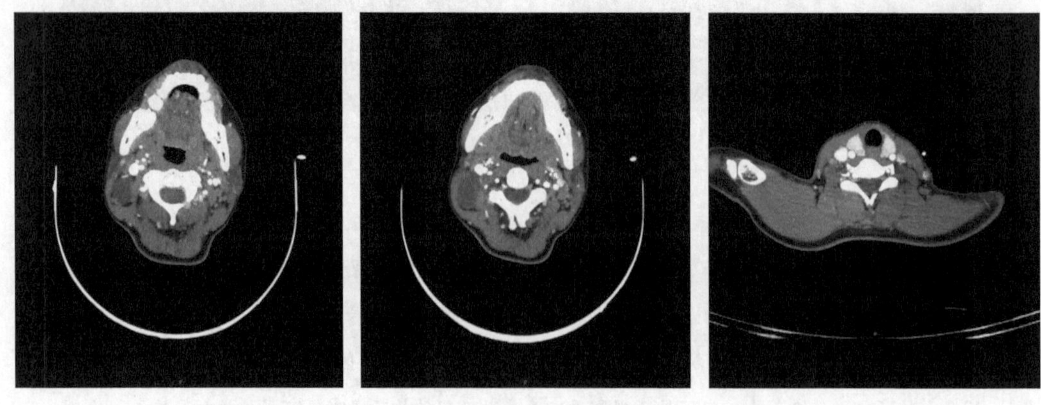

图 15-3 颈部增强 CT 检查

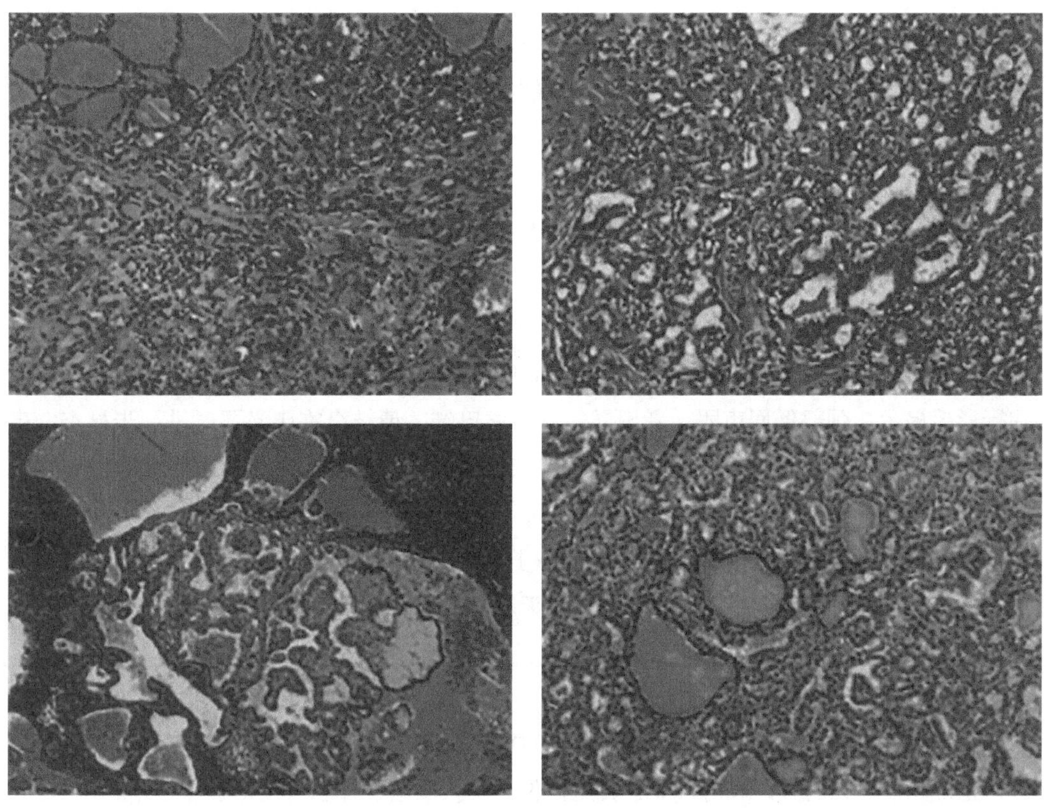

图 15-4　术后病理

五、出院情况

患者病情稳定，无声音嘶哑，无手足面部麻木感，一般情况良好，饮食睡眠可，大小便正常。查体：生命体征平稳，神志清楚，精神可，心肺听诊未及明显异常，颈部刀口敷料包扎完整，无渗血渗液，颈部手术切口愈合良好，患者术后给予碘 131 及口服优甲乐治疗，效果好。

六、讨论

患者因无意中发现颈部肿物就诊，在当地医院考虑淋巴结肿大，未再进一步明确诊断，来我院后，经复查彩超，细针穿刺后明确诊断，并给予手术治疗，术后病理进一步明确诊断，故临床上颈部肿物要多考虑疾病，给予相应检查进行鉴别。

（邢　浩）

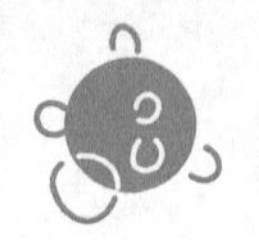

◎ 甲状腺恶性肿瘤 $T_{1a}N_{1b}M_0$ 2

一、基本信息

姓名：××× 性别：女 年龄：47 岁

过敏史：否认食物及药物过敏史。

主诉：发现颈部肿物 11 天余。

现病史：患者约 11 天前无意中发现颈部肿物，当时感不适，无红肿热痛，曾在当地医院行彩超提示：颈部低回声团，考虑异常肿大淋巴结，请结合临床必要时进一步检查。患者发病后即到我院就诊，行彩超提示：甲状腺实质弥漫性病变，考虑桥本甲状腺炎，甲状腺结节，右叶中部（TI－RADS－US 4b 级），余结节（TI－RADS－US 2、3 级），右颈部异常结构淋巴结，建议患者住院，为求进一步诊疗，门诊收入我院，患者发病以来，神志清楚饮食可，睡眠可，大小便无异常，体重无明显变化。

二、查体

体格检查：T 36.6℃，P 75 次 / 分，R 19 次 / 分，BP 131/86 mmHg。发育正常，营养良好，正常体形，无病容，表情自如，自主体位，步入病室，神志清楚，查体合作。

专科检查：颈部无抵抗感，颈静脉正常，气管居中，甲状腺未及肿大，无结节感，未及血管杂音。颈部淋巴结查体：右侧颌下可触及肿大淋巴结，直径约 2.0 cm，边界尚清，形态尚规则，活动度差。左侧甲状腺未触及明显异常肿大淋巴结。

辅助检查：彩超，甲状腺实质弥漫性病变，考虑桥本甲状腺炎，甲状腺结节，右叶中部（TI－RADS－US 4b 级），余结节（TI－RADS－US 2、3 级），右颈部异常结构淋巴结。

三、诊断

初步诊断：①甲状腺肿物；②颈部淋巴结肿大。

鉴别诊断。

（1）甲状舌管囊肿：是与甲状腺发育有关的先天性畸形，本病多见于 15 岁以下儿童，男性为女性的 2 倍。表现为在颈前区中线、舌骨下方有直径 1 ~ 2 cm 的圆形肿物，境界清楚，表面光滑，有囊性感，并能随吞咽或伸、缩舌而上下移动。治疗宜手术切除，需切除一段舌骨以彻底清除囊壁或窦道，并向上分离至舌根部，以免复发。

（2）慢性淋巴细胞性甲状腺炎：又称桥本（Hashimoto）甲状腺肿，是一种自身免疫性疾病，也是甲状腺肿合并甲状腺功能减退最常见的原因。血清中可检出抗甲状腺球蛋白抗体、抗甲状腺微粒体抗体及抗甲状腺细胞表面抗体等多种抗体，本病多为 30 ~ 50 岁女性。临床表现为无痛性甲状腺弥漫性肿大，对称、质硬，多伴甲状腺功能减退，较大甲状腺肿可有压迫症状。基础代谢率低下，血清中多种抗甲状腺抗体增高可协助诊断，必要时穿刺活检以确诊。

（3）甲状腺癌：约占全身恶性肿瘤的1%，根据肿瘤的病例类型可以分为乳头状癌、滤泡状腺癌、未分化癌、髓样癌，可发生于任何年龄，早期多为单发结节，病史短，进展快，结节生长快，质硬，表面不光滑，颈部淋巴结常肿大，肿块不能随吞咽动作上下移动，甲状腺扫描为冷结节，穿刺抽吸细胞学检查能帮助确定癌的诊断，血清降钙素测定可协助诊断髓样癌。

（4）脂肪瘤：为正常脂肪样组织的瘤状物，好发于四肢、躯干。境界清楚，呈分叶状，质软可有假囊性感、无痛。生长缓慢，但可达巨大体积。多发者瘤体常较小，常呈对称性，有家族史，可伴疼痛（称痛性脂肪瘤）。

（5）神经鞘瘤：位于颈部者，多为颈丛神经鞘瘤，其包膜为神经纤维，肿瘤呈梭形，手术不慎易切断神经，包膜内剥离出肿瘤，彩超，穿刺可协助鉴别。

（6）颈淋巴结结核：多见于儿童和青年人。结核杆菌大多经扁桃体、龋齿侵入，近5%继发于肺和支气管结核病变，并在人体抵抗力低下时发病。临床表现颈部一侧或两侧有多个大小不等的肿大淋巴结，一般位于胸锁乳突肌的前、后缘。初期，肿大的淋巴结较硬，无痛，可推动。病变继续发展，发生淋巴结周围炎，使淋巴结与皮肤和周围组织发生粘连；各个淋巴结也可相互粘连，融合成团，形成不易推动的结节性肿块。晚期，淋巴结发生干酪样坏死、液化，形成寒性脓肿。脓肿破溃后形成经久不愈的窦道或慢性溃疡。少部分患者可有低热、盗汗、食欲缺乏、消瘦等全身症状。

最终诊断：①甲状腺恶性肿瘤 $T_{1a}N_{1b}M_0$，Ⅰ期；②颈部淋巴结继发恶性肿瘤。

四、诊疗经过

患者入院后完善各项检查，考虑颈部淋巴结肿大有甲状腺恶性肿瘤转移的可能性，立即给予穿刺进一步明确诊断。超声（图15-5）提示：甲状腺实质弥漫性病变，考虑桥本氏甲状腺炎；甲状腺结节，右叶中部（TI-RADS-US4b级），余结节（TI-RADS-US2、3级）；右颈部异常结构淋巴结。甲状腺及颈部淋巴结细针穿刺结果见图15-6。穿刺后进一步明确为甲状腺恶性肿瘤并颈部淋巴结转移，给予颈部增强CT检查（图15-7）。CT提示右颈Ⅱ区淋巴结转移。完善术前准备，安排手术治疗，术后病理（图15-8）如下：（左侧甲状腺）甲状腺微小乳头状癌，最大径0.4 cm，累及被膜；桥本甲状腺炎。（右侧甲状腺）桥本甲状腺炎，局部间质纤维组织增生伴钙化，冰冻切片中见少许滤泡，上皮增生，核呈毛玻璃样，具有非典型性，常规切片中已切没，甲状腺微小乳头状癌不能除外，请注意随诊。（右中央区）淋巴结见癌转移（1/3）。（右侧Ⅱ区）淋巴结见癌转移（4/11）。（右侧Ⅲ区）淋巴结见癌转移（1/10）。（右侧Ⅳ区）淋巴结未见癌转移（0/14）。（气管前）淋巴结未见癌转移（0/1）。（左中央区）淋巴结未见癌转移（0/1）。

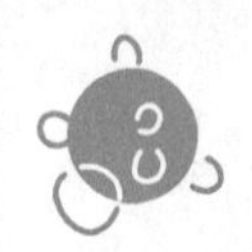

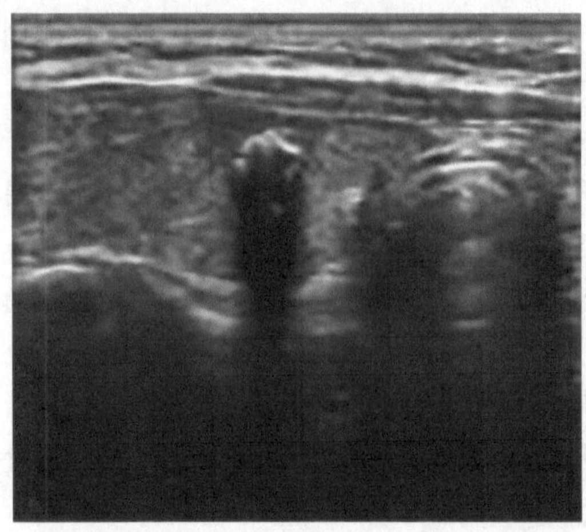

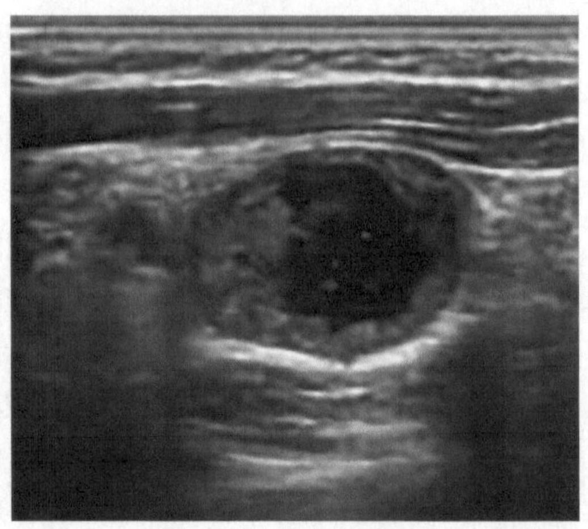

图 15-5　甲状腺及颈部淋巴结彩超

甲状腺右叶、峡部、左叶厚分别约 18 mm、3 mm、18 mm，右叶中部见一实性低回声结节，大小约 7.5 mm × 7 mm，边界不清，不规则，内见多个点状强回声，后伴声影，结节后缘显示不清，未见血流信号显示，右叶另见数个囊实性结节，较大者约 3.5 mm × 2.4 mm，边界清，规则，未见血流信号显示，左叶见数个囊性及囊实性结节，较大者约 6.6 mm × 4.7 mm，为囊实性结节，边界清，规则，未见血流信号显示，余甲状腺实质回声增粗，血流信号较丰富。左侧颈部未见明显异常肿大淋巴结。右颈部Ⅱ区见多个异常肿大淋巴结，较大者约 26 mm × 18 mm，呈囊实性，内见少许血流显示。

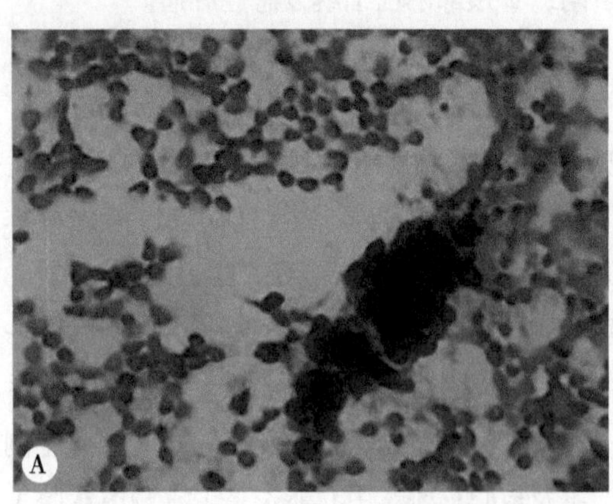

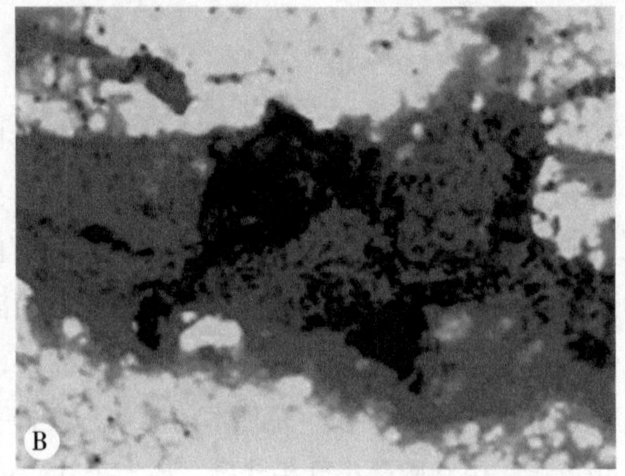

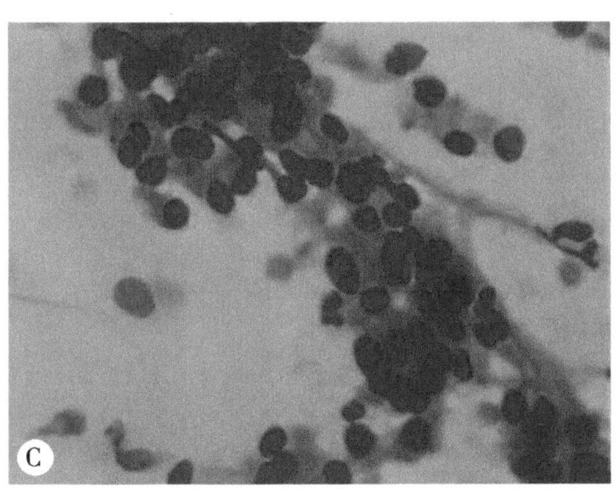

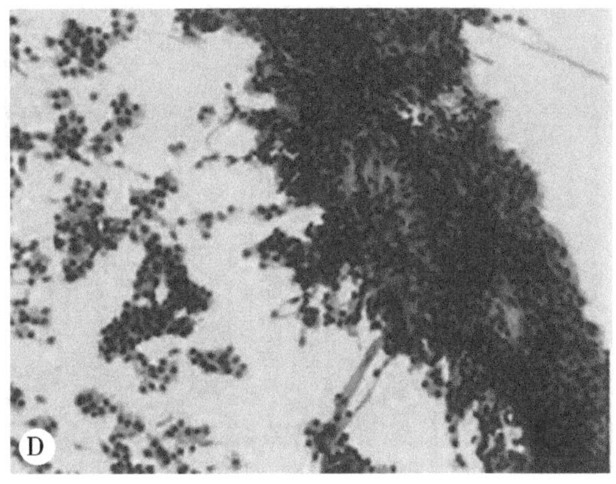

图 15-6　甲状腺及颈部淋巴结细针穿刺结果

A、B. （右侧甲状腺结节）送检涂片细胞量极少，可见数个甲状腺滤泡上皮细胞及少量淋巴细胞。C、D. （右侧Ⅱ区淋巴结）结合穿刺部位，送检涂片中查见甲状腺乳头状癌细胞。

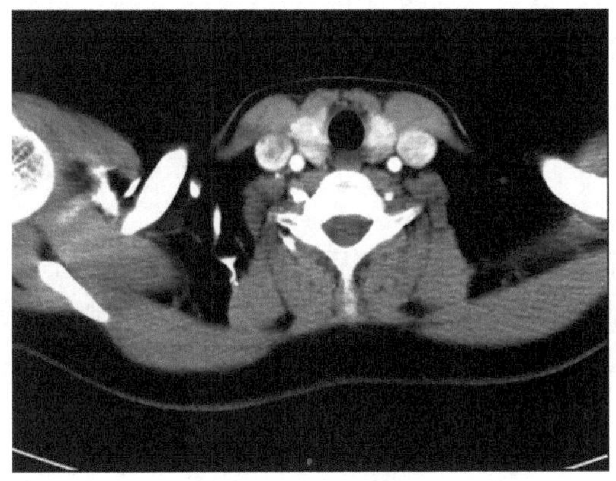

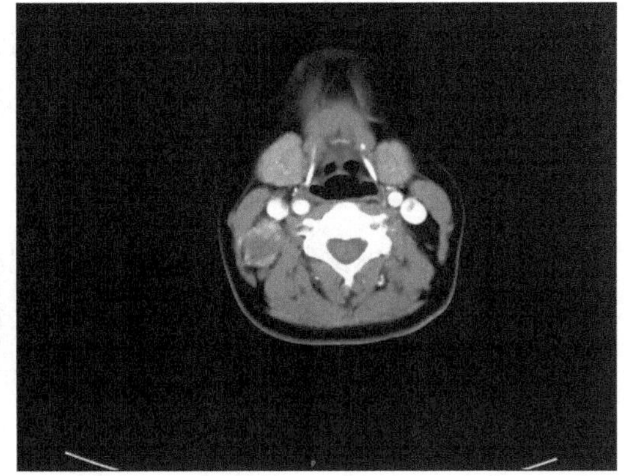

图 15-7 颈部增强 CT

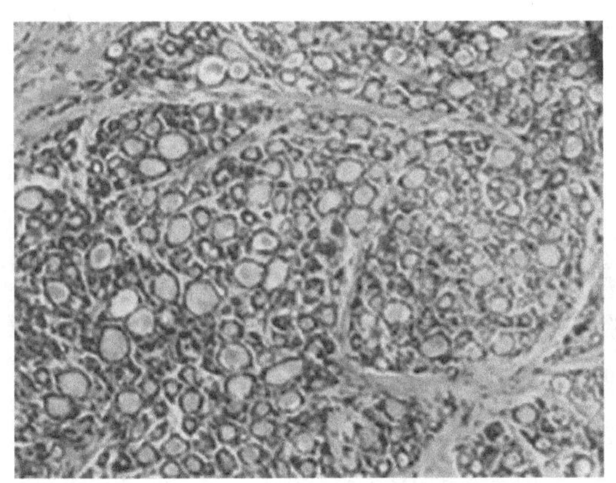

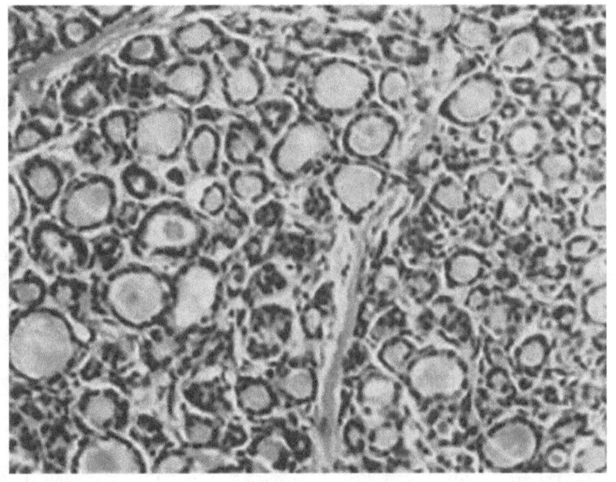

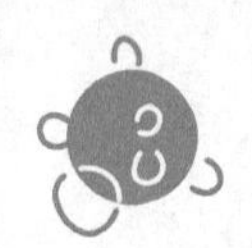

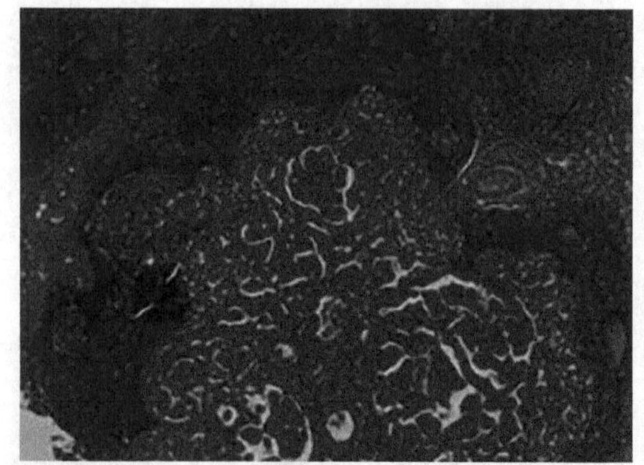
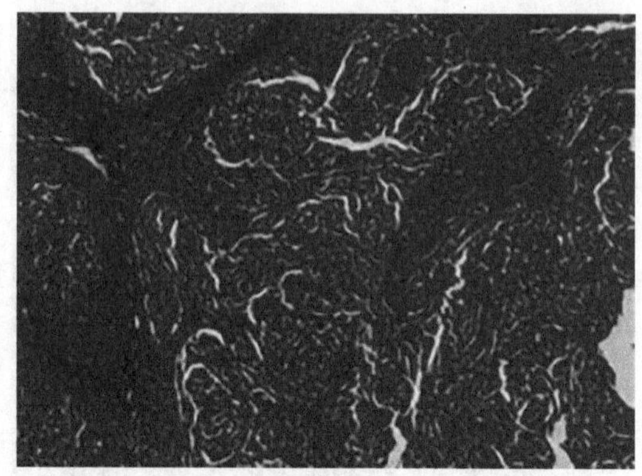

图 15-8　术后病理

五、出院情况

患者病情稳定，无声音嘶哑，无手足面部麻木感，一般情况良好，饮食睡眠可，大小便正常。查体：生命体征平稳，神志清楚，精神可，心肺听诊未及明显异常，颈部刀口敷料包扎完整，无渗血渗液，颈部手术切口愈合良好，患者术后给予碘 131 及口服优甲乐治疗，效果好。

六、讨论

患者因无意中发现颈部肿物就诊，在我院经彩超，细针穿刺后明确诊断，并给予手术治疗，术后病理进一步明确诊断，故临床上颈部肿物要多考虑甲状腺疾病，给予相应检查进行鉴别。

（邢　浩）

◎　甲状腺恶性肿瘤 $T_{1a}N_{1a}M_0$

一、基本信息

姓名：×××　　性别：女　　年龄：57 岁

过敏史：否认食物及药物过敏史。

主诉：查体发现甲状腺肿物 3 月。

现病史：患者约 3 月前查体时发现甲状腺肿物，无颈部胀痛不适感，无吞咽困难，无胸闷憋喘，无声音嘶哑，无手足麻木，无食欲亢进，无性情急躁，无双手颤动，无怕热多汗。患者发病后曾于本院行甲状腺彩超示：双侧甲状腺结节，为求进一步诊疗，即行细针穿刺，左侧、右侧甲状腺符合乳头状癌、今来我院欲行手术治疗，门诊收入我院。患者发病以来，神志清楚，饮食可，睡眠可，大小便无异常，体重无明显变化。

二、查体

体格检查：T 36.6℃，P 72 次 / 分，R 19 次 / 分，BP 131/90 mmHg。发育正常，营养良好，正常体形，无病容，表情自如，自主体位，步入病室，神志清楚，查体合作。

专科检查：颈部无抵抗感，颈静脉正常，气管居中，甲状腺未及肿大，无结节感，未及血管杂音。

辅助检查：彩超，甲状腺多发结节（左叶实性低回声 TI-RADS-US4b 级，右叶实性低回声 TI-RADS-US4a 级，余结节 TI-RADS-US3 级）。

三、诊断

初步诊断：甲状腺肿物。

鉴别诊断：

（1）甲状舌管囊肿：是与甲状腺发育有关的先天性畸形，本病多见于 15 岁以下儿童，男性为女性的 2 倍。表现为在颈前区中线、舌骨下方有直径 1 ～ 2 cm 的圆形肿物，境界清楚，表面光滑，有囊性感，并能随吞咽或伸、缩舌而上下移动。治疗宜手术切除，需切除一段舌骨以彻底清除囊壁或窦道，并向上分离至舌根部，以免复发。

（2）慢性淋巴细胞性甲状腺炎：又称桥本（Hashimoto）甲状腺肿，是一种自身免疫性疾病，也是甲状腺肿合并甲状腺功能减退最常见的原因。血清中可检出抗甲状腺球蛋白抗体、抗甲状腺微粒体抗体及抗甲状腺细胞表面抗体等多种抗体，本病多为 30 ～ 50 岁女性。临床表现为无痛性甲状腺弥漫性肿大，对称、质硬，多伴甲状腺功能减退，较大甲状腺肿可有压迫症状。基础代谢率低下，血清中多种抗甲状腺抗体增高可协助诊断，必要时穿刺活检以确诊。

（3）甲状腺癌：约占全身恶性肿瘤的 1%，根据肿瘤的病例类型可以分为乳头状癌、滤泡状腺癌、未分化癌、髓样癌，可发生于任何年龄，早期多为单发结节，病史短，进展快，结节生长快，质硬，表面不光滑，颈部淋巴结常肿大，肿块不能随吞咽动作上下移动，甲状腺扫描为冷结节，穿刺抽吸细胞学检查能帮助确定癌的诊断，血清降钙素测定可协助诊断髓样癌。

最终诊断：甲状腺恶性肿瘤 $T_{1a}N_{1a}M_0$，Ⅰ期。

四、诊疗经过

患者入院前已行细针穿刺，结合彩超，考虑双侧甲状腺恶性肿瘤。超声提示：甲状腺多发结节（左叶实性低回声 TI-RADS-US4b 级，右叶实性低回声；TI-RADS-US4a 级，余结节 TI-RADS-US3 级）。甲状腺及颈部淋巴结彩超见图 15-9。甲状腺细针穿刺结果见图 15-10。患者入院后完善术前准备，安排手术治疗，术后病理（图 15-11），（左甲状腺）甲状腺微小乳头状癌，最大径 0.3 cm，未累及甲状腺被膜；结节性甲状腺肿。（右甲状腺）

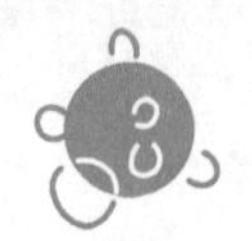

甲状腺微小乳头状癌，最大者 0.7 cm，累及甲状腺被膜；结节性甲状腺肿伴腺瘤样增生；并见一胶原化结节。（气管前）淋巴结未见癌转移（0/1）。（中央区）淋巴结未见癌转移（0/13）。

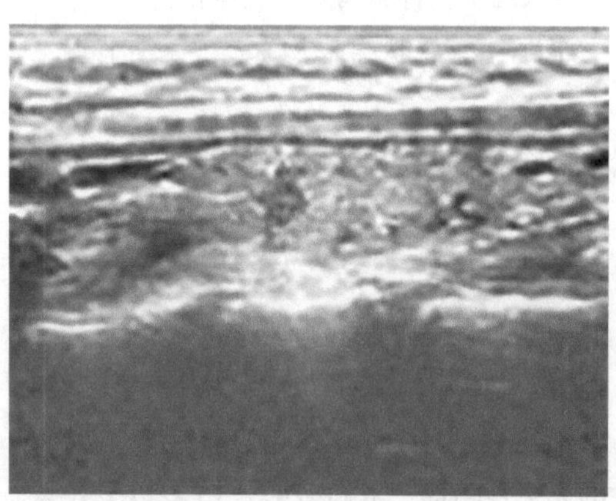
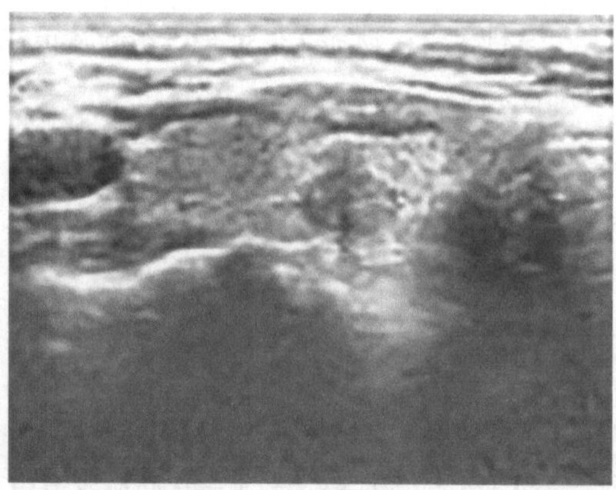

图 15-9 甲状腺及颈部淋巴结彩超

甲状腺右叶、峡部、左叶厚分别约 15 mm、1.7 mm、14 mm，左叶实质中部见一实性低回声结节，大小约 4.5 mm × 3.4 mm，边界欠清，欠规则，纵横比大于 1；右叶实质中部见一实性低回声结节，大小约 7.7 mm × 6.7 mm，边界尚清，尚规则，内见点状血流信号；余实质内见多个囊性及囊实性结节，右叶大者约 16 mm × 8 mm，左叶大者约 7 mm × 5 mm，均为囊实性，边界清，规则，余实质回声均质，CDFI：血流信号未见明显异常。双侧颈部未见明显异常肿大淋巴结。

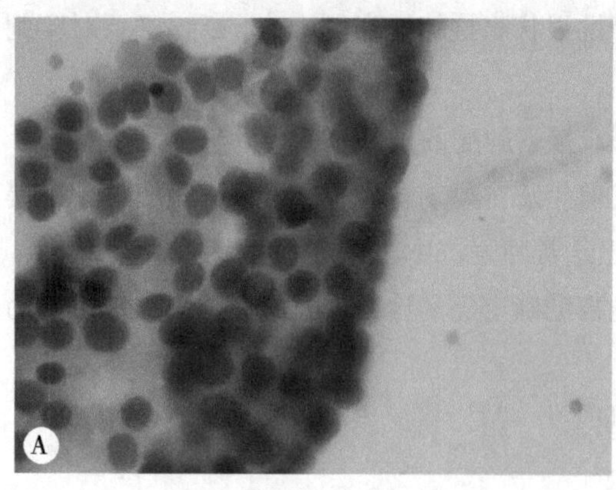
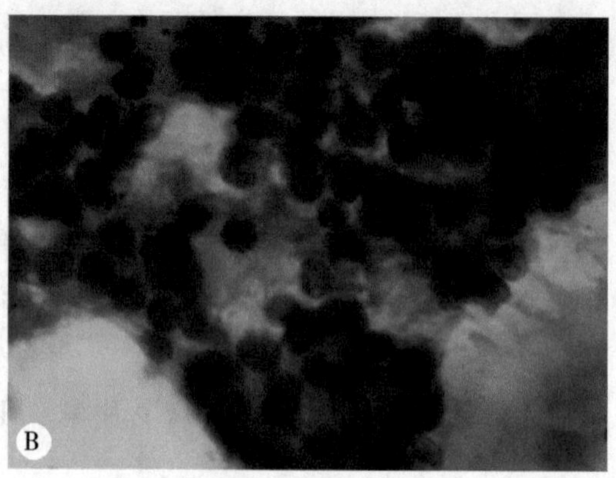

图 15-10 甲状腺细针穿刺结果

A.（右侧甲状腺结节穿刺涂片）恶性肿瘤，符合甲状腺乳头状癌。B.（左侧甲状腺结节穿刺涂片）恶性肿瘤，符合甲状腺乳头状癌。

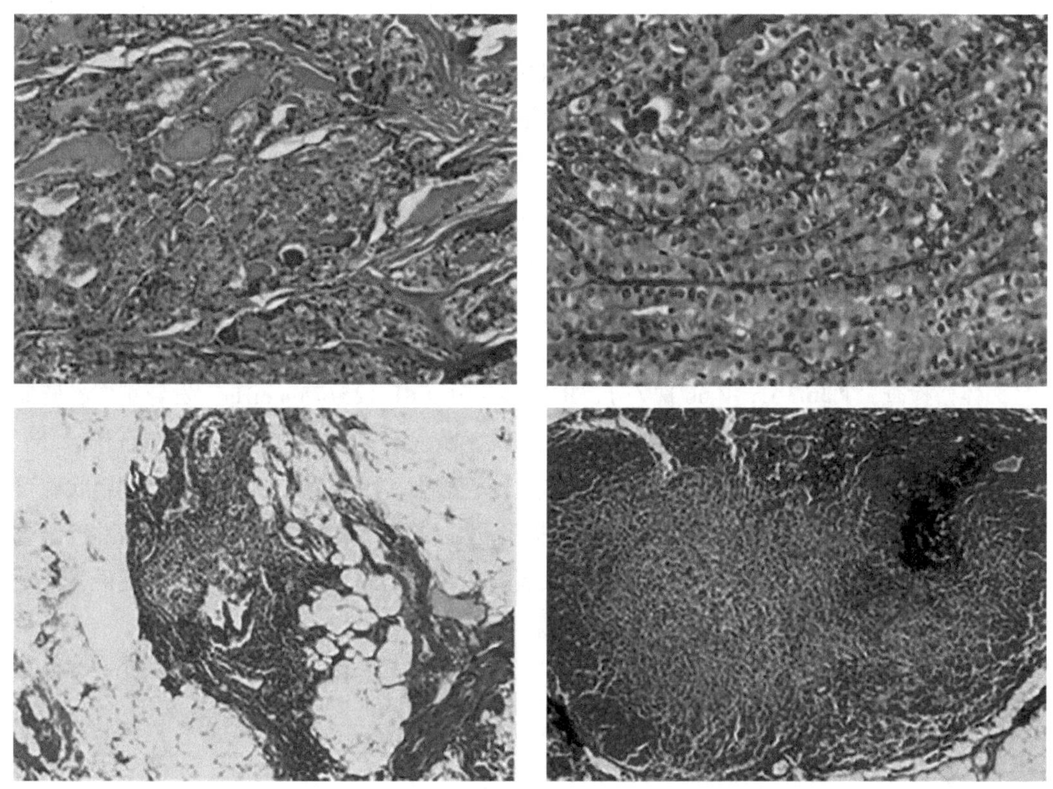

图 15-11 术后病理

五、出院情况

患者病情稳定，无声音嘶哑，无手足面部麻木感，一般情况良好，饮食睡眠可，大小便正常。查体：生命体征平稳，神志清楚，精神可，心肺听诊未及明显异常，颈部刀口敷料包扎完整，无渗血渗液，颈部手术切口愈合良好。

六、讨论

患者因查体彩超发现甲状腺结节，细针穿刺后明确诊断，并给予手术治疗，术后病理进一步明确诊断，故定期查体非常必要。

（邢 浩）

◎ 甲状腺恶性肿瘤 1

一、基本信息

姓名：××× 性别：女 年龄：12 岁

过敏史：否认食物及药物过敏史。

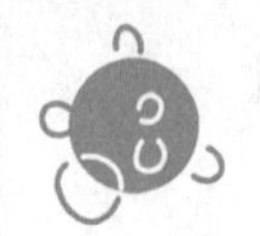

主诉：查体发现甲状腺肿物 1 周。

现病史：患者 1 周前查体时发现甲状腺肿物。近来无明显增大，无局部胀痛不适感，无吞咽困难，无胸闷憋气，无声音嘶哑，无手足麻木，无食欲亢进，无性情急躁，无双手颤动，无怕热多汗。患者发病后曾于我院行甲状腺彩超示，甲状腺右叶结节 TI－RADS 5 类，右颈部异常肿大淋巴结。为求进一步诊疗，今来我院欲行手术治疗，门诊收入我院。患者发病以来，神志清楚，饮食可，睡眠可大小便无异常，体重无明显变化。

二、查体

体格检查：T 36.3℃，P 66 次 / 分，R 18 次 / 分，BP 125/75 mmHg。发育正常，营养良好，正常体形，无病容，表情自如，自主体位，步入病室，神志清楚，查体合作。

专科检查：颈部无抵抗感，颈静脉正常，气管居中，甲状腺Ⅱ° 肿大，右侧甲状腺可扪及直径约 2 cm 质硬结节，左侧甲状腺未扪及明显结节，未及血管杂音。颈部淋巴结查体，右侧颈部可触及多发肿大淋巴结，最大者直径约 2.0 cm，位于右侧颌下，质硬，活动度差。左侧颈部未触及明显异常肿大淋巴结。

辅助检查：彩超（图 15-12），①甲状腺右叶结节（TI-RADS-US5 级）；②右颈部异常肿大淋巴结。

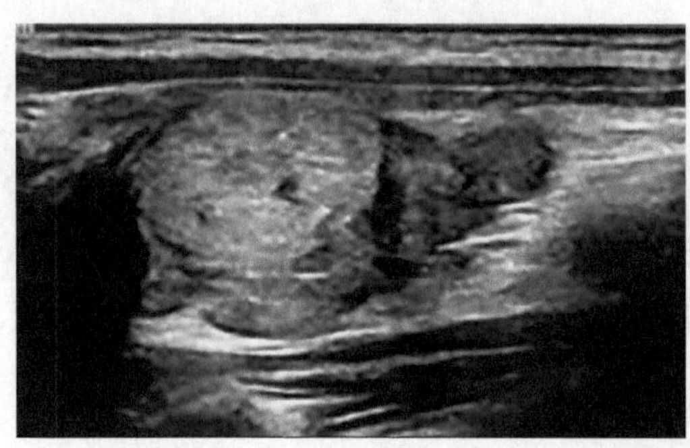

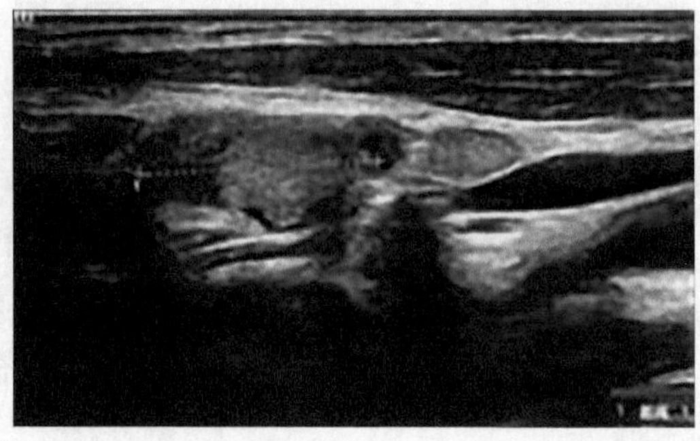

图 15-12　甲状腺及颈部淋巴结彩超

甲状腺右叶、峡部、左叶厚分别约 16.5 mm、2.2 mm、14.2 mm，右叶回声减低，右叶上极见一大小约 22.3 mm × 16.8 mm 的实性混合回声结节，边界欠清，欠规则，内见多发点状强回声，内可见血流信号，余实质回声均质。CDFI 血流信号未见明显异常。右颈部见数个低回声结节，较大者约 17.7 mm × 8.5 mm，皮髓质分界不清，余双侧颈部未见明显异常肿大淋巴结。

三、诊断

初步诊断：①甲状腺肿物；②颈部淋巴结肿大。

鉴别诊断：

（1）甲状舌管囊肿：是与甲状腺发育有关的先天性畸形，本病多见于 15 岁以下儿童，男性为女性的2倍。表现为在颈前区中线、舌骨下方有直径1～2 cm的圆形肿物，境界清楚，表面光滑，有囊性感，并能随吞咽或伸、缩舌而上下移动。治疗宜手术切除，需切除一段舌骨以彻底清除囊壁或窦道，并向上分离至舌根部，以免复发。

（2）慢性淋巴细胞性甲状腺炎：又称桥本（Hashimoto）甲状腺肿，是一种自身免疫性疾病，也是甲状腺肿合并甲状腺功能减退最常见的原因。血清中可检出抗甲状腺球蛋白抗体、抗甲状腺微粒体抗体及抗甲状腺细胞表面抗体等多种抗体，本病多为30～50岁女性。临床表现为无痛性甲状腺弥漫性肿大，对称、质硬，多伴甲状腺功能减退，较大甲状腺肿可有压迫症状。基础代谢率低下，血清中多种抗甲状腺抗体增高可协助诊断，必要时穿刺活检以确诊。

（3）甲状腺癌：约占全身恶性肿瘤的1%，根据肿瘤的病例类型可以分为：乳头状癌、滤泡状腺癌、未分化癌、髓样癌，可发生于任何年龄，早期多为单发结节，病史短，进展快，结节生长快，质硬，表面不光滑，颈部淋巴结常肿大，肿块不能随吞咽动作上下移动，甲状腺扫描为冷结节，穿刺抽吸细胞学检查能帮助确定癌的诊断，血清降钙素测定可协助诊断髓样癌。

（4）脂肪瘤：为正常脂肪样组织的瘤状物，好发于四肢、躯干。境界清楚，呈分叶状，质软可有假囊性感、无痛。生长缓慢，但可达巨大体积。多发者瘤体常较小，常呈对称性，有家族史，可伴疼痛（称痛性脂肪瘤）。

（5）神经鞘瘤：位于颈部者，多为颈丛神经神经鞘瘤，其包膜为神经纤维，肿瘤呈梭形，手术不慎易切断神经，包膜内剥离出肿瘤，彩超，穿刺可协助鉴别。

（6）颈淋巴结结核：多见于儿童和青年人。结核杆菌大多经扁桃体、龋齿侵入，近5%继发于肺和支气管结核病变，并在人体抵抗力低下时发病。临床表现颈部一侧或两侧有多个大小不等的肿大淋巴结，一般位于胸锁乳突肌的前、后缘。初期，肿大的淋巴结较硬，无痛，可推动。病变继续发展，发生淋巴结周围炎，使淋巴结与皮肤和周围组织发生粘连；各个淋巴结也可相互粘连，融合成团，形成不易推动的结节性肿块。晚期，淋巴结发生干酪样坏死、液化，形成寒性脓肿。脓肿破溃后形成经久不愈的窦道或慢性溃疡。少部分患者可有低热、盗汗、食欲缺乏、消瘦等全身症状。

最终诊断：①甲状腺恶性肿瘤；②颈部淋巴结继发恶性肿瘤；③肺多发结节。

四、诊疗经过

患者入院后完善各项检查，考虑甲状腺恶性肿瘤伴颈部淋巴结转移的可能性，建议细针穿刺进一步明确病情，患者家属拒绝穿刺，要求直接手术切除，右颈部淋巴结清扫。CT（图15-13）提示右侧甲状腺占位，右颈淋巴结肿大。完善术前准备，安排手术治疗，行甲状腺全部切除术+中央区淋巴结清扫+右侧2，3，4区淋巴结清扫，手术中发现右侧喉返神经已被癌细胞侵犯，无法分离，术中行右侧喉返神经部分切除+吻合术，术后病理（图15-14）如下：（右部分甲状腺）甲状腺乳头状癌，大小2.2 cm×1.6 cm×0.8 cm，浸透被

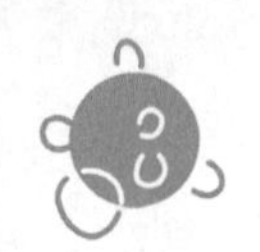

膜并侵犯周围横纹肌及神经。免疫组化结果：TG（+），TTF-1（+），Ki67（热点指数约5%）；（中央区淋巴结）纤维组织中查见甲状腺乳头状癌组织，周围见少许淋巴组织。（左侧甲状腺）甲状腺乳头状癌（多灶，直径 0.1 ~ 1.2 cm），侵透被膜并浸犯周围脂肪结缔组织，甲状腺周围淋巴结见癌转移（1/1）。（右侧部分甲状腺）甲状腺乳头状癌（大小 2.5 cm × 1.5 cm × 1.2 cm），浸透被膜并侵犯周围脂肪结缔组织。（气管前淋巴结）送检纤维脂肪结缔组织内见癌。（中央区）淋巴结见癌转移（3/4），淋巴结周围脂肪结缔组织内见癌结节，神经束见癌侵犯，并见少许甲状旁腺及胸腺组织。（右 2 区）淋巴结见癌转移（3/5）。（右 2、3 区）淋巴结见癌转移（1/1），淋巴结周围脂肪结缔组织内见癌。（右 3、4 区）淋巴结见癌转移（4/13）。

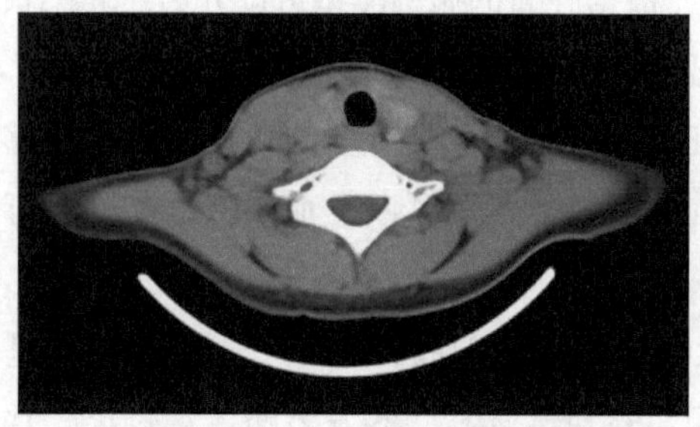
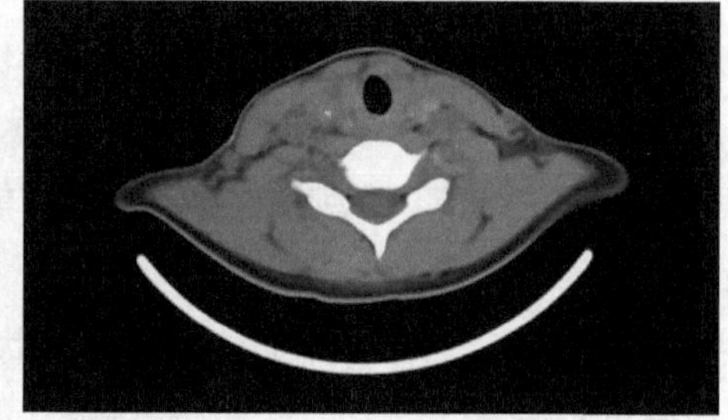

图 15-13　颈部 CT 检查

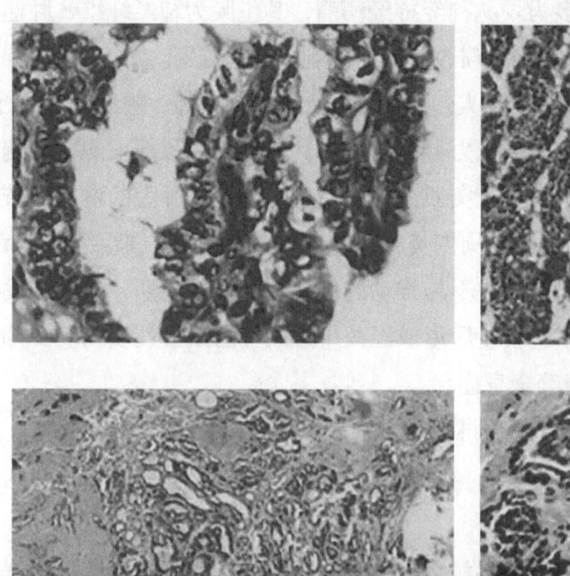
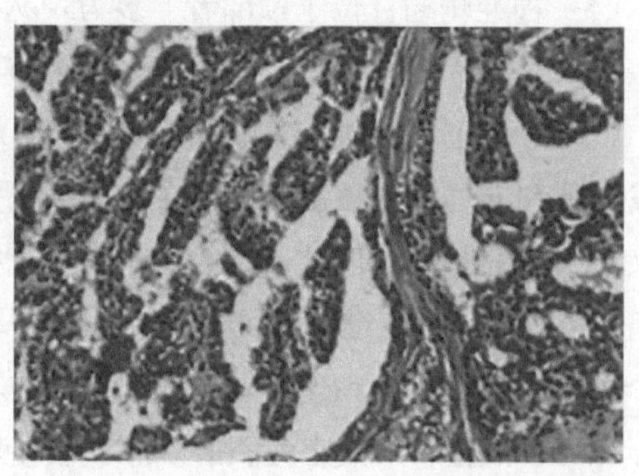
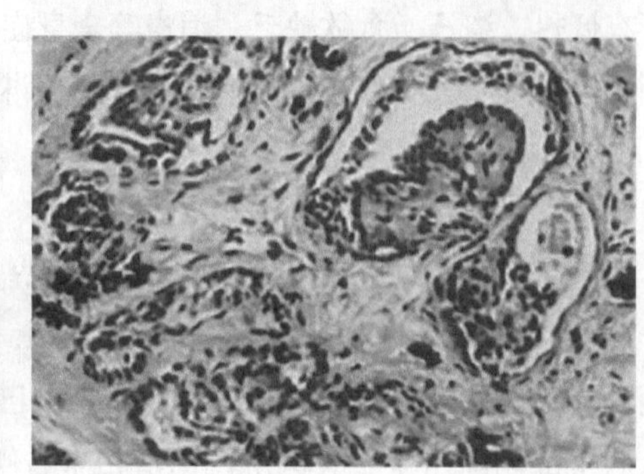

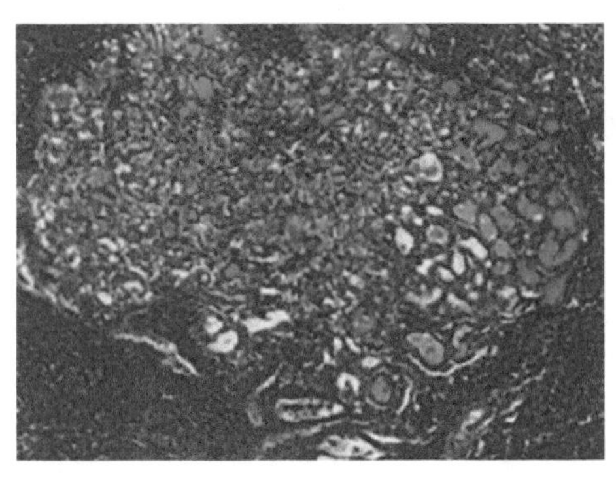 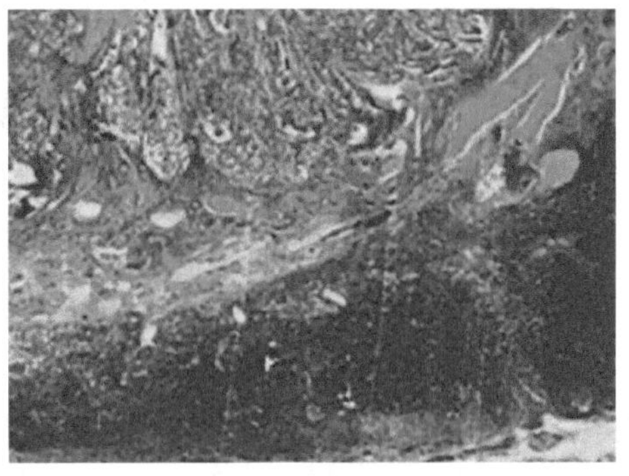

图 15-14 术后病理

五、出院情况

患者病情稳定，伴声音嘶哑，无手足面部麻木感，一般情况良好，饮食睡眠可，大小便正常。查体：生命体征平稳，神志清楚，精神可，心肺听诊未及明显异常，颈部刀口敷料包扎完整，无渗血渗液，颈部手术切口愈合良好，患者术后建议给予碘 131 及口服优甲乐治疗，患者在核医学科住院进一步检查发现肺转移，骨转移。

六、讨论

患者因无意中发现颈部肿物就诊，完善检查后，并给予手术治疗，术后明确诊断，虽然患者年龄小，但患者伴颈部淋巴结转移，肺转移，骨转移，侵犯喉返神经，故临床上颈部肿物要多考虑疾病，年龄小也不能排除恶性肿瘤，给予相应检查进行鉴别。

（邢 浩）

◎ 甲状腺恶性肿瘤 2

一、基本信息

姓名：××× 性别：女 年龄：19 岁

过敏史：否认食物及药物过敏史。

主诉：发现颈部肿物 3 月。

现病史：患者约 3 月前无意中发现颈部有一肿物，近来无明显增大，略感胸闷，无胀痛不适感，无发热、寒战，无吞咽困难，无耳颞部放射痛，无颜面潮红，无恶心、呕吐，无声音嘶哑，无手足麻木，无食欲亢进，无性情急躁，无双手颤动，无怕热多汗。患者发病后即来我院就诊，门诊考虑甲状腺肿物，建议患者手术治疗，为求进一步诊疗，今来我院欲行手术治疗，门诊收入我院。患者发病以来，神志清楚，饮食可，睡眠可，大小便无异常，体重无明显变化。

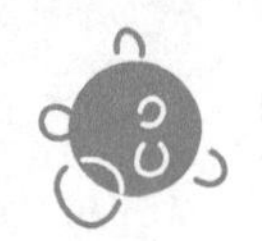

二、查体

体格检查：T 36.4℃，P 78 次 / 分，R 23 次 / 分，BP 126/86 mmHg。发育正常，营养良好，正常体形，无病容，表情自如，自主体位，步入病室，神志清楚，查体合作。

专科检查：颈部无抵抗感，颈静脉正常，气管居中，峡部甲状腺可扪及直径约 4 cm 结节，质韧，双侧甲状腺未扪及明显结节，未及血管杂音。

辅助检查：甲状腺及颈部淋巴结 + 超声计算机图文报告（图 15-15），甲状腺结节（TI-RADS-US3 级）。

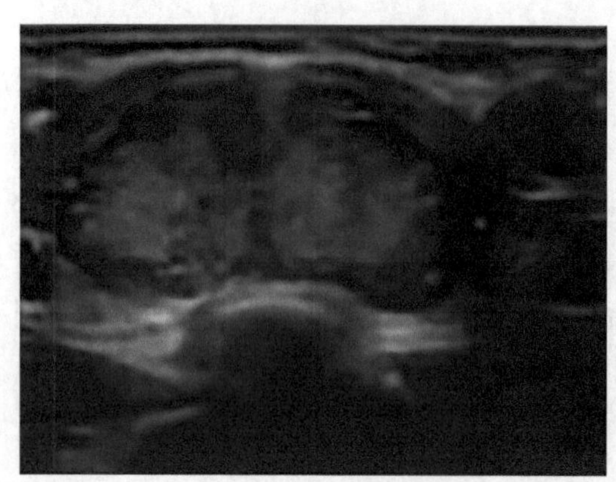

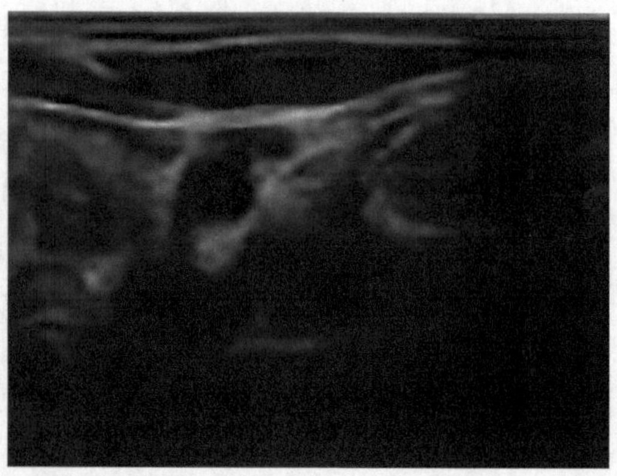

图 15-15　甲状腺及颈部淋巴结彩超

甲状腺右叶、峡部、左叶厚分别约 14.0 mm、3.1 mm、12.8 mm，峡部见大小约 39.8 mm × 17.4 mm 的低回声结节，边界清，规则，内可见少许血流信号，余实质回声均质。CDFI：血流信号未见明显异常。双侧颈部未见明显异常肿大淋巴结。

三、诊断

初步诊断：甲状腺肿物。

最终诊断：①甲状腺恶性肿瘤；②颈部淋巴结继发恶性肿瘤。

四、诊疗经过

患者入院后完善各项检查，因甲状腺及颈部淋巴结彩超提示甲状腺良性结节可能，结合查体，考虑峡部甲状腺结节性甲状腺肿，并给予患者颈部 CT 检查（图 15-16）。CT 提示峡部甲状腺占位。完善术前准备，安排手术治疗，术中快速病理提示甲状腺乳头状癌，行甲状腺全部切除术 + 中央区淋巴结清扫术。术后病理（图 15-17）：（峡部甲状腺）甲状腺乳头状癌，肿瘤大小 3 cm × 2.5 cm × 1 cm，未累及甲状腺被膜。（左侧残余甲状腺）甲状腺组织未见癌。（右侧残余甲状腺）甲状腺组织未见癌。（中央区淋巴结）淋中结（2/2）见癌转移。免疫组化结果：中央区淋巴结 CK19（+），Galectin-3（+），MC（+），TPO（-），CD56（-），BRAF（+）。

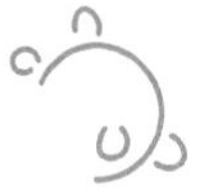

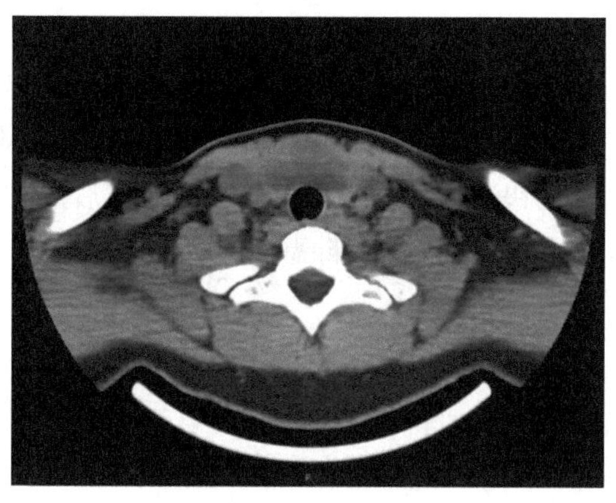

图 15-16　甲状腺 CT

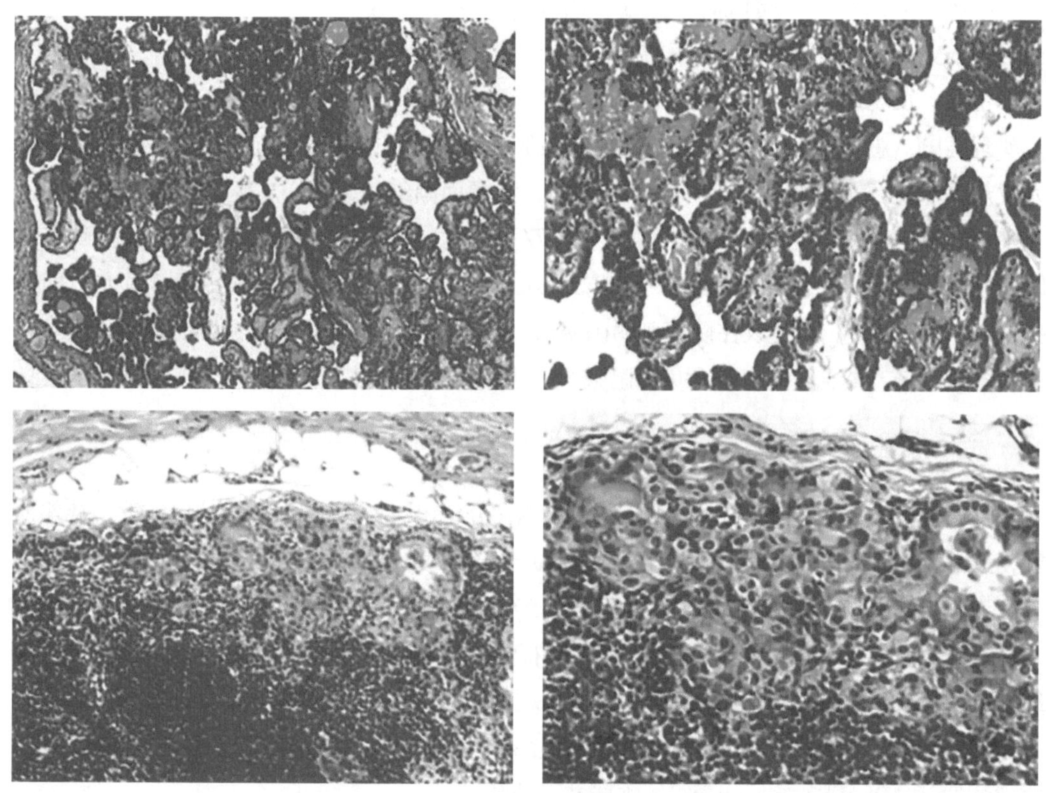

图 15-17　术后病理

五、出院情况

患者病情稳定，无声音嘶哑，无手足面部麻木感，一般情况良好，饮食睡眠可，大小便正常。查体：生命体征平稳，神志清楚，精神可，心肺听诊未及明显异常，颈部刀口敷料包扎完整，无渗血渗液，颈部手术切口愈合良好，患者术后口服优甲乐治疗，效果好。

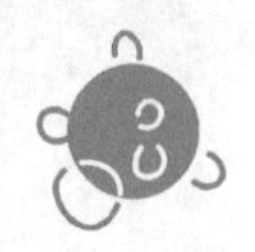

六、讨论

患者因查体发现甲状腺肿物，结合患者彩超，颈部CT初步考虑良性结节，因患者气管受压，需要手术治疗，术中快速冰冻病理提示恶性肿瘤，术后常规病理进一步明确诊断，说明术中病理重要性，术前评估不要轻易排除恶性肿瘤的可能。

（邢　浩）

◎ 甲状腺恶性肿瘤3

一、基本信息

姓名：××× 　　性别：女 　　年龄：72岁

过敏史：否认食物及药物过敏史。

主诉：发现颈部肿物15天。

现病史：患者约15天前无意中发现右颈部肿物，当时未感不适，伴轻度胀痛不适感，无发热、寒战，无吞咽困难无耳颞部放射痛，无颜面潮红，无恶心、呕吐，无声音嘶哑，无手足麻木，无食欲亢进，无性情急躁，无双手颤动，无怕热多汗。患者发病后曾到当地医院就诊，考虑肿大淋巴结，给予抗感染治疗，疼痛略有减轻，大小未见明显改变，即来我院进一步检查，门诊建议住院穿刺明确病情，现为求进一步诊疗来诊，由门诊收入我院。患者发病以来，神志清楚，饮食可，睡眠可大小便无异常，体重无明显变化。

二、查体

体格检查：T 36.5℃，P 82次/分，R 20次/分，BP 137/90 mmHg。发育正常，营养良好，正常体形，无病容，表情自如，自主体位，步入病室，神志清楚，查体合作。

专科检查：颈部无抵抗感，颈静脉正常，气管居中，甲状腺Ⅱ°肿大，双侧甲状腺扪及结节，未及血管杂音。颈部淋巴结查体，右侧颈部可触及多发肿大淋巴结，最大者直径约1.5 cm，位于右侧颌下，质韧，活动度差。

辅助检查：彩超（图15-18），①甲状腺结节（右叶中上部结节TI-RADS-US4b级，余结节TI-RADS-US3级）；②双侧颈部淋巴结肿大。

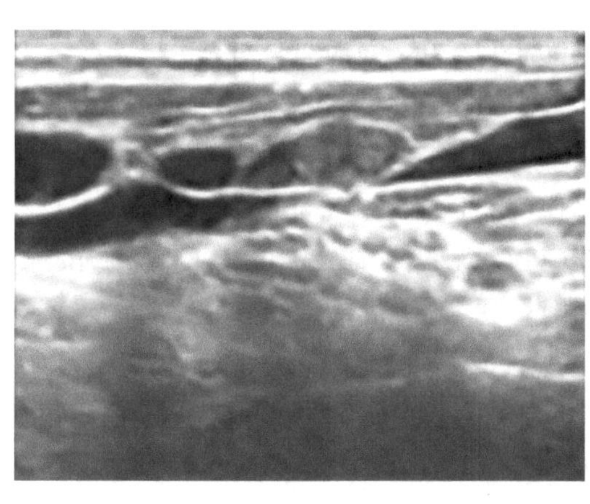
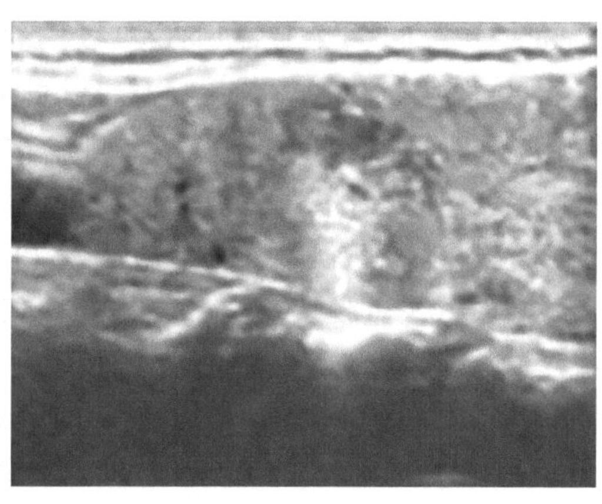

图 15-18　甲状腺及颈部淋巴结彩超

甲状腺右叶、峡部、左叶厚分别约 25.7 mm、5.0 mm、23.4 mm，右叶中上部见大小约 10.3 mm × 7.2 mm 的低回声结节，边界欠清晰，右叶另见数个实性等回声结节，较大者约 18.2 mm × 15.8 m，边界清，规则，部分结节见环形强回声，左叶见数个实性等回声结节，较大者约 19.7 mm × 14.2 mm，边界清，规则，余实质回声均质，CDFI，血流信号未见明显异常。双侧颈部扫查：右侧颈部Ⅲ区见大小约 1.4 mm × 0.6 cm 的淋巴结，皮髓质分界欠清，内见高回声团，右侧颈部Ⅳ区见数个淋巴结，形态饱满，较大者约 0.4 mm × 0.3 cm；左侧颈部Ⅱ区见大小约 0.8 mm × 0.6 cm 的淋巴结，形态饱满。

三、诊断

初步诊断：①甲状腺肿物；②颈部淋巴结肿大。

最终诊断：①甲状腺恶性肿瘤；②颈部淋巴结继发恶性肿瘤；③髓系白血病；④桥本甲状腺炎；⑤结节性甲状腺肿。

四、诊疗经过

患者入院后完善各项检查，考虑甲状腺恶性肿瘤伴颈部淋巴结转移的可能性，即给予细针穿刺进一步明确诊断。甲状腺及颈部淋巴结细针穿刺结果见图 15-19。

穿刺后进一步明确为甲状腺恶性肿瘤并颈部淋巴结转移，给予颈部增强 CT（图 15-20）检查。CT 提示双侧甲状腺占位，颈部淋巴结肿大。完善术前准备，安排手术治疗，行甲状腺全部切除术 + 中央区淋巴结清扫 + 右侧 2，3，4 区淋巴结清扫，术后病理（图 15-21）如下：（左甲状腺）甲状腺微小乳头状癌（2 灶，直径均为 0.5 cm），未累及甲状腺被膜；结节性甲状腺肿伴腺瘤样增生；淋巴细胞性甲状腺炎。（右甲状腺）甲状腺微小乳头状癌（2 灶，直径 0.3 ~ 0.4 cm），未累及甲状腺被膜；结节性甲状腺肿伴腺瘤样增生；淋巴细胞性甲状腺炎。（右Ⅱ区淋巴结）淋巴结见癌转移（1/4）。（气管前淋巴结）送检为脂肪结缔组织未见癌。（中央区，右Ⅲ、Ⅳ区淋巴结）淋巴结未见癌转移（分别为 0/2 和

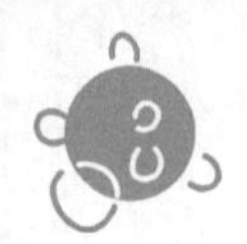

0/20）。（右Ⅱ区，右Ⅲ、Ⅳ区淋巴结）送检部分淋巴结中，部分区域可见淋巴滤泡，部分区域结构消失，可见较多小 – 中等大小的淋巴样细胞弥漫分布，免疫组化未能明确 B、T 细胞来源，尚不能除外淋巴造血系统肿瘤，建议分子病理学检测进一步明确诊断。分子病理结果：EBER（CISH）（–）。免疫组化结果：CD20（B 细胞 +），PAX–5（B 细胞 +），CD3（T 细 胞 +），CD5（T 细 胞 +），CD23（FDC 网 +），CD21（FDC 网 +），Bcl–2（+），CD10（生发中心 +），Bcl–6（生发中心 +），Cyclin D_1（–），SOX–11（–），Mum–1（浆细胞 +），C–Myc（–），CD19（B 细胞 +），Ki67（阳性指数约 60%），CD2（T 细胞 +），CD7（T 细胞 +），CD4（T 细胞 +），CD8（T 细胞 +），GranzymeB（–），TIA–1（–），ALK（–），CD30（–），TdT（少量 +），CD34（–），MPO（少量 +），CD56（–），CD79a（B 细胞 +），CD38（浆细胞 +），CD138（浆细胞 +），Kappa（浆细胞 +），Lambda（浆细胞 +），LCA（部分淋巴细胞 +）。患者常规病理不能除外淋巴造血系统肿瘤，在血液内科行骨髓穿刺，考虑髓系白血病。细胞组织化学检验报告见图 15–22。小巨核酶标检查报告单见图 15–23。

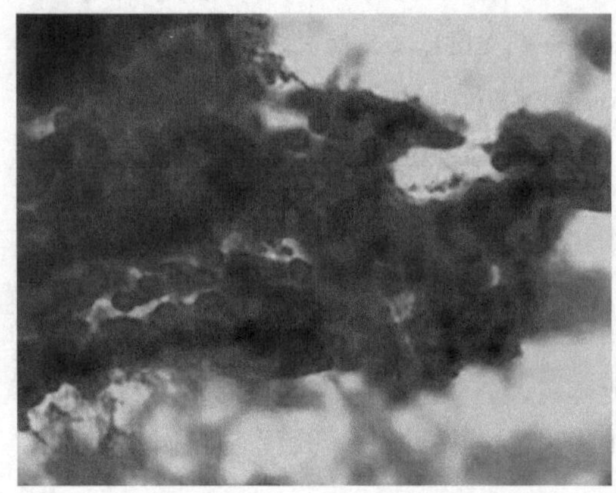
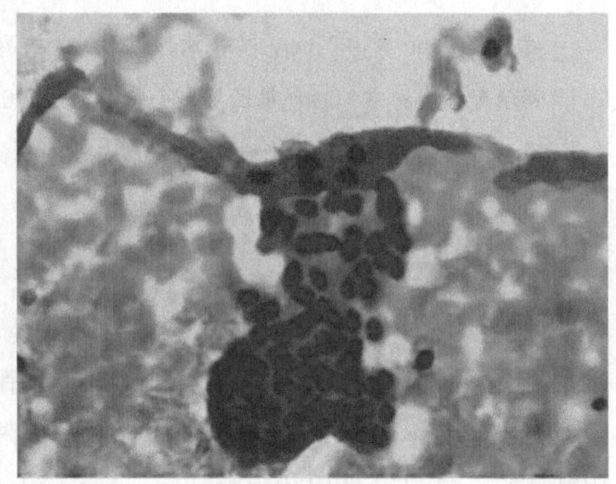

图 15–19 甲状腺及颈部淋巴结细针穿刺

（右侧颈部淋巴结）结合穿刺部位，涂片中见甲状腺乳头状癌细胞。

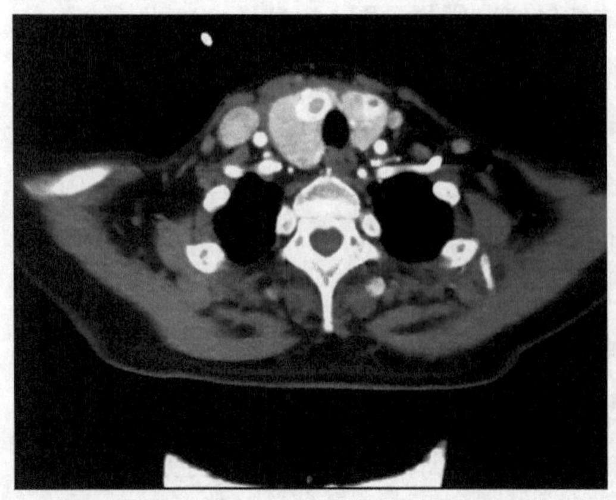
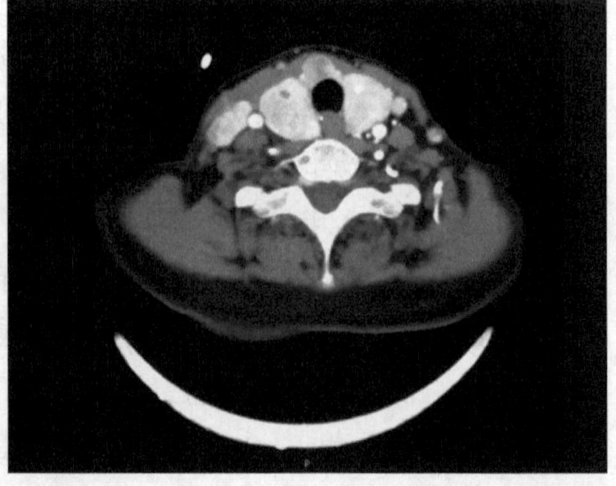

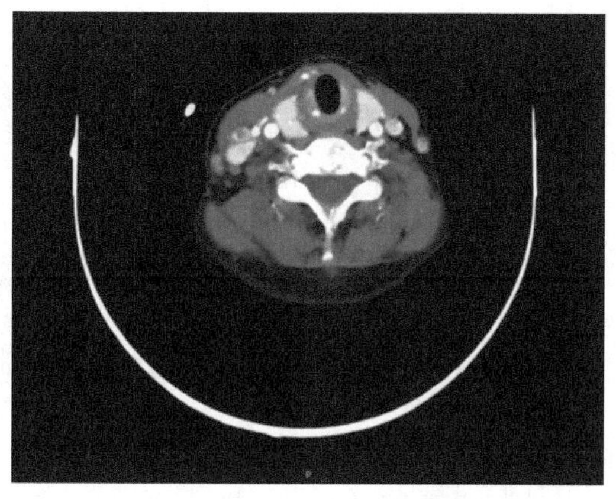

图 15-20　颈部增强 CT 检查

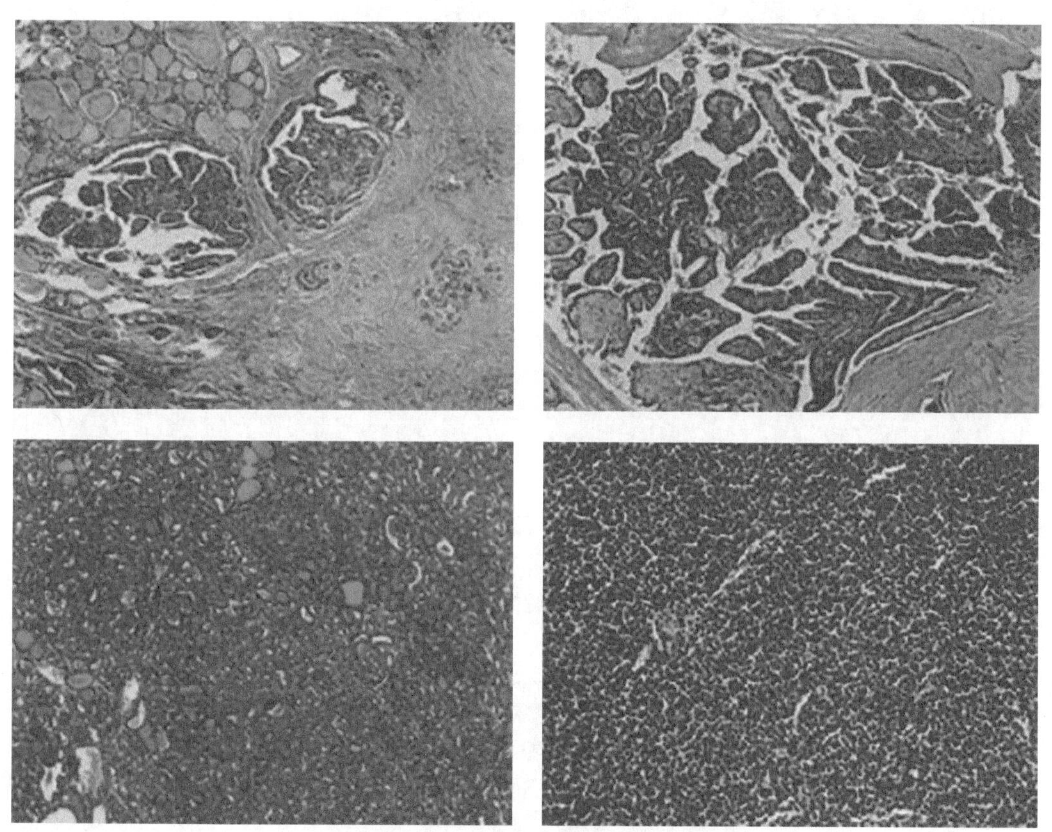

图 15-21　术后病理

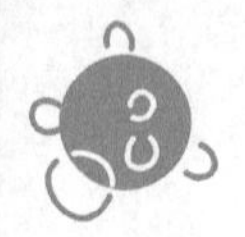

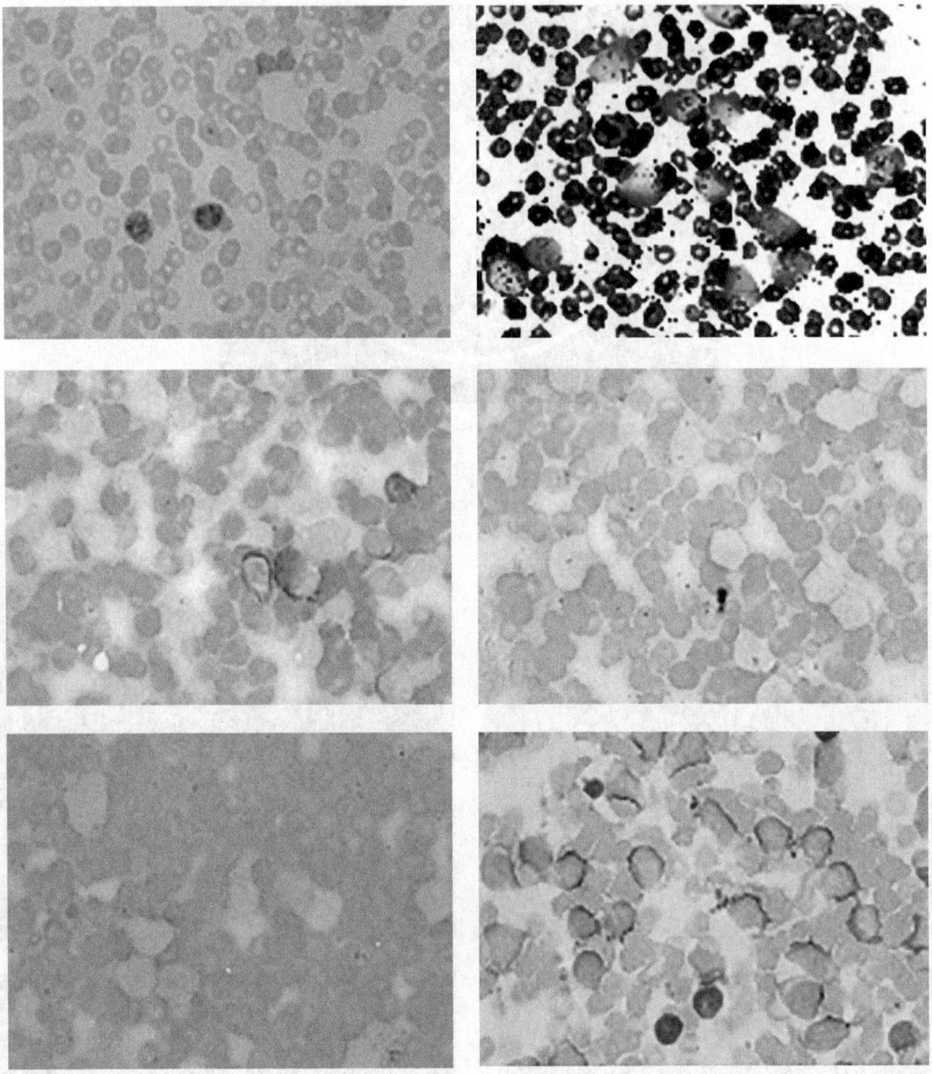

图 15-22　细胞组织化学检验

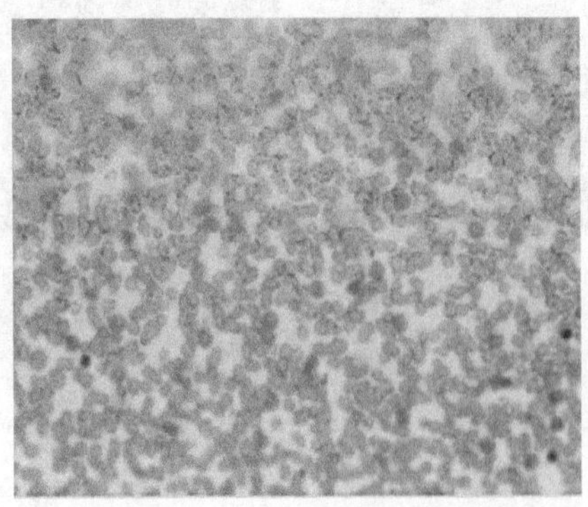

图 15-23　小巨核酶标检查

五、出院情况

患者病情稳定，无声音嘶哑，无手足面部麻木感，一般情况良好，饮食睡眠可，大小便正常。查体：生命体征平稳，神志清楚，精神可，心肺听诊未及明显异常，颈部刀口敷料包扎完整，无渗血渗液，颈部手术切口愈合良好，给予口服优甲乐治疗，患者术后转入血液内科给予化疗治疗。

六、讨论

患者因无意中发现颈部肿物就诊，在当地医院考虑淋巴结肿大，未再进一步明确诊断，来我院后，经细针穿刺后明确诊断为甲状腺恶性肿瘤伴颈部淋巴结转移，并给予手术治疗，术后病理进一步明确诊断，但常规病理提示血液系统鉴别，经血液内科会诊骨穿后诊断为髓系白血病，故临床上颈部肿物要多考虑疾病，给予相应检查进行鉴别。

（邢　浩）

◎　结节性甲状腺肿

一、基本信息

姓名：×××　　　性别：男　　　年龄：67 岁

过敏史：否认食物及药物过敏史。

主诉：查体发现甲状腺肿物 2 年。

现病史：患者 2 年前查体时彩超检查发现甲状腺肿物。近来无明显增大，无局部胀痛不适感，无吞咽困难，略感胸闷憋气，无声音嘶哑，无手足麻木，无食欲亢进，无性情急躁，无双手颤动，无怕热多汗。患者发病后曾于我院行甲状腺彩超示甲状腺多发结节（左叶等回声者 TI-RADS-US4a 级，余结节 TI-RADS-US3 级）。为求进一步诊疗，今来我院欲行手术治疗，门诊收入我院。患者发病以来，神志清楚，饮食可，睡眠可，大小便无异常，体重无明显变化。

二、查体

体格检查：T 36.7℃，P 82 次 / 分，R 22 次 / 分，BP 136/90 mmHg。发育正常，营养良好，正常体形，无病容，表情自如，自主体位，步入病室，神志清楚，查体合作。

专科检查：颈部无抵抗感，颈静脉正常，气管左偏，双侧甲状腺Ⅲ°肿大，双侧甲状腺可扪及结节，质韧，未及血管杂音。

辅助检查：甲状腺及颈部淋巴结 + 超声计算机图文报告（图 15-24）：甲状腺多发结节（左叶等回声者 TI-RADS-US4a 级，余结节 TI-RADS-US3 级）。

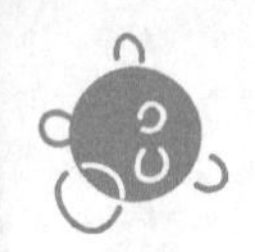

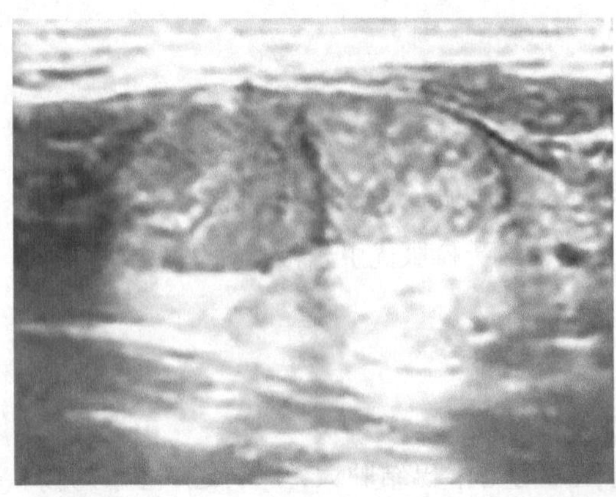
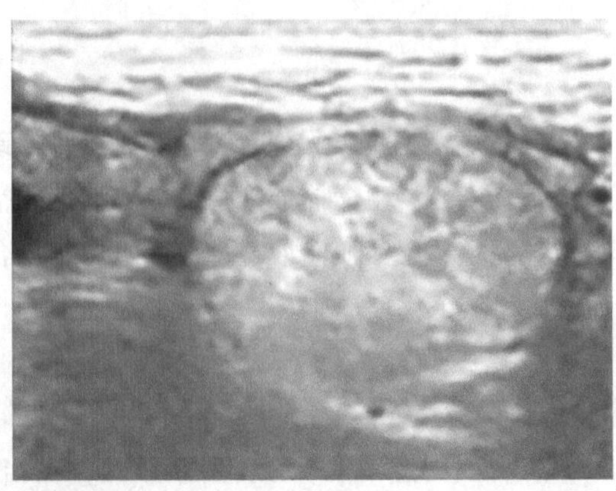

图 15–24　甲状腺及颈部淋巴结彩超

甲状腺右叶、峡部、左叶厚分别约 22.4 mm、2.2 mm、25.6 mm，右叶下极见大小约 33 mm × 28 mm 的高回声结节，边界清，规则，边缘见低回声晕，内部见周边可见血流信号；右叶另见数个囊实性结节，较大者约 7 mm × 7 mm，边界清，规则；左叶中部见大小约 33.7 × 16.1 mm 的等回声结节，边界清，规则，似为两个结节融合而成；左叶另见数个实性及囊实性结节，较大者为囊实性，大小约 122 mm × 11 mm，边界清，规则，余实质回声均质，CDFI，血流信号未见明显异常。双侧颈部未见明显异常肿大淋巴结。

三、诊断

初步诊断：甲状腺肿物。

鉴别诊断：

（1）甲状舌管囊肿：是与甲状腺发育有关的先天性畸形，本病多见于 15 岁以下儿童，男性为女性的 2 倍。表现为在颈前区中线、舌骨下方有直径 1 ~ 2 cm 的圆形肿物，境界清楚，表面光滑，有囊性感，并能随吞咽或伸、缩舌而上下移动。治疗宜手术切除，需切除一段舌骨以彻底清除囊壁或窦道，并向上分离至舌根部，以免复发。

（2）慢性淋巴细胞性甲状腺炎：又称桥本（Hashimoto）甲状腺肿，是一种自身免疫性疾病，也是甲状腺肿合并甲状腺功能减退最常见的原因。血清中可检出抗甲状腺球蛋白抗体、抗甲状腺微粒体抗体及抗甲状腺细胞表面抗体等多种抗体，本病多为 30 ~ 50 岁女性。临床表现为无痛性甲状腺弥漫性肿大，对称、质硬，多伴甲状腺功能减退，较大甲状腺肿可有压迫症状。基础代谢率低下，血清中多种抗甲状腺抗体增高可协助诊断，必要时穿刺活检以确诊。

（3）甲状腺癌：约占全身恶性肿瘤的 1%，根据肿瘤的病例类型可以分为乳头状癌、滤泡状腺癌、未分化癌、髓样癌，可发生于任何年龄，早期多为单发结节，病史短，进展快，结节生长快，质硬，表面不光滑，颈部淋巴结常肿大，肿块不能随吞咽动作上下移动，甲状腺扫描为冷结节，穿刺抽吸细胞学检查能帮助确定癌的诊断，血清降钙素测定可协助诊断髓样癌。

最终诊断：①结节性甲状腺肿；②桥本甲状腺炎。

四、诊疗经过

患者入院后完善各项检查，因甲状腺及颈部淋巴结彩超提示甲状腺恶性结节可能，建议患者行细针穿刺，并给予患者颈部 CT 检查。甲状腺细针穿刺检查报告见图 15-25。CT（图 15-26）提示双侧甲状腺占位。完善术前准备，安排手术治疗，行甲状腺全部切除术，术后病理（图 15-27）：（右甲状腺），结节性甲状腺肿伴腺瘤样增生，桥本甲状腺炎。（左侧甲状腺及峡部）：结节性甲状腺肿伴腺瘤样增生，桥本甲状腺炎。

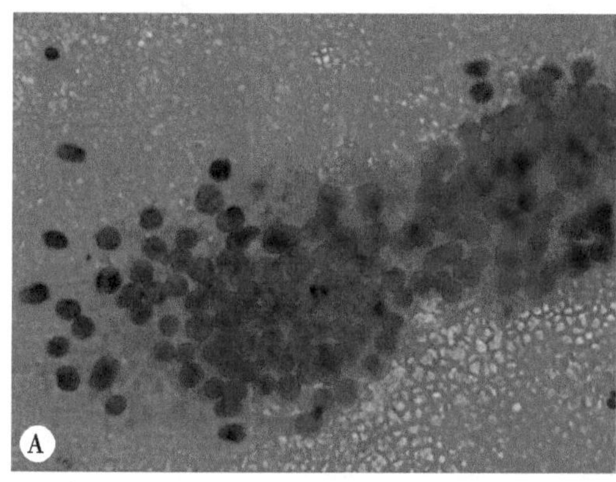

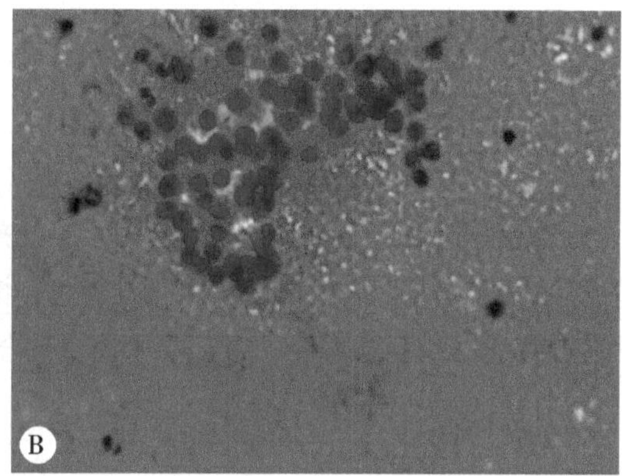

图 15-25 甲状腺细针穿刺检查

A.（左侧甲状腺结节）送检涂片细胞量少，可见少量甲状腺滤泡上皮细胞，部分细胞排列稍拥挤，核稍大淡染，核型尚规则，偶见核仁，核沟，另见少量组织细胞。B.（右侧甲状腺结节）送检涂片细胞量可，可见甲状腺滤泡上皮细胞及少量胶质。

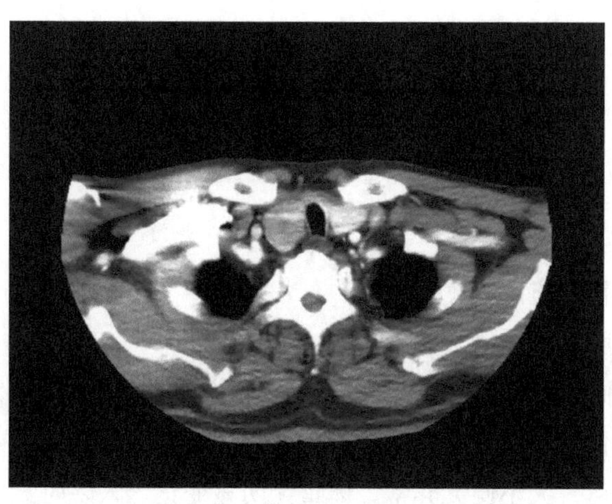

图 15-26 甲状腺 CT

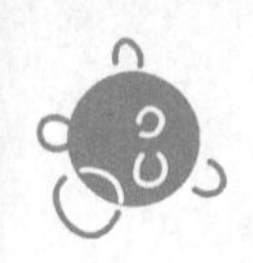

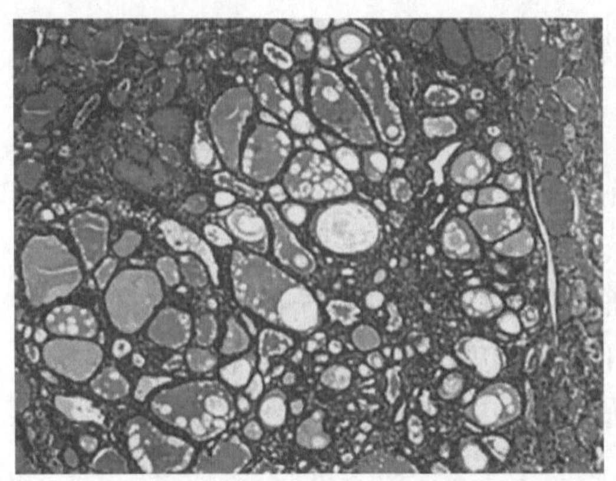
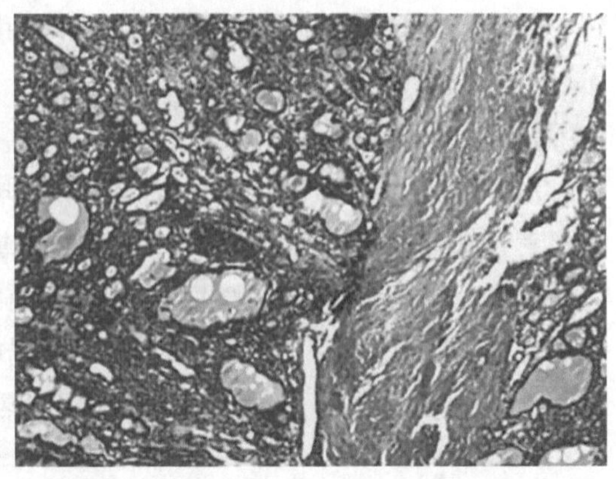

图 15-27 术后病理

五、出院情况

患者病情稳定，无声音嘶哑，无手足面部麻木感，一般情况良好，饮食睡眠可，大小便正常。查体：生命体征平稳，神志清楚，精神可，心肺听诊未及明显异常，颈部刀口敷料包扎完整，无渗血渗液，颈部手术切口愈合良好，患者术后口服优甲乐治疗，效果好。

六、讨论

患者因查体发现甲状腺肿物，结合患者颈部有压迫症状，颈部 CT 可看到患者气管明显受压，需要手术治疗，虽然术前彩超检查，穿刺都不能排除恶性肿瘤可能，术后病理进一步明确诊断。

（邢　浩）

◎ 左乳原位癌

一、基本信息

姓名：××× 　　性别：女 　　年龄：17 岁

过敏史：否认食物及药物过敏史。

主诉：发现双乳肿物 1 月。

现病史：1 月余前发现双乳肿块，局部无红肿、疼痛，不伴发烧，双乳头无溢液溢血，未治疗。为求进一步诊治遂来我院，门诊遂以“双乳肿块”收入院。发病以来神志清，精神可，饮食可，睡眠可，大小便无异常，体重无明显变化。入院时无发热、咳嗽等呼吸道症状，无呕吐、腹泻等消化道症状。

既往史：既往体健，否认高血压、心脏病病史，否认糖尿病、脑血管疾病史，否认肝炎，结核，疟疾病史，预防接种史随当地进行，否认手术外伤史，否认输血献血史，否认食物药物过敏史。

二、查体

体格检查：T 36.3℃，P 66 次 / 分，R 18 次 / 分，BP 125/75 mmHg。发育正常，营养良好，正常体型，无病容，表情自如，自主体位，步入病室，神志清楚，查体合作。

专科检查：双乳对称，未见皮肤红肿破溃，橘皮症等，双乳头无溢血溢液。双乳可触及明显肿块，右乳 12 点～1 点钟可触及 3 枚肿块，大小约 2 cm × 1 cm，边界清晰，质韧，活动度可。左乳 11 点～1 点钟可触及 3 枚肿块，大小约 1 cm × 1 cm，边界清晰，质韧，活动度可。左乳 7 点钟可触及 1 枚肿块，大小约 5 cm × 4 cm，边界清晰，质韧，活动度可。双腋下未触及明显肿大淋巴结。

辅助检查：彩超（图 15-28），双乳多发实性结节（BI-RADS 3 类）。双侧乳腺 1 ～ 12 点 + 双侧腋下扫查：双侧皮肤及皮下脂肪层未见明显异常。双侧乳腺组织厚薄不均，内部结构紊乱，回声分布不均。于右侧可及多个低回声，较大较明显的如下。1 点：18.2 mm × 11.4 mm × 9.2 mm，距皮 4.4 mm，距乳头 35 mm。1 点：14.8 mm × 9.9 mm × 6.1 mm，距皮 5.8 mm，距乳头 53 mm。12 点紧邻乳头上方：18.6 mm × 9.8 mm × 8.5 mm，距皮 6.0 mm。CDFI 均可及血流信号左乳可及多个低回声，较大较明显者如下。7 点：57.2 mm × 38.6 mm × 16.5 mm，距皮 2.9 mm，距乳头约 13 mm。11 点：11.9 mm × 11.8 mm × 5.4 mm，距皮 5.9 mm，距乳头约 55 mm。12 点：7.4 mm × 4.6 mm，距皮 4.8 mm，距乳头约 44 mm。1 点：13.9 mm × 12.5 mm × 7.2 mm，距皮 4.1 mm，距乳头约 18 mm。CDFI：均可及血流信号。双侧腺体后间隙未及明显异常。双侧腋下未及明显异常淋巴结回声。乳腺钼靶（图 15-29）：未见明显钙化灶。常规病理（图 15-30），（左乳 11 点，12 点肿块切缘）各切缘未见癌。（左腋窝前哨淋巴结）0/3，未见癌转移。

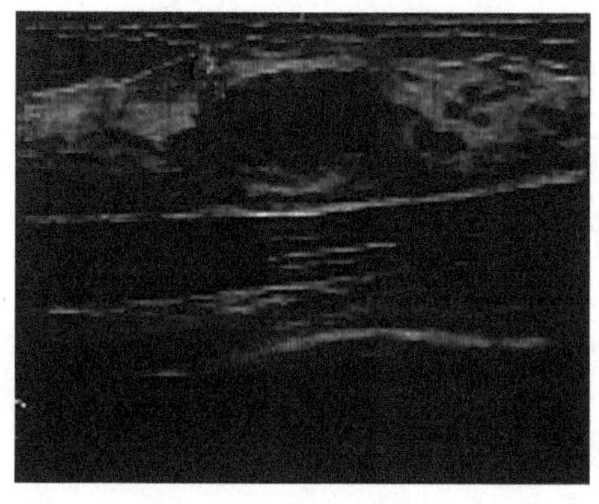

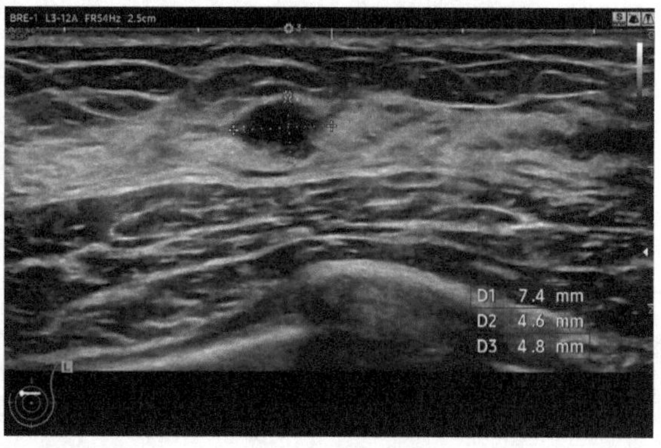

图 15-28　彩超检查

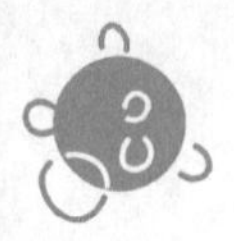

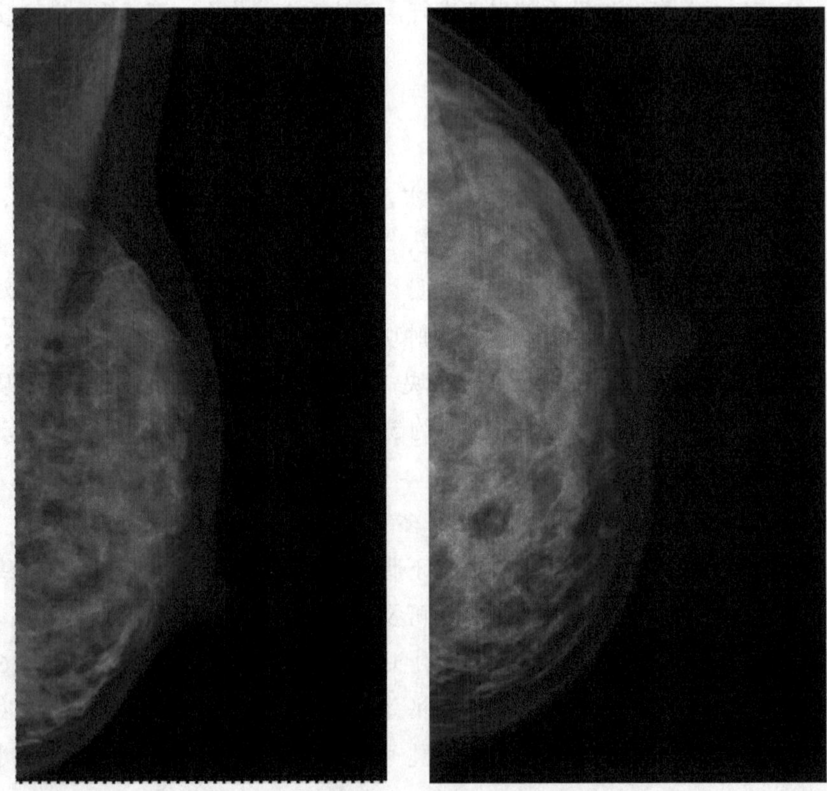

图 15-29 乳腺钼靶

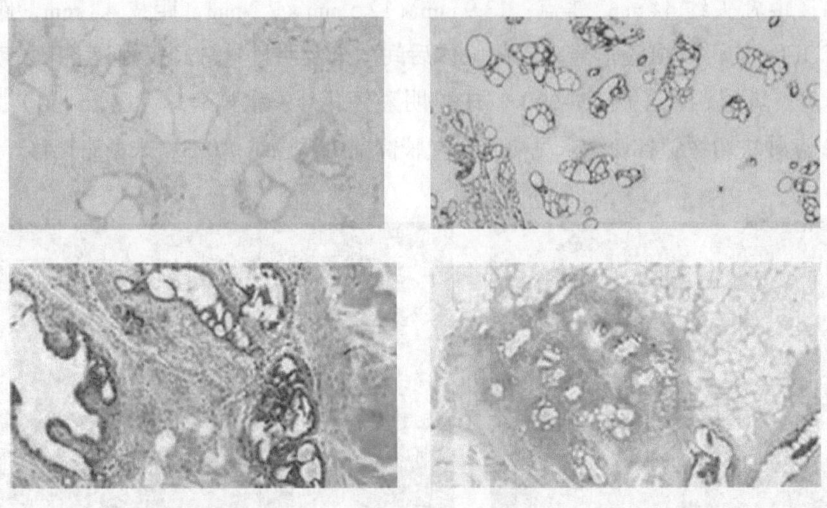

图 15-30 常规病理

三、诊断

初步诊断：双乳肿块。

鉴别诊断：

（1）乳腺腺病：多见于中年女性，特点为乳房胀痛和肿块，肿块呈周期性，与月经周期有关，乳腺弥漫性增厚，肿块呈颗粒状、结节状或片状，大小不一，质韧而不硬，与周围腺体分界不明显，少数患者可有乳头溢液。

（2）乳腺肉瘤：多有短期内迅速增大病史，查体可触及质韧肿物，边界清表面尚光滑，一般无淋巴结肿大。

（3）积乳囊肿：单侧多见，位于乳晕区外的乳腺周边部位，呈圆形或圆形，边界清楚，表面光滑，稍活动，一般无腋区淋巴结肿大，检查在乳晕区外的较边缘部位触到边界清楚，活动、表面光滑的肿块，肿块影周边较整齐，一般表现为椭圆形或圆形透声暗区，边缘清晰光滑、完整，后壁有回声增强效应，有侧边声影。

（4）乳管内乳头状瘤：本病多以乳头溢液为主要表现可为无色或血性液体，彩超显示扩张乳管内有低回声肿物影。

（5）乳腺纤维腺瘤：本病多发于青年女性肿物质地韧，表面光滑，边界清楚，活动度良好，无压痛及乳头分泌物，钼靶检查有时可见粗大点状钙化。

（6）乳腺癌；本病多发于中年女性，多为无痛性肿块，质硬，表面不光滑，活动度差，与周围分解不清。肿瘤增大可出现局部隆起，累及 Cooper 韧带可出现表面皮肤凹陷，邻近乳头乳晕可出现乳头回缩，皮下淋巴管堵塞可出现“橘皮征”，晚期可侵及胸肌，与胸壁固定不易推动，淋巴结转移多见于腋窝，出现腋窝淋巴结肿大。

最终诊断：①左乳原位癌；②右乳纤维腺瘤。

四、诊疗经过

入院完善相关检验检查，考虑良性可能性大，行双乳肿块切除术。术后病理回示：（左乳 11 点肿块）导管上皮重度不典型增生，低级别内癌不除外，建议远程专家会诊。经会诊后病理结果：（左乳 11 点，12 点肿块）低 – 中级别导管内原位癌。后全麻下行左乳癌保乳术 + 前哨淋巴结活检。

五、出院情况

术后并且稳定恢复良好，切口愈合佳。建议术后需行放疗及内分泌治疗。

六、讨论

患者年龄小，缺乏乳腺保健知识及自检意识，肿块较大时家属发现前来就诊，虽彩超等相关检查评估为良性可能性大，不能排除病理结果为低 – 中级别导管内原位癌。考虑患者尚未成年，病灶范围较小，优先选择保乳术，术后结合放疗及内分泌治疗，降低局部复发风险。

（付　莉）

◎ 左乳黏液癌

一、基本信息

姓名：××× 性别：女 年龄：29 岁

过敏史：否认食物及药物过敏史。

主诉：发现左乳肿物 1 年余。

现病史：1 年前发现左乳肿块，局部无红肿、疼痛，不伴发烧，双乳头无溢液溢血，未治疗。为求进一步诊治遂来我院，门诊遂以“双乳肿块”收入院。发病以来神志清，精神可，饮食可，睡眠可，大小便无异常，体重无明显变化。入院时无发热、咳嗽等呼吸道症状，无呕吐、腹泻等消化道症状。

既往史：既往体健，否认高血压、心脏病病史，否认糖尿病、脑血管疾病史，否认肝炎，结核，疟疾病史，预防接种史随当地进行，否认手术外伤史，否认输血献血史，否认食物药物过敏史。

二、查体

体格检查：T 36.3℃，P 66 次 / 分，R 18 次 / 分，BP 125/75 mmHg。发育正常，营养良好，正常体型，无病容，表情自如，自主体位，步入病室，神志清楚，查体合作。

专科检查：双乳不对称，左乳明显增大，局部可见皮肤隆起，皮肤表面可见毛细血管显影，双乳头无溢血溢液。左乳肿块大小约 15 cm × 15 cm，边界欠清，质韧，活动度差。双腋下未触及明显肿大淋巴结。

辅助检查：彩超（图 15-31），左乳巨大混合性肿块（BI-RADS 4B 类）。双侧乳腺 1 ~ 12 点 + 双侧腋下扫查，双侧乳腺 1 ~ 12 点 + 双侧腋下双侧锁骨上窝扫查，右侧皮肤及皮下脂肪层未见明显异常。双侧乳腺腺体组织厚薄不均，内部回声增强，结构紊乱，分布不均。于左侧可及巨大混合性包块，以内侧象限为主，向内可达胸骨旁，范围约 150 +（长径）mm × 150 +（宽径）mm × 70 +（前后径）mm，3 点处距乳头 58 mm，6 点处距乳头 69 mm，12 点处距乳头 75 mm，9 点处距红头 100 + mm，周界不清晰，形态不规则，似可及包膜，达皮下，内可及多个无回声区，散在分布未及明显相通，较大者 28 mm × 19 mm，因肿块较大与后间隙关系显示不清。CDFI：可及丰富血流信号右侧腺体后间隙未见明显异常。双侧腋下及双侧锁骨上窝未及明显异常淋巴结回声。乳腺钼靶（图 15-32），未见明显钙化灶。常规病理（图 15-33），（左乳巨大肿块）黏液癌伴钙化，未见明确脉管及神经侵犯。（前哨淋巴结）未见癌转移。免疫组化：ER（中 – 强，80%），PR（中 – 强，80%），HER-2（1 +），Ki67（10%）。核磁（图 15-34）：左乳体积增大，双乳实质由不均质纤维腺体和脂肪构成，左乳可见一巨大不规则肿块影，占据整个乳房，边缘可见分叶，其内信号混杂，以 T_2 高信号、T_1 低信号为主，混杂 T_2 低信号、T_1 高信号，内可见条形低信号分隔，DWI 不均匀弥散受限，局部 ADC 值约 $0.58\times10^{-3}\ mm^2/s$、$2.63\times10^{-3}\ mm^2/s$，最大截面大小约 118.1 mm × 113.1 mm × 88.5 mm，增强扫描早期呈快速不均匀边缘及分隔强化，时间信号强度曲线（TIC）呈平台型、流入型。双乳背景实质（BPE）呈轻度强化。双侧乳头、皮肤及皮下脂肪未见明显异常，双侧腋窝未见明显增大淋巴结影。诊断：左乳肿块，巨大纤维腺瘤伴出血、坏死？交界性叶状瘤不除外，BI-RADS 4B 类。

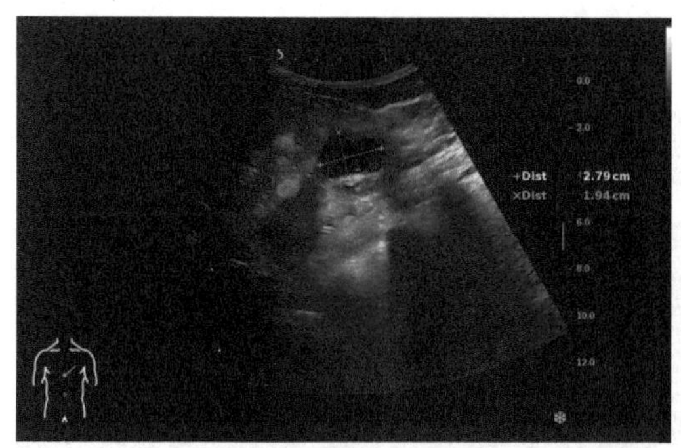

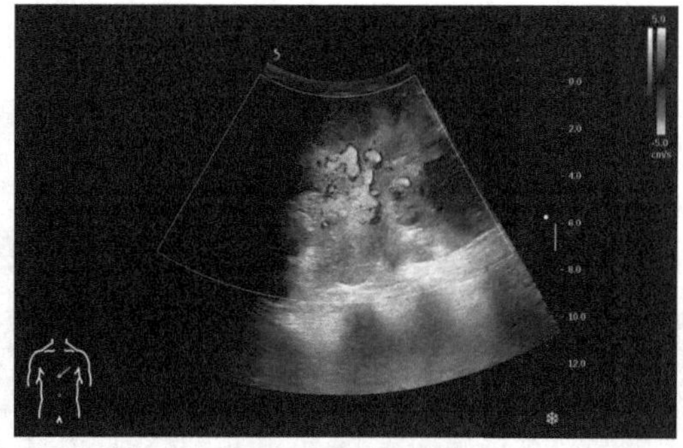

图 15-31　乳腺彩超

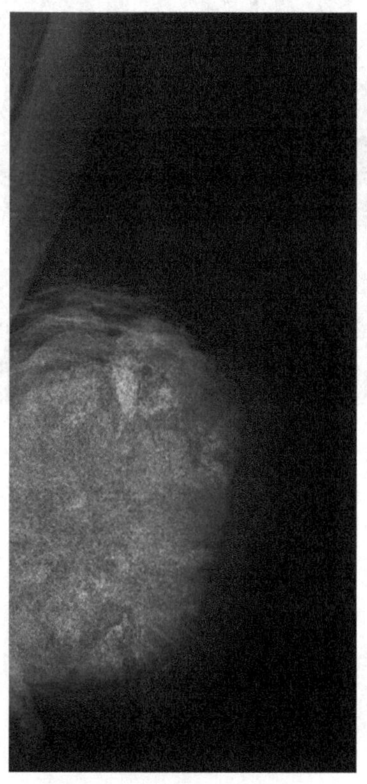
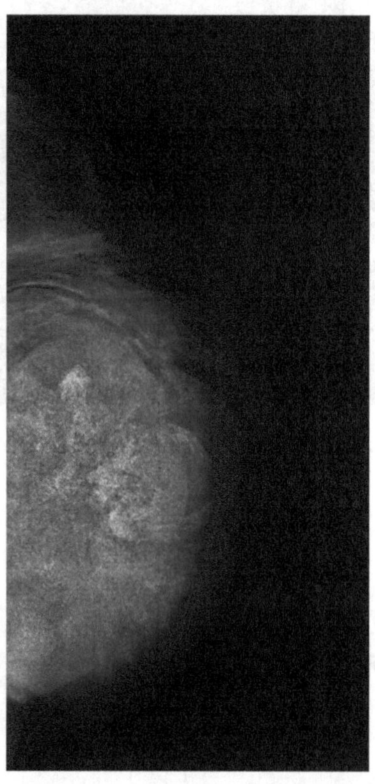

图 15-32　乳腺钼靶

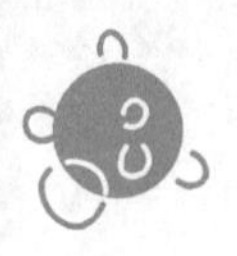

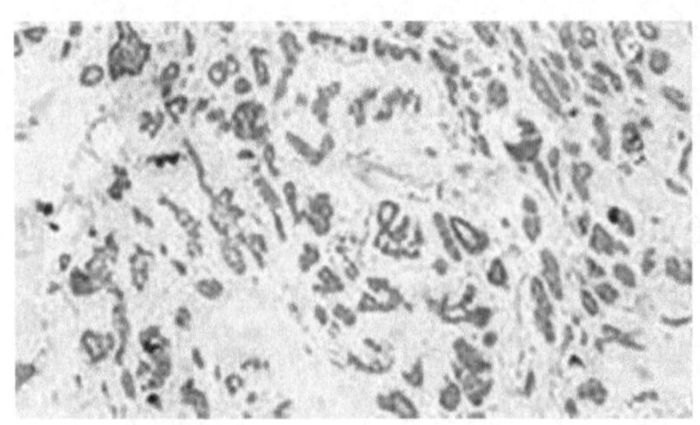

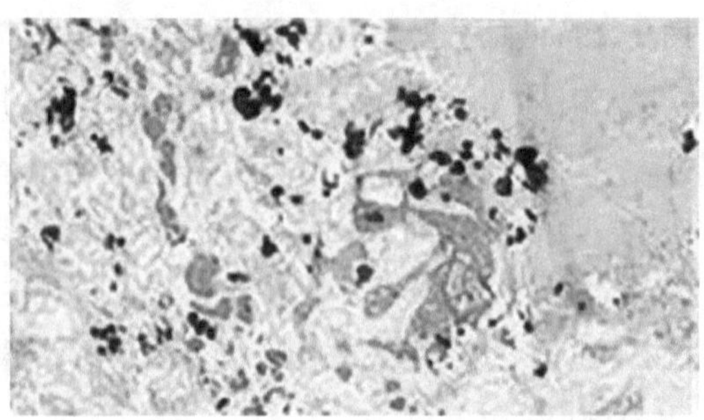

图 15-33 常规病理

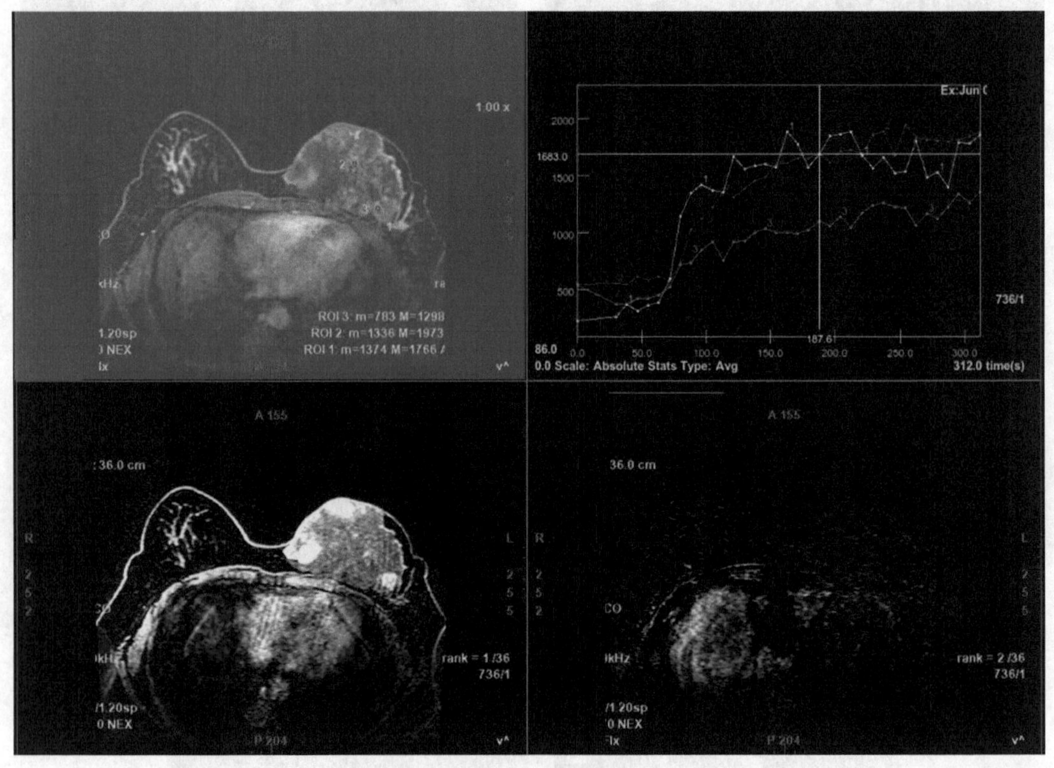

图 15-34 核磁检查

三、诊断

初步诊断：左乳巨大肿块。

最终诊断：左乳黏液癌。

四、诊疗经过

入院完善相关检验检查，考虑恶性可能性大，建议患者行肿块穿刺活检明确病理性质，患者及家属拒绝行穿刺活检，全麻行左乳肿块切除术，冰冻病理回示：乳腺黏液癌。后行左乳单纯切除术 + 左腋窝前哨淋巴结活检。病理结果：（左乳巨大肿块）黏液癌伴钙化，未见明确脉管及神经侵犯。（前哨淋巴结）未见癌转移。

五、出院情况

术后并且稳定恢复良好，切口愈合佳。术后行 TC 方案 4 周期化疗，建议术后需行放疗及内分泌治疗。

六、讨论

患者肿块较大占据整个乳房，行乳房单纯切除术，黏液癌预后较非特殊类型浸润性乳腺癌预后较好，但因其肿块较大，患者较年轻，术后给予 TC 方案 4 周期化疗，后续建议性放疗及内分泌治疗，降低局部复发风险。

（付　莉）

◎　右乳浸润性乳腺癌

一、基本信息

姓名：× × ×　　　性别：女　　　年龄：23 岁

过敏史：酒精。

主诉：确诊右乳癌 1 天，发现右乳肿块 4 天。

现病史：4 天前发现右乳肿块，局部无红肿、疼痛，不伴发热，双乳头无溢液溢血至当地医院就诊。行彩超检查：①双侧乳腺增生样改变；②右侧乳腺低回声并粗大光点堆积（多发钙化？）；③左侧乳腺多发低回声（BI-RADS 分类：3 类）；④右侧导管可见。住院行手术治疗术后病理结果回示：（右侧）考虑乳腺导管原位癌，局灶伴浸润性癌，建议免疫组化进一步确诊，建议病理会诊，患者及家属拒绝，为求进一步诊治遂来我院，门诊遂以“右乳癌？”为诊断收入院。发病以来神志清，精神可，饮食可，睡眠可，大小便无异常，体重无明显变化。

既往史：4 天前因“右乳肿块”至当地医院行手术治疗，可见手术瘢痕，否认高血压、心脏病病史，否认糖尿病、脑血管疾病病史。

二、查体

体格检查：T 36.3℃，P 66 次 / 分，R 18 次 / 分，BP 125/75 mmHg。发育正常，营养良好，正常体型，无病容，表情自如，自主体位，步入病室，神志清楚，查体合作。

专科检查：双乳对称，右乳乳晕处可见一弧形新鲜手术切口，双乳头无溢血溢液。双

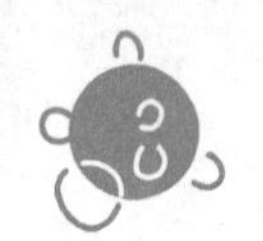

乳未触及明显肿块。双腋下未触及明显肿大淋巴结。

辅助检查：彩超（图 15-35），右乳多发点状强回声（BI-RADS 5 类）。双侧乳腺 1 ～ 12 点 + 双侧腋下 + 双侧锁骨上窝扫查，左侧皮肤及皮下脂肪层未见明显晃常。双侧乳腺腺体组织厚薄不均，内部回声增强，结构紊乱，分布不均。右侧疤痕附近结构紊乱，呈片状低回声改变，皮肤及皮下组织稍肿胀（术后改变？）。右侧乳头周围可及多处点状强回声，部分沿导管走形，部分呈簇状分布，较大的位于 8 点近乳头、10 点紧邻乳头，范围分前药 11.0 mm × 5.6 mm、9.1 mm × 5.3 mm（位于乳管内），距皮 2.7 mm、2.9 mm。CDFI：周边及其内均可及较丰富血流信号。双侧腋窝可及多枚淋巴结回声，较大的范围约 11 mm × 5 mm（右侧），10 mm × 5 mm（左侧），周界清晰，形态欠规则，皮髓质分界不清，皮质增厚。CDFI：均可及血流信号。双侧锁骨上窝可及淋巴结回声，范围分别约 6.5 mm × 2.6 mm（右）、5.3 mm × 2.9 mm（左），皮髓质分界欠清，皮质增厚。CIFI：未及明显血流信号。乳腺钼靶（图 15-36）：右侧乳腺可见弥漫分布的点簇状钙化。常规病理（图 15-37），（右乳腺）导管内癌伴坏死，伴局部浸润灶。（乳头乳晕复合体后切缘）未见癌浸染。（右腋窝前哨淋巴结）0/3，未见癌转移。免疫组化：ER（中 - 强，80%），PR（中 - 强，70%），HER-2（1 +），Ki67（20%）。核磁（图 15-38）：双侧乳腺形态对称，实质由不均质纤维腺体和脂肪构成：增强扫描可见双乳背景实质（BPE）呈明显强化。右乳内下可见片状长 T_1 长 T_2 信号影，范围约 24.8 mm × 14.3 mm，内见卵圆形长 T_1 短 T_2 信号影，邻近皮肤增厚、皮下脂肪层结构紊乱，右乳内下见段样分布非肿块强化，较大截面约 31.5 mm × 31.6 mm，DWI 呈高信号，ADC 值约 1.128×10^{-3} mm^2/s，内见类圆形短 T_1 长 T_2 信号影，呈不均匀强化，时间 - 信号强度曲线（TIC）呈流出型。其下方另见多发局灶性非肿块强化，较大者范围约 10.0 mm × 6.0 mm，时间 - 信号强度曲线（TIC）呈流出型。左乳见多发局灶性非肿块强化，较大者位于约 3 点，范围约 30.4 mm × 7.2 mm，时间 - 信号强度曲线（TIC）呈平台型。双乳另见多发散在灶点强化，直径小于 5 mm。双侧乳头、左乳皮肤及皮下脂肪未见明显异常，双侧腋窝未见明显增大淋巴结影。诊断：①右乳癌术后改变；②右乳内下段样分布非肿块强化伴下方多发局灶性非肿块，BI-RADS 5 类；③左乳多发局灶性非肿块强化，BI-RADS 3 类。

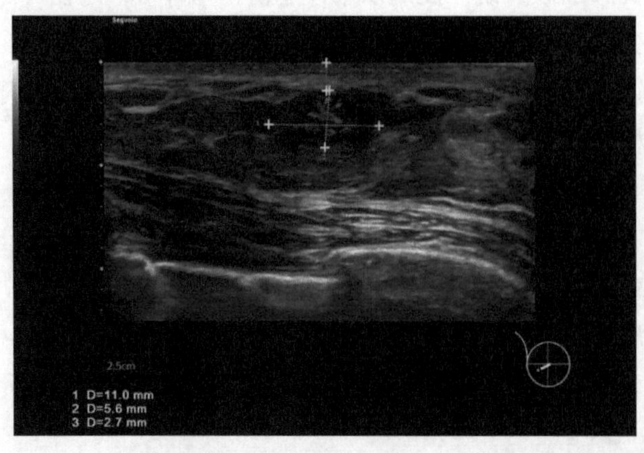

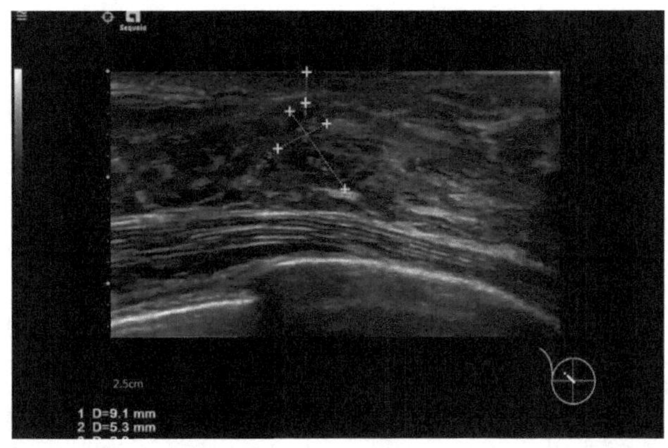

图 15-35　乳腺彩超

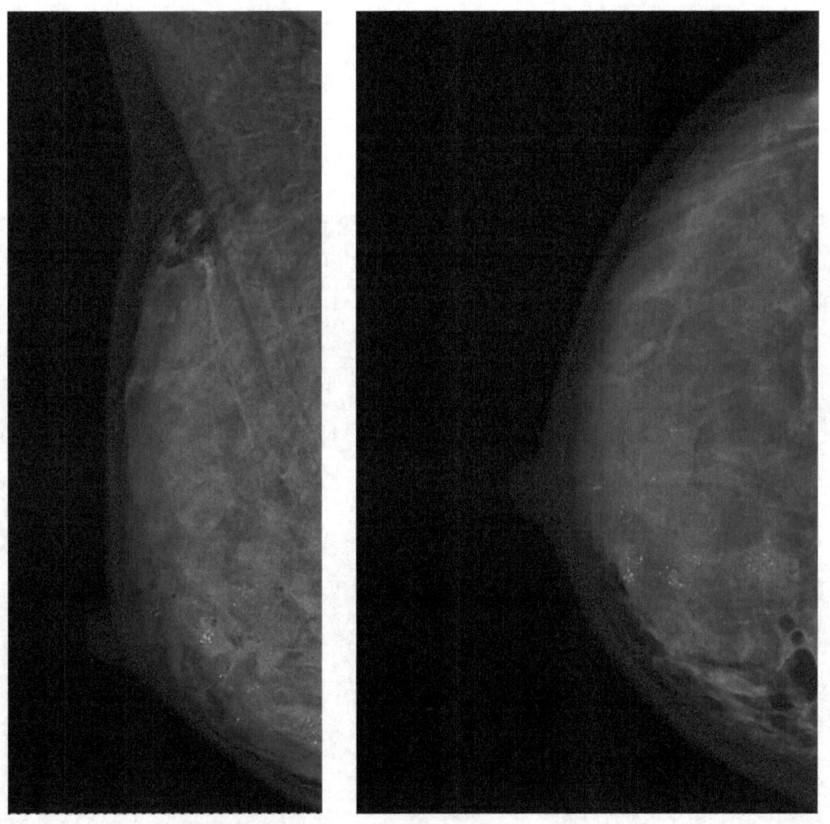

图 15-36　乳腺钼靶

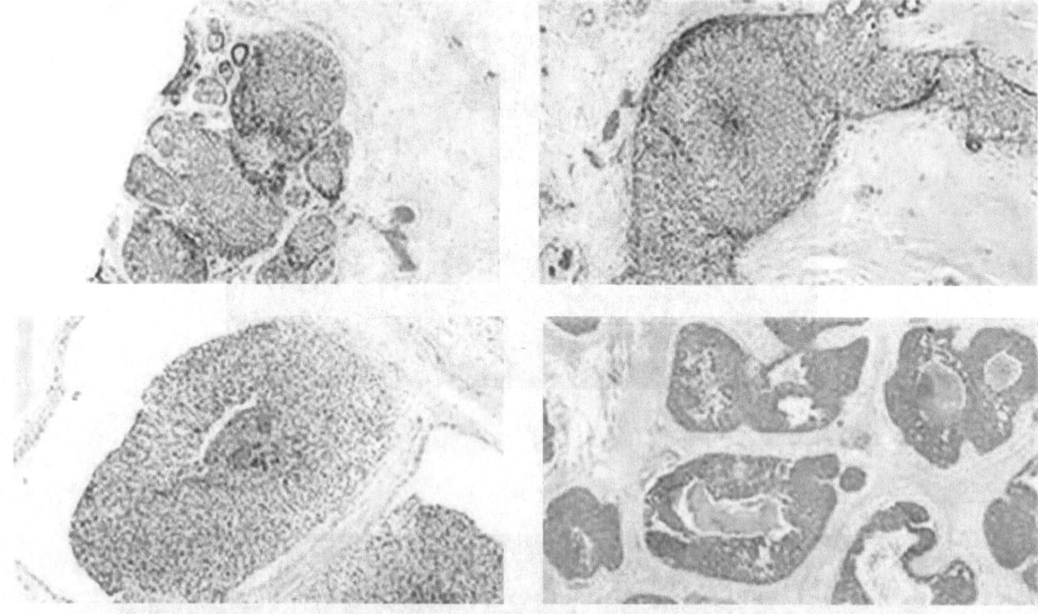

图 15-37　常规病理

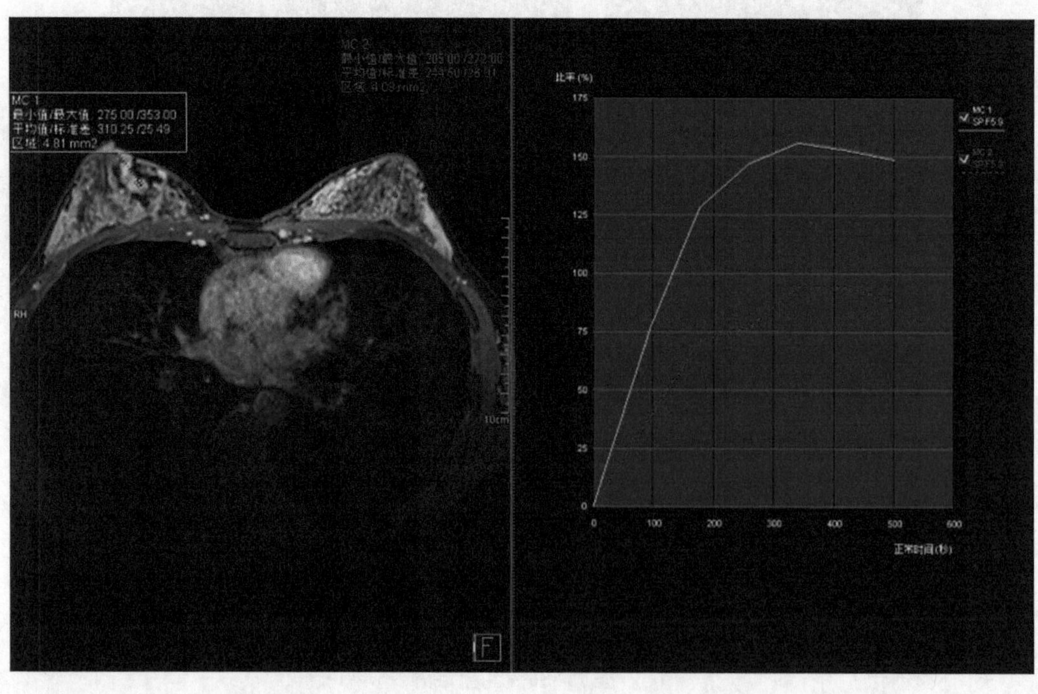

图 15-38　核磁检查

三、诊断

最终诊断：右乳浸润性乳腺癌。

四、诊疗经过

入院完善相关检验检查，右乳弥漫性钙化灶范围较大，全麻下行右乳保留乳头乳晕的皮下腺体切除术 + 前哨淋巴结活检。术后行 EC 方案 4 周期化疗后出院行内分泌治疗。

五、出院情况

术后稳定恢复良好，切口愈合佳。术后行 EC 方案 4 周期化疗，建议术后内分泌治疗。

六、讨论

该患者于当地术前未完善乳腺钼靶等相关检查，对病情没有做到充分的评估，患者较年轻考虑到后续乳房再造的需求保留乳头乳晕复合体为再造做准备。术后行 EC（脂质体多柔比星 + 环磷酰胺）未见脱发等副反应，4 周期化疗结束后，恢复良好，后续行内分泌治疗降低复发风险。

（付　莉）

◎　食管癌（化疗后）

一、基本信息

姓名：× × ×　　　性别：男　　　年龄：75 岁

过敏史：否认食物及药物过敏史。

主诉：吞咽困难、反酸、呃逆 20 余天。

现病史：患者于 20 余天前无明诱因出现吞咽困难、反酸伴呃逆，1 周前，在当地医院住院检查，做胃管检查，发现食管距门齿 30 cm 处见一环周新生物阻塞宫腔取活检 4 块，镜身无法通过以下未窥视。镜下诊断：食管癌。病理报告示：（食管）鳞状细胞癌。当地医院未给予治疗，为求进一步治疗于我院就诊，门诊以“食管癌”收入我科。患病来，神志清，精神尚可，饮食差，睡眠差，大便次数减少，小便正常，体重减轻约 5 公斤。

二、查体

体格检查：T 36.0℃，P 100 次 / 分，R 25 次 / 分，BP 130/95 mmHg。发育正常，营养良好，神志清晰，精神一般，体位主动，面容正常，表情安静，步态正常，检查合作。

辅助检查：1 周前，在当地医院住院检查做胃管检查发现食管距门齿 30 cm 处见一环周新生物阻塞宫腔取活检 4 块，镜身无法通过以下未窥视。镜下诊断：食管癌。病理报告示：（食管）鳞状细胞癌。

外院住院检查，做胃管检查，发现食管距门齿 30 cm 处见一环周新生物阻塞宫腔取

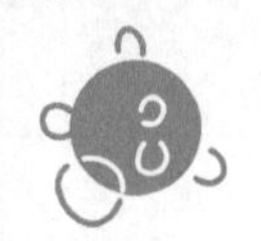

活检 4 块，镜身无法通过以下未窥视。镜下诊断：食管癌。病理报告示：（食管）鳞状细胞癌。在我院做胃镜（2020 年 12 月 30 日）：上段食管黏膜光滑未见异常。距门齿 26 ~ 29 cm 见食管黏膜充血水肿、糜烂，黏膜粗糙，距门齿 27 ~ 33 cm 见一食管新生肿物，肿物向食管腔生长，致食管腔狭窄，胃镜无法插入，肿物被覆坏死污秽组织，质脆、硬，触之易出血，取活检。食管癌食管（2020 年 12 月 31 日）：食管，灰黄组织 4 粒，直径约 0.1 ~ 0.2 cm，全包。（食管）鳞状细胞癌。

三、诊断

初步诊断：食管鳞癌。

最终诊断：食管癌（化疗后）。

四、诊疗经过

患者入院做必要检查后，经请胸外科会诊后，目前不适合手术治疗，先进行全身化疗（或半量放疗同时进行），因患者年龄较大，故先给予全身化疗，应用顺铂 + 5- 氟尿嘧啶注射液联合化疗（顺铂注射液 90 mg，静脉滴注，5- 氟尿嘧啶注射液 800 mg/m^2）。化疗期间给予止吐药物应用、抗变态反应药物、黏膜保护剂等辅助药物治疗，患者化疗反应轻，无明显恶心呕吐、无头疼头晕、无腹痛腹泻、有轻度乏力便秘，对症处理后症状缓解，因患者个人原因要求出院，化疗结束，出院。

五、出院情况

患者病情较前好转，可正常进食，反酸在、呃逆症状缓解，呕吐症状缓解，二便正常，精神好转，睡眠正常。

六、讨论

患者为“食管癌”，病理为：（食管）鳞状细胞癌，来我院给予全身化疗，两个周期后，患者吞咽困难缓解，可正常进食后，回家休息，因疫情患者未能来继续治疗，电话随访在当地医院继续治疗疗效不可评。

（李海峰）

◎ 左肺腺癌术后化疗后

一、基本信息

姓名：× × ×　　　性别：男　　　年龄：54 岁

过敏史：否认食物及药物过敏史。

主诉：左上肺占位术后20余天。

现病史：患者1半月前因“间断性胸闷”体检发现“左肺占位”在外院做PET-CT提示：左肺上叶分叶状软组织肿块，最大截面积，4.1 cm × 3.8 cm × 3.4 cm代谢增高，考虑肺癌；甲状腺右叶低密度结节，代谢不高，多考虑良性，建议结合超声；纵隔内炎性淋巴结；左肾菌丝结石；多椎体退行性变。12天前在外院行胸腔镜下左上肺叶切除及系统性淋巴结清扫术。术后病理：（冰1）左肺上叶肿物及（5）（左肺上叶）肺腺癌，腺泡型约（70%）+实体形伴黏液分泌（约30%），可见气腔播散（STAS）脉管瘤栓，未见明确神经侵犯，肿瘤最大径4.2 cm，累及叶、段支气管。支气管切缘未见癌。周围肺组织未见明显异常。淋巴结可见转移性癌（3/22）分期：$pT_{2b}N_1$。免疫组化：ALK-Neg（-），ALK-Ventanal D5F3（-），BRAF-V600E（-）C-MET（2 +），EGFR（2 +），HER2（-）。术后一周出院。为求进一步治疗来我院就诊，门诊以“左肺癌术后”收入我科。患病来，神志清，精神尚可，饮食尚可，睡眠可，大便正常，小便正常，自患病以来体重减轻3 kg。

二、查体

体格检查：T 36.3℃，P 114次/分，R 23次/分，BP 118/85 mmHg。发育正常，营养良好，神志清晰，精神一般，体位主动，面容正常，表情安静，步态正常，检查合作。

辅助检查：左肺上叶分叶状软组织肿块，最大截面积，4.1 cm × 3.8 cm × 3.4 cm代谢增高，考虑肺癌；甲状腺右叶低密度结节，代谢不高，多考虑良性，建议结合超声；纵隔内炎性淋巴结；左肾菌丝结石；多椎体退行性变。

病理检查，（冰1）左肺上叶肿物及（5）（左肺上叶）肺腺癌，腺泡型约（70%）+实体形伴黏液分泌（约30%），可见气腔播散（STAS）脉管瘤栓，未见明确神经侵犯，肿瘤最大径4.2 cm，累及叶、段支气管。支气管切缘未见癌。周围肺组织未见明显异常。淋巴结可见转移性癌（3/22）分期：$pT_{2b}N_1$。免疫组化：ALK-Neg（-），ALK-Ventanal D5F3（-），BRAF-V600E（-），C-MET（2 +），EGFR（2 +），HER2（-）。

三、诊断

初步诊断：左上肺腺癌术后。

最终诊断：左肺腺癌术后化疗后。

四、诊疗经过

患者入院后完成入院检查，即开始行全身化疗，应用顺铂注射液120 mg，ivgtt+培美曲塞注射液950 mg，ivgtt联合化疗，1周期，反应轻，轻度食欲缺乏，乏力，皮肤瘙痒，对症处理后症状缓解，无头痛、头晕、腹痛、腹泻，无恶心、呕吐，给予预防性升白细胞治疗后，出院休息。

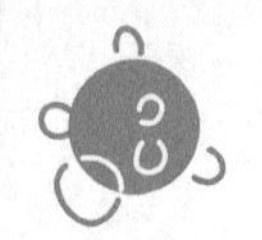

五、出院情况

患者一般状况可，神清，查体合作，饮食可，夜间睡眠可，无明显化疗反应，出院休息。

六、讨论

患者左上肺癌腺术后来我院化疗四个周期，应用 120 mg + 培美曲塞 950 mg，ivgtt，联合化疗，消化道反应中度，骨髓抑制Ⅱ°，经对症处理，均缓解，疗效 PR。

（李海峰）

◎ 左肺鳞癌术后化疗后

一、基本信息

姓名：××× 性别：男 年龄：66 岁

过敏史：否认食物及药物过敏史。

主诉：右上肺癌术后 6 年放疗后 3 年余。

现病史：患者因“右上肺癌”在我院胸外科于 2013-07-25 行“胸腔镜下右上肺癌根治术（右上肺切除 + 纵隔淋巴结清扫术）”，手术顺利，术后恢复好后顺利出院。术后病理示：右上肺鳞状细胞癌，第三组淋巴结可见转移（3/3），余淋巴及切端未见转移。术后在胸外科化疗 8 次，前 5 次化疗给予化疗方案“卡铂 + 长春瑞滨”，为防止耐药，第 6、7、8 次化疗给予化疗方案“卡铂 + 吉西他滨”，均顺利完成化疗过程，3 年余前在外院行放疗（伽马刀）1 疗程，病情稳定出院休息。1 个月前因发热，持续高热不退，体温 38.9 度，来我科就诊，经抗感染治疗 10 余日后，患者体温正常，炎症完全消除，即行全身化疗一周期，应用吉西他滨联合卡铂化疗一周期后出院休息，今再次来我科继续化疗本周期化疗，拟换方案应用多西他赛联合洛铂或奈达铂治疗。患者入院时精神好，饮食正常，体重无明显下降，二便正常。

二、查体

体格检查：T 36.4℃，P 85 次 / 分，R 23 次 / 分，BP 112/80 mmHg。发育正常，营养良好，神志清晰，精神一般，体位主动，面容正常，表情安静，步态正常，检查合作。

辅助检查：胸部 CT（我院，2019-07-22），右肺 Ca 术后改变；双肺炎症；双肺局限性肺气肿；双肺多发结节影，考虑转移瘤；双侧胸膜增厚；纵隔肿大淋巴结。术后病理示（我院，2019-07-25），右上肺鳞状细胞癌，病理诊断已明确。

三、诊断

初步诊断：①右肺癌术后6年放疗后3年余；②2型糖尿病。

最终诊断：①左肺鳞癌术后化疗后；②2型糖尿病。

四、诊疗经过

本次入院后，给予必要检查发现患者血糖偏高，请内分泌科医师会诊并给予降血糖治疗，经一周余治疗，患者血糖渐稳定。于8月31日开始行化疗，应用多西他赛注射液140 mg（分d1，8应用）联合奈达铂注射液120 mg，d1 ~ 4，ivgtt治疗中无明显异常反应，消化道反应轻，骨髓抑制较轻。出院休息。

五、出院情况

患者病情稳定，无恶心呕吐，无头晕头痛，无腹痛腹泻症状，有白细胞下降表现，给予升白药物治疗。

六、讨论

患者“肺鳞”6年前我院胸外科进行手术治疗后，术后在胸外科做化疗八个周期，3个年前复发在外院进行伽马刀治疗1疗程，后来我科继续治疗，给予多西他赛+奈达铂联合化疗四周期，疫情稳定，无复发及转移，疗效PR。

（李海峰）

◎ 肺恶性肿瘤合并肾病综合征

一、基本信息

姓名：××× 　　性别：男 　　年龄：80岁

过敏史：否认食物及药物过敏史。

主诉：双下肢水肿、乏力1周。

现病史：患者及其家属诉患者近一周逐渐出现双下肢水肿，伴有下肢乏力，不能站立、行走，在家中口服呋塞米等利尿药物效果不佳，今日清晨发现双下肢水肿、阴囊水肿明显，为进一步诊治将患者送入我院急诊科就诊。病程中患者食欲差，大小便正常，无下肢疼痛，无胸闷、胸痛，偶咳嗽、咳痰。

既往史：①肺恶性肿瘤；②颈部淋巴结继发恶性肿瘤；③原发性高血压3级（极高危）；④腔隙性脑梗死；⑤冠状动脉粥样硬化；⑥主动脉硬化；⑦肾病综合征；⑧2型糖尿病；⑨代谢性周围神经病。

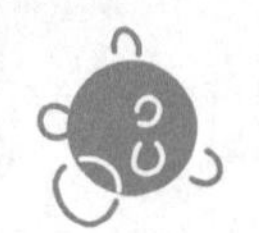

二、查体

体格检查：T 36.6℃，P 88 次 / 分，R 20 次 / 分，BP 120/70 mmHg，SpO_2 94%。神志清，精神差，答问切题，听诊双肺呼吸音粗，两肺底可闻及少许湿性啰音，听诊心率 103 次 / 分，律不齐，各瓣膜听诊区未闻及病理征杂音，腹软，全腹无压痛、反跳痛，双下肢水肿。

辅助检查：尿液全检白细胞 +/-（15），尿蛋白 3 +，全血细胞计数 + 五分类红细胞计数 3.06×10^{12}/L，血红蛋白 98 g/L，血细胞比容 0.304 L/L，单核细胞百分比 11.3%；凝血系统检查 D 二聚体 2.54 mg/L，纤维蛋白（原）降解产物 6.87 μg/mL；肾功（住院）+ 电解质 + 肝功（住院）+ 心肌酶学 + 血脂全套（住院）总蛋白 62.4 g/L，白蛋白 34.4 g/L，门冬氨酸转移酶 13.3 U/L，谷氨酰转肽酶 78.0 U/L，尿素 13.22 mmol/L，尿酸 448.0 μmol/L，葡萄糖（GLU）3.69 mmol/L，载脂蛋白 A/B 2.3 g/L，肌酸激酶 49.0 U/L，胱抑素 C 2.03 mg/L，eGFR（CKD-EPI）54.39 mL/（min · 1.73 m^2）。胸腔超声，右侧胸背部坐位检查：于 7、8、9 肋间，肩胛线及腋后线之间见异常无回声，最大深度约 4.9 cm，内见肺组织回声，紧贴胸壁运动，活动度较大，不宜定位。左侧胸背部坐位检查，于 7、8、9 肋间，肩胛线及腋后线之间见异常无回声，最大深度约 3.3 cm，内见肺组织回声。腹部超声：①肝弥漫性病变 - 请结合肝功肝内钙化灶；②胆囊壁稍厚、毛糙；③左肾囊肿双肾肾盂轻度扩张。心脏超声：左房稍大主动脉瓣钙化并少量反流二尖瓣微少量反流左心收缩功能正常。双侧肾上腺区超声：肠气干扰明显，右侧肾上腺区见大小约 4.8 cm × 3.1 cm 的不均质低回声，边界尚清晰，形态不规整，内可见点状强回声，CDFI 其内未见明显彩色血流信号。左侧肾上腺区目前未见明显局限性异常回声。心电图：异位心律交界性逸博心率偶发房早。

三、诊断

最终诊断：①肾病综合征；②肺恶性肿瘤；③胸腔积液；④颈部淋巴结继发恶性肿瘤；⑤糖尿病；⑥谢性周围神经病。

四、诊疗经过

因患者为老年肿瘤患者，肿瘤已多发转移，患者及家人要求保守对症治疗；故给予利尿、消肿治疗；0.9% 氯化钠（塑瓶）（100 mL）20 mL 一次 20 mL + 托拉塞米注射液（丽泉）（2 mL ∶ 10 mg）20 mg 一天 1 次；托拉塞米注射液（丽泉）（2 mL ∶ 10 mg）20 mg 一次 20 mL；氯化钾缓释片（集）（补达秀）（0.5 g × 48 片）0.5 g 每天 3 次 1.5 g。

转归：将患者收住全科医学科。

（张　伟）

◎ 肺恶性肿瘤合并肺部感染、胸腔积液

一、基本信息

姓名：××× 性别：男 年龄：64 岁

过敏史：否认食物及药物过敏史。

主诉：反复呼吸困难 1 周，加重半日。

现病史：患者家属代诉患者 1 周前受凉后出现咳嗽、气喘，咳白痰，服止咳、平喘药物效果不佳，患者咳嗽、气喘症状逐渐加重，间断出现呼吸困难，夜间不能平卧，昨晚患者呼吸困难明显，在家中吸氧，氧疗后上述症状不能缓解，伴有全身皮肤湿冷，今晨立即将患者送入我院急诊科就诊。病程中患者无发热，无食欲，大小便次数减少。

既往史：肝恶性肿瘤，肺恶性肿瘤，腹腔积液。

二、查体

体格检查：T 36.4℃，P 115 次 / 分，R 24 次 / 分，BP 109/53 mmHg，SpO_2 88%。神志清，精神差，口唇及甲床发绀，桶状胸，双肺呼吸音粗，可闻及干性啰音，心率 115 次 / 分，律齐，未闻及病理性杂音，腹软，触及肝大，腹腔积液征阳性，双下肢水肿，四肢肌力、肌张力正常，病理反射未引出。

辅助检查：胸腔及腹腔积液超声，右侧胸背部坐位检查，于 7、8、9 肋间，肩胛线及腋后线之间见异常无回声，定位处探及最大深度约 10.3 cm，距皮肤约 1.1 cm。左侧胸背部坐位检查，于 7、8、9 肋间，肩胛线及腋后线之间见异常无回声，定位处探及最大深度约 8.0 cm，距皮肤约 1.3 cm。腹腔扫查：见异常无回声区散在分布，较多处位于耻区，最大深度约 6.4 cm。血球分析，凝血系统检查凝血酶原比率 1.14 g/L，D 二聚体 9.03 mg/L，抗凝血酶Ⅲ 63.50 %，纤维蛋白（原）降解产物 51.10 μg/mL，全血细胞计数 + 五分类白细胞计数 18.1×10^9/L，中性粒细胞计数 14.92×10^9/L，淋巴细胞百分比 8.2 %，中性粒细胞百分比 82.4 %，平均血红蛋白浓度 355 g/L，血小板计数 93×10^9/L，血小板压积 0.087 %，单核细胞计数 1.70×10^9/L，嗜酸性细胞计数 0.01×10^9/L，电解质 6 项（急诊）钠 115.0 mmol/L，氯 77.8 mmol/L，钙 2.08 mmol/L，肾功 5 项（急诊）+ 肝功 9 项（急诊）+ 电解质 6 项（急诊）+ 心肌酶 3 项（急诊）丙氨酸氨基转移酶 19.7 U/L，总胆红素 37.0 μmol/ L，尿素 9.00 mmol/L，肌酐 36.0 μmol/ L，葡萄糖（GLU）7.50 mmol/L，肌酸激酶 43.7 U/L，乳酸脱氢酶 247.0 U/L，肌酸激酶同工酶 37.9 U/L，钠 112.1 mmol/L，氯 77.2 mmol/L，胆碱酯酶 2120.6 U/L，非结合胆红素 21.53 μmol/ L。

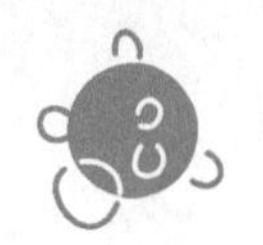

三、诊断

最终诊断：①肺部感染；②肺恶性肿瘤；③胸腔积液；④肝恶性肿瘤；⑤腹腔积液；⑥低钠低氯血症。

四、诊疗经过

积极完善超声检查、腔积液超声检查、全血细胞计数 + 五分类、血系统检查、肝 8 项（急诊）、5 项（急诊）、解质 6 项（急诊）、肌酶 3 项（急诊）、心电图等检查后，给予吸氧，心电监护，建立静脉通道，病危；9% 氯化钠（塑瓶）（500 mL）500 mL 每天 1 次 500 mL + 浓氯化钠注射液（10%）（10 mL ： 1 g）2 g qd 1 天。0.9% 氯化钠（塑瓶）（100 mL）100 mL 每天 1 次 100 mL + 注射用头孢曲松钠（集）（特平）（1.0 g）2 g qd 1 天。呋塞米注射液（2 mL ： 20 mg）20 mg 每天 1 次 20 mg。0.9% 氯化钠（塑瓶） 100 mL 每天 1 次 100 + 盐酸氨溴索注射液（集）（快龙）（2 mL ： 15 mg）30 mg qd 1 天。0.9% 氯化钠（塑瓶）500 mL 一次 500 mL + 浓氯化钠注射液（10%）（10 mL ： 1 g）1 g 1 天 1 次 + 维生素 C 注射液（瑞阳）（2 mL ： 0.5 g）0.5 g，1 天 1 次。

转归：急诊科积极对症治疗，联系肿瘤内科进一步住院。

（张　伟）

◎　肺恶性肿瘤 1

一、基本信息

姓名：× × ×　　　性别：女　　　年龄：77 岁

过敏史：否认食物及药物过敏史。

主诉：发现右肺恶性肿瘤 1 月余。

现病史：患者约 1 月前因脑动脉栓塞在我院卒中中心行溶栓治疗期间查胸部 CT 提示右肺上叶占位，平素无胸痛、胸闷、咳嗽、咳痰，无发热、乏力及盗汗等症状，后于我院胸外科住院治疗，住院期间行肺穿刺活检。穿刺所见情况：（右肺上叶前段穿刺活检）腺癌。免疫组化：CK7（+），TTF-1（+），NapsinA（+），CK5/6（部分 +），P40（-），未治疗。今患者来我科为求进一步治疗，门诊完善新冠肺炎筛查后以“肺恶性肿瘤”收入我科。发病以来，神志清楚，精神尚可，饮食正常，睡眠一般，体力正常，大小便正常。

既往史：患“原发性高血压”数年，血压最高达 160/100 mmHg，间断服药治疗（硝苯地平片），平素血压控制在 130 ~ 140/55 ~ 70 mmHg。患“脑梗死”病史 10 余年，口服“阿司匹林肠溶片，脑络通，瑞舒伐他汀”等药物治疗。

二、查体

体格检查：T 36.3℃，P 66 次 / 分，R 19 次 / 分，BP 166/76 mmHg。

专科检查：胸骨无压痛，肋间隙正常，呼吸运动两侧对称，语颤两侧对称，未触及胸膜摩擦感，两肺呼吸音清，未闻及干湿性啰音。

辅助检查：穿刺病理情况（2022-02-10，本院），（右肺上叶前段穿刺活检）腺癌。免疫组化：CK7（+），TTF-1（+），NapsinA（+），CK5/6（部分+），P40（-）胸部 CT 增强（2022-01-20，本院），右肺上叶前段肿块，考虑恶性病变，请结合临床。右肺门肿大淋巴结，考虑转移瘤可能；双肺下叶炎性改变；左肺上叶舌段结节，考虑硬结灶；右肺上叶钙化灶。

三、诊断

最终诊断：①肺恶性肿瘤；②原发性高血压 2 级（极高危）；③陈旧性脑梗死。

诊断依据：患者老年女性，此次以发现肺恶性肿瘤入院。既往病理结果已明确诊断。

四、诊疗经过

入院完善相关检查，排除禁忌证，于 2022-02-25 行 CT 引导下肺癌粒子植入术，术后予以止血、抗感染及对症支持治疗。患者一般情况可，准予患者出院。

手术记录：患者平卧于 CT 检查床，确定进针点角度及深度，常规消毒皮肤、打开穿刺包、戴无菌手套、铺无菌治疗巾，2% 利多卡因针穿刺点浸润麻醉。粒子植入穿刺针 1 根，沿定位点，按计划进针，CT 平扫确定进针角度及深度后，至理想位置，按粒子治疗 TPS 计划书植入粒子，然后按前步骤依次进行，均匀植入粒子。退出粒子植入穿刺针，消毒后包扎。再次 CT 平扫未见出血及气胸，确定无粒子移位等并发症出现。患者术后无不适，安返病房。手术顺利，术中出血量约 0，尿量 0，输液 0，输血量 0，手术结束后，患者神志清楚，P 66 次 / 分，R 19 次 / 分，BP 149/86 mmHg，由手术医师送回病房。植入物或特殊物品：穿刺针 2 根，碘 125 粒子 57 粒。术后验证情况（模拟针道）见图 15-39。

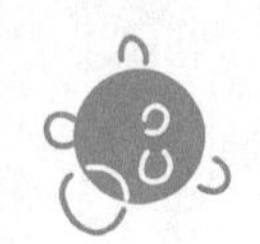

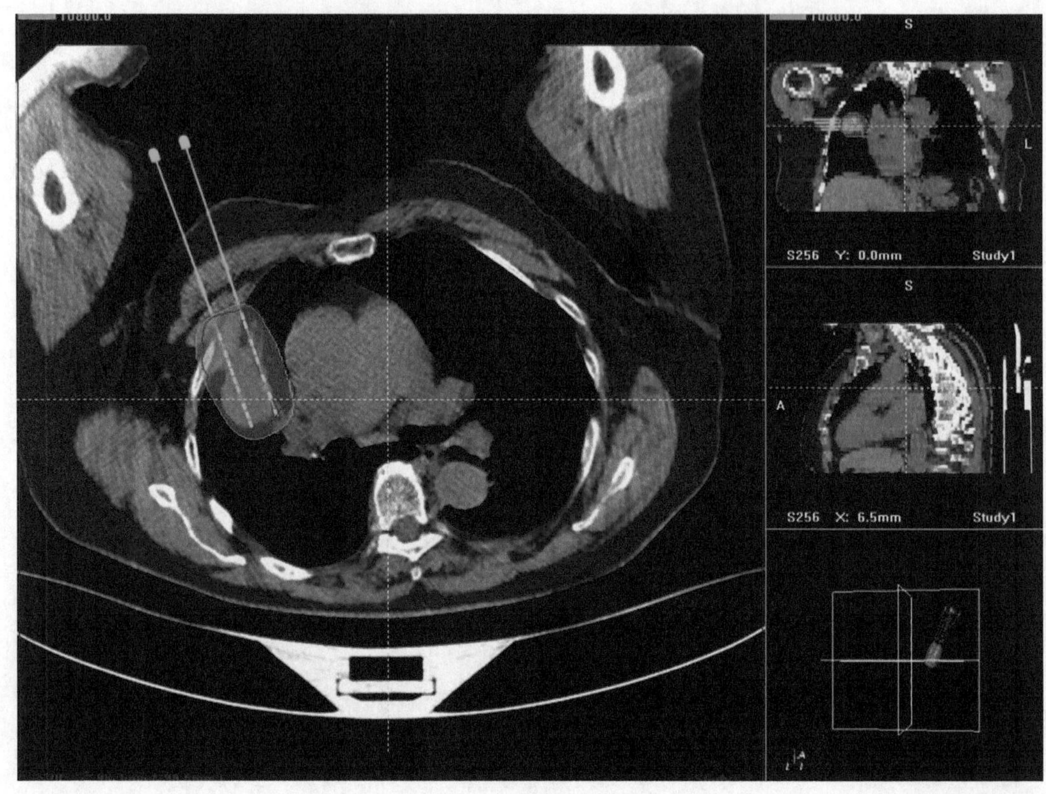

图 15-39 术后验证情况

五、出院情况

患者神志清，精神可，饮食正常，无胸闷、咯血不适。查体：胸骨无压痛，肋间隙正常，呼吸运动两侧对称，语颤两侧对称，未触及胸膜摩擦感，两肺呼吸音清，未闻及干湿性啰音。出院医嘱：①院外注意优质蛋白饮食，适当锻炼。②注意观察事项：院外注意避免接触孕妇、婴幼儿。③随诊计划：1 月后来我科门诊复查。

六、讨论

大部分肺癌患者在确诊时已属肺癌的晚期阶段，只选择某一种单一的治疗方法很难达到治愈的目的。因此，肺癌的治疗方案强调多学科综合治疗。对局限性肺癌来说，有效的治疗方法为外科手术治疗。但是近年来近距离放射治疗在这一领域的应用日益增加，尤其是放射性粒子植入治疗，显示了比传统外照射治疗更多的优势，如治疗靶区的定位精确；在放射性粒子种植的范围之外，放射剂量迅速减少；与外照射相比，可给予靶区更高的剂量，且不增加周围正常肺组织的放射损伤；并且这种治疗所需时间短，疗效好，副作用少。

目前常规治疗肺癌的方式为手术治疗及化疗，都能取得不错的疗效，一定程度上能延长患者的生存时间，但是手术治疗及化疗对机体的创伤较大，风险较高，治疗后常出现一系列的并发症，影响患者的日常生活质量。随着医学影像介入学的发展，采取 ^{125}I 粒子植入近距离放射治疗肺癌取得不错的进展，并逐渐在临床上推广。^{125}I 粒子能够释放射线对肿瘤细胞进行杀伤，其粒子源体积小，剂量低，半衰期为 59.6 d，平均光子能量 28 KeV，组织穿透距离 1.7 CITI，发出持续性低剂量的 X 线和 γ 射线。通过合适的剂量分配比、提高局部射线，持续照射能明显地抑制肿瘤细胞的再生，持续低剂量照射抑制细胞有丝分裂，并且能够照射均匀，对肿瘤细胞造成最大的杀伤程度。^{125}I 粒子近距离植入采取多点平行刺入，并选择合适的穿刺点及穿刺次数，能缩短手术时间，能够预防并发症的发生。

七、参考文献

［1］蒲德利，廖江荣，彭刚．放射性 ^{125}I 粒子植入近距离放射治疗 18 例口腔癌的疗效观察［J］．介入放射学杂志，2013，12（10）：851-853.

［2］毕海，方文岩，陈薇．养阴清肺汤加减治疗肺癌 ^{125}I 粒子植入术后早期放射性肺损伤的疗效观察［J］．天津中医药，2014，08（06）：332-334.

［3］但刚，金静，李卫，卢蓉，赵铁军，张航烽．^{125}I 粒子植入治疗肺癌前后血清多项肿瘤标志物的动态变化［J］．中国肺癌杂志，2009，11（02）：135-138.

［4］贡桔，王忠敏，陈克敏，黄钢，郑云峰，张丽云．CT 引导下经皮穿刺（125）粒子植入治疗肺癌的临床应用［J］．介入放射学杂志，2009，11（09）：677-680.

［5］王俊杰，袁慧书，王皓，刘江平，姜伟娟，田素青，李金娜．CT 引导下放射性 ^{125}I 粒子组织间植入治疗肺癌［J］．中国微创外科杂志，2008，10（02）：119-121.

［6］Siegel RL，Miller KD，Jemal A．Cancer statistics，2017［J］．CA Cancer J Clin，2017，67（1）：7 -30.

［7］Huo X，Huo B，Wang H，et al．Implantation of computed tomography-guided iodine-125 seeds in combination with chemotherapy for the treatment of stage Ⅲ non-small cell lung cancer［J］． J Contemp Brachytherapy，2017，9（6）：527 -534.

［8］Di Maio M，Perrone F．Quality of Life in elderly patients with cancer［J］． Health Qual Life Outcomes，2003，1：44.

［9］Skowronek J. Brachytherapy in the treatment of lung cancer - avaluable solution［J］．J Contemp Brachytherapy，2015，7（4）：297-311.

［10］Cardona AF，Reveiz L，Ospina EG，et al．Palliative endobronchial brachytherapy for non-small cell lung cancer［J］． Cochrane Database Syst Rev，2008（2）：CD004284.

［11］Qiu H，Ji J，Shao Z，et al. The efficacy and safety of iodine-125 brachytherapy combined with chemotherapy in treatment of advanced lung cancer：a meta-analysis［J］． J Coll Physicians Surg Pak，2017，27（4）：237 -245.

（高永楷）

◎ 肺恶性肿瘤 2

一、基本信息

姓名：××× 性别：女 年龄：76 岁

过敏史：否认食物及药物过敏史。

主诉：咳嗽、咯血丝痰 2.5 月，诊断肺癌 40 天。

现病史：2.5 月前患者无明显诱因出现咳嗽、为白色黏痰，带血丝，劳累后胸闷，休息后可缓解，无明显胸痛，无发热、盗汗等症状，患者未在意，未治疗。40 天前于外院体检行胸部 CT 示：双肺炎性改变，右肺占位性病变，肝内低密度团块影，考虑转移瘤。现为进一步诊治来我院门诊，以“孤立性肺结节”为诊断收住我院胸外科。入院后完善常规检查，行肺部结节穿刺病理示（右肺中叶肿块穿刺活检）肺低分化腺癌。免疫组化：CK（Pan）（+），TTF-1（+），NapsinA（+），CD56（-），Syn（-），CgA（-），CK5/6（少数+），P40（-），Ki-67（+）约 70%，腹上区 CT+ 增强考虑肝转移，肾脏核磁考虑右肾转移，院外行基因检测，并口服奥希替尼靶向治疗至今，现患者为求进一步治疗，门诊以“肺恶性肿瘤肝肾转移”收入我科。发病以来，神志清楚，精神尚可，饮食一般，睡眠一般，体力下降，大小便正常，其他情况无明显异常。

二、查体

体格检查：T 36.1℃，P 78 次 / 分，R 19 次 / 分，BP 126/75 mmHg。

专科检查：胸骨无压痛，肋间隙正常，呼吸运动两侧对称，语颤两侧对称，未触及胸膜摩擦感，两肺呼吸音清，未闻及干湿性啰音。

辅助检查：肺穿刺活检（2022-01-05），（右肺中叶肿块穿刺活检）肺低分化腺癌；免疫组化，CK（Pan）（+），TTF-1（+），NapsinA（+），CD56（-），Syn（-），CgA（-），CK5/6（少数+），P40（-），Ki-67（+）约 70%。骨扫描（2021-12-28 我院）：①左侧肩关节、右侧肩胛骨内侧缘、左侧髂骨骨代谢活跃，第 12 胸椎及左侧坐骨结节局部高密度灶，建议定期复查。②腰 3/4/5 左侧椎间小关节、腰 5/ 骶 1、右侧骶髂关节及双侧肘、膝关节、双侧足骨骨代谢活跃，考虑骨关节退行性改变。③上颌骨骨代谢活跃，多考虑炎性病变，请结合临床。④肝占位。胸腹部 CT（2021-12-27 我院）：右肺中叶软组织肿块，考虑恶性肿瘤。纵隔淋巴结肿大，不除外内有转移。肝多发转移瘤。右肾低强化影，不除外转移，建议随诊或 MR 检查。双肺细支气管炎。左肺上下叶纤维灶。主动脉及冠状动脉硬化。肝囊肿。

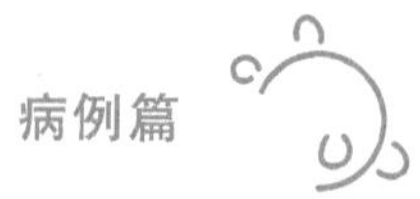

三、诊断

最终诊断：①肺恶性肿瘤；②肝、肾继发恶性肿瘤；③纵隔淋巴结肿大。

诊断依据：老年女性，既往肺腺癌并肝、肾多发转移诊断明确。

四、诊疗经过

患者入院后完善相关检查，排除手术禁忌于2022-02-18局部麻醉下行肺、肝、肾动脉造影+化疗栓塞术，术后予以保肝、止吐、止痛及对症治疗，病情稳定后于2022-02-22局部麻醉下行经皮肺肿瘤穿刺 ^{125}I 粒子植入术，术后予以止血、预防感染、氧气吸入治疗，病情稳定符合出院指征，请示上级医师后予以办理今日出院。手术记录：患者平卧于CT检查床，确定进针点角度及深度，常规消毒皮肤、打开穿刺包、戴无菌手套、铺无菌治疗巾，2%利多卡因针穿刺点浸润麻醉。粒子植入穿刺针2根，沿定位点，按计划进针，CT平扫确定进针角度及深度后，至理想位置，按粒子治疗TPS计划书植入粒子，然后按前步骤依次进行，均匀植入75颗粒子。退出粒子植入穿刺针，消毒后包扎。再次CT平扫见少量出血及气胸，确定无粒子移位等并发症出现。患者术后无不适，安返病房。手术顺利，术中出血量约5 mL，尿量0，输液200 mL，输血量0，手术结束后，患者神志清楚，P 78次/分，R 19次/分，BP 125/78 mmHg，由经治医师送回病房。植入物或特殊物品：粒子植入专用针2根，^{125}I 粒子75颗，标签粘贴于《高值耗材使用选择同意书》。治疗计划见图15-40。术后验证情况见图15-41。

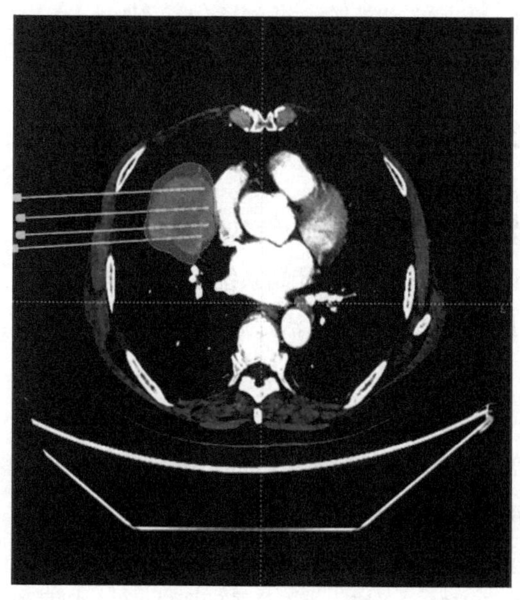
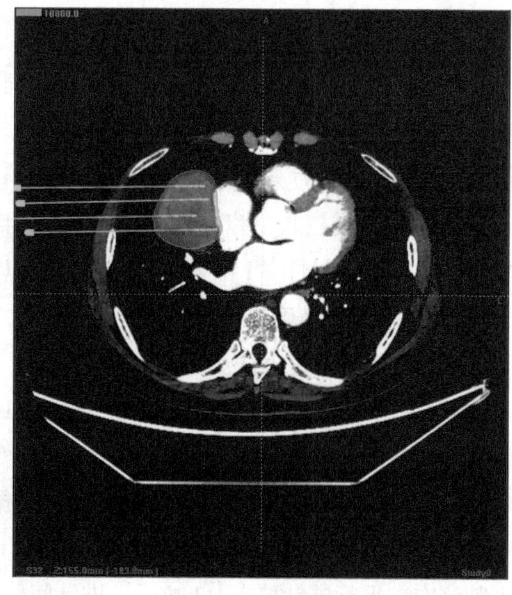

图15-40 治疗计划

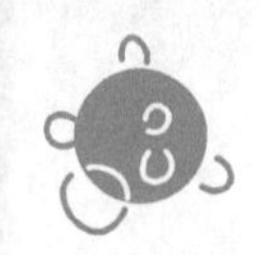

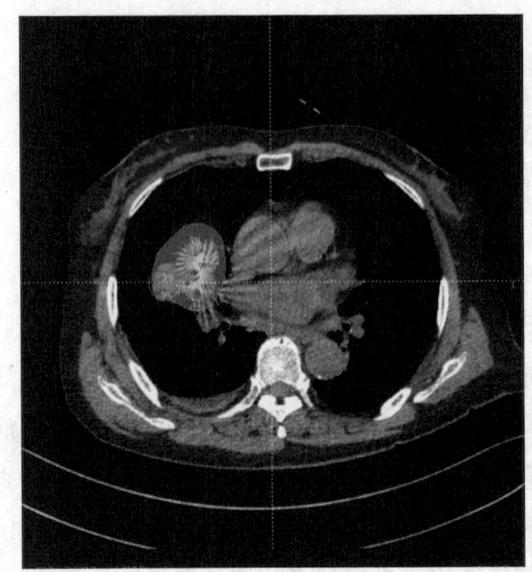

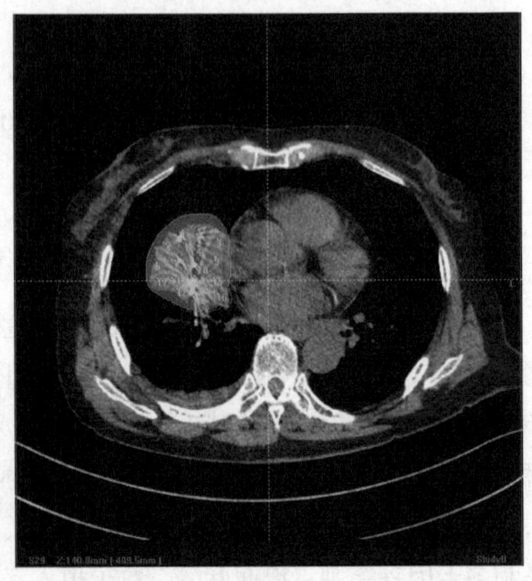

图 15-41　术后验证情况

五、出院情况

患者未诉胸痛，无明显胸闷，无咯血，无恶心、呕吐，饮食正常，无畏寒发热。查体：胸前区穿刺点敷料清洁干燥，无压痛，双肺呼吸音粗。

出院医嘱：①院外继续口服药物治疗；②注意保暖，避免接触幼儿、孕妇；③定期复查，不适随诊。

六、讨论

肺癌是临床上常见的恶性肿瘤，常见人群为长期吸烟史群体。肺癌患者早期症状不明显，大多数患者由于症状较为明显来医院就诊时已到肺癌晚期。目前有研究显示，^{125}I 粒子植入近距离放射治疗效果显著。

放射性粒子植入治疗恶性肿瘤是近 20 年发展起来的新技术，尤其是新型、安全、低能、易防护的放射性 ^{125}I 粒子的研制成功，以及计算机三维治疗计划系统（TPS）的出现、CT 或超声引导下精确定位系统的保证，使放射性 ^{125}I 粒子近距离治疗恶性肿瘤成为一种新型、安全有效的治疗方法。

使用 Symbia T16 SPECT/CT（含 Symbia 16 多层螺旋 CT）穿刺引导系统植入 ^{125}I 粒子近距离放射治疗。术前常规各项检查，首先行 CT 薄层扫描，层距为 5 mm，确定肿瘤体积，然后通过 TPS 进行三维重建，确定靶区，根据肿瘤体积、粒子活性程度，确定剂量、数目等，本次研究肿瘤匹配周边剂量为 80 ~ 130 Gy。在 CT 引导下，选择合适长度的穿刺针刺入肿瘤内，平行进针植入 ^{125}I 粒子，进针间距 1 ~ 1.5 cm，植入 ^{125}I 粒子间距 1 cm。根据肿块大小选择合适的穿刺点。术后通过 CT 观察粒子分布情况，排除并发症。穿刺部位局部加压包扎，行常规止血、平喘化痰治疗。

七、参考文献

［1］Chen C，Wang W，Yu Z，et al. Combination of computed tomography-guided iodine-125 brachytherapy and bronchial arterial chemoembolization for locally advanced stage Ⅲ non-small cell lung cancer after failure of concurrent chemoradiotherapy［J］. Lung Cancer，2020，146：290-296.

［2］Li W，Dan G，Jiang J，et al. Repeated iodine-125 seed implantations combined with external beam radiotherapy for the treatment of locally recurrent or metastatic stage Ⅲ / Ⅳ non-small cell lung cancer：a retrospective study［J］. Radiat Oncol，2016，11（1）：119.

［3］Edge SB，Compton CC. The American Joint Committee on Cancer：the 7th edition of the AJCC cancer staging manual and the future of TNM［J］. Ann Surg Oncol，2010，17（6）：1471-1474.

［4］Duffaud F，Therasse P. New guidelines to evaluate the response to treatment in solid tumors［J］. Bull Cancer，2000，87（12）：881-886.

［5］Cox JD，Stetz J，Pajak TF. Toxicity criteria of the Radiation Therapy OncoloGy Group（RTOG）and the European Organization for Research and Treatment of Cancer（EORTC）［J］. Int J Radiat Oncol Biol Phys，1995，31（5）：1341-1346.

［6］Oldenmenger WH，de Raaf PJ，de Klerk C，et al. Cut points on 0-10 numeric rating scales for symptoms included in the Edmonton Symptom Assessment Scale in cancer patients：a systematic review［J］. J Pain Symptom Manage，2013，45（6）：1083-1093.

［7］Curran WJ Jr，Paulus R，Langer CJ，et al. Sequential vs.concurrent chemoradiation for stage Ⅲ non-small cell lung cancer：randomized phase Ⅲ trial RTOG 9410［J］. J Natl Cancer Inst，2011，103（19）：1452-1460.

［8］鲍珊，苏建华，廖虎，等. 肺癌合并慢性阻塞性肺病和手术方式对患者术后快速康复及治疗费用的影响［J］. 中国胸心血管外科临床杂志，2014，21（1）：17-20.

［9］Gridelli C，Perrone F，Gallo C，et al. Chemotherapy for elderly patients with advanced non-small-cell lung cancer：the Multicenter Italian Lung Cancer in the Elderly Study（MILES）phase Ⅲ randomized trial［J］. J Natl Cancer Inst，2003，95（5）：362-372.

［10］Zuber S，Weiβ S，Baaske D，et al. Iodine-125 seed brachytherapy for early stage prostate cancer：a single-institution review［J］. Radiat Oncol，2015，10：49.

［11］Schwarz SB，Thon N，Nikolajek K，et al. Iodine-125 brachytherapy for brain tumours--a review［J］. Radiat Oncol，2012，7：30.

（高永楷）

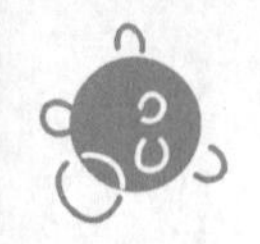

◎ 胃肠道间质瘤

一、基本信息

姓名：××× 性别：女 年龄：61 岁

过敏史：否认食物及药物过敏史。

主诉：恶心、呕吐 7 天。

现病史：患者恶心、呕吐、食欲缺乏 7 天，40 余天前因恶心、呕吐、食欲缺乏到当地医院住院治疗，应用药物后（具体不详）上述症状缓解。3 天前做腹部增强 CT 示：①左中耻区肿瘤性病变。考虑间质瘤或平滑肌血管瘤可能。②肝脏右叶转移灶？③肝脏右叶微小钙化灶。④脾脏囊肿。⑤左侧输尿管上段局限性扩张。（外院）20 余天前为确诊来我院住院，入院后经腹腔穿刺活检，病理诊断为："胃肠道间质瘤"，患者经纠正贫血、白蛋白急救，患者身体状况有改善，即给予口服伊马替尼片 400 mg，pd 后，回家休息，7 天前患者再次出现恶心、呕吐，腹胀减轻，再次来我科就诊，神志清，精神尚可，饮食较差，睡眠可，大便正常，小便正常，体重未见明显减轻。为求进一步治疗于我院就诊。患病来，神志清，精神尚可，饮食可，睡眠，小便正常，体重未见明显减轻。

二、查体

体格检查：T 36.8℃，P 90 次 / 分，R 18 次 / 分，BP 120/80 mmHg。发育正常，营养良好，神志清晰，精神一般，体位主动，面容正常，表情安静，步态正常，检查合作。

辅助检查：我院病理诊断，腹盆腔包块（2021-11-04），灰白灰黄穿刺条 4 条，长 1.2 ~ 1.5 cm，直径 0.1 cm，全包。（腹盆腔包块）梭形细胞肿瘤，结合免疫组化符合胃肠间质瘤。免疫组化结果：CK（局灶 +），Vim（+），CD34（血管 +），S-100（-），SMA（-），Desmin（局部 +），CD117（+），DOG-1（+），H-Caldesmon（-），ERG（血管 +），SDHB（+），Ki-67（15% +），STAT-6（-），PHH3（+）。腹部增强 CT 示，①左中耻区肿瘤性病变。考虑间质瘤或平滑肌血管瘤可能。②肝脏右叶转移灶？③肝脏右叶微小钙化灶。④脾脏囊肿。⑤左侧输尿管上段局限性扩张。

三、诊断

最终诊断：胃肠道间质瘤。

四、诊疗经过

患者入院后经检查，发现患者腹部肿块较前缩小，但仍有贫血中度，给予升血药物治疗，继续口服伊马替尼片 0.4 g，qd，po。患者恶心呕吐仍较频繁，请普外科会诊后建议继续口服伊马替尼片600 mg，qd，po。待肿块再缩小到一定程度，再考虑手术治疗。患者带药出院。

五、出院情况

患者恶心呕吐症状明显缓解，精神好转，饮食仍差，口服伊马替尼片增加剂量后，无明显不适，继续治疗，带药出院回家继续治疗。

六、讨论

患者来我院明确诊断后，经外科会所认为不宜手术，即给予伊马替尼片0.4 g，qd，po。服用五天后，患者腹部胀满缓解，肿块缩小明显，同时给予营养支持治疗及中药扶正止痛治疗十余日，病情好转。一周后患者再次出现腹胀明显，贫血明显，低蛋白血症，给予输血及白蛋白纠正贫血及低蛋白血症。同时，嘱患者增加伊替尼药量为600 mg，qd，po。患者服用后腹胀缓解，回家休息。

（李海峰）

◎ 胃肠道间质瘤术后腹腔复发靶向药物治疗后

一、基本信息

姓名：××× 性别：女 年龄：50岁

过敏史：否认食物及药物过敏史。

主诉：胃肠道间质瘤术后6年余，发现复发1年。

现病史：患者于6年前在外院行小肠间质瘤切除术，术后口服伊玛替尼片200 mg，每天一次；一年前发现腹腔转移，伊玛替尼片增加剂量至400 mg，每天一次，有轻度食欲缺乏，乏力症状，盆腔轻度隐痛。为求进一步治疗于我院就诊，门诊以“（胃）肠道间质瘤”收入我科。患病来，神志清，精神尚可，饮食可，睡眠差，大便正常，小便正常，体重未见明显减轻。

二、查体

体格检查：T 36.3℃，P 57次/分，P 16次/分，BP 117/77 mmHg。发育正常，营养良好，神志清晰，精神一般，体位主动，面容正常，表情安静，步态正常，检查合作。

专科检查：腹平坦，无腹壁静脉曲张，无胃肠型，无蠕动波，腹式呼吸存在，脐正常，无分泌物。齐周及耻区轻压痛，无反跳痛，余腹部无压痛、反跳痛。腹部柔软、无包块。肝脾肋下未触及，Murphy氏征阴性，左、右肾区无叩击痛，移动性浊音阴性，肠鸣音正常，无气过水声，肛门及外生殖器拒查。

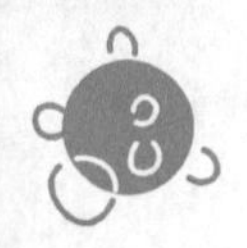

辅助检查：CT，子宫肌瘤、子宫全切术后。小肠间质瘤术后，盆腔内多发占位，考虑转移。2020-08-03 行 CT 引导下盆腔占位穿刺活检。病理报告：（盆腔穿刺）胃肠间质瘤。免疫组化：CD117（+），Dog-1（+），SMA（-），CD34（-），s-110（-），STAT6（-），Ki-67（+约 40%）。完善胃肠道间质瘤基因突变检测（c-kit/PDGFRa）。

三、诊断

初步诊断：肠道间质瘤术后腹腔复发。

最终诊断：胃肠道间质瘤术后腹腔复发靶向药物治疗后。

四、诊疗经过

诊疗经过：患者入院后完成必要检查，继续给予口服伊马替尼片 400 mg，qd，同时给予腹部盆腔深部热疗，并应用中药抗癌药物配合治疗，止痛药物华蟾素胶囊配合应用，因患者营养欠佳，蛋白偏低，给予营养支持治疗，近几日患者自觉疼痛缓解，乏力缓解，饮食改善，回家休息。

五、出院情况

出院情况：患者病情较入院时有明显好转，腹部疼痛缓解，饮食明显好转，精神好，无明显不适。

六、讨论

患者“胃肠道间质瘤术后腹腔复发”，服用伊马替尼片 3 个月，腹腔转移病灶明显缩小。但出现贫血及低蛋白血症（轻度），入院后嘱患者继续服用伊马替尼片（减量），同时，对症给予纠正贫血，纠正低蛋白血症及营养支持治疗，中药止痛扶正治疗。两周后患者入院症状减轻，出院休息。表明患者服用伊马替尼仍然有效，可继续服用控制病情。

（李海峰）

◎ 原发性肝癌、门静脉癌栓 1

一、基本信息

姓名：××× 性别：男 年龄：51 岁

过敏史：否认食物及药物过敏史。

主诉：肝癌介入术后 7 月余，发现肿瘤复发 1 天余。

现病史：7 月前患者因肝恶性肿瘤于我科行肝动脉化疗栓塞术，术后病情稳定，院外口服甲磺酸阿帕替尼靶向治疗、恩替卡韦抗乙肝病毒、地榆升白片升白细胞治疗。1 天前患者于我院门诊复查腹部增强 CT，提示肿瘤复发。门诊完善新冠肺炎筛查后，以“肝恶性肿瘤”收入我科。发病以来，神志清楚，精神尚可，饮食正常，睡眠一般，体力正常，大小便正常，其他情况。

既往史：诊断“乙型病毒性肝炎”14 年，日常口服抗病毒药物治疗。否认外伤史，2021-04-06、2021-05-07、2021-07-15 先后 3 次局部麻醉下行 TACE 治疗，术后病情稳定。

二、查体

体格检查：T 36.2℃，P 92 次 / 分，R 20 次 / 分，BP 122/64 mmHg。

专科检查：腹部平坦，全腹柔软，右腹上区有压痛，无反跳痛，未触及腹部包块，肝脾肋下未触及，双肾区无叩痛，移动性浊音阴性，肠鸣音正常。

辅助检查：腹部增强 CT（2022-02-17 本院）肝癌介入术后，肝右叶下段乏血供占位。门静脉左支栓子。肝硬化、脾大、门静脉高压及侧支循环形成。肝右叶钙化灶。胆囊炎？右侧肾上腺增粗，增生？请结合临床。

三、诊断

最终诊断：①肝恶性肿瘤；②慢性乙型病毒性肝炎；③门静脉左支瘤栓。

诊断依据：患者中年男性，既往乙型肝炎史。因肝癌于我科行肝动脉化疗栓塞术。腹部增强 CT（2022-02-17 本院）肝癌介入术后，肝右叶下段乏血供占位。门静脉左支栓子。肝硬化、脾大、门静脉高压及侧支循环形成。肝右叶钙化灶。胆囊炎？右侧肾上腺增粗，增生？请结合临床。查体：腹部平坦，全腹柔软，全腹无压痛及反跳痛，未触及腹部包块，肝脾肋下未触及，双肾区无叩痛，移动性浊音阴性，肠鸣音正常。

四、诊疗经过

入院完善相关，排出禁忌证，于 2022-02-22 行 CT 引导下门静脉癌栓粒子植入术，术后予以止血、保肝、辅助抗肿瘤及对症支持治疗。手术经过：患者仰卧于 CT 检查床，选择最佳位置，确定进针点角度及深度，常规消毒皮肤、打开穿刺包、戴无菌手套、铺无菌治疗巾，2% 利多卡因针穿刺点浸润麻醉。粒子植入穿刺针，沿定位点，按计划进针，CT 平扫确定进针角度及深度后，至理想位置，按粒子治疗 TPS 计划书植入粒子，然后按前步骤依次进行，均匀植入 19 颗粒子。退出粒子植入穿刺针，消毒后包扎。再次 CT 平扫确定无出血、粒子移位等并发症出现。患者术后无不适，安返病房。手术顺利，术中出血量约 0，尿量 0，输液 100 mL，输血量 0，手术结束后，患者神志清楚，P 78 次 / 分，R 20 次 / 分，BP 99/54 mmHg，由手术医师送回病房。植入物或特殊物品：上海迈德射频穿刺针 1 根，碘 125 粒子 19 粒（天津），标签粘贴于《高值耗材使用选择同意书》。

治疗计划及术后验证见图 15-42。

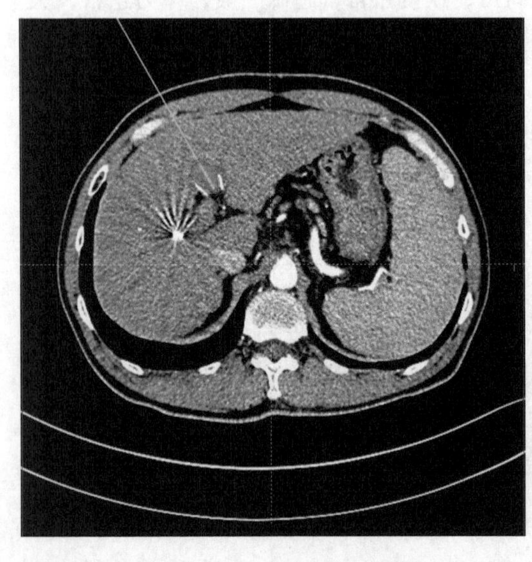

治疗计划

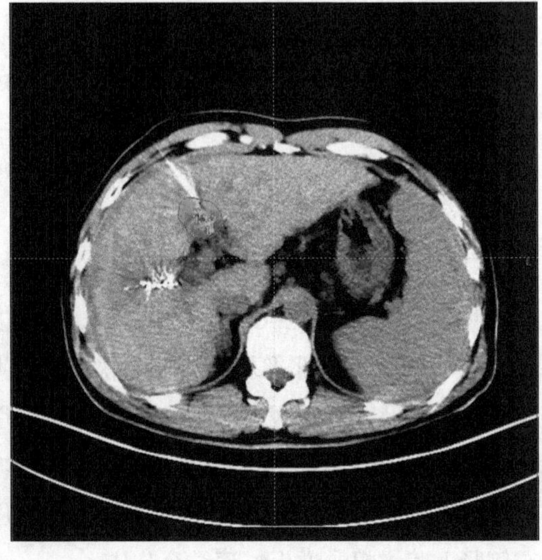

术后验证

图 15-42　治疗计划及术后验证

五、出院情况

患者神志清，精神可，饮食一般，未诉不适。查体：腹部平坦，全腹柔软，右上腹压痛，无反跳痛，未触及腹部包块，肝脾肋下未触及，双肾区无叩痛，移动性浊音阴性，肠鸣音正常。腹部穿刺点无渗血。出院医嘱：①进一步治疗安排。院外继续口服药物治疗，恩替卡韦分散片 0.5 g 空腹一天一次，地榆升白片一天三次、一次三片，复发斑蝥胶囊，一天两次、一次三粒。②注意观察事项。注意观察腹部是否疼痛及是否出现腹泻。

六、讨论

HCC 伴 PVTT 患者由于肿瘤增生迅速并常伴有肝内转移、肝功能损害、门脉高压和食管静脉曲张等，多数病例预后差，平均生存期为 3 个月。且部分学者认为 PVTT 患者，尤其是门静脉主干癌栓者，行 TACE 会进一步加重肝功能负荷，因而效果不佳。使肿瘤血管侧支循环形成，降低了 TACE 的疗效。

其原因可能与以下因素有关：① PVTT 内肿瘤细胞的活性程度可将其分成 4 型，即增生型、坏死型、混合型、机化型。在 HCC 伴 PVTT 时，早期癌栓以增生型为主，对射线比较敏感，^{125}I 放射性粒子植入治疗，可局部持续对肿瘤细胞起作用，癌栓失去活性不再发展，处于停滞状态，癌栓大小无明显变化，而临床症状改善或无发展，也应认为临床治疗有效。TACE 治疗使相当一部分患者的肿瘤缩小，有助于局部放射粒子植入，从而有利于提高放射对肿瘤的控制效果并减轻正常肝组织的放射损伤。②粒子局部放射治疗有助于进一步杀灭或抑制 TACE 治疗后的残存癌细胞。通过其连续不断地发出射线，使肿瘤细胞的辐射效应叠加，持续照射破坏肿瘤细胞核的 DNA 双链，使肿瘤细胞失去繁殖能力，尽可能抑制局部肿瘤的再生长。所以 TACE 治疗与局部放射粒子植入有协同作用，相互补充，从而取得良好的临床效果。

与三维适形放射治疗相比，本研究有更好的疗效及更低的不良反应，分析原因在于：肿瘤细胞对射线敏感性有时相差异，DNA 合成后期及有丝分裂期为敏感期，少量的射线即能破坏肿瘤的繁殖能力。其他时相敏感度差，静止期细胞对射线不敏感。体外短期放疗只对一部分时相的细胞起治疗作用。

患者的肝功能、肝内病灶的大小及数目、PVTY 的部位及大小都对疗效有影响。^{125}I 放射性粒子植入的技巧也是术后疗效的一个关键。①粒子的分布均匀与否及是否留有冷点。若分布不均或有冷点就容易造成瘤体得不到充分的有效剂量照射，必然出现坏死不彻底或继续生长。所以术中多角度观察、术后修正非常必要。②穿刺部位过多容易造成出血、胆漏、穿刺道种植转移等，影响预后，所以术前计划好穿刺部位及种植路线尤为重要。③ PVTT 局部复发或继续生长可以反复行粒子植入。④粒子植入后可能导致肝功能损害、蛋白及血小板降低等放射性损伤，但多能在保肝、升血小板等处理后好转。门静脉高压症状较重、粒子植入过程门静脉的反复穿刺所致的出血、血肿加重门静脉高压症状，以及粒子植入后的局部放射性损伤等综合因素的作用也可能导致食管胃底静脉曲张破裂大出血等，操作过程应细致、认真。

七、参考文献

[1] Minagawa M，Makuuehi M. Takayama T，et al. Selection criteria for hepatectomy in patients with hepatocellular carcinoma and portal vein tumor thrombus [J]. Ann Surg，2001，233：379-384.

[2] Serensen HT，MellemKjaer L，Olsen JH，et al. Prognosis of cancers associated with venous thromboem bolism [J]. N Engl J Med，2003，343.

[3] Takizawa D，Kakizaki S，Sohara N. el al. Hepatoeellular carcinoma with portal vein tumor thrombosis：clinical characteristics. prognosis，and patient survival analysis [J]. Dig Dis Sci，2007. 52：3290-3295.

[4] 徐爱民，程红岩，陈栋. 等. 放射介入栓塞化疗对肝癌合并门静脉癌栓治疗的疗效观察 [J]. 中国实用外科杂志，2002（22）：530-532.

[5] 程树群，吴孟超，陈汉，等. 外科综合治疗对肝细胞癌合并门静脉癌栓的疗效观察 [J]. 中华肝胆外科杂志，2004（10）：662-664.

[6] 刘清欣，颜志平，李锐，等. ^{125}I 粒子条联合门静脉支架及化疗栓塞治疗原发性肝癌合并门静脉癌栓 [J]. 介入放射学杂志，2009，（18）：593-595.

[7] 程树群，吴孟超，陈汉，等. 癌栓分型对肝细胞性肝癌合并门静脉癌栓治疗及预

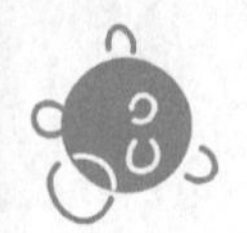

后的指导意义［J］. 中华医学杂志，2004（84）：3-5.

［8］Inoue Y，Hasegawa K，Ishizawa T，et al. Is there any difference in survival according to the portal tumor thrombeetomy method in patients with hepatocellular carcinoma［J］. Surgery，2009，145：9-19.

［9］张辉，莫日根. TACE 联合 CT 导向下放射性 ^{125}I 粒子植入治疗肝癌［J］. 介入放射学杂志，2009（18）：702-704.

［10］邵成伟，田建明，左长京，等. CT 引导下 ^{125}I 放射性粒子植入治疗胰腺癌的疗效评价［J］. 介入放射学杂志，2007（12）：825-827.

［11］吴汉平，冯敢生. 肝癌介入治疗的现状与展望［J］. 临床放射学杂志，2005，24：273. 276.

［12］刘清欣，颜志平，李锐，等. ^{125}I 粒子条联合门静脉支架及化疗栓塞治疗原发性肝癌合并门静脉癌栓［J］. 介入放射学杂志，2009（18）：593-595.

［13］程树群，吴孟超，陈汉. 等. 癌栓分型对肝细胞性肝癌合并门静脉癌栓治疗及预后的指导意义［J］. 中华医学杂志，2004（84）：3-5.

［14］Inoue Y，Hasegawa K，Ishizawa T，et al. Is there any difference in survival according to the portal tumor thrombeetomy method in patients with hepatocellular carcinoma［J］. Surgery，2009（145）：9-19.

［15］张辉，莫日根. TACE 联合 CT 导向下放射性 ^{125}I 粒子植入治疗肝癌［J］. 介入放射学杂志，2009（18）：702-704.

［16］邵成伟，田建明，左长京，等. CT 引导下 ^{125}I 放射性粒子植入治疗胰腺癌的疗效评价［J］. 介入放射学杂志，2007（12）：825-827.

（高永楷）

◎ 原发性肝癌、门静脉癌栓 2

一、基本信息

姓名：×××　　　性别：男　　　年龄：74 岁

过敏史：否认药物、食物过敏史。

主诉：腹上区间断疼痛 1.5 月，加重 1 天。

现病史：1.5 月前患者饭后出现腹上区疼痛，为间断性针刺样疼痛，可忍受，伴饱胀不适，偶有胃灼热，无恶心、呕吐、腹泻、发热、胸闷，到外院就诊，查腹部彩超及 CT 提示肝占位性病变，肝癌，遂在我院我科行肝动脉化疗栓塞术，术后好转出院，院外间断腹上区疼痛，口服止痛药物，1 天前腹上区疼痛加重，遂来我院就诊，新冠肺炎核酸抗体阴性，门诊以“肝恶性肿瘤”为诊断收住我科。发病以来，神志清楚，精神差，进食差，睡眠差，乏力，大小便正常。

既往史：曾于2017年，患有“病毒性肝炎”，长期口服恩替卡韦，现病情稳定。20天前在我科行肝动脉化疗栓塞术。

二、查体

体格检查：T 36.2℃，P 96次/分，R 20次/分，BP 134/81 mmHg。发育正常，营养中等，神志清楚，精神尚可，自动体位，推入病房，查体合作。

专科检查：腹部平坦，全腹柔软，右腹上区有压痛，无反跳痛，未触及腹部包块，肝脾肋下未触及，双肾区无叩痛，移动性浊音阴性，肠鸣音正常。

辅助检查：腹上区增强MRI（2022-01-25，本院）示，①肝右叶占位性病变，考虑为原发性巨块型肝癌并门静脉癌栓，肝内子灶，腹膜后多发淋巴结转移；②肝硬化，脾大，腹腔积液；③双肾多发囊肿。

三、诊断

初步诊断：①肝恶性肿瘤；②腹膜后、肝门淋巴结转移；③肝门静脉瘤栓；④肝硬化。

鉴别诊断。

（1）继发性肝癌：原发于胃肠道、呼吸道、泌尿生殖道等处的癌灶常转移至肝，病情发展较缓慢，症状较轻，AFP检测一般为阴性，确诊的关键在于病理和肝外原发癌的证据。

（2）肝脓肿：一般有明显炎症的临床表现，如发热、肝区疼痛，右上腹肌紧张。

诊断依据：老年男性，腹上区间断疼痛1.5月，加重1天，腹上区增强MRI（2022-01-25本院）示，①肝右叶占位性病变，考虑为原发性巨块型肝癌并门静脉癌栓，肝内子灶，腹膜后多发淋巴结转移；②肝硬化，脾大，腹腔积液；③双肾多发囊肿。

最终诊断：①肝恶性肿瘤；②肺继发恶性肿瘤；③腹膜后淋巴结继发恶性肿瘤；④肝门淋巴结继发恶性肿瘤；⑤肝门静脉瘤栓；⑥乙型肝炎肝硬化；⑦脾大；⑧腹腔积液；⑨低蛋白血症；⑩低钠血症。

四、诊疗经过

入院后完善相关检查，腹上区增强MRI示：肝癌介入术后，肝脏多发活性病灶，门静脉主干及右支癌栓，腹膜后多发淋巴结转移，肝硬化，脾大，腹腔积液，肝内多发小囊肿；双肾多发囊肿，左侧胸腔积液。无明显手术禁忌，患者于2022-02-25行肝动脉化疗栓塞术，术后予以保肝、补充白蛋白、利尿药物治疗，病情好转后，于2022-03-06行腹腔淋巴结穿刺 ^{125}I粒子植入手术，术后予以对症支手术治疗，症状好转出院。手术经过：患者仰卧于CT检查床，选择最佳位置，确定进针点角度及深度，常规消毒皮肤、打开穿刺包、戴无菌手套、铺无菌治疗巾，2%利多卡因针穿刺点浸润麻醉。粒子植入穿刺针，沿定位点，按计划进针，CT平扫确定进针角度及深度后，至理想位置，按粒子治疗TPS计划书植入

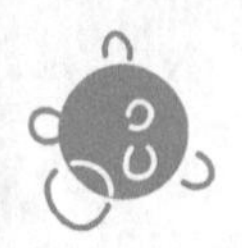

粒子，然后按前步骤依次进行，均匀植入粒子。共植入粒子数量 40 粒，退出粒子植入穿刺针，消毒后包扎。再次 CT 平扫确定无出血、粒子移位等并发症出现。患者术后无不适，安返病房。手术顺利，术中出血量约 0，尿量 0，输液 100 mL，输血量 0，手术结束后，患者神志清楚，P 90 次 / 分，R 18 次 / 分，BP 125/73 mmHg，由经治医师送回病房。植入物或特殊物品：^{125}I 放射性粒子。治疗计划及术后验证见图 15-43。

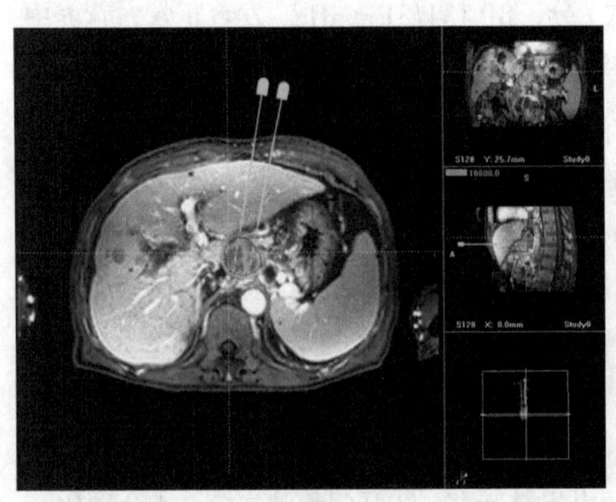

治疗计划

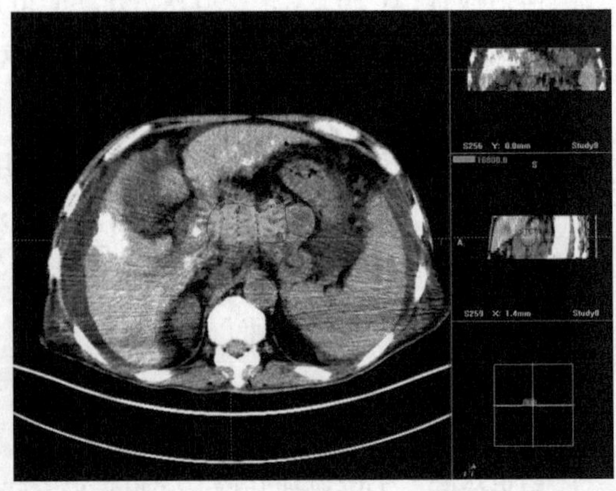

术后验证

图 15-43　治疗计划及术后验证

五、出院情况

出院情况：患者神志清，精神可，未诉不适。查体：胸廓对称无畸形，胸骨无压痛，肋间隙正常，双侧乳房对称，无异常，呼吸运动两侧对称，腹式呼吸，频率 20 次 / 分，语颤两侧对称，未触及胸膜摩擦感，两肺呼吸音清，未闻及干湿性啰音，腹部平坦，软，腹上区轻度压痛，无反跳痛，未触及腹部包块，肝脾肋下未触及，双肾区无叩痛，肠鸣音正常。四肢无畸形，活动自如，双下肢无明显水肿。

出院医嘱：院外继续口服药物治疗，1 月后随诊复查。

六、讨论

原发性肝细胞肝癌的门静脉癌栓（PVTT）发生率较高，为 62.2% ~ 90.2%，是导致原发性肝细胞肝癌（HCC）复发和转移的主要因素之一，直接影响患者的生存质量和生存时间。有报道称 HCC 合并 PVTT 患者中位生存期只有 2.7 ~ 3 个月。很多学者不主张对 PVTT，尤其是主干癌栓进行肝动脉化疗栓塞（TACE）治疗。认为行常规 TACE 可加重肝组织缺血坏死，甚至导致肝功能衰竭。但随着研究进展，近年来对 HCC 合并 PVTT 行 TACE 亦有一定效果，但单纯 TACE 疗效仍不够理想。我科自 2020 年 1 月起采取 TACE 和在 CT 引导下 ^{125}I 放射性粒子植入法联合治疗 HCC 合并 PVTT 的患者，并取得良好的疗效。

在 TACE 治疗后或两次 TACE 治疗期间对门脉癌栓行 ^{125}I 放射性粒子植入治疗。

TACE 治疗与放射粒子植入治疗间隔 2 周左右，视肝功能及血象情况而定。18 G 粒子植入针、植入枪及 ^{125}I 放射性粒子均由天津赛德提供。^{125}I 放射性粒子半衰期 59.4 d，能量为 27.4 ~ 31.4 keV X 射线，35.5 keV γ 射线，每粒活度为 0.6 ~ 0.8 mCi。肿瘤匹配周边剂量为 120 ~ 150 Gy。

^{125}I 放射性粒子植入近距离治疗能持续对肿瘤细胞起作用，能不断地杀伤肿瘤干细胞。经过足够的剂量和足够的半衰期，能使肿瘤细胞全部失去繁殖能力，从而达到治疗的目的。三维适形放疗通过射线的聚焦作用达到杀伤瘤体的目的，同时也对周围组织造成一定的损伤。放射粒子有效杀伤半径小，为 0.5 ~ 1.0 cm，因而对周围正常的组织损伤少，尽可能地保护了正常的肝组织。

注意事项（包括术中术后可能出现的风险及应对措施、应当充分注意的事项）：因术前术后可能出现，即刻并发症疼痛、出血、咯血、空气栓塞、粒子游走；迟发并发症皮肤黏膜溃疡，放射性肺、脊髓损伤风险等。已做好以下应对措施：充分局部麻醉，有效止痛；精确定位，避免损伤周围组织脏器；术后密切观察患者症状，如有不适，及时评估处理。术中及术后出血，可运用止血药物，若出血量较大，可急诊介入止血。术后出现气胸、血气胸，术前训练患者的呼吸，使每次呼吸幅度一样，避免因每次呼吸动度影响进针方向而造成损伤。术中尽量减少穿刺次数，减少气胸发生率。

七、参考文献

[1] 徐爱民，程红岩，陈栋．等．放射介入栓塞化疗对肝癌合并门静脉癌栓治疗的疗效观察[J]．中国实用外科杂志，2002，22：530-532.

[2] 程树群，吴孟超，陈汉，等．外科综合治疗对肝细胞癌合并门静脉癌栓的疗效观察[J]．中华肝胆外科杂志，2004，10：662-664.

[3] Minagawa M，Makuuchi M，Takayana T，et al. Selection criteria for hepatectomy in patients with hepatoeellular carcinoma and portal vein tumor thrombus [J]. Ann Surg，2001，233：379-384.

[4] lzaki K，Sugimoto K，Sugimura K，et al. Transeatheter arterial embolization for advanced tumor thrombus with marked arterioportal or arteriovenous shunt complicating hepatoeellular carcinoma [J]. Radiat Med，2004，22：155-162.

[5] Yamada K，Lzaki K，Sugimoto K，el al. Prospective trial of combined transeatheter arterial ehemoemLmLization and threedimensional eonfornud radiotherapy for portal vein tumor thrombus in patientswith et hepatocellular carcinoma [J]. Int J Radiat Oncol BioPhys，2004，57：113-119.

[6] Qin LX，Tang ZY. The prognostic molecular markers inhepatoeellular carcinoma [J]. World J Gastroenterol，2002，8：385-392.

[7] Fukuda S，Okuda K，Imamura M，et al. Surgical resection combined with

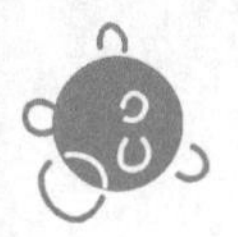

chemotherapy for advanced hepatocellular carcinoma with tumor thrombus：report of 19 eases［J］. Surgery，2002，131：300-310.

［8］刘清欣，颜志平，李锐，等. 125I 粒子条联合门静脉支架及化疗栓塞治疗原发性肝癌合并门静脉癌栓［J］. 介入放射学杂志，2009（18）：593-595.

［9］程树群，吴孟超，陈汉. 等. 癌栓分型对肝细胞性肝癌合并门静脉癌栓治疗及预后的指导意义［J］. 中华医学杂志，2004，84：3-5.

［10］吴汉平，冯敢生. 肝癌介入治疗的现状与展望［J］. 临床放射学杂志，2005，24：273-276.

（高永楷）

◎ 左肾透明细胞癌（$T_3N_0M_0$）1

一、基本信息

姓名：××× 性别：男 年龄：55 岁

主诉：体检发现左肾占位一周。

现病史：一周前患者体检超声发现左肾占位病变，考虑肾肿瘤，完善 CT 提示左肾肿瘤。患者无腰腹疼痛，无血尿，无畏寒发热，无头痛头晕等不适。为进一步治疗，门诊以"左肾肿瘤"收入我科。自发病以来，患者精神、饮食、睡眠可，小便如上述，大便正常，体力、体重无明显变化。

二、查体

体格检查：T 36.7℃，P 70 次 / 分，R 20 次 / 分，BP 146/83 mmHg。神志清楚，精神稍疲倦，发育正常，自动体位，查体合作，对答切题。体形正常，营养尚可。

专科检查：腹平软，未见胃肠形及蠕动波；全腹无压痛及反跳痛，墨菲征（–），肝脾肋缘下未触及，双肾区无叩击痛，叩诊移动性浊音（–），肠鸣音 5 次 / 分；双侧腹股沟区无肿物突出。肛门指检未触及异常肿物，指套无血染。

辅助检查：彩超，左肾占位病变。肝胆胰脾未见异常。CT 左肾下极实质为主混合团块，考虑肿瘤病变并囊性病变、钙化。左肾静脉内实质团块，静脉癌栓可能。

三、诊断

初步诊断：左肾肿瘤。

鉴别诊断：

（1）肾囊肿：肾囊肿合并感染出血时，容易误诊为肾肿瘤。肾肿瘤 CT 可见壁厚薄不均，增强可有强化。

（2）肾错构瘤：肾错构瘤实质性占位病变，但有脂肪组织存在，行 CT 或 MRI 可鉴别诊断。

（3）肾淋巴瘤：多呈多发结节状，或弥漫行浸润肾脏。腹膜后淋巴结多受累，可相鉴别。

最终诊断：左肾透明细胞癌（$T_3N_0M_0$）。

四、诊疗经过

患者因体检发现左肾肿瘤。增强 CT（图 15-44）提示左肾肿瘤，增强有强化。肾肿瘤一般恶性多见，且患者静脉癌栓可能。考虑左肾恶性肿瘤，临床分期（$T_3N_0M_0$）。手术指征明确，行腹腔镜下肾根治性切除。术后恢复可，顺利出院。术后定期随访。

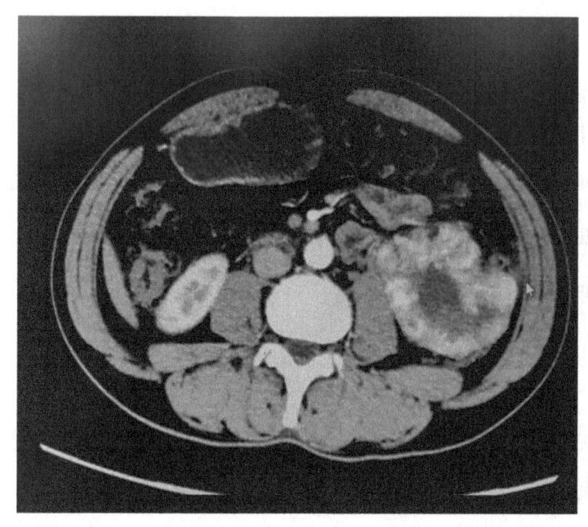

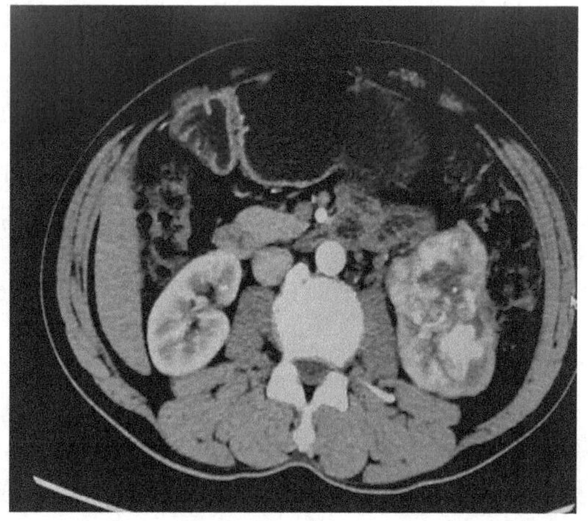

图 15-44　增强 CT

五、出院情况

患者一般情况良好，无腹胀腹痛，精神、食欲良好，二便正常。查体：腹平软，未见胃肠形及蠕动波；全腹无压痛及反跳痛，墨菲征（-），肝脾肋缘下未触及，双肾区无叩击痛。术后恢复可，无肉眼血尿等不适。

六、讨论

肾细胞癌起源于肾实质泌尿小管上皮系统的恶性肿瘤，简称肾癌。肾癌病因未明。其发病与遗传、吸烟、肥胖及抗高血压治疗等有关。诊断主要依靠影像学检查。腹部 CT 平扫加增强及胸部 CT 是术前临床分期的主要依据。局限性肾癌的治疗可选择肾根治性切除，或者保留肾单位手术。而局部进展期肾癌的治疗首选治疗方式为根治性肾切除术，对转移的淋巴结或血管瘤栓需根据病变程度、患者身体状况等因素选择是否切除。术后尚无标准辅

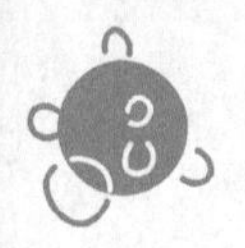

助治疗方案。该患者为T_3期肾癌，为局部进展期，不适宜选择肾部分切除，而应选择肾根治性切除。T_3 ~ T_4期肾癌术后应进行定期随访，每 3 月一次，连续 2 年，第 3 年每 6 月一次。$T_{1\sim2}$期肾癌每 3 ~ 6 月一次，连续 3 年，以后每年一次。晚期肾癌，行靶向治疗，每 4 ~ 6 周一次，每 6 ~ 8 周行 CT 扫描，随访方案应根据患者一般情况、服药时间、剂量、不良反应等因素进行适当调整。

（胡　争）

◎ 左肾透明细胞癌（$T_3N_0M_0$）2

一、基本信息

姓名：× × ×　　性别：男　　年龄：73 岁

主诉：体检发现左肾占位一月。

现病史：一月前患者体检 CT 发现左肾占位病变，考虑肾肿瘤，患者无腰腹疼痛，无血尿，无畏寒发热，无头痛头晕等不适。为进一步治疗，门诊以“左肾肿瘤”收入我科。自发病以来，患者精神、饮食、睡眠可，小便如上述，大便正常，体力、体重无明显变化。

既往史：原发性高血压史。有输尿管结石碎石病史。

二、查体

体格检查：T 36.5℃，P 78 次 / 分，R 20 次 / 分，BP 145/73 mmHg。神志清楚，精神稍疲倦，发育正常，自动体位，查体合作，对答切题。体形正常，营养尚可。

专科检查：腹平软，未见胃肠形及蠕动波；全腹无压痛及反跳痛，墨菲征（–），肝脾肋缘下未触及，双肾区无叩击痛，叩诊移动性浊音（–），肠鸣音 5 次 / 分；双侧腹股沟区无肿物突出。肛门指检未触及异常肿物，指套无血染。

辅助检查：彩超，左肾占位病变。肝胆胰脾未见异常。CT 左肾下极实质为主混合团块，考虑肿瘤病变并囊性病变、钙化。左肾静脉内实质团块，静脉癌栓可能。

三、诊断

初步诊断：左肾肿瘤。

最终诊断：左肾透明细胞癌（$T_3N_0M_0$）。

四、诊疗经过

患者因体检发现左肾肿瘤。增强 CT（图 15–45）提示左肾肿瘤，增强有强化。肾肿瘤一般恶性多见，且患者静脉癌栓可能。考虑左肾恶性肿瘤，临床分期（$T_3N_0M_0$）。患者肾功能不全，肌酐 140 μmol/L，血管彩超提示肾动脉狭窄，考虑肾前性肾功能不全，行左肾根治性切除术后可能肾功能进一步加重。但患者肾癌分期为局部进展期，难以行保留肾单位手术。故行腹腔镜行肾根治性切除术，术后恢复可，病理（图 15-46）报告提示肾透明细胞，输尿管、血管断端未见癌细胞。CD10 +，PCK 小灶 +，CK7-，CK20-。顺利出院。

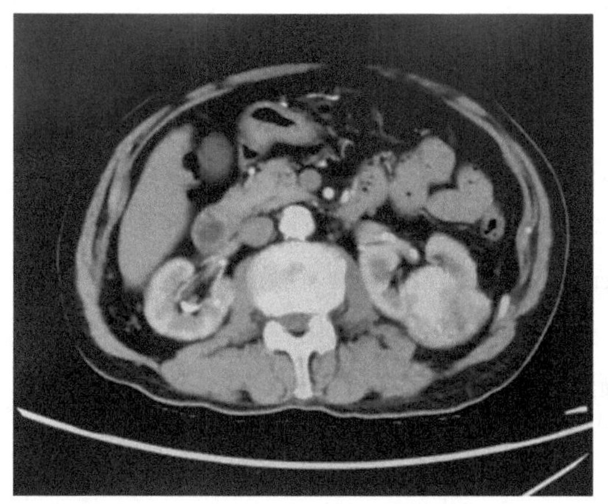
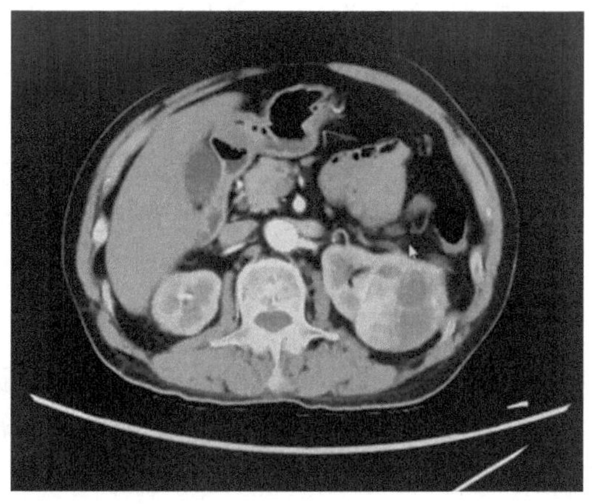

图 15-45　肾脏 CT

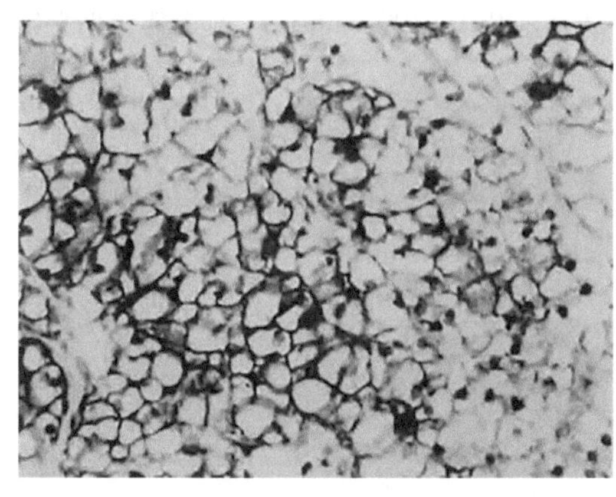
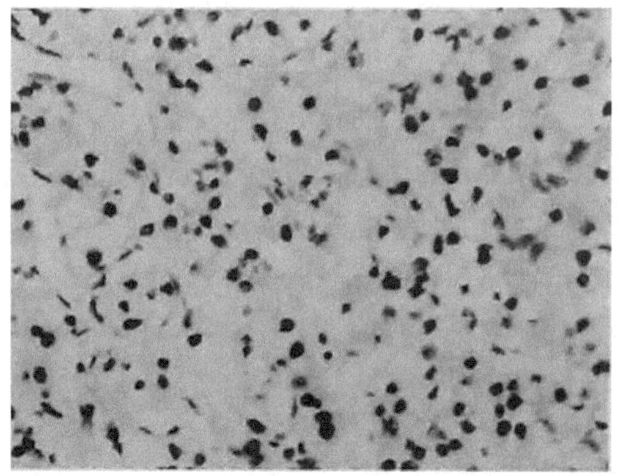

图 15-46　病理结果

五、出院情况

患者一般情况良好，无腹胀腹痛，精神、食欲良好，二便正常。查体：腹平软，未见胃肠形及蠕动波；全腹无压痛及反跳痛，墨菲征（-），肝脾肋缘下未触及，双肾区无叩击痛。术后恢复可，无肉眼血尿等不适。

（胡　争）

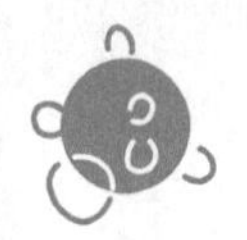

◎ 右肾透明细胞癌（$T_1N_0M_0$）

一、基本信息

姓名：××× 性别：男 年龄：58 岁

过敏史：否认食物及药物过敏史。

主诉：体检发现右肾占位 3 天。

现病史：患者 3 天前于当地医院体检行 CT 发现右肾占位，无伴腰背部疼痛，无血尿、尿痛，无畏寒发热，无乏力，无消瘦，无食欲减退等不适，未予处理，建议转上级医院行进一步治疗。患者遂至我院门诊，门诊拟“右肾占位性病变”收入院。自发病以来，患者精神、饮食、睡眠可，小便正常，大便正常，体力、体重无明显变化。

既往史：平素健康状况一般，原发性高血压史 30 年，自行口服药物治疗；糖尿病 3 年，自行口服药物治疗；否认其他特殊病史，2017 年于我院全麻下行腹腔镜胆囊切除术。

二、查体

体格检查：T 36.4℃，P 78 次 / 分，R 20 次 / 分，BP 142/99 mmHg。心肺查体未见明显异常。腹软，无压痛及反跳痛，肝脾肋下未触及。

专科检查：肋脊角对称，双肾区无隆起，无叩痛，双肾肋下未触及，双侧输尿管走向区域未扪及肿块；耻骨上膀胱区无充盈，无压痛。尿道外口无红肿且无分泌物，沿阴茎向尿道外口方向挤压无分泌物溢出。

辅助检查：外院泌尿系 CT 平扫 + 增强示，①肝左叶小囊肿；②右肾中极瘤样病变；③双肾散在小囊肿。

三、诊断

初步诊断：①右肾占位性病变；②血压病 2 级（高危）；③ 2 型糖尿病。

最终诊断：①右肾透明细胞癌（$T_1N_0M_0$）；②原发性高血压 2 级（高危）；③ 2 型糖尿病。

四、诊疗经过

入院完善相关检查。血液分析：中性粒细胞数 6.77×10^9/L，血小板容积 0.30%，淋巴细胞比率 17.10%。尿沉渣定量：红细胞计数 3634.2/ μL，白细胞计数 79.4/ μL，隐血 3 +，白细胞 2 +，尿蛋白 1 +，上皮细胞计数 82.8/ μL。肝功能：γ – 谷氨酰转移酶 65.2 U/L。总胆红素 20.8 μmol/L。肾功能：肾小球滤过率 72.03 mL/（min · 1.73 m^2）。葡萄糖测定：葡萄糖 7.14 mmol/L。余未见明显异常。XR（2021-12-21 本院）示：肺心膈未见明显异常。CT（2021-12-22 本院）示：右肾异常密度灶，考虑肿瘤性病变可能，建议进一步检查。双肾囊肿。左肾小结石。肝左叶小囊肿。于 2021-12-25 我院全麻下行腹腔镜下右肾病损切除术 + 肾周围粘连分解术，术后予以吸氧、心电监护、补液、止血、抗感染、伤口换药等对症治疗。

五、出院情况

患者未诉不适，一般情况可。查体：心肺腹查体未见明显异常，手术伤口愈合良好，已结痂（1 月内避免体力劳动，3 月后复查肾脏增强 CT）。

（马进华）

◎ 右肾上腺嗜铬细胞瘤

一、基本信息

姓名：× × ×　　　性别：女　　　年龄：47 岁

主诉：体检发现血压升高一周。

现病史：患者一周前因拟注射新冠病毒疫苗，在当地社区医院行常规体检，体检时发现其血压升高，最高 180/100 mmHg。随后，患者在当地医院口服降血压药物，但是效果不佳，血压一直控制不理想，即来我院门诊就诊，行 B 超体检发现右肾上腺肿块。期间，无肉眼血尿、腰胀痛、畏寒发热、无手脚麻木，全身无力，无大汗淋漓等，今为进一步诊治，门诊以“右侧肾上腺肿瘤”收入院。自发病以来，患者精神、饮食、睡眠尚可，小便如上述，大便正常，体力、体重无明显变化。

二、查体

体格检查：T 36.6℃，P 72 次 / 分，R 18 次 / 分，BP 170/110 mmHg。神清，颈软，双侧瞳孔等大等圆，对光反射灵敏，全身皮肤、巩膜无黄染，浅表淋巴结无肿大，双肺叩清，双肺呼吸音清晰，未闻及干湿性啰音。全腹平软，无压痛、反跳痛，未触及包块。脊柱生理性弯曲，生理性反射存在，病理性反射未引出。

专科检查：双肾区叩击痛阴性。

辅助检查：2021-03-29 本院彩超提示右侧肾上腺包块。

三、诊断

初步诊断：①右嗜铬细胞瘤；②原发性高血压 3 级（高危）。

鉴别诊断：

（1）肾上腺腺瘤：患者无明显症状，CT 检查肾上腺分叉处结节影，考虑肾上腺腺瘤可

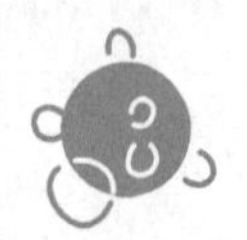

能大，患者血钾、钠正常，肾素、皮质醇、儿茶酚胺等均正常，考虑无功能性腺瘤可能性大，同时进一步相关检查，明确诊断。

（2）嗜铬细胞瘤：本病是由于肾上腺髓质病变引起肾素、血管紧张素自主分泌过多，导致的一种临床综合征，主要表现为发作高血压伴心悸、多汗，可自行缓解，伴心律快、心血管病变等。本患者曾有高血压史，通过减肥后基本恢复正常，无急性发作史，血儿茶酚胺正常，该诊断可能性不大。

（3）原发性醛固酮增多症：本病是由于肾上腺皮质病变引起醛固酮自主分泌过多，导致水电解质平衡紊乱的一种临床综合征，大多以肾上腺皮质腺瘤引起，主要表现为低肾素、高血压，低血钾及对肾脏的损害，血醛固酮及 24 小时尿醛固酮可增高。本患者醛固酮正常，血钾正常，肾素活性正常，血管紧张素 X 略低，该诊断可能性不大。

（4）皮质醇症：肾上腺皮质瘤分泌皮质醇过多引起，多有典型的皮质醇增多症的表现，如满月脸，水牛背，痤疮，皮下紫纹等，该患者血皮质醇正常，无典型的皮质醇增多症的表现，不支持该诊断。

最终诊断：（右）肾上腺嗜铬细胞瘤。

四、诊疗经过

入院后完善相关检查：2021-04-01（本院）血液分析五分类，血小板容积 0.40%，血小板 409.00 × 10^9/L。肝功能：谷草转氨酶 42.0 U/L，谷丙转氨酶 45.1 U/L。肾功能：尿酸 369 μmol/L。电解质：钾 2.81 mmol/L。尿沉渣定量：上皮细胞计数 30.0/ μL。葡萄糖 3 +。输血前全套：乙肝表面抗体 295.97 mIU/mL，余阴性。凝血、血栓弹力图 1 项、PCT、血流变、血脂、心肌酶谱、血糖、RAAS、维生素 4 项无明显异常。血清皮质醇测定：皮质醇 30.55 ng/mL。血清皮质醇测定：皮质醇 363.10 ng/mL。血清皮质醇测定：皮质醇 136.40 ng/mL。血型鉴定：ABO 血型 O；Rh 血型阳性；不规则抗体阴性。胸片：肺心膈未见明显异常。胸椎侧弯退变。心电图示：窦性心律，ST 段压低，心电轴左偏。长程心电图示：①窦性心律，平均心率 92 bpm，最慢心率 60 bpm，最快心率 146 bpm。②房性期前收缩 1 个。③ ST-T 未见动态改变。④心率变异率正常。动态血压示：① 24 小时血压平均值：142/89 mmHg。②最高 SYS：186 mmHg 在 09：00。最高 DIA：155 mmHg 在 09：00。最低 SYS：65 mmHg 在 13：00。最低 DIA：50 mmHg 在 13：00。心脏超声示：左室舒张功能减退入院后积极完善术前准备，2021-04-08 在全麻下行腹腔镜下右侧肾上腺病损切除术，术后恢复良好。术后病检示：考虑（右）肾上腺嗜铬细胞瘤。

五、出院情况

一般状况良好，2021-04-15 复查：血液分析五分类，血小板 380.00 × 10^9/L；凝血、肝肾功能无明显异常。患者及家属要求出院，予以办理。

（马进华）

◎ 肾恶性肿瘤合并急性胰腺炎

一、基本信息

姓名：××× 性别：男 年龄：53 岁。

过敏史：否认食物及药物过敏史。

主诉：间断腹上区不适 5 天。

现病史：患者自诉于 2022 年 2 月 9 日出现腹上区不适，为隐痛，与进食无关，无反酸、恶心、呕吐，伴腹泻，自行口服“复方铝酸铋片”，症状无缓解。13 日就诊于我院急诊科，拒绝行相关检查，给予“艾司奥美拉唑注射液”后症状好转。回家后上述症状反复发作，为压痛，持续不缓解，现患者为行进一步诊治，遂来我院急诊科就诊。

既往史：高血压、冠心病、糖尿病、肾恶性肿瘤。

二、查体

体格检查：T 36.7℃，P 105 次 / 分，R 18 次 / 分，BP 116/75 mmHg，SpO_2 92%。神志清、精神差，呼之可应，对答切题，双侧瞳孔等大等圆，对光反射存在，全身皮肤黏膜无黄染出血，胸部对称，双肺呼吸音粗，未闻及干湿性啰音，心率为 90 次 / 分，未闻及心脏杂音及心包摩擦音，腹部平坦，剑突下压痛，肝脾肋下未触及，双下肢无水肿。

辅助检查：凝血系统检查，凝血酶原比率 1.17，D 二聚体 1.53 mg/L，纤维蛋白（原）降解产物 6.73 μg/mL。血浆氨测定血氨 32.5 μmol/ L。血清淀粉酶（急诊）+ 肾功 5 项（急诊）+ 肝功 8 项（急诊）+ 电解质 6 项（急诊）+ 心肌酶 3 项（急诊）丙氨酸氨基转移酶 10.1 U/L，二氧化碳结合力 33.0 mmol/L，尿素 2.19 mmol/L，葡萄糖（GLU）7.60 mmol/L，肌酸激酶 37.4 U/L，钾 3.36 mmol/L，钠 136.0 mmol/L，氯 97.4 mmol/L，淀粉酶 781.0 U/L，eGFR（CKD-EPI）73.26 mL/（min · 1.73 m^2）。血酮体定性试验、血清肌钙蛋白 T 未见异常。全血细胞计数 + 五分类红细胞计数 4.08×10^{12}/L，淋巴细胞计数 0.82×10^9/L，中性粒细胞计数 7.49×10^9/L，淋巴细胞百分比 8.7%，中性粒细胞百分比 79.6%，血红蛋白 126 g/L，血细胞比容 0.364 L/L，单核细胞计数 0.71×10^9/L。腹上区 CT 平扫（双源），耻区 CT 平扫（双源），盆腔 CT 平扫（双源）肝左内叶稍低密度灶，请结合临床，建议进一步检查明确。考虑胰腺炎，请结合临床。考虑胆囊炎。结合病史，左肾肿瘤术后改变。右肾轻度积水。脊柱旁膈上区、腹膜后及大血管旁多个淋巴结增大、融合，考虑转移瘤，与 2021-11-30 CT 比较变化不大。右肾结石。考虑右侧肾上腺区小腺瘤，与前片比较无明显变化，转移待排，建议随诊。腹主动脉硬化。左侧髂骨高密度结节，请结合临床，建议随诊。左侧胸腔积液。

三、诊断

最终诊断：①急性胰腺炎；②肾恶性肿瘤；③慢性胃炎；④肾功能不全；⑤低钾血症。

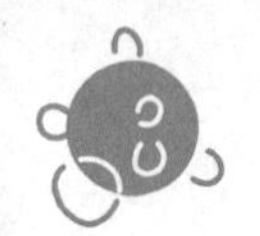

四、诊疗经过

建立静脉通道，心电监护，病危，禁食水，完善相关辅助检查后给予0.9%氯化钠（塑瓶）100 mL一次 + 注射用奥美拉唑钠（洛赛克）40 mg 1天1次，0.9%氯化钠（塑瓶）50 mL + 醋酸奥曲肽注射液（鑫诺泰）（1 mL ：0.3 mg）0.3 mg 1天1天泵入乳酸钠林格（玻瓶）500 mL；5%葡萄糖（塑瓶）500 mL；盐酸哌替啶注射液（杜冷丁）（1 mL ：50 mg）50 mg；注射用头孢曲松钠（集）（特普平）2 g + 0.9%氯化钠（塑瓶）100 mL 1天1次；0.9%氯化钠（塑瓶）500 mL + 15%氯化钾注射液（同悦）（10 mL ：1.5 g）10 mL 1天1次；0.9%氯化钠（塑瓶）500 mL + 15%氯化钾注射液（同悦）（10 mL：1.5 g）10 mL 1天1次。

会诊情况：请肿瘤内科、消化内科、泌尿外科会诊后收住消化内科。

（张 伟）

◎ 左半结肠癌Ⅳ期（肝肺转移）

一、基本信息

姓名：××× 性别：女 年龄：62岁

过敏史：否认药物及食物过敏史。

主诉：右半结肠癌多发转移综合治疗7年余。

现病史：患者于2015年1月因腹胀不适至医院行肠镜检查，结果提示右半结肠肿块，并行组织取材，病检报告为腺癌，CT全身检查结果提示肝、肺转移不排除，经多科室会诊后，拟先行辅助治疗，观察病灶变化，再行决定手术机会。患者转肿瘤内科于2015-02-09始行mFOLFOX6方案化疗2周期，化疗后有较明显的恶心呕吐反应，对症处理后可缓解，新辅化疗后复查，提示肺部病灶未出现明显变化，考虑良性病变，随后转入外科于4月21日行经腹腔镜右半结肠癌根治术。术后病理：（结肠）中分化腺癌，部分呈黏液腺癌改变，癌侵及肠壁深肌层；两断端未见癌，肠系膜上检见淋巴结4枚呈反应性增生，术后伤口恢复可，手术分期为$PT_2N_0M_x$。术后于05-19开始行FOLFOX4方案化疗5周期，全面复查后示肝部病灶有进展，后又于2016年3月2日开始在我院先后行肝介入治疗两次。2016年9月由于发现右肺中叶结节到我院胸外科就诊，拟行手术取检，后评估病情后考虑身体状况及总体病情进展，而转回我科行奥铂200 mg+ 替吉奥100 mg×21方案维持化疗4疗程，治疗后门诊复查提示患者病灶稳定，生活情况正常。2018年2月门诊复查肿瘤标志物CA199较前明显升高，于2018年3月开始行单药替吉奥40 mg bid化疗两周期。化疗后复查提示异常指标明显下降，后在家口服中成药维持治疗，于2018年7月来门诊复查提示CEA及CA199再次升高，结合病史考虑肿瘤进展可能，建议患者行巩固治疗，10月、11月、12月，及2019年2月给予盐酸伊立替康＋雷替曲塞方案化疗4周期，耐受可。后复查提示CA199再次上升，改行贝伐单抗靶向治疗2周期。并于2019年4月、2019年5月、2019年6月、2019年7月、2019年8月9日、2019年8月30日行贝伐单抗300毫克维持抗血管生成治疗。于2019年9月复查结果提示肝转移灶较前增大，CEA及CA199较前升高，考虑病情进展，于2019年9月开始行贝伐珠单抗联合替吉奥维持治疗13周期，最后治疗时间为2021年1月23日。于2021年3月23日复查结果提示糖类抗原19 939.92 U/mL；癌胚抗原51.21 ng/mL。腹部增强MR检查示，①右肝后叶下段转移瘤，较前相仿，其上方见新增病灶；②肝内多发囊肿；③ MRCP肝内外胆管及胰管未见明显扩张。胸部CT提示：双肺多发结节，左肺下叶结节较前增大，多提示转移。考虑转移灶复发可能，整治疗方案为抗血管靶向治疗＋免疫治疗联合方案，经向患者解释病情后，于2021-03-27、2021-04-27行贝伐单抗＋信迪利单抗联合治疗2周期，用药后评估效果不佳，予以呋喹替尼治疗。2021-08复查CT示，双肺多发结节，转移瘤可能，较前相仿；肝脏多发占位，肝右后叶病灶增大。评估患者病情进展，与患者及家属沟通后制定治疗方案为免疫联合靶向治疗，排除禁忌于2021-08-04开始行卡瑞利珠单抗200 mg联合呋喹替尼4 mg治疗，2021-09-03入院后复查增强CT提示：右肝后叶下段见大小约29.11 mm × 23.06 mm × 24.72 mm（前后径 × 左右径 × 上下径），较2021-03-26增大，其上方见一直径约3.2 cm结节状长T_1稍长T_2信号，增强均可见环形强化，其内间隔可见强化，较2021-03-26增大。癌胚抗原216.99 ng/mL，糖类抗原CA72-4 12.85 U/mL ↑，糖类抗原CA19-9 104.20 U/mL，较前明显上升，综合评价肿瘤进展。另有TSH重度升高，会诊后考虑为甲减，给予优甲乐口服纠正。经介入科会诊后，于09-23行肝肺联合介入化疗治疗一次，手术过程顺利。于2021-11-09复查MRI平扫＋增强，评价效果为SD，建议患者再次行介入治疗，患者不愿接受，调整方案建议患者进行呋喹替尼口服，因既往服药后有较明显的腹泻反应，嘱患者调整剂量为每日4毫克，连用21天，2021-12-14、2022-02-16继续口服呋喹替尼维持治疗。现患者各项感觉良好。为求进一步诊治至我院复查，门诊以“结肠腺癌”收入院。

二、查体

体格检查：T 36.2℃，P 92次/分，R 20次/分，BP 145/87 mmHg，神志清楚，皮肤巩膜无黄染，浅表淋巴结未触及肿大。头颅无畸形，双瞳等大等圆，对光反射灵敏。颈静脉无怒张，气管居中，甲状腺无肿大，锁骨上淋巴结无肿。胸廓无畸形，无皮下捻发感，双肺呼吸音清晰，未闻及干湿性啰音，心律齐，瓣膜听诊区未闻及病理性杂音，腹平软，手术瘢痕愈合好，肝脾肋下未触及，无压痛反跳痛，双肾区无叩击痛，肠鸣音正常，双下肢不肿，四肢活动正常。

专科检查：ECOG评分正常，无明显不适症状表现，浅表淋巴结无肿大，胸腹部无疼痛及包块，既往腹部手术创口愈合良好。

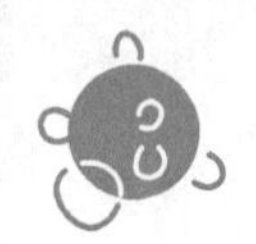

辅助检查：腹部增强MR，肝脏表面光滑，各叶比例协调，右肝后叶见大小约55.81 mm × 63.12 mm × 50.02 mm（前后径 × 左右径 × 上下径）稍长 T_1、稍长 T_2 信号，与前片（2021–11–09 MR）比较，病灶范围较前增大，增强可见环形强化，其内间隔可见强化，DWI呈高信号，ADC呈低信号。另肝实质内见多发囊状长 T_2 信号，边界清，增强未见明显异常强化，较前相仿。肝内外胆管及胆总管未见明显扩张。胆囊不大，其内未见明显异常信号。脾脏不大。胰腺实质大小形态信号未见异常。胰管无扩张。腹膜后未见明显肿大淋巴结。提示：①右肝后叶转移瘤，病灶范围较前增大；②肝脏多发囊肿。癌胚抗原 63.66 ng/mL ↑；糖类抗原 199 139.60 U/mL ↑；糖类抗原 72–4 1.45 U/mL；糖类抗原 125 7.73 U/mL。血细胞分析：白细胞 9.01×10^9/L；红细胞 4.64×10^{12}/L；血红蛋白 160.00 g/L ↑；血细胞比容 45.80% ↑；血小板 137.00×10^9/L；中性粒细胞比率 83.80% ↑；淋巴细胞比率 14.20% ↓；单核细胞比率 2.00% ↓。肝功能：丙氨酸氨基转移酶 209 U/L ↑；天冬氨酸氨基转移酶 313 U/L ↑；总蛋白 68.2 g/L；白蛋白 37.6 g/L ↓；球蛋白 30.6 g/L；白球比 1.23；总胆红素 23.2 μmol/L ↑；直接胆红素 5.8 μmol/L；间接胆红素 17.4 μmol/L ↑；胆碱酯酶 7445 U/L；单胺氧化酶 17.3 U/L ↑；γ-谷氨酰基转移酶 99 U/L ↑；唾液酸 758 mg/L ↑。

三、诊断

最终诊断：左半结肠癌Ⅳ期（肝肺转移）。

鉴别诊断：病理及影像检查结果完备，诊断明确，无须鉴别。

四、诊疗经过

本次入院后复查，提示CEA及CA199较前上升。MR检查示：右肝后叶转移瘤，病灶范围较前增大。建议进行肝内治疗，排除治疗禁忌后，于2022–03–29行肝动脉置管手术，返回病房后，行肝动脉灌注化疗一周期，方案采用FOLFOX4，用药过程较为顺利，患者有中轻度胃肠反应，对症处理后可减轻，化疗完成后拔管并行血液复查，提示血细胞计数均可，肝功能明显上升，考虑为手术及药物影响，行护肝降酶处理后，肝功能指标下降性恢复，现患者精神基本恢复，同意出院休息。

五、出院情况

T 36.4℃，P 88次/分，R 20次/分，BP 130/85 mmHg，体重58 kg，生命体征正常，饮食量明显好转，体力基本恢复。排便及睡眠情况均正常，否认疼痛、腹胀及下肢活动下降等不良表现。

六、讨论

患者为老年女性，既往无特殊病史及家庭病史；病史过程已超过7年，因多次复发采用多线（目前已达六线）治疗，治疗方案涵盖手术、化疗、靶向、免疫、TACE、HAIC 等。患者术后经送外院组织免疫组化及基因检测，KRAS/NRAS 及 BRAF 排除野生型，无抗 EGFR 治疗适应。患者治疗间断，生活质量良好，治疗后复查评估复发依据均为病灶进展，以及肿瘤标志物大幅升高，不伴明显肺、肝、肠部对应症状，亦无腹腔积液、疼痛、消瘦、饮食、体力下降等表现。故在制订后续治疗方案用药及剂量时，保持生活质量为重要考虑因素，尽力避免因治疗产生后续明显生活质量下降的影响。患者治疗反应敏感，与化疗药物相关的治疗过程中均有较明显的胃肠反应，治疗完成后可消退，贝伐珠单抗等药物耐受性可。呋喹替尼初用阶段出现重度腹泻，后减量后及辅助止泻处理后，反应减退。重度治疗反应对患者治疗依从性及治疗周期、剂量均产生不利影响。治疗方案的选择依据均采用当年或近年的 NCCN 及 CSCO 指南推荐，根据患者身体耐受性及经济承受能力综合制订，因病灶涉及呼吸、消化系统，曾多次采用 MDT 联合会诊，参与专业科室包括呼吸科、消化科、普外科、胸外科、感染科、影像科、病理科，亦曾进行外院会诊，请教专家建议等。目前仍处于治疗过程中，患者近期复查病情变化主要集中于肝部病灶，行 HAIC 灌注化疗后，择期进行效果评估。

（吴健松）

◎ 膀胱尿路上皮癌（$T_aN_0M_0$）

一、基本信息

姓名：××× 性别：男 年龄：67 岁

主诉：膀胱镜检发现膀胱新生物 1 小时。

现病史：1 小时前患者行膀胱镜检，发现膀胱内新生物，位于膀胱前壁，约 0.8 cm，取组织活检。患者无肉眼血尿，无畏寒发热，无头痛头晕等不适。为进一步治疗，门诊以“膀胱占位”收入我科。自发病以来，患者精神、饮食、睡眠可，小便如上述，大便正常，体力、体重无明显变化。

既往史：2 年前因尿路上皮癌行经尿道膀胱肿瘤电切术。术后定期膀胱灌注治疗，定期膀胱镜检查。有原发性高血压史，具体不详。否认药物食物中毒过敏史，否认外伤病史。无吸烟、饮酒、无家族遗传疾病病史。

二、查体

体格检查：T 36.7℃，P 70 次 / 分，R 20 次 / 分，BP 146/83 mmHg。神志清楚，精神稍疲倦，发育正常，自动体位，查体合作，对答切题。体形正常，营养尚可。

专科检查：腹平软，未见胃肠形及蠕动波；全腹无压痛及反跳痛，墨菲征（–），肝脾肋缘下未触及，双肾区无叩击痛，叩诊移动性浊音（–），肠鸣音 5 次 / 分；双侧腹股沟区无肿物突出。肛门指检未触及异常肿物，指套无血染。

辅助检查：彩超，前列腺增生。肝胆胰脾未见异常。CT 膀胱前壁小结节。双肾输尿管

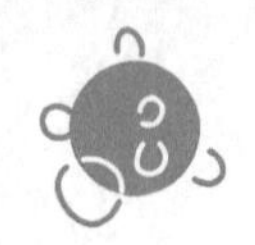

未见异常。膀胱镜检膀胱前壁新生物考虑膀胱肿瘤复发。病理报告非浸润性尿路上皮癌。

三、诊断

初步诊断：膀胱尿路上皮癌。

鉴别诊断。

（1）膀胱结石：可有尿频尿急尿痛、血尿、排尿困难症状。行泌尿系影像学检查，可明确发现膀胱结石。行手术治疗效果较好。

（2）尿道肿瘤：可有尿频、尿急、尿痛、血尿、排尿困难症状。影像学检查膀胱内未发现占位病变，但行尿道镜检可发现尿道肿瘤，明确诊断。

最终诊断：膀胱尿路上皮癌（$T_aN_0M_0$）。

四、诊疗经过

患者膀胱癌2年后复发。完善相关检查。彩超：前列腺增生。肝胆胰脾未见异常。CT膀胱前壁小结节。双肾输尿管未见异常。膀胱镜检膀胱前壁新生物考虑膀胱肿瘤复发。病理报告非浸润性尿路上皮癌。未见远处转移，复发为膀胱单处复发，体积较小。患者为第一次复发，且病理报告为低级别、非浸润性。可选择诊断性电切，术后病理报告提示为非浸润性尿路上皮癌低级别。按中危非肌层浸润性尿路上皮癌策略进行随访及灌注。术后即刻膀胱灌注+诱导维持灌注。术后定期随访膀胱镜复查，恢复可，未再复发。

五、出院情况

患者一般情况良好，无腹胀腹痛，精神、食欲良好，二便正常。查体：腹平软，未见胃肠形及蠕动波；全腹无压痛及反跳痛，墨非征（-），肝脾肋缘下未触及，双肾区无叩击痛。术后恢复可，无肉眼血尿等不适，定期复查膀胱灌注治疗，膀胱镜检，未再复发。

六、讨论

膀胱癌发病率居恶性肿瘤的第十一位。在我国，男性膀胱癌发病率位居恶性肿瘤第七位，女性排第十位以后。血尿是膀胱癌最常见的症状，尤其是间歇性全程无痛血尿。患者也有以尿频尿急尿痛、排尿不畅为主要症状，常与原位癌，浸润性膀胱癌有关。行超声、CT、MRI均可发现膀胱肿瘤。CT可发现较小肿瘤，评估浸润范围有一定价值。MRI在T_1加权有利于发现扩散至脂肪、淋巴转移、骨转移情况。T_2加权可发现肌层浸润。因此MRI有助于肿瘤分期。膀胱镜检是发现膀胱肿瘤最可靠的方法，可明确总量数目、大小、形态、并可进行组织活检。

非肌层浸润性膀胱癌占初发膀胱肿瘤的70%，其中T_a70%，$T_1$20%，T_{is}10%。影响肿瘤复发和进展的危险因素有：肿瘤数量、大小、分期、分级、复发的频率。根据复发的风险。预后不同可分为低危、中危、高危。手术治疗选择经尿道膀胱肿瘤切除术，术中将肿瘤完全切除至露出正常的膀胱肌层，切除后进行底部的组织活检，便于病理分期和下一步治疗方案的确定。对于首次电切不充分、标本中没有肌层，T_1、高级别患者可进行二次电切，有效降低复发概率。对于多次复发、CIS 和 T_1G_3 经电切手术和膀胱灌注治疗无效者，可选择根治性膀胱切除。此外手术治疗还有激光手术，其疗效及复发率与经尿道手术相近。

术后辅助治疗包括膀胱灌注化疗和膀胱灌注免疫治疗。术后即刻灌注，应在术后 24 小时内完成。若能在手术室内完成效果最佳。但当存在膀胱穿孔、严重血尿时不建议使用。中危、高危患者还应接受维持膀胱灌注化疗或 BCG 免疫灌注治疗。术后 4 ~ 8 周，每周一次。之后每月一次，维持 6 ~ 12 月。

非肌层浸润性，术后 3 月复查。高危患者前 2 年每 3 月一次，第 3 年每 6 月一次，第 5 年每年一次。低危患者第一次阴性，术后每年一次直到第 5 年。中危介于两者之间。

（胡　争）

◎ 膀胱尿路上皮癌（$T_3N_0M_0$）1

一、基本信息

姓名：× × ×　　　性别：男　　　年龄：72 岁

主诉：尿频、排尿不畅 2 月。

现病史：2 月前无明显诱因出现尿频，排尿不畅，无明显肉眼血尿，无畏寒发热，无头疼头晕，无恶心呕吐等不适。一直未行处理，症状无明显缓解。为进一步治疗，门诊以“前列腺增生”收入我科。自发病以来，患者精神、饮食、睡眠可，小便如上述，大便正常，体力、体重无明显变化。

既往史：2 年前因尿路上皮癌行经尿道膀胱肿瘤电切术。术后行膀胱灌注化疗，但未规律膀胱镜检复查。有高血压、冠心病病史。目前长期口服阿司匹林、非洛地平、辛伐他丁，血压控制可。

二、查体

体格检查：T 36.5℃，P 80 次 / 分，R 20 次 / 分，BP 146/83 mmHg。神志清楚，精神稍疲倦，发育正常，自动体位，查体合作，对答切题。

专科检查：腹平软，未见胃肠形及蠕动波；全腹无压痛及反跳痛，墨菲征（–），肝脾肋缘下未触及，双肾区无叩击痛，叩诊移动性浊音（–），肠鸣音 3 次 / 分；双侧腹股沟区无肿物突出。前列腺指检前列腺肥大，表面光滑未及硬结。

辅助检查：CT 膀胱左后壁软组织占位，考虑肿瘤性病变。MRI 膀胱左后壁软组织占位，考虑肿瘤性病变。膀胱镜检提示膀胱肿瘤，取组织活检：乳头状尿路上皮癌，高级别。

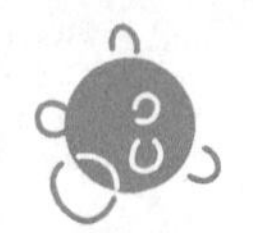

三、诊断

初步诊断：①膀胱肿瘤；②前列腺增生。

鉴别诊断。

（1）前列腺增生：表现为尿频、尿急，排尿不畅，可有血尿症状。行泌尿系彩超明确诊断。

（2）膀胱结石：可有尿频、尿急、尿痛、血尿、排尿困难症状。行泌尿系影像学检查，可明确发现膀胱结石。行手术治疗效果较好。

（3）尿道肿瘤：可有尿频、尿急、尿痛、血尿、排尿困难症状。影像学检查膀胱内未发现占位病变，但行尿道镜检可发现尿道肿瘤，明确诊断。

最终诊断：①膀胱尿路上皮癌（$T_3N_0M_0$）；②前列腺增生。

四、诊疗经过

完善相关检查后，影像学（图 15-47）提示膀胱肿瘤，且既往膀胱肿瘤电切病史，考虑膀胱肿瘤复发。行膀胱镜检，并组织活检。结合病理报告提示为膀胱肿瘤（$T_3N_0M_0$），手术指征明确。行全膀胱根治性切除、双侧输尿管皮肤造口术。术后病理报告膀胱浸润性尿路上皮癌高级别，浸润膀胱全层，髂血管淋巴结反应性增生。精囊、输尿管、尿道断端及前列腺未见癌组织。术后恢复可，输尿管皮肤造口引流通畅，办理出院。

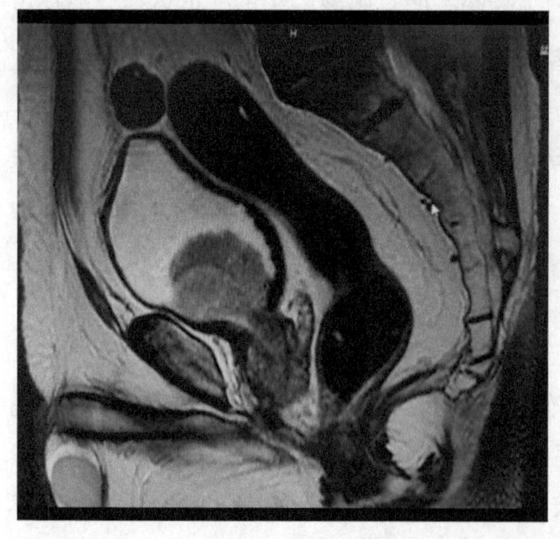

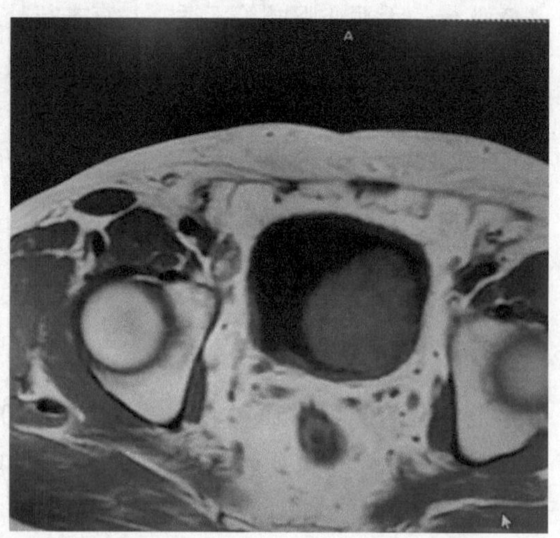

图 15-47　膀胱 MRI

五、出院情况

患者一般情况良好，无腹胀腹痛，精神、食欲良好，二便正常。查体：腹平软，术口愈合良好，全腹无压痛反跳痛，未触及异常肿物，肠鸣音约 4 次 / 分。复查 CT 未见复发、转移。

（胡　争）

◎　膀胱尿路上皮癌（$T_3N_0M_0$）2

一、基本信息

姓名：× × ×　　　性别：女　　　年龄：69 岁

主诉：无痛性肉眼血尿 50 天。

现病史：患者 50 天前无明显诱因出现全程肉眼血尿，淡红色，伴尿频尿急尿痛不适。无畏寒发热，无头痛头晕，无恶心呕吐等不适。自行口服阿莫西林，症状无好转。在当地医院彩超提示膀胱异常回声。CT 提示膀胱肿瘤病变。来我院治疗，门诊以“膀胱占位”收入我科。自发病以来，患者精神、饮食、睡眠可，小便如上述，大便正常，体力、体重无明显变化。

既往史：有原发性高血压史，具体不详。

二、查体

体格检查：T 36.7℃，P 70 次 / 分，R 20 次 / 分，BP 146/83 mmHg。神志清楚，精神稍疲倦，发育正常，自动体位，查体合作，对答切题。体形正常，营养尚可。

专科检查：腹平软，未见胃肠形及蠕动波；全腹无压痛及反跳痛，墨非征（–），肝脾肋缘下未触及，双肾区无叩击痛，叩诊移动性浊音（–），肠鸣音 5 次 / 分；双侧腹股沟区无肿物突出。肛门指检未触及异常肿物，指套无血染。

辅助检查：MRI 提升膀胱前壁 4.1 cm × 4.5 cm 肿块，突入膀胱腔内，及轮廓外，增强伴强化。双侧腹股沟淋巴结增多。子宫未见异常信号。膀胱镜可见膀胱前壁 4.5 cm 肿瘤，表面坏死，钙化。取组织活检，病理报告提示尿路上皮癌高级别。

三、诊断

初步诊断：①膀胱肿瘤；②高血压。

鉴别诊断。

（1）膀胱结石：可有尿频、尿急、尿痛、血尿、排尿困难症状。行泌尿系影像学检查，可明确发现膀胱结石。行手术治疗效果较好。

（2）尿道肿瘤：可有尿频、尿急、尿痛、血尿、排尿困难症状。影像学检查膀胱内未发现占位病变，但行尿道镜检可发现尿道肿瘤，明确诊断。

最终诊断：①膀胱尿路上皮癌（$T_3N_0M_0$）；②高血压。

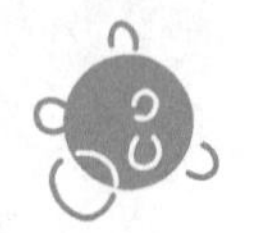

四、诊疗经过

完善相关检查后，影像学（图 15-48）提示膀胱肿瘤，考虑膀胱肿瘤。行膀胱镜检，并组织活检。结合病理报告提示为膀胱肿瘤（$T_3N_0M_0$），手术指征明确。行全膀胱根治性切除、双侧输尿管皮肤造口术。术后病理（图 15-49）报告膀胱浸润性尿路上皮癌伴鳞状分化高级别，浸润膀胱外膜，未见神经侵犯及脉管内癌栓。髂血管淋巴结反应性增生。尿道断端未见癌组织。免疫组化：CK7+，CK20-，CK5/6 灶 +，术后恢复可，输尿管皮肤造口引流通畅，办理出院。

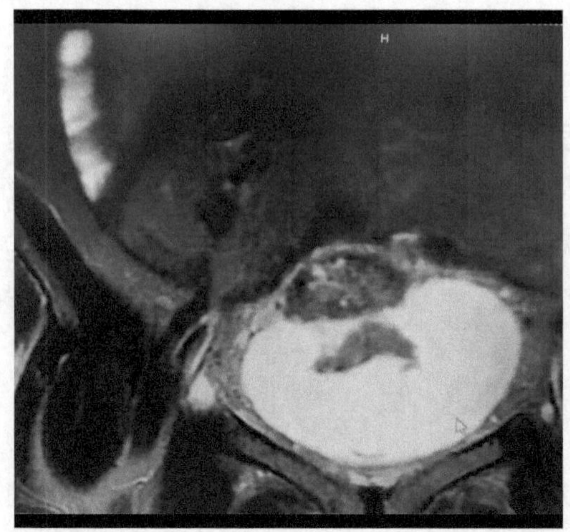

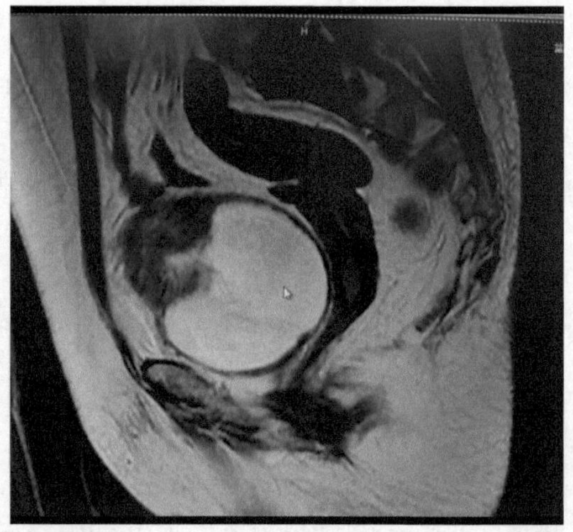

图 15-48　膀胱 MRI

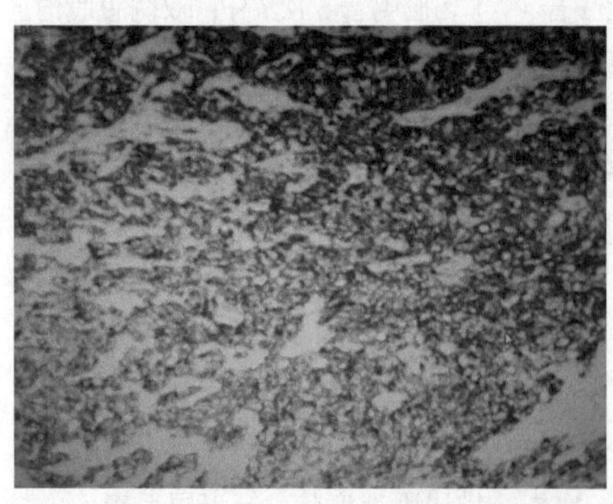

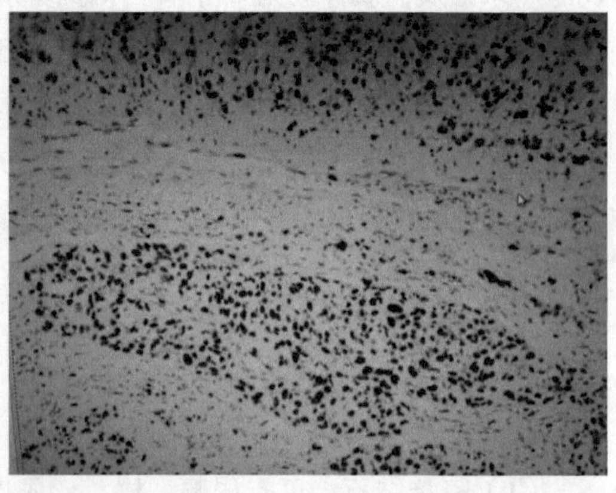

图 15-49　病理结果

五、出院情况

患者一般情况良好，无腹胀腹痛，精神、食欲良好，二便正常。查体：腹平软，术口愈合良好，全腹无压痛反跳痛，未触及异常肿物，肠鸣音约 4 次 / 分。复查 CT 未见复发、转移，定期更换输尿管支架。

（胡　争）

◎ 膀胱浸润性乳头状尿路上皮癌 - 高级别（$T_3N_0M_0$）

一、基本信息

姓名：× × ×　　　性别：男　　　年龄：59 岁

主诉：间断血尿 2 年余，加重 1 月。

现病史：患者于 2 年余前无明显诱因出现肉眼血尿，呈间断性，无伴腰背部疼痛，无伴尿频、尿急、尿痛、排尿困难、发热、恶心、呕吐、腹痛等不适，未予特殊处理。1 月前，血尿症状较前加重，尿液中掺杂血凝块，合并有尿频、尿不尽感，患者遂至外院就诊，行彩超提示：①膀胱内实质性病灶（考虑膀胱 Ca）；②左肾积水、左侧输尿管扩张；③双肾多发结石；④右肾囊肿；⑤膀胱结石。建议住院治疗。今患者为求进一步治疗，遂来我院门诊，门诊拟“膀胱恶性肿瘤”收入我科。自发病以来，患者精神、饮食、睡眠尚可，小便如上述，大便正常，体力、体重无明显变化。

既往史：平素健康状况一般。原发性高血压史 9 年，最高血压 180 mmHg，口服施慧达治疗；高血脂病史，口服阿托伐他汀钙片治疗。有肾结石病史。脑梗病史 9 年，口服通脑血管药物、阿司匹林治疗。否认其他特殊病史。2012 年于我院全麻下行全脑血管造影术。无外伤史，无输血史，无过敏史。

二、查体

体格检查：T 36.4℃，P 72 次 / 分，R 18 次 / 分，BP 142/74 mmHg。神清，语利，心肺查体未见异常。腹软，无压痛及反跳痛，肝脾肋下未触及。

专科情况：肋脊角对称，双肾区无压痛、叩击痛，双肾肋下未触及；双侧上输尿管点无压痛，输尿管走向区域未扪及肿块；耻骨上膀胱区无充盈，无压痛。尿道外口无红肿且无分泌物，沿阴茎向尿道外口方向挤压无分泌物溢出。

辅助检查：2022-01-01 外院双肾输尿管膀胱彩超示，①膀胱内实质性病灶（考虑膀胱 Ca）；②左肾积水、左侧输尿管扩张；③双肾多发结石；④右肾囊肿；⑤膀胱结石。2022-01-01 外院尿常规示：红细胞计数＞20 000.0/ μL，隐血 3 +，尿蛋白 2 +。2022-01-01 外院血液分析：白细胞计数 13.57×10^9/L，中性粒细胞计数 11.08×10^9/L。

三、诊断

初步诊断：①膀胱恶性肿瘤；②左肾积水伴肾结石；③左侧输尿管扩张；④右肾囊

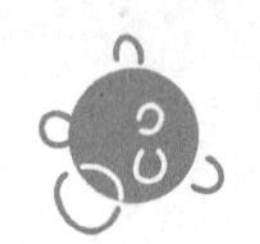

肿；⑤膀胱结石；⑥原发性高血压 3 级（极高危）；⑦陈旧性脑梗死。

鉴别诊断：

（1）膀胱结石：一般有尿频、尿急、尿痛等尿路刺激症状，膀胱区平片见阳性结石影，膀胱镜检查可明确。

（2）膀胱癌：常见于老年男性，表现为无痛性肉眼血尿，B 超示膀胱占位，膀胱镜检查及活检可明确。

（3）肾癌：可无明显临床症状，后期可有腰痛、腰部包块、血尿三联征，表现为高血压、同侧精索静脉曲张、发热等，影像学检查可见肾区占位，CT 可作为诊断依据。

最终诊断：①膀胱浸润性乳头状尿路上皮癌 – 高级别（$T_3N_0M_0$）；②双肾多发结石；③双肾多发囊肿；④原发性高血压 3 级（极高危）；⑤陈旧性脑梗死。

四、诊疗经过

入院完善相关检查。肝功能：直接胆红素 6.6 μmol/L。肾功能：胱抑素 C 1.23 mg/L；肾小球滤过率 78.64 mL/（min・1.73 m^2）。电解质：钾 3.20 mmol/L。余未见异常。胸部 CT（2022–01–03 本院）示：双肺上叶及右肺下叶多发微小结节，建议随诊或到肺结节专科门诊就诊。肺气肿。主动脉及冠状动脉硬化。胆囊及右肾结石。左肾盂扩张积水。全腹 CT（2022–01–04 本院）示：膀胱左后壁软组织占位（膀胱 Ca 可能性大）伴左侧肾盂、输尿管轻度扩张、积水。双肾多发囊肿。双肾多发小结石。左侧肾上腺稍增粗。前列腺钙化。胆囊多发结石。心脏 US（2022–01–04 本院）示：左房扩大。于 2022–01–09 我院全麻下行腹腔镜下根治性膀胱切成术 + 盆腔淋巴结清扫 + 肠粘连松解术 + 输尿管皮肤造口术，术后予以心电监护、吸氧、补钾、护胃、止血、抗感染、持续盆腔引流、伤口换药等对症处理。术后复查 CT（2022–01–13 本院）示：膀胱肿瘤根治，输尿管皮肤造口术后改变。盆腔、膈下及腹盆部皮下积气，建议复查。双肾多发囊肿。双肾多发小结石。左侧肾上腺稍增粗，请结合临床。前列腺钙化。胆囊多发结石。现患者病情平稳，伤口缝线已拆除，伤口愈合佳，予以出院办理。术后病检 PS（2022–01–14 本院）示：①膀胱浸润性乳头状尿路上皮癌 – 高级别，浸润膀胱固有肌层，未见明显神经侵犯及脉管内癌栓，左、右输尿管断端，左、右精囊及尿道断端未见癌组织，（左盆腔）淋巴结（10 枚）及（右盆腔）淋巴结（8 枚）反应性增生；②良性前列腺增生症。

五、出院情况

未诉特殊不适，一般情况可。查体：心肺查体未见异常。腹软，无压痛及反跳痛，肝脾肋下未及。手术伤口外敷料清洁干燥，无渗血渗液。输尿管皮肤造口引流通畅。

（马进华）

◎ 膀胱非浸润性乳头状尿路上皮癌（$T_1N_0M_0$）

一、基本信息

姓名：××× 性别：女 年龄：56 岁

过敏史：否认食物及药物过敏史。

主诉：体检发现膀胱肿物 5 天。

现病史：患者于 5 天前无明显诱因出现右侧腰背部疼痛，呈阵发性隐痛，间断发作，疼痛可以忍受，无放射痛，发作时无伴面色苍白、发汗、恶心、呕吐、尿急、尿痛、血尿、排尿困难等不适。于当地医院行泌尿系彩超提示：膀胱内等回声区。建议转上级医院检查，患者遂至外院诊治。行膀胱镜检提示：膀胱肿物。今患者为求进一步治疗，遂来我院，门诊拟“膀胱肿物”收入院。自发病以来，患者精神、饮食、睡眠可，小便正常，大便正常，体力、体重无明显变化。

既往史：平素健康状况良好，否认高血压、糖尿病、心脏病等病史，右肾结石病史 3 年；腔隙性脑梗死病史 5 年，自行规律口服丹参片、六味地黄丸；10 余年前于外院行肠修补术，具体不详；10 余年前因车祸致多发外伤合并肠破裂。

二、查体

体格检查：T 36.6℃，P 75 次 / 分，R 18 次 / 分，BP 133/71 mmHg。神清，颈软，心肺查体未见明显异常。腹软，无压痛及反跳痛，肝脾肋下未触及。

专科检查：肋脊角对称，双肾区无叩痛，双侧输尿管行程区无压痛，膀胱耻骨上区未见局限性隆起，膀胱区无压痛。肛门外生殖器无异常。

辅助检查：2021-12-01 外院膀胱镜示，膀胱肿物。

三、诊断

初步诊断：膀胱肿物。

鉴别诊断：

（1）膀胱结石：一般有尿频、尿急、尿痛等尿路刺激症状，膀胱区平片见阳性结石影，膀胱镜检查可明确。

（2）膀胱癌：常见于老年男性，表现为无痛性肉眼血尿，B 超示膀胱占位，膀胱镜检查及活检可明确。

最终诊断：①膀胱非浸润性乳头状尿路上皮癌（$T_1N_0M_0$）；②脂肪肝；③肝囊肿；④子宫腺肌症。

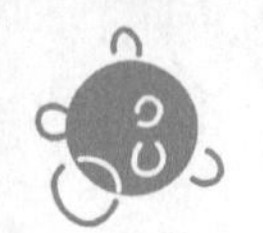

四、诊疗经过

入院完善相关检查。血液分析五分类：红细胞 5.53×10^{12}/L；血小板容积 0.36%。肝功能：总胆红素 37.2 μmol/L。血脂：高密度脂蛋白胆固醇 1.76 mmol/L；血清总胆固醇 5.48 mmol/L；低密度脂蛋白胆固醇 3.21 mmol/L。尿沉渣定量：隐血 1 +；白细胞定性 2 +；其余未见明显异常。胸部 CT（2021-12-06 本院）示：双肺 CT 平扫未见明显异常。主动脉硬化。肝右叶囊肿可能，必要时请进一步增强检查。肝胆脾胰双肾输尿管膀胱 US（2021-12-07 本院）示：①脂肪肝；②肝囊肿；③膀胱内等回声区（建议进一步检查）。子宫附件 US（2021-12-07 本院）示：子宫腺肌症。肾输尿管膀胱 CT（2021-12-08 本院）示：膀胱右后壁稍增厚，建议 CT 增强进一步检查。于 2021-12-08 我院全麻下行经尿道膀胱病损切除术，术后安返病房，予以补液、抗感染、持续膀胱冲洗、膀胱灌注等对症处理，现患者病情稳定，予以出院办理。术后病检：（膀胱）非浸润性乳头状尿路上皮癌，低级别。

五、出院情况

患者未诉尿痛、血尿等不适，一般情况可（术后 4 ~ 8 周，每周膀胱内灌注吡柔比星）；之后维持灌注：每月一次，维持 6 ~ 12 个月；术后 3 个月行膀胱镜检查。

（马进华）

◎ 左输尿管尿路上皮癌（$T_3N_1M_0$）

一、基本信息

姓名：××× 性别：女 年龄：67 岁

主诉：体检发现左肾积水 2 月。

现病史：患者于 2 月前体检彩超发现左肾中度积水、左输尿管结石，无面色苍白、冷汗、恶心、呕吐、腹胀、发热、尿频、尿急、尿痛、血尿、排尿困难等症状，曾在外院诊治，口服药物治疗。现复查 B 超检查提示：左肾积水伴输尿管多发结石。今为进一步诊治，来我院，门诊经初步诊查，以“左肾积水伴输尿管多发结石”收入院。自发病以来，患者精神、饮食、睡眠尚可，小便如上述，大便正常，体力、体重无明显变化。

既往史：2021-05 行甲状旁腺手术治疗。循环系统症状：原发性高血压、口服施惠达。泌尿系结石行体外碎石治疗。

二、查体

体格检查：T 36.5℃，P 80 次 / 分，R 18 次 / 分，BP 120/80 mmHg。心肺听诊正常，腹平软，全腹无压痛及反跳痛。

专科检查：双侧肋脊角对称，双肾区无压痛、叩击痛双肾肋下未触及；双侧上输尿管点无压痛，双输尿管走向区域未扪及肿块；耻骨上膀胱区无充盈，无压痛；尿道外口无红肿且无分泌物。

辅助检查：本院 2022-01-11 B 超检查提示，左肾积水伴输尿管多发结石。

三、诊断

初步诊断：①左肾积水伴输尿管结石；②右肾结石；③原发性高血压 3 级（高危）。

鉴别诊断。

（1）输尿管疾病：输尿管内占位性病变（息肉或肿瘤）或肾盂输尿管交界处狭窄，引起肾积水，导致肾绞痛发作，B 超可见积水，尿路造影可协助诊断。

（2）阑尾炎：为转移性右下腹疼痛，可有固定点右下腹压痛，反跳痛，伴发热，血象升高。

（3）急腹症：异位或未被认识的妊娠、卵巢囊肿蒂扭转、肠梗阻、胆囊结石、急性肾动脉栓塞和腹主动脉瘤等，体检时检查有无腹膜刺激征。

最终诊断：①左输尿管尿路上皮癌（$T_3N_1M_0$）；②左肾积水伴输尿管结石；③原发性高血压 3 级（高危）；④泌尿道感染。

四、诊疗经过

入院后完善相关检查白细胞 7.12×10^9/L；血小板分布宽度 12.20 fL；嗜碱性粒细胞 0.01×10^9/L；血小板 292.00×10^9/L；淋巴细胞数 1.27×10^9/L；血小板容积 0.31%；部分凝血活酶时间 29.40 秒；凝血酶原时间 11.60 秒；凝血酶原时间% 108.20%；纤维蛋白原 3.80 g/L；国际标准化比值 1.00；乙肝 e 抗体 3.08 nCU/mL；乙肝 e 抗原 ＜ 0.01 nCU/mL；乙肝表面抗原 ＜ 0.01 ng/mL；梅毒甲苯胺红试验阴性；梅毒特异性抗体 0.01 s/CO；乙肝表面抗体 19.13 mIU/mL；白球比 1.30；总胆红素 19.3 μmol/L；谷丙转氨酶 15.1 U/L；谷草转氨酶 25.4 U/L；总蛋白 71.7 g/L；γ-谷氨酰转移酶 24.9 U/L；尿酸 416 μmol/L；肌酐 95 μmol/L；尿素氮 4.70 mmol/L；二氧化碳 26.0 mmol/L；钾 3.50 mmol/L；总钙 2.28 mmol/L；钠 142.0 mmol/L；氯 106.0 mmol/L；甲状旁腺激素 138.80 pg/mL；尿酮体（–）；颜色 STRAW；管型计数 1.37/ μL；白细胞 –；红细胞计数 37.4/ μL；患者 CT 左侧肾盂、输尿管中段及膀胱左侧壁内段结石，左侧肾盂及输尿管全程明显扩张，左侧输尿管下段密度增高并周边渗出，考虑肿瘤性病变可能，MRI 左侧输尿管下段异常信号并周围渗出，考虑肿瘤性病变，盆腔淋巴结增多、增大，请结合临床。01-19 行输尿管镜检组织活检可见左输尿管下段占位病变，活检病理报告提示（左输尿管）浸润性尿路上皮癌 – 高级别。CT 胸部无异常，肝内多发囊肿。胆囊、胰腺及脾脏未见明显异常。子宫未见明显异常。于 01-26 行左肾输尿管膀胱袖套样切除，术后并予以吡柔比星 40 mg 膀胱灌注治疗，术后恢复可。病理报告提示：①（左）输尿管浸润性尿路上皮癌 – 高级别，浸润管壁外脂肪组织，未见明

显神经侵犯及脉管内癌栓，膀胱断端及肾盂未见癌组织，（左肾动脉旁）淋巴结（1 枚）反应性增生；②（左）肾脏未见明显异常。现伤口愈合可，大小便通畅。今办理出院。

五、出院情况

患者未诉不适，无畏寒发热，无头痛头晕，无恶心呕吐等不适。

（马进华）

◎ 右肺小细胞癌 SCLC

一、基本信息

姓名：××× 性别：男 年龄：62 岁

主诉：颈部紧缩感 1 年余，加重 20 天（入住心内科后转我科）。

现病史：1 年前活动后出现颈部紧缩感症状，伴左肩臂疼痛、出汗、头晕、乏力，20 天前上述症状加重。门诊做冠状动脉 CTA 示：①左冠优势型。②前降支近段混合斑，管腔狭窄约 80% ~ 90%。③回旋支近段混合斑，管腔狭窄约 30%。冠状动脉造影显示冠状动脉三支病变累及前降支、回旋支及右冠，前降支严重狭窄。胸部增强 CT 示右肺占位，颈椎转移不除外。

二、查体

辅助检查：SPETCT，右肺癌；双侧颈部、左侧锁骨区、纵隔及右肺门淋巴结转移；第 7 颈椎骨转移。头颅 MR 未见脑转移。影像学检查见图 15-50。病理，右肺肿瘤穿刺活检病理（2019-05-30 本院），CD56（+），CgA（-），CK（+），CK5/6（-），Ki67（inde×70%），P40（-），P63（-），Syn（-），TTF-1（+），支持为小细胞癌。

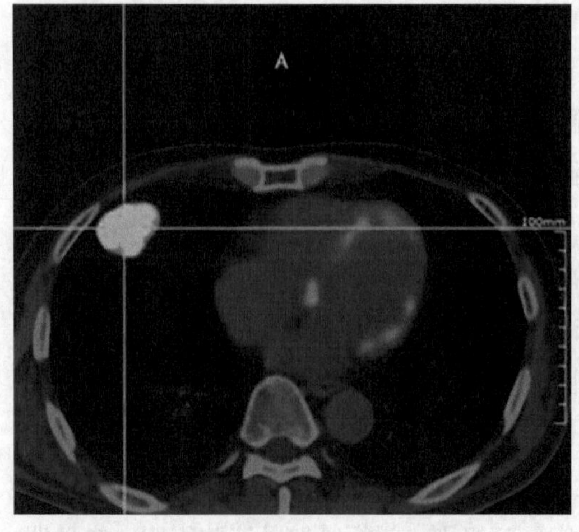

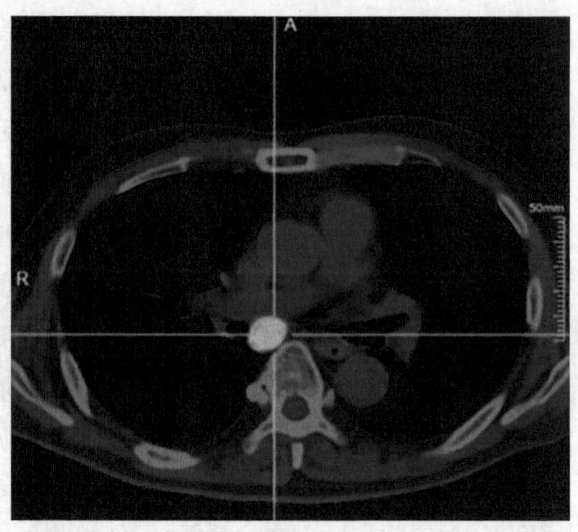

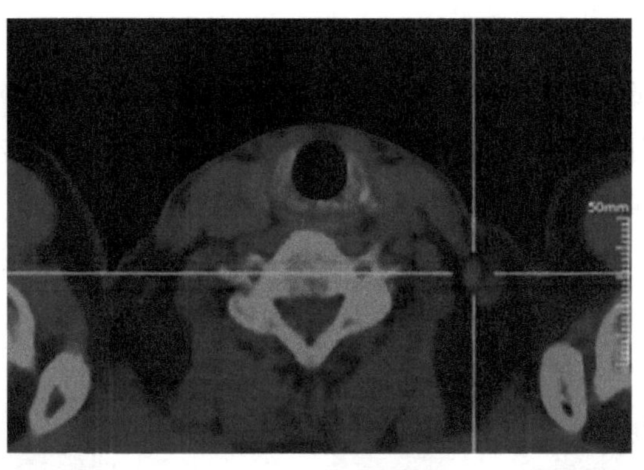

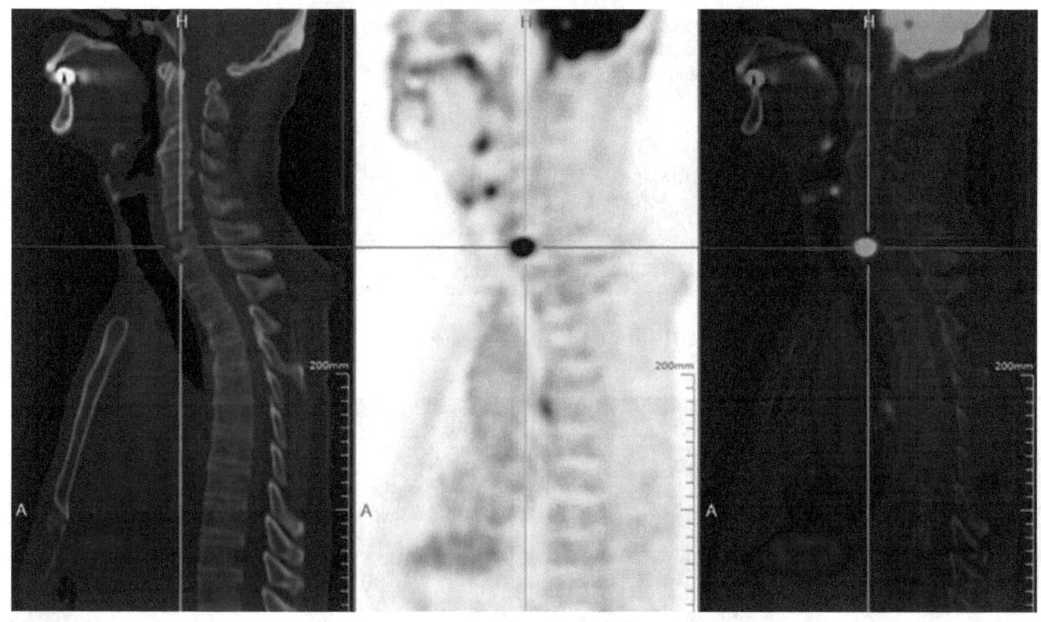

图 15-50　影像学检查

三、诊断

初步诊断：①右肺小细胞癌，广泛期；②冠状动脉粥样硬化性心脏病，陈旧性前间壁心肌梗死，心功能Ⅰ级（Killip 分级）。

四、诊疗经过

EP 方案化疗 2 周期疗效评价为 SD，影像对比图见图 15-51；EP 方案化疗 4 周期疗效评价为 PR（图 15-52）；右肺肿瘤放疗（60 Gy/30 次）疗效评加为 PD（图 15-53）。更换 IP（伊立替康 + 顺铂）联合卡瑞利珠单抗 2 周期；因出现疼痛，颈 7 椎体放疗（40 Gy/20 次）卡瑞利珠单抗维持 3 周期。2020-01-22 复查 PET/CT（图 15-54）右肺肿块大小无变化，无代谢，隆突下淋巴结代谢增高，无脑转移，颈 7 椎体高代谢。卡瑞利珠单抗继续维持 5 周期疗效评价为 SD。2020-03-05 影像检查示（图 15-55），1.7 cm × 1.8 cm，隆突下

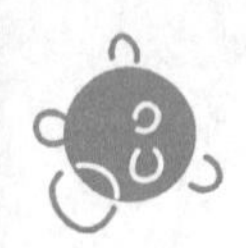

淋巴结较前无明显变化。卡瑞利珠单抗继续维持 8 周期疗效评价为 PD。2020-04-22 双侧额叶及枕叶多发脑转移（图 15-56），全脑放疗，继续卡瑞丽珠单抗免疫治疗。2020-06-05 冠心病发作就诊心内科，冠状动脉造影：左冠，前降支近段可见 70%狭窄，回旋支可见 40% ~ 50%弥漫型狭窄；右冠，近段可见 50%节段行狭窄，中段可见 50%节段行狭窄。建议行心脏支架治疗，患者拒绝。07-25 继续卡瑞利珠单抗维持 12 周期，影像学检查见图 15-57。卡瑞利珠单抗应用 1 年，2020-12 右肺病灶较前无明显变化，纵隔淋巴结较前明显增大（图 15-58）。

2020-07-25 脑转移病灶（图 15-59）较前明显减少。

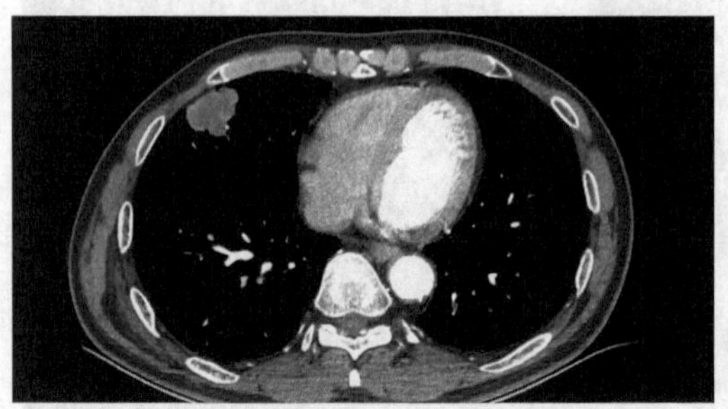
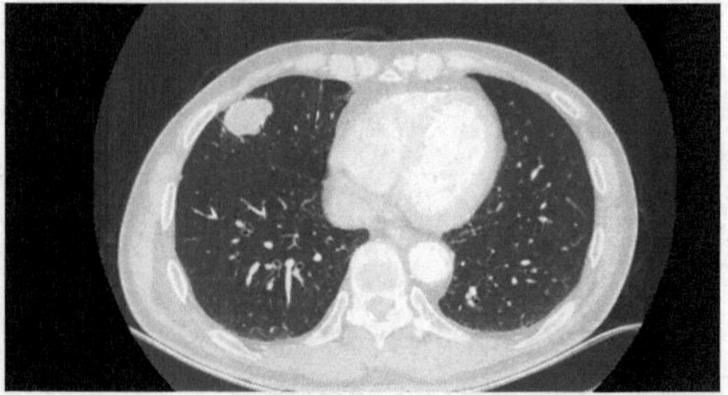

2019-05-08 治疗前 3.0 cm × 2.5 cm

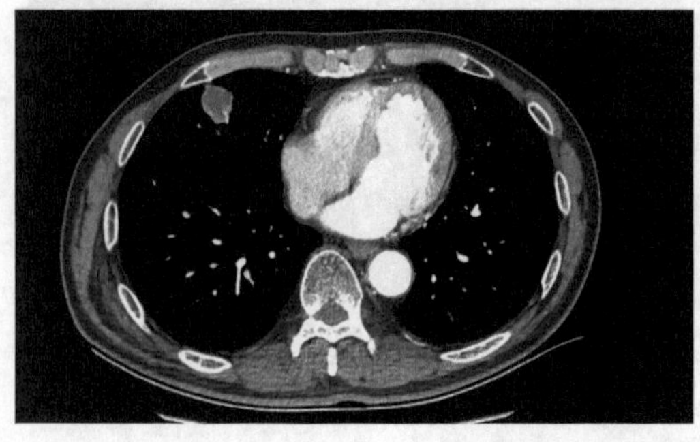
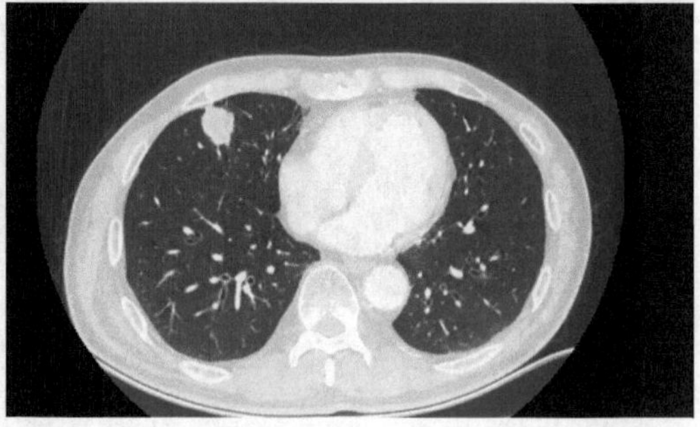

2019-07-18 2 周期化疗后 2.3 cm × 2.4 cm

图 15-51　化疗 2 周期影像对比图

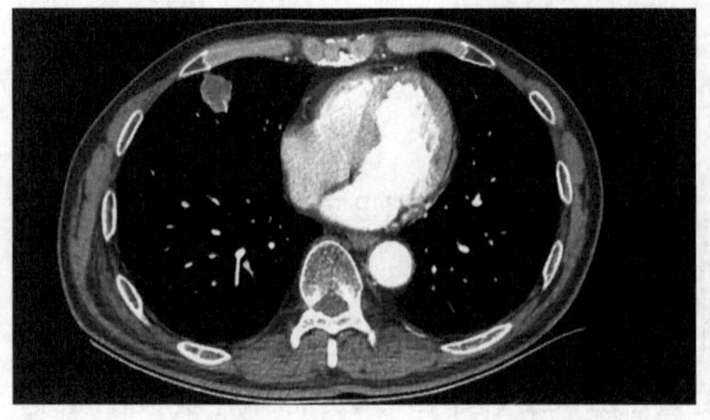
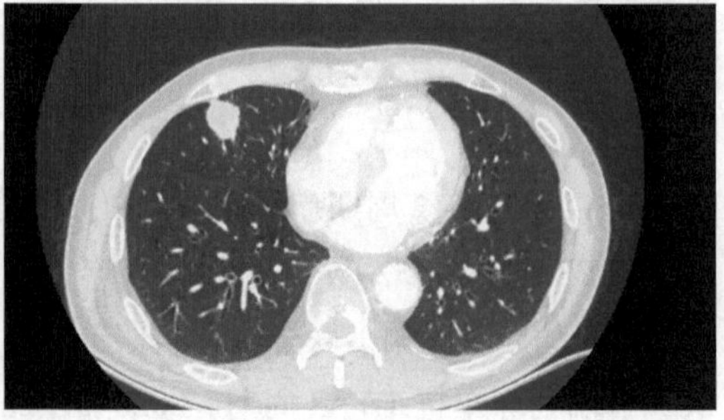

2019-07-18 2 周期化疗后 2.3 cm × 2.4 cm

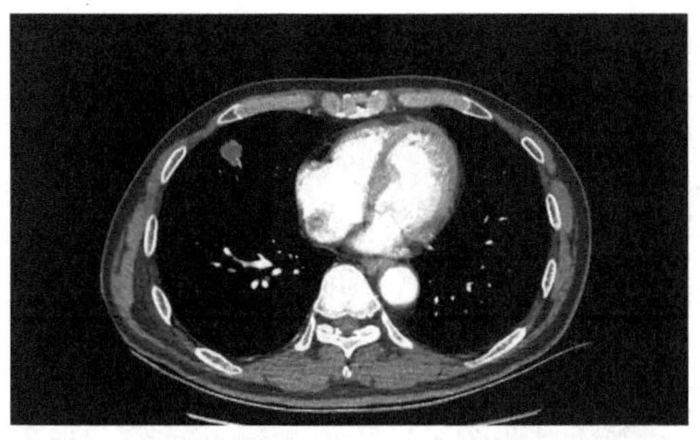

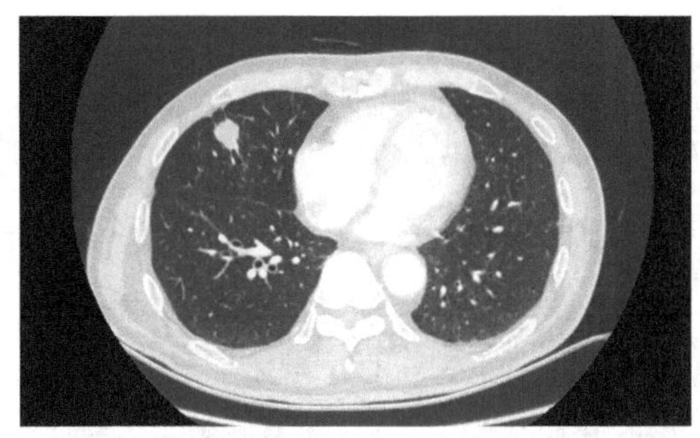

2019-08-30 4 周期化疗后 1.9 cm × 1.8 cm

图 15-52　化疗 4 周期影像对比图

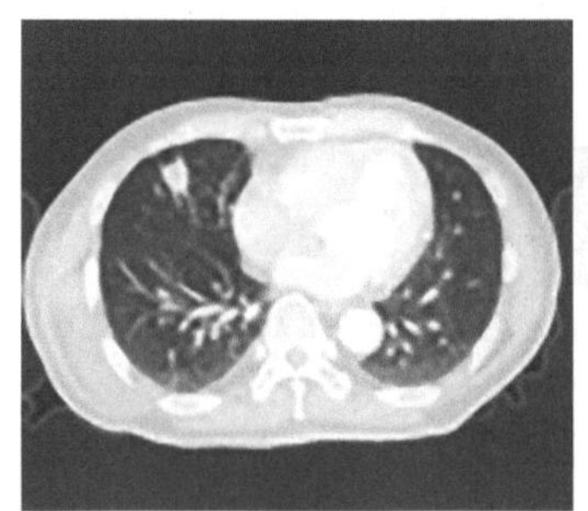

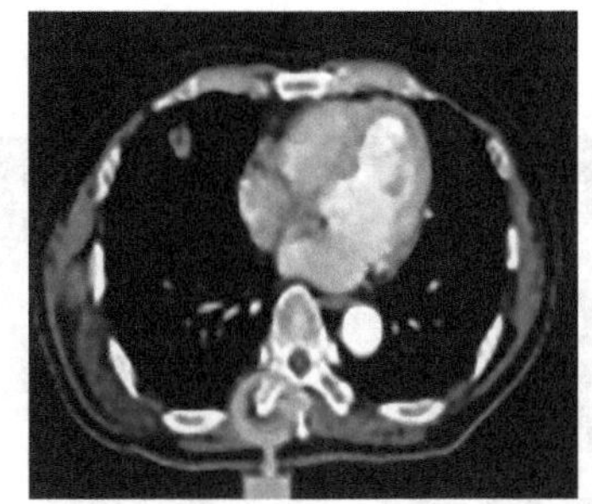

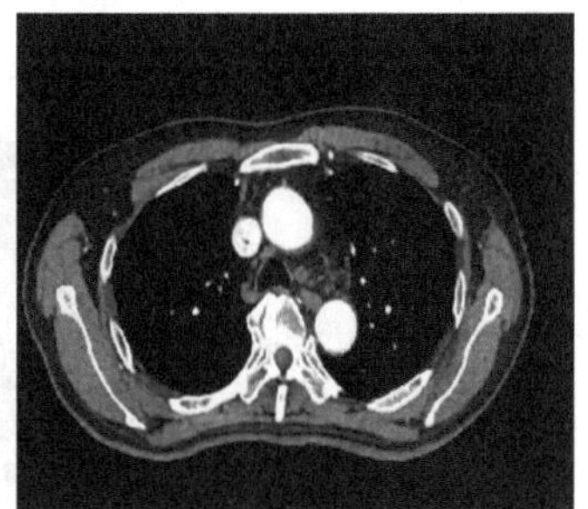

2019-09-03 放疗前 1.9 cm × 1.8 cm

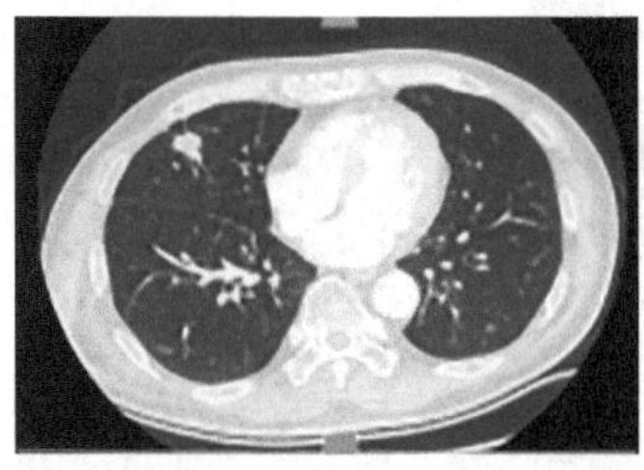

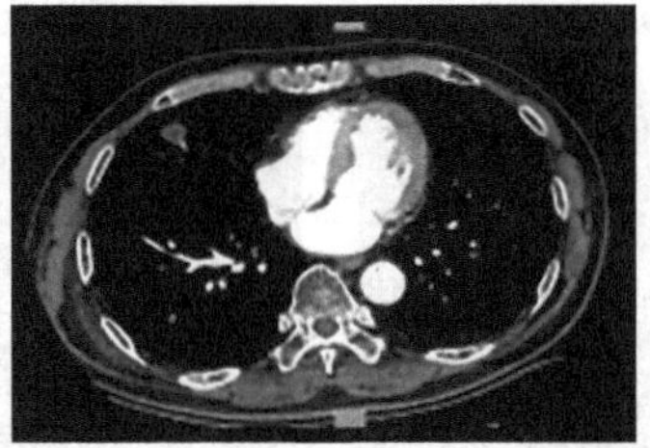

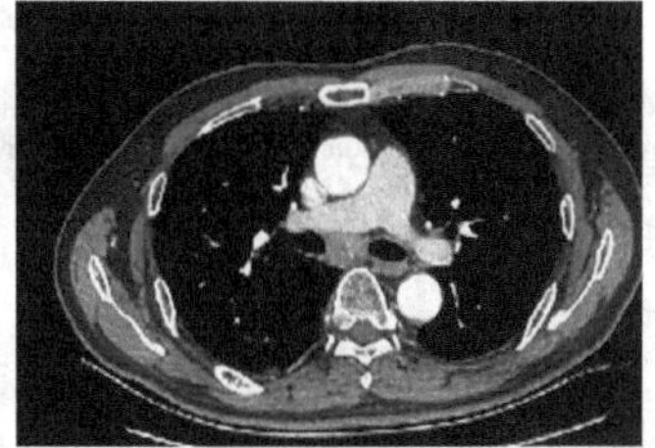

2019-11-07 放疗后 1.5 cm × 1.6 cm 纵隔淋巴结增大

图 15-53　右肺肿瘤放疗对比图

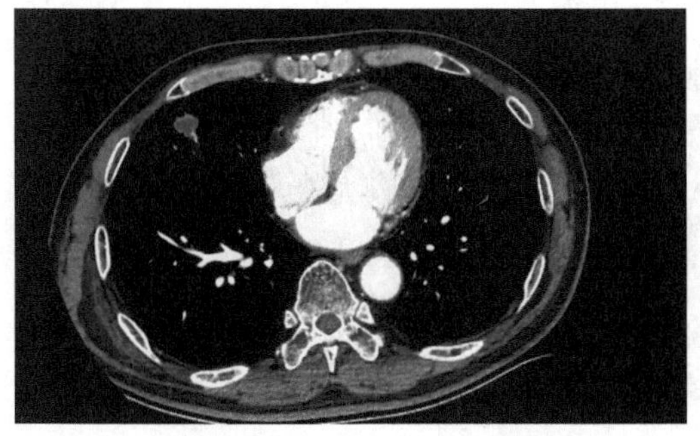

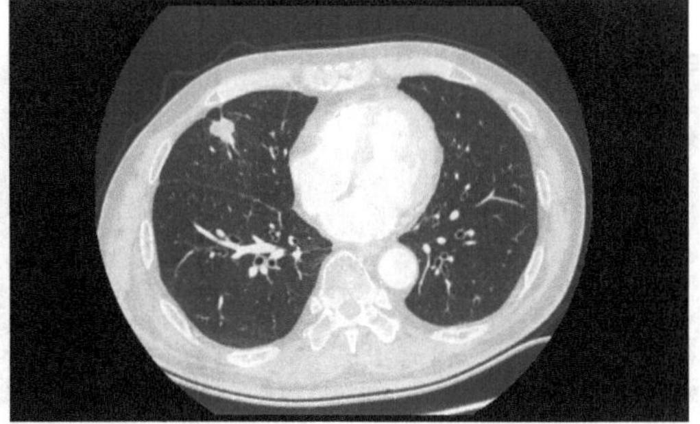

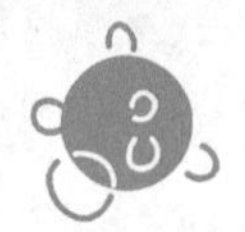

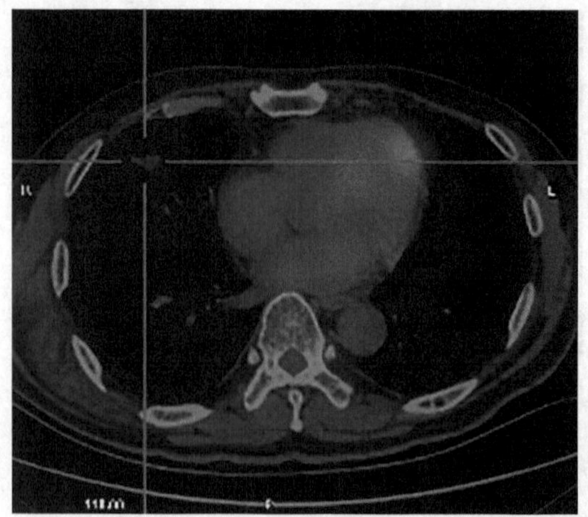
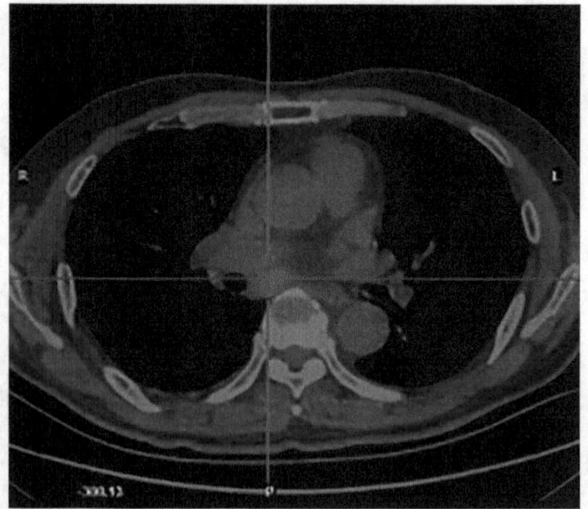

图 15-54　PET/CT 检查

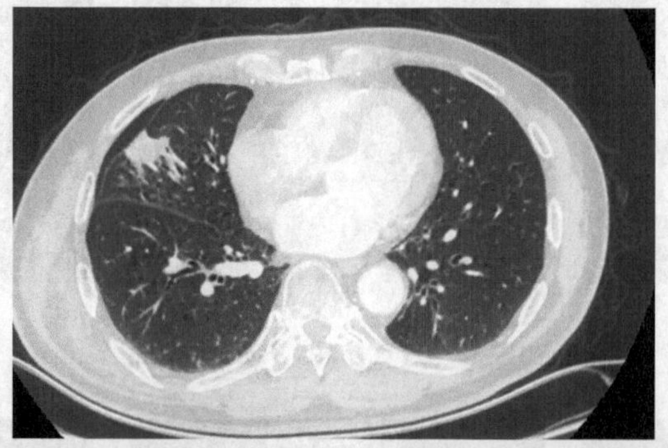
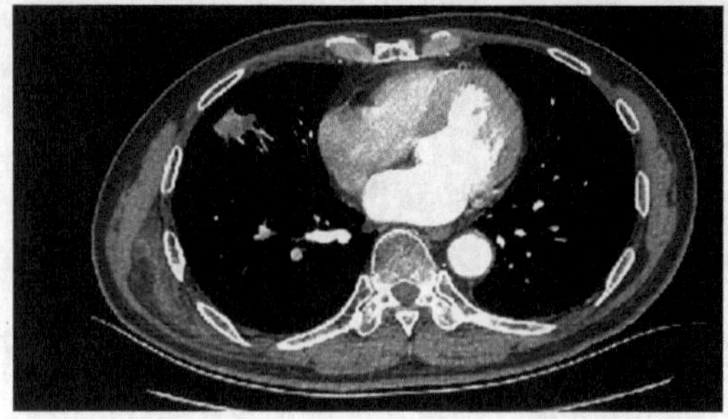
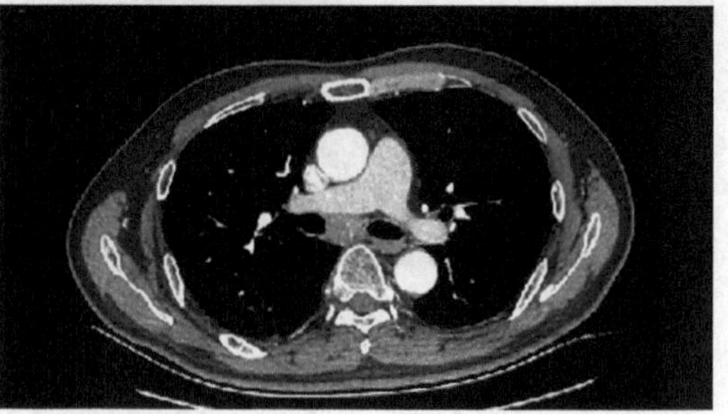

图 15-55　影像学检查

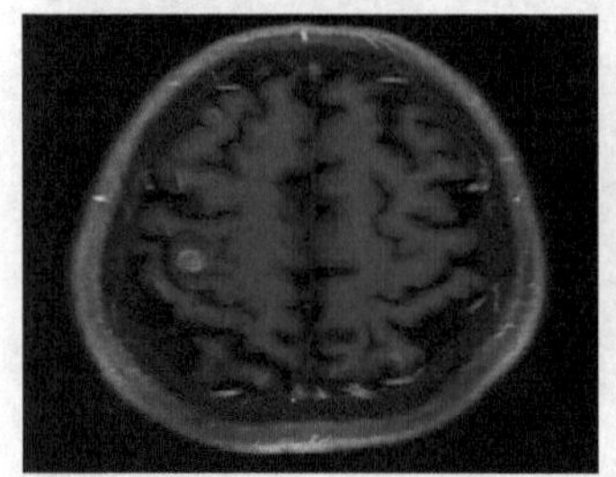
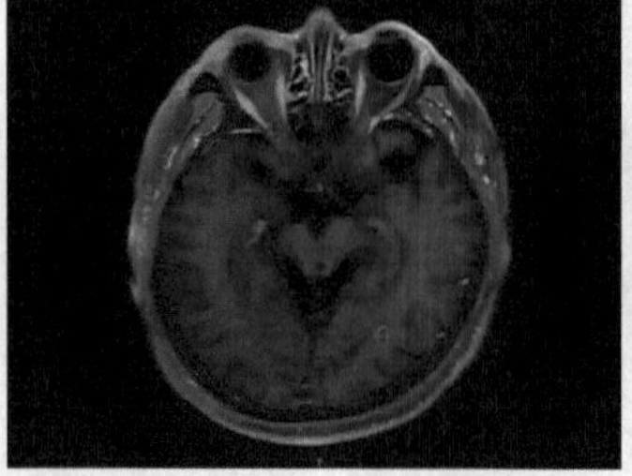
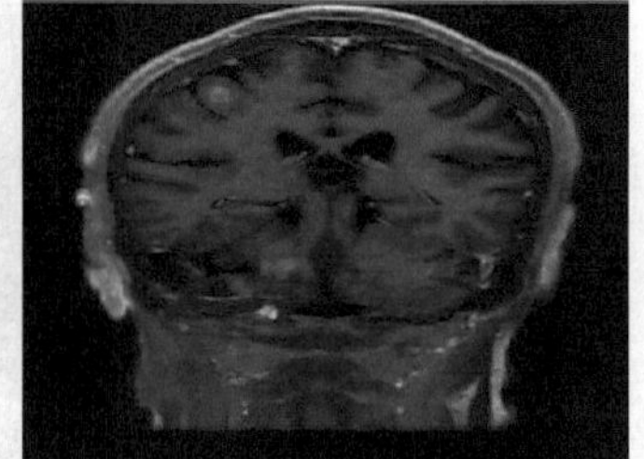

图 15-56　颅脑检查

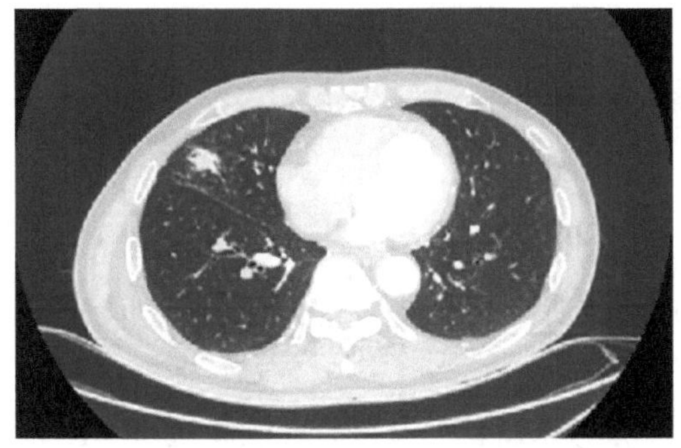

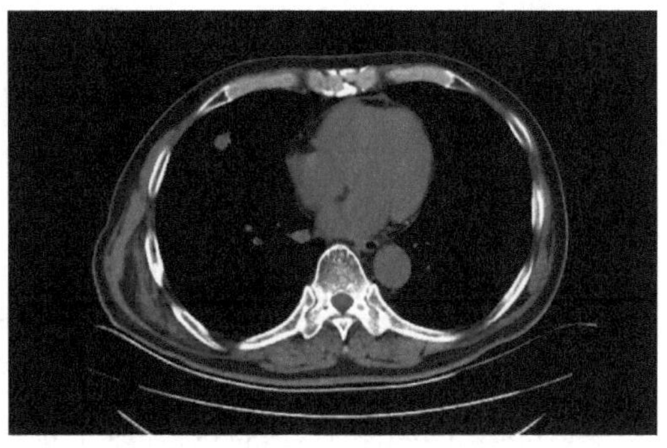

图 15-57　07-25 影像学检查

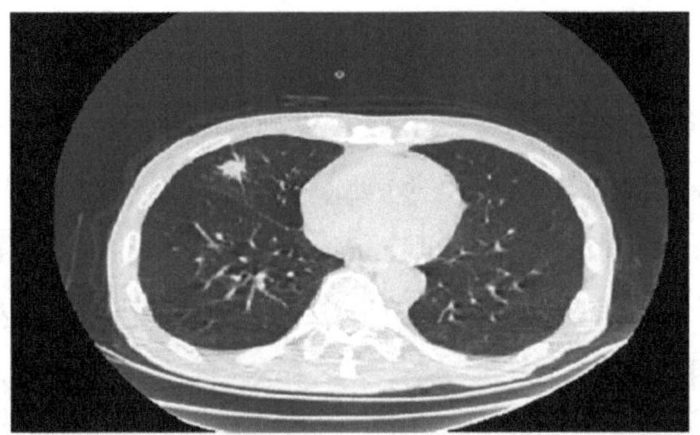

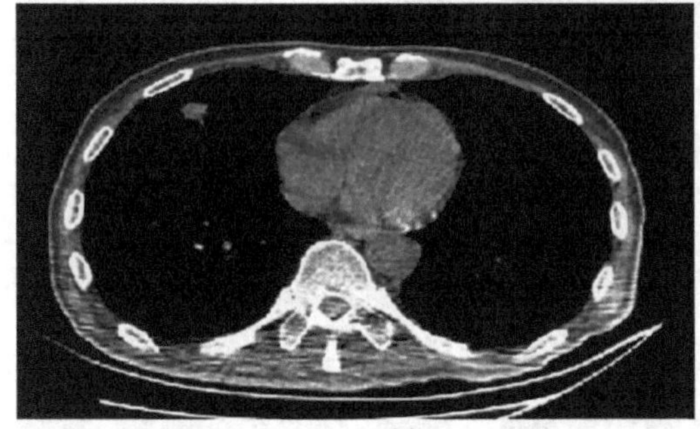

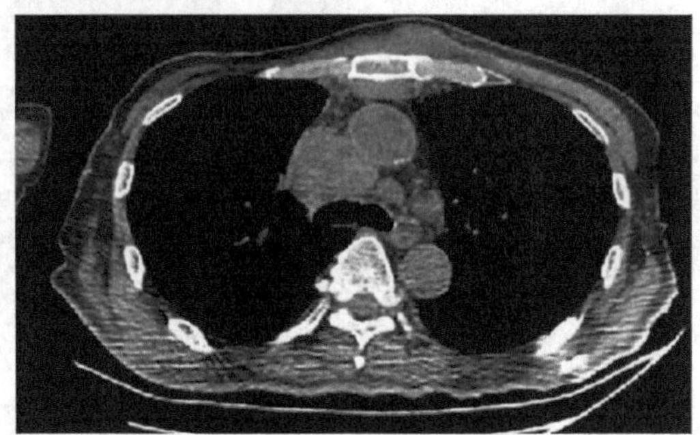

图 15-58　影像学检查

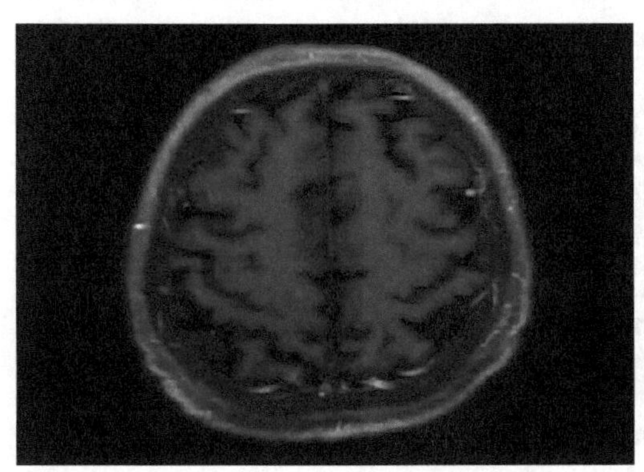

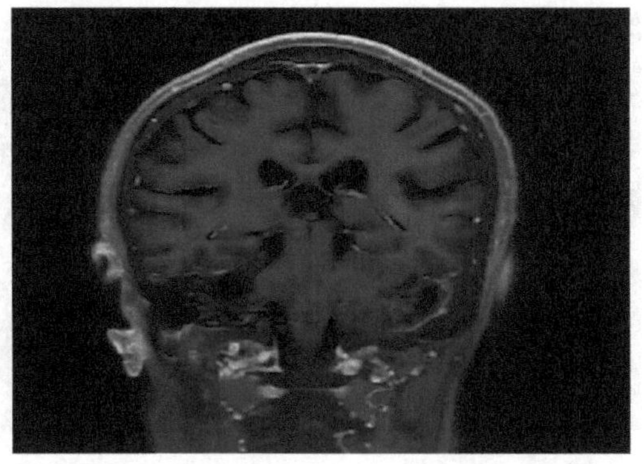

图 15-59　07-25 颅脑检查

（张晓彤）

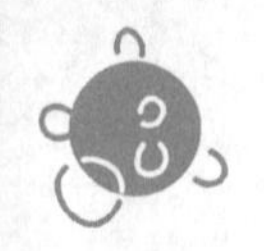

◎ 晚期 SCLC

一、基本信息

姓名：×××　　性别：男　　年龄：56 岁

主诉：头痛 20 余天，加重伴头晕 2 天。

既往史：间断咳嗽、咳痰，伴痰中带血 2 年余，未就诊；有“原发性高血压”10 余年，血压最高 190/100 mmHg，未规律口服降压药物。

二、查体

辅助检查：头颅 MR（图 15-60），小脑、双侧大脑半球多发转移瘤，右侧额叶、左侧海马、小脑病灶伴出血。胸部 CT（图 15-61），右肺上叶尖段（Ser3Im[374]）见一实性结节，平均直径约 0.4 cm；左下肺见一大小约 44 mm × 35 mm 团块影，左下肺门影增大，两肺野见条片状、条索状高密度影。病理学（图 15-62），气管镜刷检、左下肺穿刺、扁桃体肿物活检：均支持肺小细胞肺癌。

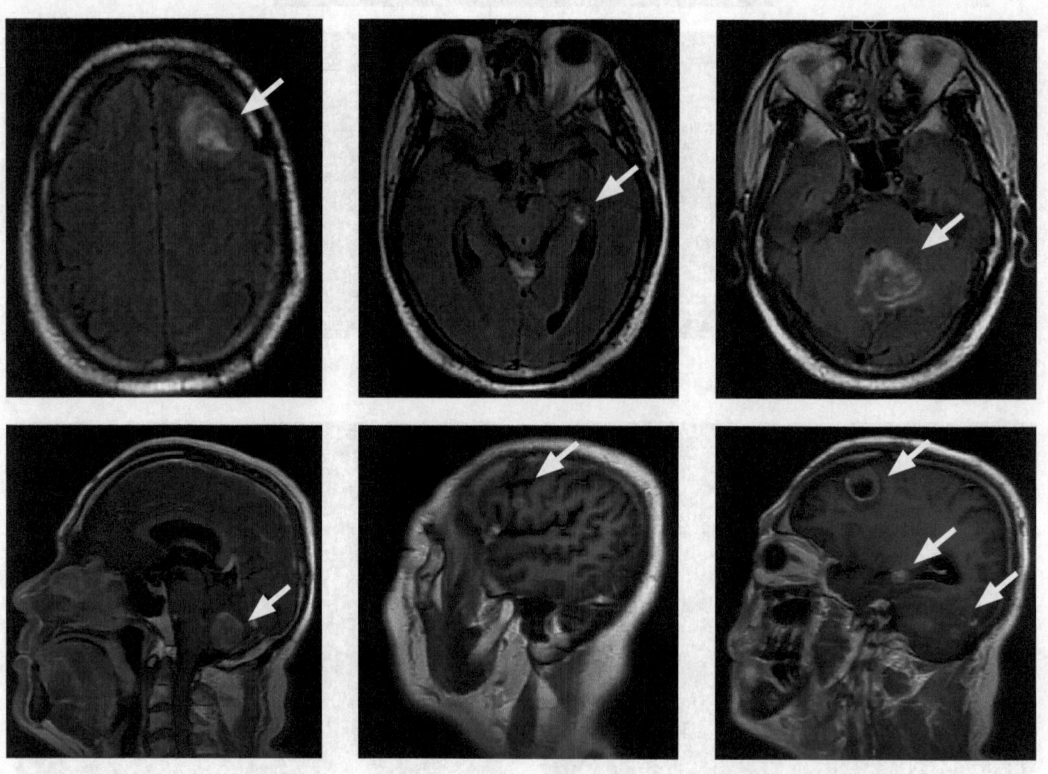

图 15-60　头颅 MR

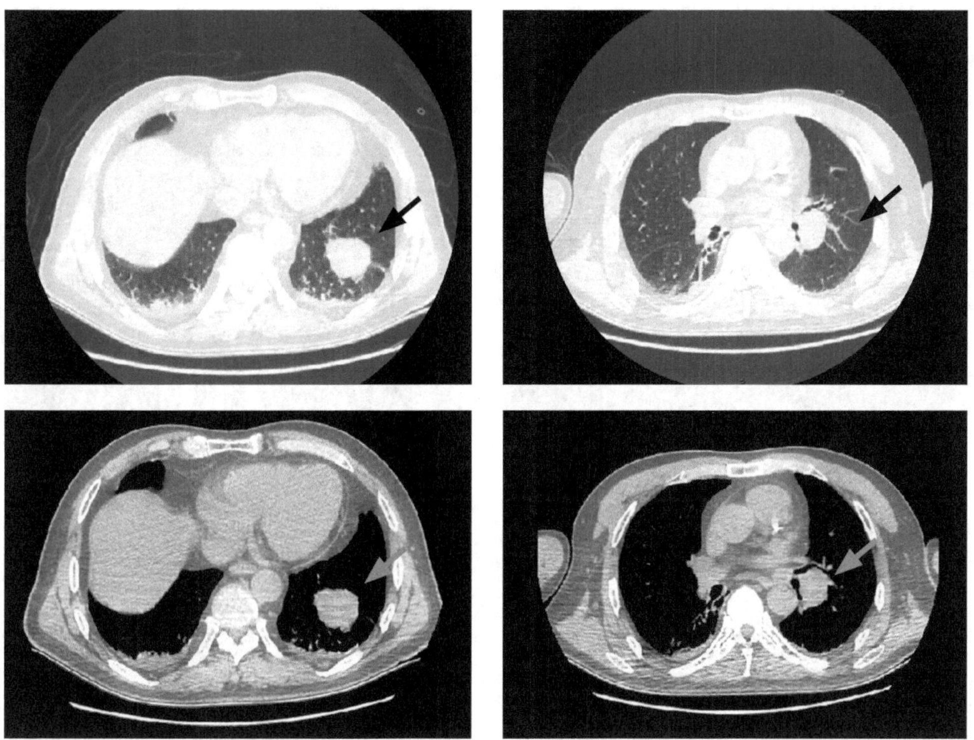

图 15-61　胸部 CT

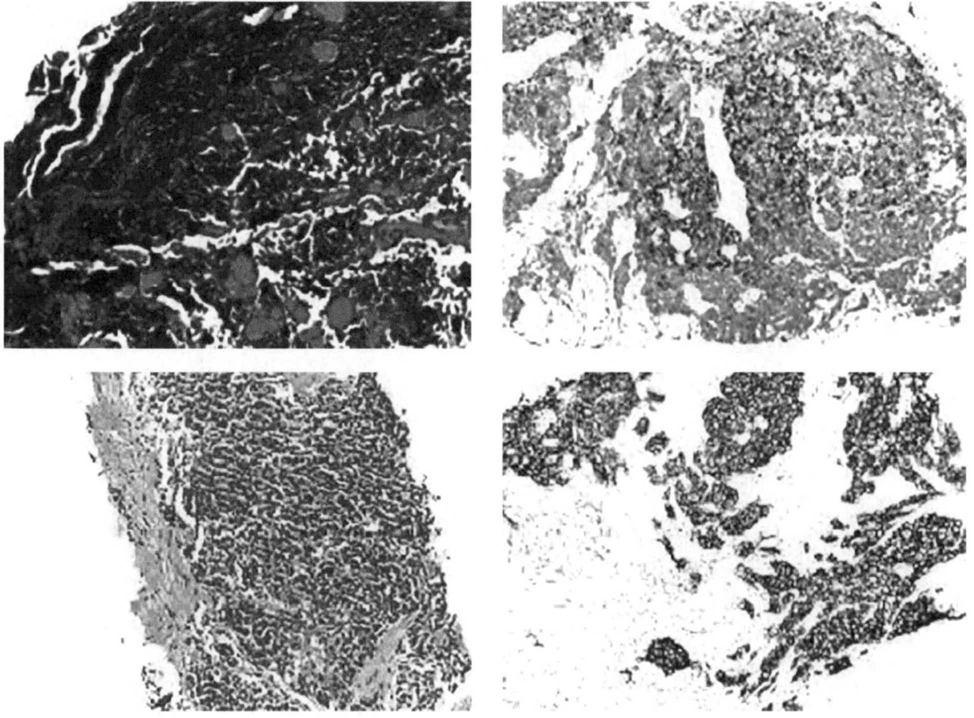

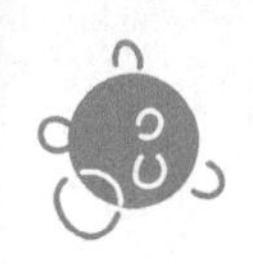

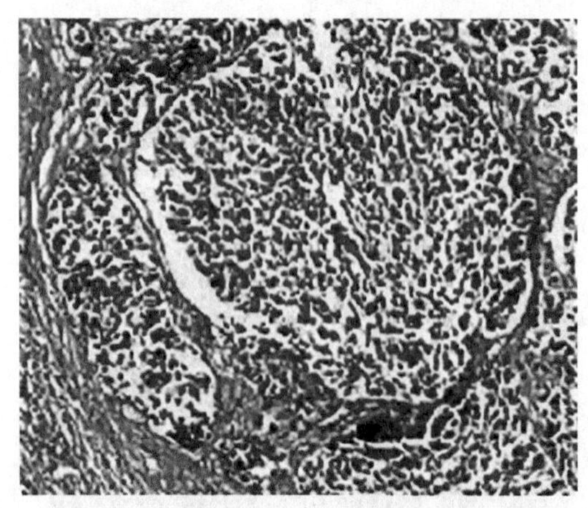

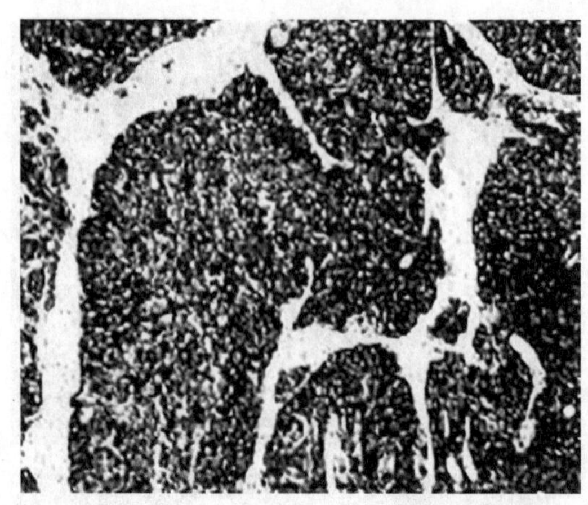

图 15-62　病理检查

三、诊断

最终诊断：①左肺小细胞肺癌广泛期（$CT_4N_1M_{1b}$ Ⅳ期）肺内转移，脑多发转移伴瘤卒中，扁桃体转移；②高血压 3 级，极高危组。

四、诊疗经过

完善全身检查：肝胆脾胰肾上腺未见异常，骨扫描（图 15-63）未见骨转移。治疗方案：脑转移放疗（全颅共 40 Gy/20 次）；2021-07-22 EP 方案化疗 + 度伐利尤单抗免疫治疗（第 1 周期）；2021-08-12 EP 方案化疗 + 度伐利尤单抗免疫治疗（第 2 周期），化疗 2 周期评估对比见图 15-64。2021-09-02 EP 方案化疗 + 度伐利尤单抗免疫治疗（第 3 周期）。2021-09-23 EP 方案化疗 + 度伐利尤单抗免疫治疗（第 4 周期）化疗 4 周期评估对比见图 15-65。2021-10-16 头颅 MR 复查见图 15-66。2021-10-15 EP 方案化疗 + 度伐利尤单抗免疫治疗（第 5 周期）；2021-11-13 EP 方案化疗 + 度伐利尤单抗免疫治疗（第 6 周期）；2021-12-06 度伐利尤单抗免疫治疗；2021-12-27 度伐利尤单抗免疫治疗。

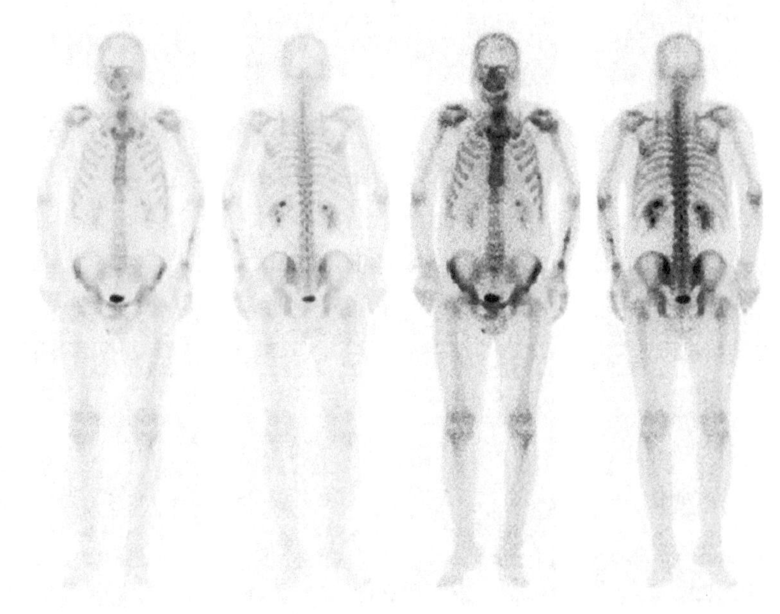

图 15-63　骨扫描

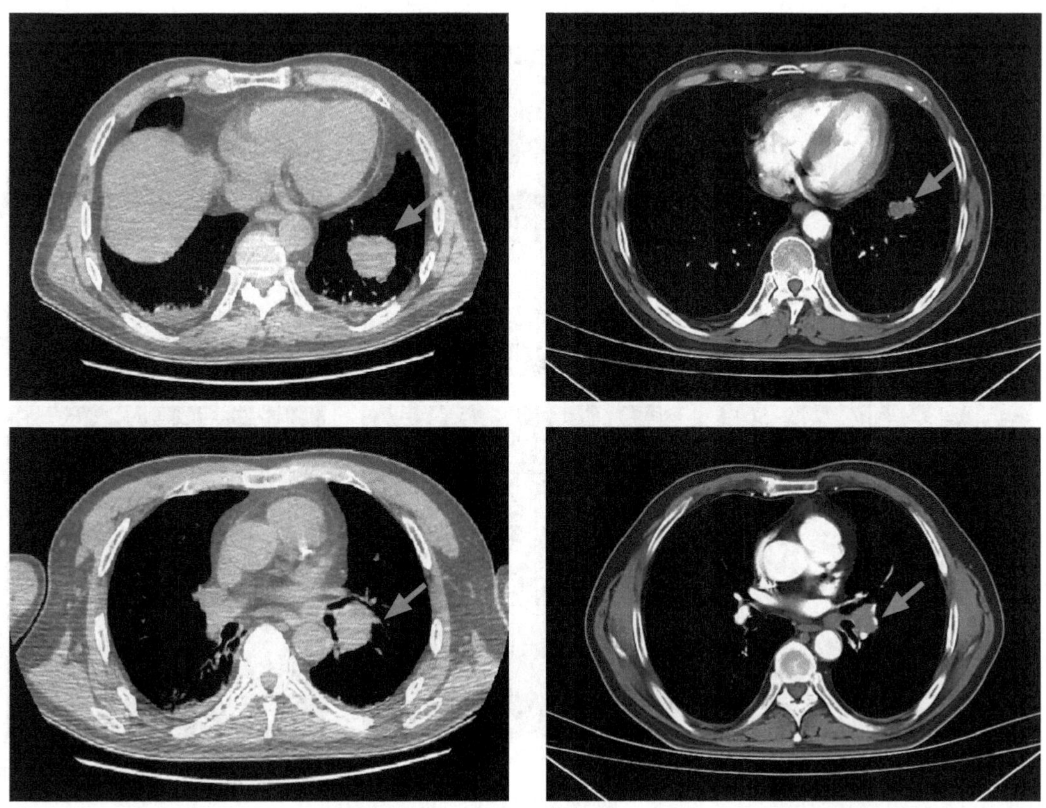

图 15-64　化疗 2 周期评估对比图

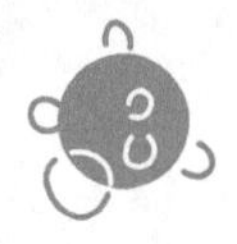

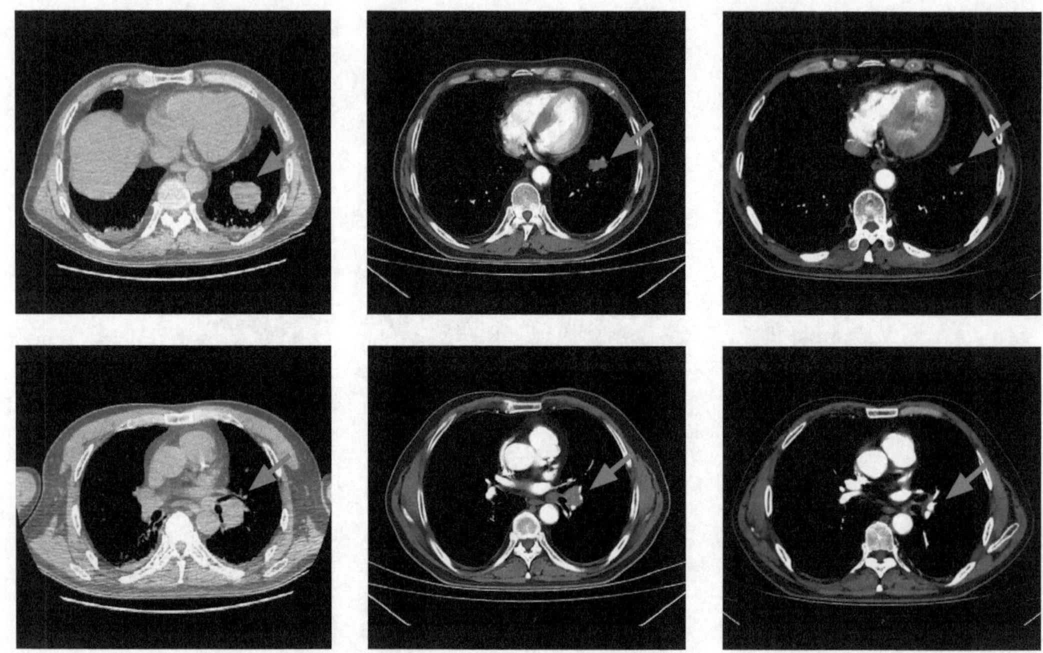

图 15-65　化疗 4 周期评估对比

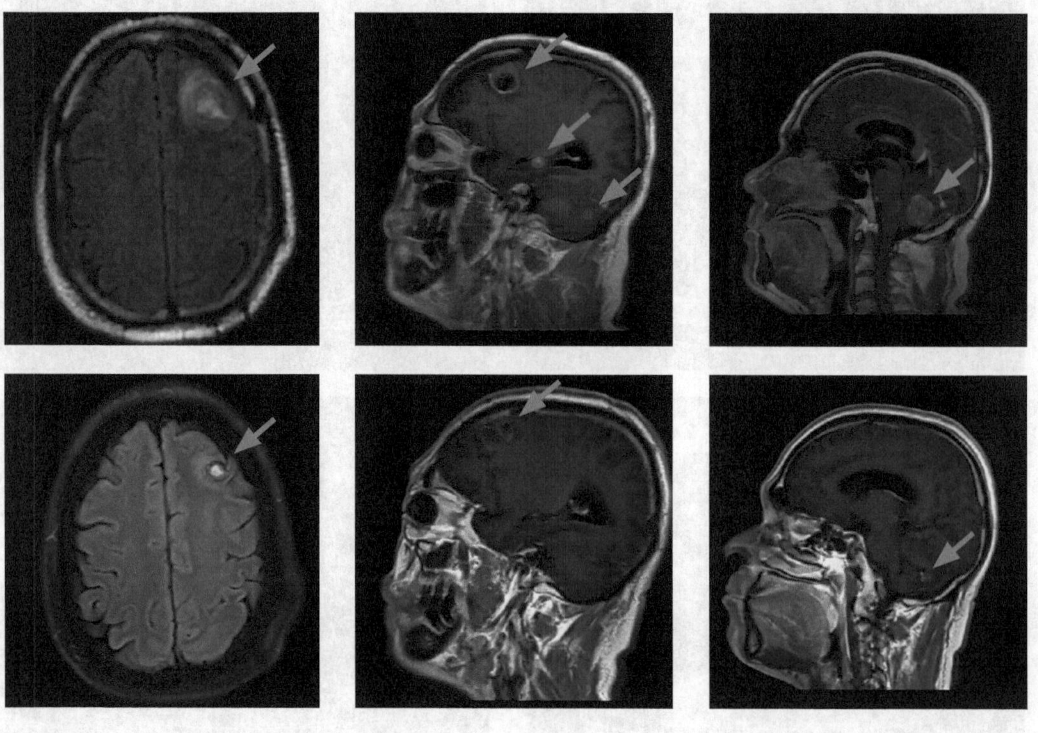

图 15-66　头颅 MR

五、讨论

针对小细胞肺癌，使用化疗联合免疫治疗，放疗如何选择?

个人认为如化疗联合免疫治疗已达到完全缓解，放疗必要性不强，可继续免疫治疗维持；如有局限期小细胞肺癌化疗联合免疫治疗后仍有肺部病灶部分残留，在前期治疗未出现间质性肺炎等不良反应的前提下，可加上局部放疗更好控制肿瘤生长；对于广泛期小细胞肺癌，全身病灶多，或胸部病灶无法包括在同一放射野内，放疗副反应预计较重的，可慎重考虑，权衡放疗副反应及患者预计生存期。

（张晓彤）

◎ 原发性骨髓纤维化

一、基本信息

患者 ××× 性别：男 年龄：71 岁

主诉：咳嗽、咳痰、喘气 4 天。

现病史：患者 4 天前无明显诱因出现咳嗽、咳痰，咳白色黏液样痰，伴发作性喘气、流涕等不适，以白天傍晚时明显，咳嗽明显时可闻及喉鸣音，自行于我院门诊就诊，予以“莫西沙星 1 片 / 次，1 次 / 天，氨溴索口服液 10 mL/ 次，3 次 / 天”口服，后自行于当地诊所行输液治疗，具体不详，上述症状未见明显改善；今患者仍有咳嗽、咳痰、喘息等不适，咳白色黏液样痰，痰量较前稍减少，无恶心、呕吐、腹痛、腹泻、尿频、尿急、尿痛等不适，为求进一步诊治，遂来我院，门诊以“支气管哮喘”收呼吸科入院。

既往史：近 1 年来体重下降约 3 kg，夜间有盗汗，冬季时有明显皮肤瘙痒。8 年前因胆囊息肉行腹腔镜胆囊切除术；否认高血压、心脏、糖尿病病史；否认外伤及输血史，否认肝炎、结核等传染病史，否认食物药物过敏史，否认吸烟史，偶有饮酒史，否认新型冠状病毒患者及疑似人员接触史。

二、查体

体格检查：T 36.4℃，P 82 次 / 分，R 20 次 / 分，BP 125/73 mmHg，SpO_2 97%，神志清楚，精神一般，口唇无发绀，皮肤巩膜无黄染，浅表淋巴结无肿大，咽无红肿，双侧扁桃体不大，双肺可闻及哮鸣音，心律齐，各瓣膜区无杂音，腹软，无压痛及反跳痛，双下肢不肿，病理征阴性。

辅助检查：入院血常规，血细胞分析（全血细胞计数 + 五分类），白细胞 9.17×10^9/L；红细胞 4.37×10^{12}/L；血红蛋白 130.00 g/L；红细胞压积 40.00%；血小板 1143.00×10^9/L ↑；中性粒细胞比率 76.40% ↑；淋巴细胞比率 15.70% ↓；中性粒细胞数 7.01×10^9/L ↑。生

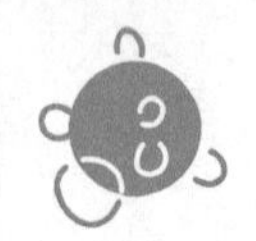

化全套（住院 36 项）：丙氨酸氨基转移酶 14 U/L；天冬氨酸氨基转移酶 19 U/L；白蛋白 40.0 g/L；球蛋白 26.6 g/L；总胆红素 15.9 μmol/L；直接胆红素 5.5 μmol/L；间接胆红素 10.4 μmol/L；尿素 7.5 mmol/L；肌酐 93.4 μmol/L；β_2- 微球蛋白 3.09 mg/L ↑；甘油三酯 1.34 mmol/L；乳酸脱氢酶 209 U/L；超敏 C 反应蛋白 2.15 mg/L；血凝五项、尿、粪常规正常。影像学检查：胸部 CT 示，①双肺结节。部分为磨玻璃结节，建议复查；②双肺上叶肺大泡；③左肺上叶纤维灶合并支气管扩张。彩超提示：脂肪肝、胆囊窝处低回声、脾脏稍大。心脏彩超示：主动脉瓣轻度反流。颈部血管彩超示：双侧颈动脉内中膜不均增厚。口呼一氧化氮值 34 ppb，提示混合型气道炎症。肺功能示：中度混合性肺通气功能障碍，最大自主通气量中度下降，支气管舒张试验阴性。心电图正常。

三、诊断

初步诊断：①慢性骨髓增殖性肿瘤，原发性血小板增多症？②脂肪肝。③肺大泡。

诊断依据：外周血可见血小板显著增多，脾脏肿大。

鉴别诊断：

（1）其他骨髓增殖性疾病：真性红细胞增多症、慢性粒细胞白血病及骨髓纤维化等骨髓增殖性疾病，皆可伴有血小板增多。原发性铁粒幼细胞贫血及骨髓增生异常综合征（5q- 综合征）也可以有血小板增多，但均有相应的临床和实验室特征而不难鉴别。

（2）继发性（反应性）血小板增多症：见于脾切除后、脾萎缩、急性或慢性失血、溶血、外伤及手术后、慢性感染、风湿性疾病、坏死性肉芽肿、炎症性肠病、恶性肿瘤、分娩、应用肾上腺素等药物、戒酒后、维生素 B_{12} 和叶酸缺乏纠正后，也可引起血小板增多。骨髓细胞培养原发性血小板增多症有自发性巨核细胞集落形成，可与继发性区别。

最终诊断：原发性骨髓纤维化（pre PMF）IPSS 积分 2 分 中危 -2；PMF 新预后积分 3 分中危。

四、诊疗经过

转入血液科后完善相关检查。骨髓细胞学提示：骨髓增生明显活跃，粒：红 3.22 ：1；血小板大簇易见，易找到巨核细胞，可见体积增大，核分叶增多；MPN 不排除。免疫分型未见异常原始细胞。骨髓活检提示粒红比偏高，粒系统增生，红系比例偏低；巨核细胞增多，可见密集成簇，部分体积增大，胞浆量增多，核分叶增多，部分核染色质浓集，可见异形核、云朵样或裸核巨核细胞。网状嗜银染色 MF-0，考虑 MPN（pre-MF）。BCR-ABL 融合基因阴性。CALR exon9 移码突变。染色体 46，XY［20］。

治疗：入科后予以羟基脲 1.0 g 口服，每日三次；拜阿司匹林 100 mg 口服，每日一次；适量水化、碱化。当骨髓检查结果及基因结果回报后予以口服芦可替尼 10 mg，每日 2 次联合羟基脲 0.5 g 口服，每日一次。院外继续口服芦可替尼 20 mg，每日 2 次；拜阿司匹林 100 mg，每日一次。定期门诊随访。

五、讨论

原发性骨髓纤维化（primary myelofibrosis，PMF）是一种克隆性骨髓增殖性肿瘤（MPN），特征为骨髓中以巨核细胞和粒系细胞增殖为主，至病情充分发展期伴有反应性纤维结缔组织沉积和髓外造血（EMH）。疾病的进展呈阶段性，从起初的骨髓过度增生、没有或仅有少量网状纤维的纤维化前期，进展为骨髓网状纤维或胶原纤维显著增生的纤维化期，常伴骨硬化。明显的纤维化期患者年发病率估计为 0.5 ~ 1.5/10。最常发生于 60 ~ 70 多岁，男女发病率相近，儿童罕见。临床上多达 30%的患者诊断时无症状，而是在常规体检中发现脾脏肿大或常规血细胞计数时发现贫血、白细胞增多和（或）血小板增多而发现本病。较少情况下，因发现不明原因的幼稚粒红细胞增多或乳酸脱氢酶（LDH）增高而确诊。在 PMF 的初始纤维化前期，可仅有显著的血小板增多，（表 15-1）类似于 ET。因此持续性血小板增多本身不能区分 PMF 纤维化前期与 ET（表 15-2）。体质性症状可有疲倦、气短、体重减轻、盗汗、低热和发作性出血。也可发生痛风性关节炎和尿钙增高引起的肾结石。高达 90%的患者有不同程度的肝脾肿大，可以为巨脾。约 50%的患者有肝脏肿大。50%的纤维化期患者有 JAK2V617F 突变。

表 15-1 纤维化前 / 早期原发性骨髓纤维化诊断标准

诊断需符合 3 条主要标准和至少 1 条次要标准	
主要标准	①有巨核细胞增生和异形巨核细胞，无明显网状纤维增多（≤ MF-1），骨髓增生程度年龄调整后呈增高，粒系细胞增殖而红系细胞常减少 ②不能满足真性红细胞增多症、慢性粒细胞白血病（BCR-ABL 融合基因阴性）、骨髓增生异常综合征（无粒系和红系病态造血）或其他髓系肿瘤的 WHO 诊断标准 ③有 JAK2、CALR 或 MPL 基因突变，或无这些突变但有其他克隆性标志，或无继发性骨髓纤维证据
次要标准	①非合并疾病导致的贫血 ② WBC ≥ 11×10^9/L ③可触及的脾脏肿大 ④血清乳酸脱氢酶水平增高

表 15-2 纤维化前 / 早期 PMF 应与原发性血小板增多症（ET）进行鉴别

	ET	prePMF
骨髓增生程度	正常(髓系和红系造血无显著增生)	增高（髓系增加，红系减低）
巨核系 / 红系造血比率	正常	增高
巨核细胞密集簇	罕见	常见
巨核细胞大小	大	可变
巨核细胞核分叶	高度分叶（鹿角状）	不分叶 / 少分叶（云朵状）
网状纤维化 1 级	罕见	更常见

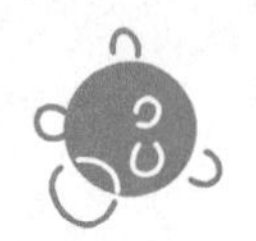

纤维化前/早期 PMF 应与原发性血小板增多症（ET）进行鉴别，二者的鉴别主要是依靠骨髓活检病理组织学形态分析（表 15-3）。“真正”ET 患者年龄调整后的骨髓增生程度轻微增高，髓系和红系造血无显著增生，巨核细胞胞质和细胞核同步增大，体积大至巨大，细胞核高度分叶（鹿角状），嗜银染色纤维化分级常为 MF-0；纤维化前/早期 PMF 患者年龄调整后的骨髓增生程度显著增高，髓系造血显著增生，红系造血减低，巨核细胞细胞核体积的增大超过胞质，体积小至巨大，成簇分布，细胞核低分叶呈云朵状，嗜银染色纤维化分级常为 MF-0 或 MF-1。

表 15-3　WHO（2016）骨髓纤维化分级标准

分级	标准
MF-0（图 15-67A）	散在线性网状纤维，无交叉，相当于正常骨髓
MF-1（图 15-67B）	疏松的网状纤维，伴有很多交叉，特别是血管周围区
MF-2（图 15-67C）	弥漫且浓密的网状纤维增多，伴有广泛交叉，偶尔有局限灶胶原纤维和（或局灶性骨硬化）
MF-3（图 15-67D）	弥漫且浓密的网状纤维增多，伴有广泛交叉，有粗胶原纤维束，常伴有显著的骨硬化

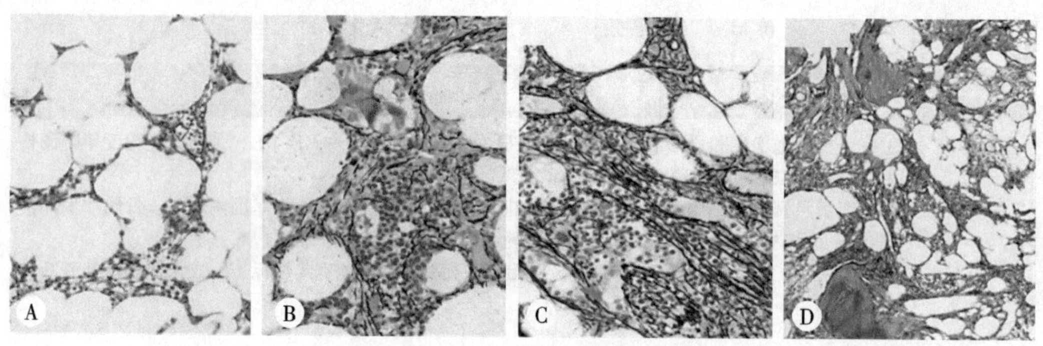

图 15-67　MF 分级图片

PMF 患者确诊后应根据国际预后积分系统（IPSS）、动态国际预后积分系统（DIPSS）或 DIPSS-Plus 预后积分系统（表 15-4）对患者进行预后分组。IPSS 适合初诊患者，而 DIPSS 和 DIPSS-Plus 则适合患者病程中任一时点的预后判定。

表 15-4　国际预后积分系统（IPSS）和动态国际预后积分系统（DIPSS）

预后因素	IPSS 积分	DIPSS 积分	DIPSS-Plus 积分
年龄＞65 岁	1	1	–
有体质性症状	1	1	–
HGB＜100 g/L	1	2	–
WBC＞25×10^9/L	1	1	–

（续 表）

预后因素	IPSS 积分	DIPSS 积分	DIPSS-Plus 积分
外周血原始细胞≥ 1%	1	1	-
PLT < 100×10^9/L	-	-	1
需要红细胞输注	-	-	1
预后不良染色体核型	-	-	1
DIPSS 中危 -1	-	-	1
DIPSS 中危 -2	-	-	2
DIPSS 高危	-	-	3

注：不良预后染色体核型包括复杂核型或涉及 + 8、-7/7q-、i（17p）、-5/5q、12p、inv（3）或 11q23 重排的单个或 2 个异常。IPSS 分组：低危（0 分）、中危 -1（1 或 2 分）、中危 -2（3 或 4 分）、高危（5 或 6 分）。DIPSS-Plus 分组：低危（0 分）、中危 -1（1 分）、中危 -2（2 或 3 分）、高危（4 ~ 6 分）。

近年，随着对 PMF 基因突变谱系的阐释，有关基因突变的预后意义也有了初步探讨。意大利一个研究组将 JAK2、CALR 和 MPL 基因突变与 IPSS 预后参数结合，提出了一个 PMF 新预后积分系统：有体质性症状（在确诊 PMF 前 1 年内体重下降 10% 和（或）不能解释的发热或重度盗汗持续超过 1 月）、外周血原始细胞比例> 1%、HGB < 100 g/L、JAK2V617F（+）各赋予 1 分，患者年龄> 65 岁、WBC > 25×10^9/L 和 MPL（+）、无 JAK2、CALR 和 MPL（+）各赋予 2 分，将患者分为极低危（0 分）、低危（1 分）、中危（2 分或 3 分）、高危（4 分或 5 分）和极高危（6 分或以上）五组。研究证实该预后积分系统对患者的预后效应高于 IPSS 系统。

（胡 婕）

参考文献

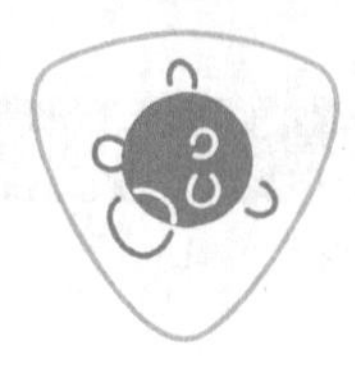

[1] 董平. 肿瘤基础与临床［M］. 西安：世界图书出版西安有限公司，2020.

[2] 曹风军，邓守恒，潘东风. 临床肿瘤学［M］. 武汉：湖北科学技术出版社，2015.

[3] 莫益俊. 实用肿瘤疾病基础与临床［M］. 昆明：云南科技出版社，2019.

[4] 佐志刚. 肿瘤基础与临床［M］. 武汉：湖北科学技术出版社，2017.

[5] 聂俊丰. 常见肿瘤临床处置精要［M］. 昆明：云南科技出版社，2019.

[6] 肖建军，胡静，郝又国. 临床肿瘤疾病诊治策略［M］. 上海：上海交通大学出版社，2018.

[7] 潘湘涛. 实用血液肿瘤学［M］. 昆明：云南科技出版社，2018.

[8] 杨涛. 现代肿瘤学诊疗进展与临床实践［M］. 昆明：云南科技出版社，2019.

[9] 刘元伟. 肿瘤临床诊疗指南［M］. 北京：科学技术文献出版社，2016.

[10] 李进. 肿瘤内科诊治策略［M］. 北京：科学出版社，2020.

[11] 郭利华，邬麟，区颂雷. 临床肿瘤学理论与实践［M］. 上海：上海交通大学出版社，2018.

[12] 魏朝辉. 肿瘤疾病诊断学［M］. 昆明：云南科技出版社，2019.

[13] 常威. 肿瘤常见疾病诊治精要［M］. 武汉：湖北科学技术出版社，2018.

[14] 李连伟. 现代肿瘤治疗［M］. 北京：中国纺织出版社，2020.

[15] 谢瑞莲. 现代肿瘤诊疗学［M］. 延吉：延边大学出版社，2016.

[16] 李友强. 实用肿瘤诊断技术与治疗进展［M］. 上海：上海交通大学出版社，2020.

[17] 赵刚. 现代乳腺肿瘤学［M］. 武汉：武汉大学出版社，2017.

[18] 庄海莲. 肿瘤综合诊疗新进展［M］. 上海：上海交通大学出版社，2020.

[19] 季洪波. 临床常见肿瘤诊治精要［M］. 武汉：湖北科学技术出版社，2018.

[20] 郭智. 临床肿瘤诊断与治疗［M］. 昆明：云南科技出版社，2018.